U0266061

现代护理学理论与临床实践

翟丽丽　李　虹　张晓琴　主编

中国纺织出版社有限公司

图书在版编目（CIP）数据

现代护理学理论与临床实践／翟丽丽，李虹，张晓
琴主编. -- 北京：中国纺织出版社有限公司，2022.7
ISBN 978-7-5180-9544-5

Ⅰ. ①现… Ⅱ. ①翟… ②李… ③张… Ⅲ. ①护理学
－医学院校－教材 Ⅳ. ①R47

中国版本图书馆CIP数据核字（2022）第084286号

责任编辑：樊雅莉 高文雅 责任校对：高 涵 责任印制：王艳丽

中国纺织出版社有限公司出版发行
地址：北京市朝阳区百子湾东里 A407 号楼 邮政编码：100124
销售电话：010—67004422 传真：010—87155801
http://www.c-textilep.com
中国纺织出版社天猫旗舰店
官方微博 http://weibo.com/2119887771
三河市宏盛印务有限公司印刷 各地新华书店经销
2022年7月第1版第1次印刷
开本：787×1092 1/16 印张：27.75
字数：664千字 定价：138元

主编简介

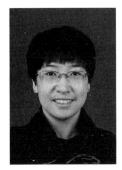

翟丽丽，女，1981年出生，毕业于山西医科大学护理学专业，医学学士，山西省晋城市人民医院肾脏血液科副主任护师。

晋城市首届急危重症专科护士，从事血液科、肾脏科临床护理工作17年以来，一直致力于"临床细节护理"课题的研究。对血液疾病、肾脏疾病的护理有丰富的临床经验，参加各种大型典型病例、护理实践案例分享会，多次获奖，成功申报相关科研课题1项。获得实用新型专利3项，获得市级新技术1项，参与发表SCI论文1篇，发表省级核心期刊论文5篇，参编著作1部。

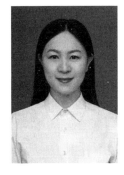

李虹，女，1981年出生，中共党员，副主任护师。毕业于长治医学院护理学专业。山西省晋城市人民医院内分泌科护士长。

国家三级健康管理师，山西省专家学者协会内分泌学专业委员会护理学组常务委员，山西省护理学会第9届理事会糖尿病护理专业委员会委员，中国红十字会救护培训师。从事临床工作20余年，积累了丰富的临床护理经验。晋城市人民医院院内糖尿病专科小组护理组长，院内科研创新小组核心成员，参与护理科研课题多项。通过市级新技术、市级新项目各1项，院级新项目1项。在国内学术刊物发表专业论文3篇，主编国家级著作1部。

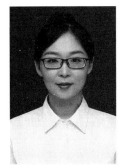

张晓琴，女，1982年出生，毕业于长治医学院护理学专业，医学学士。山西省晋城市人民医院急诊科副主任护师。

山西省晋城市急诊急救委员会委员，山西省首届急诊急救专科护士。从事急诊科临床工作16年。近年来，一直致力于"常见急危重症的抢救与护理措施"课题的研究。临床上，对急诊科各种常见病、多发病的诊断与治疗有丰富经验，对急危重症的治疗有着独到见解，尤其擅长常见急危重症的抢救方法（技术方法）、急危重症的护理。曾获2020年晋城市人民医院"十佳护士"称号。曾参与市级、院级各种大型活动、会议、比赛等的医疗保障，参与突发公共卫生事件的救治，2020年积极奔赴晋城市人民医院新冠肺炎隔离病房工作。通过市级新技术1项，实用性专利1项。曾发表相关论文6篇，参编著作1部。

前　　言

　　护理工作是医疗卫生事业的重要组成部分,其在维护人类健康中起着十分重要的作用。随着科学技术的飞速发展和医学科学的不断进步,护理学科发生了巨大变化。护理工作要坚持"以患者为中心,以患者安全为重点"的目标,为实现这一目标,护理人员要掌握扎实的医学基础知识、熟练的专业技能、规范的技术操作,做到默契的医护配合,这是保障患者安全和医疗护理质量的关键。

　　本书从临床护理的实际出发,内容充分吸收近几年的护理新知识、新理论和新技术,并结合临床护理实践行之有效的经验,对各科常见疾病的临床护理知识进行总结提炼。全书条理清晰,重点突出,简洁实用,适合广大基层护理专业人员参考阅读。

　　由于编者水平有限,书中若有疏漏乃至不妥之处,恳请广大读者不吝指正和提出宝贵意见,以期再版时修订完善。

编者

2022 年 5 月

目　　录

1

第一章 护理综合管理

第一节 管理理论和原理

一、管理理论的起源

管理活动是在人类的劳动生产实践活动中逐渐形成和发展的,所以它与各地区生产力的发达水平及各民族的文化习俗密切相关。在国内外社会发展史中,出现了许多优秀的管理实践者和管理思想,更有无数杰出的成功管理实例可供学习。

(一)中国古代管理思想

在中国文化历史的宝库中,论述或涉及管理思想的作品比比皆是,代表人物也是层出不穷,其中包括政治管理思想、法律管理思想、经济管理思想、组织管理思想、人性管理思想五方面。

1.政治管理思想

中国古代的政治管理思想的代表人物是儒家代表孔子,他的政治主张是以"礼""义""仁"来统治国家和教化民众。孔子提出了以礼为目的的管理目标,"礼"是为统治阶级维护其统治而设置的社会尊卑秩序;他还主张维持严格的等级制度,统治者与被统治者划清界限。孔子认为统治者治理国家应按"义"的要求进行,要求统治者行为端正,以身作则;对老百姓要加强思想上的说教,反对暴力统治,他认为直接使用暴力和强制性手段并不是一种好的管理方法。统治者还应做到"仁"治,通过"仁"治来获得被统治者的拥戴和信任。如他主张不要给老百姓的赋税加得太重,应从"仁"的原则来出发以制定税收政策。孔子的这些思想显然对于维护当时社会生活的正常秩序和运行有着很重要的意义。

儒家的另一代表人物孟子在孔子的政治管理思想基础上,提出了"民为贵,君为轻"的论断,又提出了"失民心者失天下"的观点,认为统治者应该让人民得到他们想得到的东西,以获得人民的拥戴。另外,孟子还特别重视能人和贤人在管理中的作用,提出统治者应以贤者、能者为师,应当尊重贤者和能人,对下属以诚相待的观点。道家的代表人物老子,则提出了相互对立却又相互联系的概念,更提出了要管理好国家首先应当"无为"的观念,因为他认为一切的罪恶、战乱均出自"有为",即有欲望和有贪念,所以才会导致争夺和战争的发生,其主张思想上清静无为而治,那么社会必将安定。

2.法制管理思想

我国古代法制管理的代表人物是法家的韩非子,他认为治理好国家必须要以法律治国而非人治,而且必须做到法、术、势三者并用才能成功。"法"是指条文、条款,是治国安家的根本,只有保持"法"的稳定性、严厉性,才有威慑力,才能保持国家的正常运行。"术"是指统治者驾驭管理臣民的办法,也是管理过程中必不可少的。"势"是指保障"法"能够执行的强制性势力,如军队、武力。在韩非子的法制思想中,"法"是中心,而"术""势"则是保证"法"能正常进行的必要条件。他的法制思想至今看来也是有一定先进意义的。

3.经济管理思想

在经济管理上,孔子也有自己的一套理论,他认为人们不应当过分追求物质财富,应当平均分配社会财富,这样才能消除因分配不均而导致的各种问题。荀子提出了"富国与富民"的思想,他认为只有民富才能国富,如民贫则必定国贫。荀子认为,人的能力大小有限,不能事事亲自去做,那么必然需要有社会分工,社会成员分工协作,才能产生巨大力量。此外,荀子还认为统治者以脑力劳动组织和指挥生产,被统治者以体力劳动具体劳动,这也是分工的一种形式;在农业商业中,应当重视农业,因为农业是一切资源的根本来源,只有重视农业,搞好农业,国家才能富强。

4.组织管理思想

孔子认为建立管理的组织结构是必需的,而且是首要进行的。其组织结构的表现即为人类社会的各种社会关系的概括,如君臣、父子、夫妇、兄弟、朋友等。这些关系都必须以各自的"礼"来进行约束,即为父慈、子孝、兄良、弟悌、夫义、妇听、长惠、幼顺、君仁、臣忠,遵循了这些"礼",并各自按自己的等级办事,才可维持组织结构内各种关系的协调统一。荀子认为整个社会的组织形式可分为贵、贱、长、幼、知、贤、愚等不同的等级,各等级人员只用按照各自的行为标准行事就能保证整个国家秩序的井然。对社会组织结构管理出色的实例之一是秦代实行的郡县制,朝廷下设 36 郡,每一郡下设数县,县下设乡,乡下设亭,这样就形成了一个由朝廷至郡、县、乡、亭的直金字塔形的庞大组织结构。

5.人性管理思想

关于人性问题,我国古代的许多思想家都进行过研究。孟子认为"人之初,性本善",而人之所以干坏事,是因为受到环境的影响。而荀子对人性的看法则恰恰相反,他认为"人之初,性本恶",认为每个人都是有欲望的,而且欲望是天生的,为满足这些无穷尽的欲望,故而出现争斗,出现战争。美国管理学家麦克雷戈提出的关于人性的"X-Y"理论,其实与孟子、荀子提出的关于人性的善和恶的讨论是相似的。

(二)西方古代管理思想

1.管理思想的萌芽

早在奴隶制时期,古巴比伦、古埃及和古罗马人在生产、生活和战争中已能很好地进行管理活动,但该阶段各国的生产力水平还相当低下,人们尚未能把管理活动当作有意识的行为。如古巴比伦国为了更好地治理国家并巩固其统治,汉谟拉比建立起关于刑法、贸易、婚姻、国家税收、司法、行政等一系列的条令和制度,并下令编著了著名的《汉谟拉比法典》,强调应以法律的形式来调节人的行为及人与人之间的相互关系。古埃及建立了以法老(即国王)为最高统治者的金字塔形的管理机构,国家政权组织形式分为中央和地方两级,在中央设部、在地方设州。古罗马建立起了庞大的古罗马帝国,古罗马人为保障其统治的稳固性,设置了相当有层次的行政机构,最高的政府和行政机关是元老院,其权力先后由国王、执政官及监察官负责划定。在古罗马的国家机构中,还设立了许多重要的高级官吏,包括执政官、监察官、保民官、营造官等,他们各自具有不同的权力和职责,在国家各部门的日常管理活动中起着重要的作用。古罗马的地方管理则主要采取分而治之的策略。

2.管理思想的发展

随着欧洲文艺复兴的兴起,科学不断取得发展,科学的精神和以人为本的观念开始深入社会的方方面面,而管理活动也迅速发展起来,管理思想也有所深化,开始建立了新的宗教伦理观、市场伦理观及个人自由伦理观。一些描述管理思想的著作开始出现,如托马斯·莫尔所撰写的《乌托邦》,尼科罗·马基雅维利所著的《君主论》等,这些著作中多包含了作为统治阶级的资产阶级思想家的一些政治主张,这些思想的出现对管理思想和管理理论的发展起到了相当积极的推动作用。

3.管理思想的实践与变革

随着工业革命的发展,生产力得以迅速发展,工厂的生产规模急剧扩大、科学技术突飞猛进等现状都迫切需要有更先进的管理思想、管理理论和管理模式去指导管理的实践活动,从而促使了西方管理思想和实践的革命性发展。工业革命期间西方各国出现了许多优秀的管理者和先进的管理思想。如英国人理查·阿克莱便是工业革命时期一位优秀的企业管理者,他于1769 年和 1771 年分别创建两个英国最早使用机械的工厂,对整个工厂人员组织、资金应用、各部门之间的协调和控制等方面都进行了合理的计划和安排,最终取得了骄人的管理业绩,他是有效管理的先驱。另一位著名的英国古典政治经济学家亚当·斯密则在他的管理理论中提出了"经济人"的观点和"分工"理论,他的"经济人"观点认为,人在经济行为中努力追求的完全是私人的利益,相互之间的协作和帮助的关系也只能建立在经济利益上;"分工"理论认为分工能提高劳动技能、减少由工作转换而带来的时间损失并有利于促进劳动工具的改革和新机器的发明。随着资本主义社会生产力的进一步加速发展,管理者仅凭个人的经验或认识进行家长式的行政管理导致生产劳动效率低下,陈旧的管理方式已远不能满足社会化机器大生产的需要,迫切需要与之相适应的新的科学的管理理论和管理模式来指导管理活动。在此情况下,一些管理学家又提出了新的管理思想、理论和管理模式,管理从此进入科学管理阶段。

二、古典管理理论

古典管理理论阶段的管理学注重管理的科学性、精确性、法理性和纪律性,把管理的对象视为被动的受支配者和经济理性人、机器的附属物。这一阶段的管理理论以泰勒的科学管理理论、法约尔的管理过程理论和韦伯的行政组织理论为代表。

(一)泰勒的科学管理理论

泰勒,美国古典管理学家,科学管理理论的创始人,被誉为"科学管理之父"。他第一次系统地把科学方法引入管理实践,集前人管理思想和实践经验之大成,创立了科学管理,开西方管理理论研究之先河,使管理真正成为一门科学,并得到发展。"科学管理"理论的核心是设法最有效地控制作为机器附属物的工人,以提高生产率。泰勒把人视为受金钱驱使的经济物,认为物质刺激是调动人积极性的最重要手段。泰勒的《科学管理原理》一书提出了生产作业标准化、工时利用科学化等原则。当时美国推广了泰勒制,运用"胡萝卜加大棒"的方法,结果使30多个工种的劳动生产率超出欧洲的3倍。泰勒的主要著作有《科学管理原理》和《科学管理》。

泰勒针对美国工厂中管理落后、工人劳动生产率低下的状况,进行了一系列的探索,主要反映在他的3个最有名的试验研究中:搬运铁块试验、铁砂和煤炭的铲掘试验以及金属切削试验。通过试验研究,他提出了提高劳动生产率、改进管理制度和方法的一整套设计。在这些研究的基础上,他提出了科学管理理论。泰勒的科学管理思想和理论的基本要点如下。

1.制订工作定额原理

要想提高劳动生产率,就必须为工作制订合理的劳动时间定额,进行工时和运作研究。也就是选择合适且技术熟练的工人,研究其工作时动作的合理性,去掉多余动作,改善必要动作,并规定完成每一单位操作的标准时间,即每一项动作、每道工序所使用的时间,加上必要的休息时间和其他延误时间,从而得出完成该项工作所需要的总时间,据此确定科学的操作方法和劳动时间定额,以便有效地利用工时,提高工效。

2.明确工人工作能力和工作适应性

为了提高劳动生产率,必须为每一项工作挑选"第一流的工人"。所谓"第一流的工人",是指愿意做这些工作,并适合做这项工作的人。人的欲望、天赋和才能不同,一个工人只有适合做分配给他的工作,而他又愿意尽力去做,才能做好工作。所以健全的人事管理基本原则是使工作能力和工作适应性兼顾。管理阶层的责任在于选择合适的工人,并把他们安排在合适的岗位,以激励其尽最大力量做好工作。

3.提高工效的工具标准化

制订科学的工艺规程,使工具、机器、材料标准化,并对作业环境标准化,用文件形式固定下来,这就是所谓的标准化原理。也就是用科学方法对工作的操作方法、工具、劳动和休息时间的搭配、机器的安放和作业环境的布置等进行研究分析,清除不合理因素,并把最好的因素结合起来,形成一种最好的方法,以保证有最恰当的工具和最适宜的环境。

4.激励性计件工资报酬制度

激励性计件工资报酬制度包括三点内容:通过工时研究和分析,制订一个有科学依据的工作定额或标准;采用"差别计件制"的付酬制度,即计件工资率按完成定额或达到标准的程度而浮动;根据实际工作表现而不是工作类别来支付工资,促使工人提高劳动生产率。

5.计划职能和执行职能分开

即变经验工作法为科学工作法。泰勒认为,要明确计划职能和执行职能,由专门的计划部门来进行调查研究,为定额和操作方法提供科学依据;制订科学的定额和标准化的操作方法及工具;拟订计划,并发布批示和命令;比较"标准"和"实际工作情况",进行有效控制等工作;管理者和劳动者在工作中密切配合,以保证工作按标准的设计程序进行。

6.直线职能制

直线职能制以直线制为基础,在各级生产行政领导者之下设置相应的职能部门,作为该级领导的参谋部。职能部门拟订的计划、方案以及有关的指令,由生产行政领导批准下达。职能部门对下级领导和下属职能部门,只能起业务指导作用。

7.组织机构的管理控制实行例外原则

规模较大的企业组织的管理,必须应用例外原则,即企业的高级主管人员把例行的一般日常事务授权下级管理人员去处理,自己只保留对例外事项的决定权和监督权。

8.培训员工,提高其技术水平

劳动生产率的高低与个人的技术水平密切相关,员工技术水平的提高并不是与生俱来的,应通过培训实现其技术水平的提高。

9."经济人"假设

所谓"经济人"假设,是指"人们的基本行为是在约束与限制下追求自身的福利,当面对能够带来不同福利效果的种种方案的选择时,人们更愿意选择那些能够给自己带来较多福利的方案,而不是相反的。"管理者和劳动者主要关心的是以较低的劳动成本和较高的收入所表示出来的经济收益或福利。

10.科学管理的实质——"革命精神"

泰勒倡导的革命精神,是实施科学管理的核心问题。泰勒的科学管理理论相信雇主和员工的利益是一致的。事业使雇主和员工利益联系在一起,事业的发展不仅给员工带来较丰厚的工资,更意味着充分发挥其个人潜质,满足自我实现的需要。只有雇主和员工相互协作,才会达到较高的绩效水平。这种革命精神就是科学管理的实质。

泰勒科学管理揭开了几千年来罩在管理上的"神秘"面纱,谱写了管理理论和实践史上新的一页,成为人类管理思想史上的一个里程碑。人们把泰勒所处的时代称为"泰勒时代",把他的管理理论称为"泰勒制"。虽然他已作古近百年,但他的科学管理思想对于经济比较落后、管理水平不高的国家,仍然有着现实的理论意义和实践意义。

(二)法约尔的管理过程理论

亨利·法约尔,法国古典管理理论学家,一般管理理论的先驱,被称为"一般管理理论之父",他与韦伯、泰勒并称为西方古典管理理论的三位先驱。代表作是《工业管理和一般管理》。

一般管理理论的要点如下。

1.从企业经营活动中提炼出管理活动

经营和管理是不同的概念,管理包含在经营之中。通过对企业的全部活动分析,将管理从经营活动(包括技术、商业、财务、安全和会计五大活动)中提炼出来,称为经营的第六项活动。不同的管理层次,对管理者有不同的能力要求。随着企业由小到大、职位由低到高的变化,管理能力在管理者必要能力中的相对重要性不断增加,而其他诸如技术、商业、财务、安全、会计等能力的重要性则会相对下降。

2.提出了管理的五大职能说

即管理就是具备计划、组织、指挥、协调和控制五大职能,从而形成了一个完整的管理过程。法约尔也因此被称为"管理过程学派的创始人"。

3.提出14项管理原则

(1)工作分工:这条原则与亚当·斯密的"劳动分工"原则是一致的。专业化分工使雇员们的工作更有效率,从而提高工作的成果。

(2)职权:管理者必须有命令下级的权力,职权赋予管理者的就是这种权力。但是,责任应当是权力的孪生物,凡行使职权的地方就应当建立责任。

(3)纪律:雇员必须遵守和尊重统治组织的规则,良好的纪律是有效的领导者造就的。对管理者与工人间关系的清楚认识关系到组织的规则。明智地运用惩罚以对付违反规则的行为。

(4)统一指挥:每一个雇员应当只接受来自一位上级的命令。

(5)统一领导:每一组具有同一目标的组织活动,应当在一位管理者和一个计划的指导下进行。

(6)个人利益服从整体利益:任何雇员个人或雇员群体的利益不应当置于组织的整体利益之上。

(7)报酬:对工作人员的服务必须付给公平的工资。

(8)集中:是指下级参与决策的程度。决策的制订是集中还是分散,只是一个适合程度的问题,管理当局的任务是找到在每种情况下最适合的集中程度。

(9)等级链:从最高层管理到最低层管理的直线职权代表了一个等级链,信息应当按等级链传递。但是,如果遵循等级链会导致信息传递的延迟,则可以允许横向交流,前提条件是所有当事人同意和通知各自的上级。

(10)秩序:人员和物料应当在恰当的时候处在恰当的位置上。

(11)公平:管理者应当和蔼地和公平地对待下级。

(12)人员的稳定:雇员的高流动率导致生产的低效率,管理当局应当提供有规划的人事计划,并保证有合适的人选接替职务的空缺。

(13)首创精神:允许雇员发起和实施他们的计划将会极大地调动他们的热情。

(14)团队精神:鼓励团队精神将会使组织变得和谐与团结。

法约尔的一般管理理论凝练出了管理的普遍原则,至今仍作为我们日常管理的指南。

(三)韦伯的行政组织理论

马克斯·韦伯,德国古典管理理论学家,被称为"组织理论之父"。主要著作有《新教伦理与资本主义精神》《一般经济史》《社会和经济组织的理论》等。韦伯在组织管理方面的思想主要有以下两方面。

1.权力与权威是组织形成的基础

韦伯认为组织中存在三种纯粹形式的权力与权威:一是法定的权力与权威,是以组织内部各级领导职位所具有的正式权力为依据的;二是传统的权力,是以古老传统的不可侵犯性和执行这种权力的人的地位的正统性为依据的;三是超凡的权力,是以对别人的、特殊的、神圣英雄主义或模范品德的崇拜为依据的。韦伯强调,组织必须以法定的权力与权威作为组织体系的基础。对经济组织而言,只有以合理、合法的权力为基础,才能保障组织连续和持久的经营目标。而规章制度是组织得以良性运作的保证,是组织中合法权力的基础。

2.韦伯构建理想行政组织体系的特点

理想的行政组织模式为以下几种。

(1)明确的分工:组织内存在明确的分工,每个职位的权利和责任都应有明确的规定。

(2)自上而下的等级系统:组织内的各个职位,按照等级原则进行法定安排,形成自上而下的等级系统。

（3）人员的考评和教育：组织中人员的任用，要根据职位的要求，通过正式的教育培训，考核合格后任用。

（4）职业管理人员：管理人员有固定的薪金和明文规定的升迁制度，组织成员的任用必须一视同仁，严格掌握标准。

（5）遵守规则和纪律：管理人员必须严格遵守组织中规定的规则和纪律。

（6）组织中人员之间的关系：组织中人员之间的关系完全以理性准则为指导，不受个人感情的影响。

韦伯认为这种理想的行政组织是最符合理性原则的，其效率是最高的，在精确性、稳定性、纪律性和可靠性方面优于其他组织形式。具备上述 6 项特征的组织应表现出高度的理性化，其成员工作行为能达到预期效果，组织目标也能最终顺利达成。韦伯对理想的行政组织模式的描述，为行政组织指明了一条制度化的组织准则，追求行政组织的准确性、连续性、纪律性、严整性和可靠性，这是他在管理思想上的最大贡献。韦伯这种强调规则、强调能力、强调知识的行政组织理论为社会发展提供了一种高效率、合乎理性的管理体制。目前普遍采用的高、中、低三层次管理就是源于他的理论。

三、行为科学管理理论

在行为科学管理阶段，管理学侧重于研究组织中人的行为规律，研究的领域及知识涉及哲学、社会学、心理学、人类学、生理学等方面，提出应注重人的因素，研究人与人之间的关系以及采用激励的方法来提高人的劳动积极性，以促进生产效率的提高。

（一）梅奥的人际关系理论

人际关系学说的创始人是美国哈佛大学心理学专家乔治·埃尔顿·梅奥及其助手罗特利斯伯格，他们的研究试图通过改善人与人之间的相互关系，从而激励员工更加努力勤奋地工作，以取得更高的效率。他们在这方面的代表作有《工业文明中人的问题》《管理与工人》《管理与士气》等。

1927 年梅奥与助手罗特利斯伯格获得美国国家研究委员的资助，在西方电气公司开展了著名的霍桑试验。试验第一阶段是工厂照明试验，该试验是选择一批工人分为两组：一组为"试验组"，让工人在不同照明强度下工作；另一组为"控制组"，工人在照明度始终维持不变的条件下工作。试验者希望通过试验得出照明度对生产率的影响，但试验结果发现，照明度的变化对生产率几乎没有什么影响。第二阶段是继电器装配室试验，通过材料供应、工作方法、工作时间、劳动条件、工资、管理作风与方式等各个因素对工作效率影响的试验，发现无论各个因素如何变化，产量都是增加的。其他因素对生产率也没有特别的影响，而似乎是由于督导方法的改变，使工人工作态度也有所变化，因而产量增加。第三阶段是大规模的访问与调查，他们在上述试验的基础上进一步开展了全公司范围的普查与访问，调查了两万多人次，发现所得结论与上述试验相同，即"任何一位员工的工作绩效，都受到其他人的影响"。第四阶段是接线板接线工作室试验，以集体计件工资制刺激员工，以提高生产效率。这一阶段的试验，还发现了

"霍桑效应"即对于新环境的好奇和兴趣,足以导致较佳的成绩,至少在初始阶段是如此。

通过4个阶段的试验,梅奥等人认识到生产效率不仅受到生理方面、物理方面等因素的影响,更重要的是受到社会环境、社会心理等方面的影响。梅奥等人将他们的理论进行了归纳,发表了代表作《工业文明中的问题》一书,主要内容包括如下方面。

1.工人不单是"经济人",还是"社会人"

金钱并非刺激和激发人的积极性的唯一动力,人们还有社会、心理等方面的需求。因此,促进劳动效率提高时,仅仅考虑金钱方面的刺激是远远不够的,还应考虑满足他们情感等方面的需求。

2.企业内部除了正式组织外,还存在非正式组织

非正式组织是工人们在共同工作之时由于存在共同感情态度及倾向而自发形成的团体,并直接或间接地影响成员的言行。当非正式组织与正式组织的目标一致时,则可促进劳动效率的提高;而当非正式组织与正式组织的目标相背时,则可能影响劳动效率。因此,正式组织与非正式组织相互联系,应当充分重视非正式组织的存在及其作用。

3.提高劳动生产效率的最重要因素是工人的士气

霍桑试验证明,影响生产率的最重要因素不是工作条件、生产工具和劳动报酬,而是工人的工作士气。当工人的各方面需要满足后,工作士气则高涨,可以取得最高的劳动效率。

4.提高工人的社会满足感

士气的高低取决于社会因素特别是工人的满足程度,工人的满足程度越高,士气也越高,生产效率也就越高。提高职工的社会满足感应该注意两个方面:一是他们的工作是否被上级、同伴和社会所承认;二是个人生活中的人与人之间的亲密友好关系。

梅奥等人的研究成果为行为科学的发展奠定了基础,弥补了古典理论的不足,开辟了管理理论研究的新领域。在其"人际关系学说"提出之后,又有许多社会学家、心理学家、人类学家对人类的群体行为进行了进一步分析和研究,从而形成了行为科学的理论。

梅奥的人际关系理论对护理管理具有重要的启示意义,在护理管理中需要重视护理组织中的非正式组织的存在,积极引导非正式组织成员发挥作用;高度重视对护士的精神关怀,采取物质意外的奖励措施,调动护士的工作积极性;注重护理组织文化建设,协调各方面的利益和关系,凝心聚力,更好地实现护理组织目标。

(二)麦格雷戈的人性管理理论

美国行为科学家、麻省理工学院教授麦克雷戈进行了人性方面的研究,并于1960年提出了"X-Y理论"。他将传统管理理论中对人性的看法和对应的管理模式称为"X"理论,而将他对人性的看法和对应的管理模式称为"Y"理论。

X理论认为人天生是好逸恶劳的,不求上进,不愿工作和负责任;工作往往是被动的,只愿听指挥,不愿主动思考问题;工作的原因是最基本的生活安全需要。而Y理论认为人们天生并非懒惰的,都喜欢工作,都是勤奋的;在适当的激励条件下,会主动承担职责;执行任务时可以自我控制和领导;多数人都有高度的想象力、创造性;潜在能力往往没有得到很好的发挥;工作往往是自我实现的方式之一。

由于"X"理论和"Y"理论对人的本性的认识方面存在着两种相反的态度和看法,因此对应

的管理方式也就截然不同。"X"理论认为,组织的目标与成员的目标是相互矛盾的,所以管理者必须以权威的方式指挥和控制下级的行为,以实现组织的目标;而"Y"理论则认为,组织的目标与成员的目标并不是相互矛盾的,因此,管理上则强调人的自觉性,通过激发职工的积极性和工作潜能来实现组织目标。

人性管理理论告诉人们,在护理管理中,需要正确认识护士的人性并采取适宜的管理方式。要了解护士的人性,必须对护士的观念和需要进行深入的分析。对护士人性的不同假设,会产生不同的护理管理绩效。因此,护理管理者应掌握护士人性对提高护理管理绩效的作用,结合不同护士的人性特点,灵活应用相应的管理方法,从而达到激发护士的潜能,调动他们工作积极性和提高护理组织绩效的目的。

从行为科学理论阶段的研究内容来看,管理学家将管理学、心理学、社会学艺术地结合在了一起,极大地丰富了管理理论的内容,同时也大大促进了管理科学的进一步发展。

四、现代管理理论

现代管理是在科学管理不断发展的基础上,应用运筹学、系统理论、统计学等原理和方法,结合行为科学的应用,把组织看成由人和物所组成的完整系统而进行的综合性管理。

(一)管理理论丛林

第二次世界大战以后,随着科学技术和社会格局的巨大变化,诸多学者从不同的学科、不同的角度出发,运用不同的方法对管理展开研究,形成了各种各样的管理学派。美国加州大学洛杉矶分校的哈罗德·孔茨认为,管理学至少形成了六大学派。后来,他又进一步把管理学派划分为11个,他认为,现代管理学派林立,形成了"管理理论丛林"现象。

1.管理过程学派

管理过程学派又称管理职能学派。这一学派以管理过程或者管理职能作为研究对象,认为管理就是在组织中通过别人或与别人共同完成任务的过程。管理的职能和过程包括计划、组织、领导和控制。他们试图通过对管理过程或者职能的分析研究,从理性上加以概括,把用于管理实践的概念、原则、理论和方法结合起来,构成管理的科学理论。他们的学说都是围绕管理过程或职能的分解和设定开始的,其他的管理学内容,则多归入所划分的管理过程或职能之中。

2.社会系统学派

这一学派从社会学的角度研究管理,认为社会的各级组织都是一个协作系统,进而把组织中人们的相互关系看成是一种协作系统。其主要观点是:组织是由人组成的协作系统,由三个因素构成,即协作的意愿、共同的目标和信息的沟通。管理人员在组织中的作用,就是在信息沟通系统中作为相互联系的中心,并通过信息沟通来协调组织成员的协作活动,以保证组织的正常运转,实现组织的共同目标。管理人员的主要职能有三项:①建立和维持一个信息沟通系统。②确定组织的共同目标及各部门的具体目标。③选拔任用组织成员,使组织成员为这些目标的实现做出贡献,同时保证协作系统的生命力。

3.管理科学学派

管理科学学派认为,管理中的人是理性人,组织是追求自身利益的理性结构,经济效果是其最根本的活动标准,管理过程是一个合乎逻辑的系统过程,因此,管理活动可以运用数学的方法来分析和表达。科学管理学派主张采取数学模型和程序来分析和表达管理的逻辑过程,借助于计算机和运筹学,求出最佳答案,实现管理目标。科学管理学派创设了若干管理研究的定量分析方法,如决策树方法、线形规划方法、网络技术方法、动态规划方法、模拟方法、对策方法等。

4.系统管理学派

系统管理理论运用系统论的范畴和原理,对组织的管理活动和过程进行分析和研究。系统管理学派认为,组织是一个整体的系统,它由若干子系统组成。组织中任何子系统的变化都会影响其他子系统的变化,为了更好地把握组织的运行过程,就要研究这些子系统和它们之间的相互关系,以及它们如何构成了一个完整的系统。同时,组织又是社会系统中的一个子系统,它受到其他社会子系统的影响,组织系统必须通过和周围环境的相互作用,并通过内部和外部信息的反馈,不断进行自我调节,以适应自身发展的需要。对于组织的管理分析,应该按照系统的原则进行,即以系统的整体最优为目标,对组织的各方面进行定性或定量的分析,选择最优方案。

5.决策理论学派

决策理论学派是以社会系统理论为基础,吸收了行为科学、系统理论、运筹学和计算机科学等学科内容而发展起来的,是西方有较大影响的管理学派。这一学派认为,管理活动的全部过程都是决策过程,因此,管理就是决策。决策过程分为4个阶段:收集情报、拟订计划、选择计划和评价计划。他们特别强调信息联系在决策过程中的作用。决策学派的代表人物西蒙等人把社会系统理论同心理学、行为科学、系统理论、计算机技术、运筹学结合起来考察人们在决策中的思维过程,并分析了程序化决策和非程序化决策及其使用的传统技术和现代技术,提出了目标分析法等决策的辅助工具,被人们认为对管理人员的决策确有帮助,并在今后对人工智能等问题的深入研究提供了基础。决策理论得到了人们的较高评价,西蒙因此获得了诺贝尔经济学奖。

6.权变理论学派

权变理论学派认为,组织和成员的行为是复杂的、多变的,这是一种固有的性质。而环境的复杂性又给有效的管理带来困难,所以没有一种理论和方法适用于所有的情况。必须根据管理的条件和环境随机变化,通过观察和分析大量的案例,从中分析管理方法技术与条件环境的联系,寻求管理的基本类型和模式。权变理论强调随机应变,灵活应用过去各学派的特色。权变理论是能把各种管理的基本原理统一起来的理论,但权变理论对于管理理论没有突破性的发展,是对已往理论的灵活应用。

另外,管理理论丛林还包括行为科学学派、经验主义学派、经理角色学派、社会-技术学派和经营管理学派。

(二)管理理论发展

随着知识经济的崛起、全球经济一体化进程的加快、市场竞争的日益激烈以及员工需求的深切呼唤等企业内外环境的变化,企业管理面临许多前所未有的新情况和新问题,而对这些新情况和新问题的探讨与研究,便产生众多新的、颇具建设性的管理理论,它们分别从不同的视角提出了企业管理的发展思路。尽管有些管理理论尚不成熟,还处于发展之中,但它们所体现出来的管理思想和观点是不容忽视的,值得深入研究。我国学者对新的管理理论进行了系统的研究,并相对于孔茨的"管理理论丛林"称为"新管理理论丛林",主要有以下五种。

1.核心能力理论

新管理理论的发展经历了三个阶段:经典战略理论阶段、产业结构分析阶段(波特阶段)和核心能力理论阶段。核心能力理论代表了战略管理理论在20世纪90年代的最新进展,它是由美国学者普拉哈拉德和英国学者哈默首次提出的,他们在《哈佛商业评论》所发表的《公司的核心能力》一文已成为经典的文章之一。核心能力理论是当今管理学和经济学交叉融合的最新理论成果之一,源于战略管理理论、经济学理论、知识经济理论、创新理论等对企业持续竞争优势之源的不断探索,体现了各学科的交叉融合。

核心能力理论认为,并不是企业所有的资源、知识和能力都能形成持续的竞争优势。区分核心能力和非核心能力主要在五个方面:①价值性,核心竞争能力必须对用户看重的价值起重要作用。②异质性,一项能力要成为核心能力必须是为某公司所独有的、稀缺的,并没有被当前和潜在的竞争对手所拥有。③不可模仿性,其他企业无法通过学习获得,不易为竞争对手所模仿。④难以替代性,没有战略性等价物。⑤延展性,从公司总体来看,核心竞争能力必须是整个公司业务的基础,能够产生一系列其他产品和服务,能够在创新和多元化战略中实现范围经济。

只有当企业资源、知识和技能同时符合上述五项标准时,它们才成为企业的核心能力,并形成企业持续的竞争优势。

2.竞争合作理论

竞争合作理论的主要代表作《协作型竞争》一书的开篇写道:"对多数全球性企业来说,完全损人利己的竞争时代已经结束。驱动公司与同行业其他公司竞争,驱动供应商之间、经销商之间在业务方面不断竞争的传统力量,已不可能再确保赢家在这场达尔文游戏中拥有最低成本、最佳产品或服务,以及最高利润。""很多跨国公司日渐明白,为了竞争必须合作,以此取代损人利己的行为……跨国公司可以通过有选择地与竞争对手以及与供应商分享和交换控制权、成本、资本、进入市场的机会、信息和技术,为顾客和股东创造最高价值。"这就是竞争合作理论的核心。贡献、亲密、远景是竞争合作成功的三要素,"双赢"或"多赢"是竞争合作的目标。

3.团队管理理论

著名的《团队的智慧》的作者卡曾巴赫和史密斯认为:"团队就是少数有互补技能、愿意为了共同的目的、业绩目标和方法而相互承担责任的人们组成的群体。"在这个定义中,他们强调团队有五个基本要素:①人数不多,一般在2~25人,多数团队的人数达不到10人。②互补的技能。③共同的目的和业绩目标。④共同的方法。⑤相互承担责任,责任与信任是从两个方面支持团队的保证。

团队进行有效运转必备的四个相互关联的条件:一是团队内必须充满活力,活力可通过员工创造性地主动发挥、员工出成就的高度热情、员工和睦相处的精神氛围体现出来;二是团队内必须有一套为达到目标而设置的控制系统;三是团队必须拥有完成任务所需的专业知识;四是团队必须有一定的影响力,特别是团队要有那样一小部分人,他们不仅对团队内部有影响力,而且对团队以外的更大范围也有影响力。

优秀的团队领导必须做到六点:①使团队的目的、业绩目标和行动方法恰当而有意义。②建立每个人和团队整体的责任感和自信心,尽量提供积极的建设性鼓励。③为强化团队的综合技能、提高技术水平,应鼓励成员做必要的冒险或经常变换任务和人员。④处理好与团队外的关系,包括排除障碍。⑤为团队或团队成员提供创造业绩的机会。⑥同团队中的每个人一样,尽可能地干实事。

4.情境管理理论

情境管理理论的提出,是基于对古典管理理论的一个假设的反思,即认为所有情境中的管理都存在着一个统一的普遍适用的原则、过程和一个"最好的方法"。然而,实际并非如此。纵观管理发展的历史不难看出,不同时代有不同的管理方式,处于不同组织层次上的管理人员有不同的管理类型。因此,巴赫认为,决定情境的主要因素划分为两类:一类是组织层次;另一类是组织文化。组织层次不同,企业采取的管理类型就不同;组织文化不同,企业所具有的管理风格就会有差异。也就是说,管理职能的执行应与特定的情境相匹配。情境管理理论实际上是权变管理理论的发展。

5.流程再造理论

迈克尔·哈默,美国著名管理学家,他发明了"再造"一词,用来描述应用信息技术彻底对业务过程重新改造以实现业绩的突飞猛进。这一概念最早引起关注的是在《哈佛商业评论》中,后来该词通过一系列畅销书使哈默成为当时最有影响的管理学家之一。

按照迈克尔·哈默的定义,"流程再造"是指:"根本地重新思考,彻底翻新作业流程,以便在现今衡量表现的关键问题上,如成本、品质、服务和速度等获得戏剧性的改善"。这一定义包括四个关键词:一是根本,指企业必须就公司的运营方式提出一些根本性问题,如:"我们为什么要做我们所做的事情?""为什么我们要用现在的工作方式做事情?",通过这些根本性问题的提出,引发人们认识到过去所遵循的规则与假设不但过时,甚至是错误的,必须重新改造过去的流程,这就需要跳出原有的思维定势进行创造性思维活动;二是彻底,就是要抛弃一切过时的陈规陋习,创造出全新的工作方式,对原有的工作流程进行重新彻底的改造,而不是肤浅的改变或修修补补;三是显著,即企业要通过流程再造取得显著的业绩的提高,获得突变性的"飞跃";四是流程,流程是企业为实现某一目标而进行的一系列相关活动的有序组合,它强调的是工作如何进行,是流程再造关注的焦点。

迈克尔·哈默认为,企业流程再造应包括四个要素:根本、彻底、显著和流程。

企业流程再造的原则为:整合工作流程、由员工下属决定、同步进行工作、流程的多样化、打破部门界限、减少监督审核、减少扩充协调、提供单点接触、集权分权并存。

其特色为:①在崭新的资讯技术支持下,以流程为中心,大幅度地改善管理流程。②放弃陈旧的管理做法和程序。③评估管理流程的所有要素对于核心任务而言是否重要;专注于流程和结果,不注重组织功能;在方法上以结果为导向、以小组为基础、注重顾客,要求严格衡量绩效,详细分析绩效评估的变化。

现代管理新理论还包括智力资本理论、知识管理理论、局限管理理论、可持续发展理论、企业文化理论和6σ理论等。

五、管理的基本原理和原则

管理既是一门科学,也是一门艺术。基本原理是对客观事物本质及其规律的理解,是经过科学分析总结得到的。管理原则是管理活动中所采取的标准和遵循的行为规范。掌握了管理过程中存在的一些基本原理和原则对于管理实践的开展具有极其重要的意义。

(一)管理的基本原理

1.系统原理

系统是若干要素相互作用和发生作用的有机整体。系统原理是指运用系统理论,管理的每个要素与自身系统内外的其他要素发生各种联系,为达到管理目标必须遵循的一个原理。管理的系统原理,就是运用系统论原理和分析方法来指导管理的实践活动,解决和处理管理中的实际问题。

管理的系统原理来自一般系统理论,要深刻理解和掌握管理的系统原理实质,首先应了解和掌握系统理论的基本概念和内容,才能将系统理论应用于管理问题的研究。进行研究时必须把管理的组织机构及被管理的组织机构看成是一个复杂的社会系统,一般将管理的组织机构称为管理系统,而被管理的组织系统则称为组织系统。如医院是一个提供医疗卫生服务的系统,其中包括护理系统、后勤系统、行政系统等,护理系统内还可以分为护理运行子系统、护理支持子系统等。各系统之间相互作用并发挥作用,从而完成医院系统的目标。

对管理者而言,运用管理的系统原理就在于应以系统的观念和系统的方法对组织活动实行系统的管理。以系统的观念看来,管理活动的实质任务就是协调系统内部各要素之间、要素与系统的整体之间、系统与环境之间的关系,以保证系统功能的实现和系统目标的达成。系统的特征包括目的性、整体性、层次性、动态平衡性等。

(1)目的性:是指每个系统都有自己存在的目的,而且不同的系统存在的目的有一定的差异。系统的结构按照系统的目的和功能来建立,系统内的子系统目的应有所区别,避免目的的相同性造成资源的浪费。各子系统的目的与所在系统的目的保持一致,当系统内的各子系统目的完成后,系统的目的也就达到了。

(2)整体性:是指各子系统围绕共同目标组织一个不可分割的整体,而且整体功能大于部分功能之和。系统内的任何要素都不能离开整体而单独发挥作用,要素之间的相互联系和作用不能脱离整体去研究。因此,管理工作更加强调整体性,部分服从整体,才能使得系统整体功能超过各要素功能的相加。

(3)层次性:是指系统的层次结构,即一个系统可以分为若干个子系统,各子系统又可分为更小的若干子系统,从而形成一个层次结构。每一个层次都有自己的功能和职责。同一层次各子系统之间可以横向联系,需调解决的问题可由上一层次系统协调解决。上一层次系统的任务一是向下级子系统发号施令,同时协调解决下级子系统需要协调的问题。

(4)动态平衡性:是指系统根据内外环境的变化,进行动态的调整,从而维持系统的平衡。任何一个系统都处于一定的环境中,与环境进行信息的交换。环境的变化对系统存在一定的影响。系统首先接受外在环境的信息,经过系统内部的处理,再将信息输出,同时调整系统内部的运行,从而保持系统自身的平衡。

2.人本原理

管理哲学中存在以人为中心和以物为中心的管理模式,从管理学理论的发展史中可以看出,管理从以物为中心逐步发展到以人为中心。人本原理是强调管理诸要素中"人"的要素的决定性作用,强调发挥人的核心作用。人本原理认为管理就应该是由人进行的管理和对人进行的管理。因此,管理活动必须以发挥人的积极性、创造性和主动性作为首要问题,再运用各种科学的方法和途径,调动人的积极性,激发人的工作热情,充分发挥人在组织活动中的中心作用。

一个优秀的管理者需要充分理解和运用人本原理来指导管理实践活动,但是在管理过程中运用人本原理时应该注意以下几方面:一是强调人在管理过程中的主导地位,管理的目标、计划等均由人来制订,管理的实施也是人来完成的,管理的对象包括物质、信息等也必须由人来组织和运作,无论在管理的任何环节,人的作用都是无可替代的;二是做好对人的管理,合理地组织和使用组织中的人才,采取有效的措施激发人的积极性和主动性,为人员提供良好的工作环境和工作条件,最终使组织达成预定目标;三是创造和谐的人际关系,改革传统的组织结构和管理方式,确立被管理者的主体意识,形成一种全员参与的民主管理方式;四是做好组织成员的培训工作,提高人的自身素质和能力,为提高组织工作效率和实现组织目标提供智力支持。

3.动态原理

世界上一切事物都是处于不断发展和变化的,管理本身也是一个动态的过程。从管理理论的产生和发展过程来看,从古典管理思想到现代管理理论,随着社会实践活动的发展变化,管理理论的发展经历了一个漫长的发展过程,这表明了管理者进行管理实践过程的动态性,也就决定了任何管理活动都应该遵循管理的动态原理。

管理的动态原理要求管理者根据管理对象和外在环境的变化,适时调整管理方法和选择适宜的管理手段,以适应管理对象和外在环境的各种变化,最终实现组织的目标。在管理实践活动中,重视管理活动的动态特性对于提高管理的针对性和有效性具有积极的意义。运用管理动态原理时,还必须强调认清事物发展变化的规律,把握事物发展的趋势,为做好动态管理奠定基础。

4.效益原理

管理的目的在于产生经济效益和社会效益,效益原理就是一切管理都应以最小的投入得到尽可能多的产出,从而获得最大的效益。效益包含经济效益和社会效益两个方面,经济效益是指组织为社会创造的各种有形财富,而社会效益则是指有利于社会发展的无形财富。因此,管理的效益原理要求对管理的经济效益和社会效益两方面均进行合理的评判,以真正体现出组织的效益。

效益原理要求管理者做一个务实的领导者,反对形式主义和过程主义,注重工作的实效性。如果管理者在管理过程中以效益作为价值目标,紧紧围绕效益开展计划、组织、领导和控制活动,必然会取得良好的效果;相反,如果是以其他目的作为价值目标,管理活动的结果必然与管理的本来价值目标相去甚远。因此,只讲工作量而不讲实效的管理活动是毫无意义的,违背管理的效益原理。

（二）管理的基本原则

原则是指根据对客观事物的基本原理的认识，要求人们共同遵循的行为准则。管理原则就是管理者在管理过程中应该遵守的相关行为准则。

1. 整分合原则

整分合原则是指管理者在进行管理活动时应把管理的过程当作一个系统，从组织整体的角度把握环境、确定组织的整体目标，然后围绕组织的整体目标进行系统的分解、分工和落实，最后根据组织系统的整体规划和要求对各环节、各部门分散的管理活动进行协调和综合，靠整体的力量完成整体规划并达成组织总目标。整分合分为三个阶段：一是进行系统的整体设计，即所谓的"整"；二是在整体设计的基础上对任务和目标进行的分解和分工，即"分"；三是在分解和分工的基础上对总的组织目标进行的整体协作和综合，即"合"。以上三个阶段是相辅相成的，但是整分合原则在实际运用时需要把握好整体，科学分解目标和进行分工，组织综合需要良好的协调，以整体任务和目标的达成为标准，对各分目标进行系统的综合与优化，建立起有效的反馈机制和评价体系以保证活动不偏离组织总目标的要求。

2. 相对封闭原则

相对封闭原则是指管理者在进行组织管理活动时，必须把管理组织当成一个与外部环境有密切的物质、能量和信息交换，但其内部又有着相对稳定的结构和特定的工作任务的系统来进行管理。对于管理系统自身来说，管理的各个环节相互联系并发挥作用，形成一个首尾相连的闭合环路；对于系统外来来说，任何一个系统都是开放的，与相关系统存在相互联系。管理的相对封闭原则强调管理活动的过程中各要素之间的相互制约和促进，保证组织系统的存在和发展。

3. 能级原则

能级原则是以人为中心的管理所应该遵循的原则之一，要求管理者在从事管理活动时，为了使管理活动稳定、高效，必须在组织系统中建立一定的管理层次，并设置各管理层次的管理职责和工作规范、标准，规定相应的管理任务、设置相应的管理权力，从而构建起严密、稳定的组织网络体系和组织管理结构系统，再按照组织成员所具备的不同的能力和素质，把他们安排在适合的职位上，使之能充分发挥自己的能力。管理的能级原则要求必须按层次进行能级管理，管理工作中稳定的组织化结构应当是正三角形；不同的能级对应相应的责权利，在其位谋其政；随着环境和条件的变化，各类能级是动态对应的。

4. 动力原则

动力是管理活动开展的必要条件，管理中的动力包括动力源和管理动力机制。在管理活动中，从事活动的人的种种需求及各种刺激诱导因素都可以成为动力源，并成为符合组织目标方向的机制。管理动力主要包括物质动力和精神动力，即人们为得到物质需求付出的相应行为的物质动力和以满足人类的精神需求为本源的、在追求精神满足时所付出的相应行为的精神动力两种。应该明确的是，物质动力是动力源的基础，因为人类要生存首先需要满足的即是物质需求，而当人们的物质需求得到一定程度的满足时就会产生较高级的精神需求。管理的动力原则指管理者在从事管理活动时，必须正确认识和掌握管理的动力源，运用管理的动力机制,有效地激发、引导、制约和控制被管理者在以满足需求为动力的种种行为,使这些行为聚集到完成组织目标的方向上,以保证管理活动有序、高效、持续地进行。

5.行为原则

管理的行为原则是指管理者熟悉管理对象的行为特点,根据管理对象的行为动机,制订相应的措施激发管理对象的积极性,达到有效管理和实现组织目标的目的。管理者激发管理对象行为主要有四个方面:一是满足人的合理需要,包括物质和精神两个方面的需求;二是合理设置目标,调动人的积极性;三是制订奖惩制度,但以奖为主,发挥正面激励的作用;四是合理用人,根据人的特点和特长来用人,使人与岗位相匹配,达到才尽其用的目的。

6.反馈原则

管理的反馈原则是指管理者在进行管理时,对管理过程中的效果与组织目标进行比较,将比较的结果信息及时反馈给管理者,管理者采取相应的措施控制活动,确保组织目标的顺利达成。反馈就是通过信息的输入和输出,从而对结果起到控制的作用。因此,在管理活动中,需要建立起灵敏、准确、有力的信息反馈子系统,使之具备强大的信息收集、整理、分析、储存和传递等功能。管理者根据反馈的信息实施及时而有效的控制,因为信息反馈的最终目的是发现偏差并通过控制系统及时纠正。

7.弹性原则

弹性原则是基于系统内外环境变化的复杂多变的特性和组织系统的动态原理提出的。由于管理活动受到多方面因素的影响,管理活动的结果具有不确定性,因此,管理需要留有余地。管理的弹性原则是指管理者根据系统内外环境间的联系,分析和预测各种可能影响组织运行的因素,使得制订的组织目标、计划、领导和控制等均留有充分的余地,以增强组织管理系统的应变能力。此外,管理的弹性原则还可以表现为组织制订的目标及实施方案富有弹性,均要留有余地并要根据不断变化的条件进行调整,防止一成不变的管理;同时,弹性原则要求提高管理者的综合素质,使管理者必须具备随机应变的管理能力。

8.价值原则

价值原则是基于效益原理提出的,是指在管理活动中,以价值规律去衡量组织活动的效率。效率则是指投入与产出的比率,以最少的投入获得最多的产出,就可以获得最佳的效率。管理获得的利益包括经济利益和社会利益两个方面,而投入则包括物质资源、财力资源、智力资源、时间资源等各项支出,在评价投入与产出的效率时就应该从以上各方面进行综合全面的评估,以获得科学合理的结论。

(三)管理基本原理及原则的应用

1.系统原理及相应原则的应用

系统原理对应的是整分合原则和相对封闭原则,在护理管理中被广泛应用。医院是一个大系统,护理系统是医院大系统中的一个子系统,但是护理子系统和医院系统的目标是一致的,护理系统既保持自身系统的独立性,同时与医院大系统及医院大系统内的其他子系统是协调发展的,这样才能更好地完成医院系统的目标。单就护理系统来说,它是由不同层次的护理部门分工合作而形成,从上至下有护理部主任、科护士长、病区护士长和护士,不同的职位有着不同的职权。护理系统中的各级护理管理部门分工协作,并通过明确的责任制度来保证系统的有效运行。当各个护理人员和各护理部门都能够完成工作任务,护理系统的总目标就自然达到了。因此,在医院管理和护理管理系统中,既要注意分工协作,又要注意整体目标一致。当每一个下属子系统都能够有效运作时,子系统的上一级系统目标就会得到有效的实现。

2.人本原理及相应原则的应用

人本原理对应的是能级原则、动力原则和行为原则。护理管理主要是对人的管理,人的因素对管理活动效果产生重要的影响作用,但是以人为中心的管理,需要很高的管理技巧和管理艺术。在护理管理中,重视发挥护士的积极作用,建立激励机制,建立科学合理的绩效考核制度,使得奖金与工作绩效挂钩,从而激发护士的工作积极性;在物质激励的同时注重精神激励,对护士工作中的积极表现或取得的成绩及时予以肯定,激发护士的工作热情;让护士积极参与管理,护理管理者多倾听下属的意见,发挥护士的主人翁作用;护理管理者合理授权给下属,信任下属,激发护士的工作潜能。

3.动态原理及相应原则的应用

动态原理对应的是反馈原则和弹性原则。随着现代医学模式的发展及新的卫生政策的变化,护理模式也在不断发生改变,这对护理工作提出新的挑战。护理管理者需要把握医疗卫生事业发展的变化,搜集新的信息,对护理管理目标和管理方法进行相应的调整,以动态的管理适应社会环境的变化。如护理部制订未来 5 年的发展规划,但是随着医疗环境的变化,出现了一些新的情况,医院也在调整既定的目标和发展规划,这时护理部也需要进行调整。这就要求护理部在制订发展规划时候要留有余地,对变化的情况进行及时的应对。此外,护理部对护理服务过程进行监督管理,发现问题及时提出,要求下属有针对性地提出整改措施方案;发现一些好的做法,也可以进行及时总结和推广,目的是促进护理质量的提高。

4.效益原理及相应原则的应用

效益原理对应的是价值原则。护理管理的价值体现在两个方面:一是经济效益,以最低的护理成本和代价取得最佳的护理服务经济收益,这是从护理服务本身的角度来分析;二是社会效益,护理服务成本作为社会成本的一个组成部分,以尽可能的护理服务成本来促进更多人的健康水平提高,这是从社会的角度来看待问题。护理管理目的是在提高经济效应的同时,更加注重社会效益,并以社会效益作为最高目标,获得社会整体效益。此外,为了取得良好的效益,最大化实现价值,护理管理需要注重时间管理,提高单位时间的价值。护理管理者需要采取科学管理的方式,将当前任务和长远目标相结合,以社会效益为目标开展护理服务工作。

第二节　计划

一、目标管理

美国著名企业管理专家彼得·德鲁克在《管理实践》一书中提出了目标管理的概念。目标管理是目前公认的先进的管理方法,它以工作目标为中心,充分调动组织内每个成员的积极性、创造性,加强组织全面计划管理,以提高组织的经济效益和社会效益为目的。

(一)概念

1.目标

目标是组织在一定时期内通过努力争取达到的理想状态或期望获得的成果。目标包括组织的目的、任务、具体的目标项目和指标以及指标的时限。目标是管理活动的起点,也是实施目标管理的基础和出发点。目标具有引导、激励、协调和标准作用。有效目标的标准如下。

(1)目标应明确具体:①明确目标的执行者,目标的叙述应清楚地表示出可供观察的行为,如"使 ICU 的护士熟悉呼吸机的使用"或"在 ICU 工作的护士应具有独立使用呼吸机的能力",后者比前者明确。②明确目标的时限,目标必须明确规定实现目标的截止日期,如"一年内全院护士护理技术操作考试合格率达到 95%"。③明确目标的约束条件,即确定实现目标的范围和基本前提条件,如"在提高护理质量的前提下,一年内床位的周转率提高 10%"。

(2)目标应具有挑战性但切实可行:一是目标应具有一定的难度,具有挑战性,过低的目标不能有效激发成员工作的主观能动性,高不可攀的目标则会挫伤员工的积极性;二是目标要切实可行,可以逐层落实,只有下一级的目标实现了,上一级的目标才有实现的保证,本部门的具体目标必须根据上级的目标和本部门实际情况制订。

(3)目标应具有可测量性:目标应尽可能数量化、具体化,使目标具有可测量性。数量化是指给目标规定出明确的数量界限,如百分比、使用率、评分等方法。具体化是对目标的描述尽可能详细和明确,便于操作,如提高护理质量的目标可具体为"急救物品完好率 100%、住院患者压疮发生率为 0"等。

2.目标管理(MBO)

目标管理是由组织中的管理者和被管理者共同参与目标制订,在工作中由员工实行自我控制并努力完成工作目标的管理方法。管理专家德鲁克认为,并不是有了工作才有目标,而是相反,有了目标才能确定每个人的工作。管理者应该通过目标对下级进行管理,当组织最高层管理者确定了组织目标后,必须对其进行有效分解,转变成各个部门及各个人的分目标,管理者根据分目标的完成情况对下级进行考核、评价和奖惩。

(二)目标管理的特点

1.整体管理

目标管理将组织的总目标逐层分解,每个部门和成员各自的分目标以总目标为导向,使员工明确各自工作目标与总目标的关系,共同完成总目标。

2.共同参与

目标及目标的衡量方法由上、下级共同参与制订。下级与上级共同参与将组织目标转换为具体可行、可测评的部门或个人目标,使目标具有特定性,有利于员工自检和自查,也有利于上级的评价,促进了上下级的合作和关系的协调,以达到组织的总目标。

3.自我管理

在目标管理中,下级不是按上级硬性规定的程序和方法行动,而是通过成员自主管理和自我控制来实现规定目标。工作过程的自我管理可提高员工的工作积极性和创造性,增强员工的组织责任感。

4.自我评价

在执行目标管理的过程中,各层管理人员定期评价,通过检查、考核将信息反馈给员工,并在反馈中强调员工的自我检查,制订一系列的奖惩措施,以促使员工更好地发挥自身作用。

(三)目标管理的程序

目标管理的程序分为制订目标、实施目标、考核目标三个阶段。

1.制订目标

此阶段是目标管理的第一步,也是最重要的一个阶段,可分为三个步骤。

(1)制订总体目标:由高层管理者根据组织的长远规划和所处的客观环境,结合自身组织情况,与下级共同讨论、修改、调整后确立一个明确的总目标。

(2)确立下级目标:在总体目标的指导下,根据组织结构和职责制订下级部门的子目标,并确定子目标的责任主体。管理者应明确组织成员能做出的贡献、完成的时间、目标、需要的资源等,这样就可以建立可实现的目标,又能解决影响目标完成的许多问题。下级子目标建立后,需要上级与下级之间就如何完成目标达成共识,以便能够实施具体计划。该步骤在一定程度上是反复循环的过程。

(3)组织机构调整:目标确立中需责任明确,即每个目标都需要有明确的责任人。若出现责任模糊不清的情况,需要重新审议和调整组织的结构。

2.实施目标

目标管理重视结果,强调自主、自治和自觉,但这并不等于管理者可以放手不管;相反,由于形成了目标体系,一环失误,就会牵动全局。因此,管理者在目标实施过程中的管理是不可缺少的。首先进行定期检查,利用双方经常接触的机会和信息反馈渠道自然地进行;其次要向下级通报进度,便于互相协调;最后要帮助下级解决工作中出现的困难问题,当出现意外、不可预测事件严重影响组织目标实现时,也可以通过一定的手续修改原定目标。

3.考核目标

在达到规定的期限后,上、下级共同对目标完成的情况进行考核评价。依据目标的性质制订考核的方法,通常由下级主动提出自检的问题和报告,上、下级对此进行协调商谈。评价计划实施结果的不足,再次调整不达标的项目,制订新目标,进入新循环。

评价目标可分为四个等级:①超过预期目标为 A 级。②完成预期目标为 B 级。③未达到预期目标为 C 级。④结果与预期目标相反为 D 级。评价的方法可通过自评后再进行评议,经上级核实确定。

(四)目标管理的优缺点

1.目标管理的优点

(1)目标管理对组织内易于度量和分解的目标会带来良好的绩效。对于那些在技术上具有可分性的工作,由于责任、任务明确,目标管理常常会起到立竿见影的效果,而对于技术不可分的团队工作,则难以实施目标管理。

(2)目标管理有助于改进组织结构的职责分工。由于组织目标的成果和责任力图划归一个职位或部门,容易发现授权不足与职责不清等缺陷。

(3)目标管理调动了职工的主动性、积极性、创造性。由于强调自我控制、自我调节,将个人利益和组织利益紧密联系起来,因而提高了士气。

(4)目标管理促进了意见交流和相互了解,改善了人际关系。

2.目标管理的缺点

在实际操作中,目标管理也存在许多明显的缺点,主要表现如下。

(1)目标难以制订。组织内的许多目标难以量化、具体化,许多团队工作在技术上不可分解,组织环境的可变因素越来越多,变化越来越快,组织的内部活动日益复杂,使组织活动的不确定性越来越大。这些都使得组织的许多活动制订数量化目标相对困难。

(2)目标管理的哲学假设不一定都存在。目标管理对于人类的动机做了过分乐观的假设,实际中的人是有"机会主义本性"的,尤其在监督不力的情况下。因此,许多情况下,目标管理所要求的承诺、自觉、自治气氛难以形成。

(3)目标商定可能增加管理成本。目标商定要上下沟通、统一思想是很费时间的,每个单位、个人都关注自己目标的完成,很可能忽略了相互协作和组织目标的实现,滋长本位主义、临时观点和急功近利倾向。

(4)有时奖惩不一定都能和目标成果相配合,也很难保证公正性,从而削弱了目标管理的效果。

(五)目标管理在护理管理中的应用

1.护理人员的自我管理能力

护理人员的自我管理能力表现为能够根据目标要求自觉地完成本职工作,以及能够主动地与其他护理人员合作共同完成本部门的目标。如果组织中护理人员的自我管理意识与能力较差,那么即使规定了其工作的目标和方向,也难以在具体实施过程中自觉地向既定的目标方向努力,从而影响本部门目标及总体目标的实现。

2.护理组织的价值理念

价值理念是一个组织的处事与行为准则,不同组织的价值理念往往不同。护理的价值理念对护理人员的行为产生影响,并渗透到护理的总目标和分目标中。因此,护理管理者在实施目标管理之前,应充分考虑护理的价值理念。

3.护理高层领导的重视

实施目标管理前,护理高层领导本身应对目标管理有深刻的认识,而且能够清楚地向每一位护理人员阐述什么是目标管理,为什么要实施目标管理,目标管理与护理的关系及它在评价绩效时所起的作用等。只有这样,才能在目标管理实施前统一各个管理部门、管理层次的思想认识,保证总体目标的实现。

4.目标管理实施前的宣传教育

实施目标管理前,管理者应向各级护理人员解释目标管理的目的、方法、意义,让护理人员了解总目标的宗旨、任务、资源及限制因素等,并明确自己的工作职责和工作任务,使护理人员统一思想,为实现总目标做出贡献。

5.目标设置的合理性

护理目标的设置不宜过高或过低,且应明确具体的工作任务和要求以及完成任务的具体时间和效果。

6.管理体系的控制

在进行目标管理时,要同时建立一套完善的管理体系,负责协调护理工作中的人力、物力、财力及其他资源。指导落实目标管理的内容、方法、约束条件等,及时了解工作进展,使目标管理的实施过程得到严格控制,达到各层次目标与总目标一致。

二、职业生涯规划

职业发展观是关于个人职业的实现、个人职业发展如何与组织岗位匹配和发展的理论、观点和思想。欧美一些国家的企业管理者意识到组织和管理者可以帮助员工在组织内部实现个人目标,员工获得职业满意感对组织的生存和发展也是有利的。由此,职业生涯管理应运而生。现代职业发展观是指组织为组织成员构建职业开发与职业发展、通过工作历程通道,使之与组织的职业岗位需求相匹配、协调和融合,以达到满足组织及成员各自需求,彼此受益的目标。护士职业生涯管理是护理人力资源管理的重要内容,是组织和护理人员通过制订职业生涯规划等一系列活动、满足护理人员个人、组织和管理者三者发展需要的动态过程。

(一)职业生涯规划相关概念

1.职业和职业生涯

职业是一个人在他(她)生涯历程中选择从事工作的行为过程。职业生涯是指一个人在其一生中所承担工作的相继历程,主要指专业或终身工作的历程,职业生涯是个体获得职业能力、培养职业兴趣、职业选择、就职、到最后退出职业劳动的完整职业发展过程。职业生涯概念包括个体、职业、时间、发展和动态几方面的含义。护士职业生涯是指护理人员在从事的护理专业领域内的行为历程。

2.职业计划和职业发展

职业计划是个人制订所要从事的工作目标、确定实现目标手段的不断发展过程。职业计划的核心是个人职业目标与现实可得到的机会的配合。职业发展是组织为确保在需要时可以得到具备合适资格和经历人员而采取的措施。

3.护理职业路径

护理职业路径是组织为本单位护理人员设计的自我认知、成长通道的管理方案。护理职业路径在于帮助护理人员了解自我的同时让组织掌握护士的职业需求,以便从组织和部门的角度为护士提供和创造发展的条件,帮助护士满足需要。同时,组织和管理者也可通过合理的引导,使护理人员的职业目标和发展计划与组织或护理岗位的需要结合起来,利于双方的共同发展。良好的护理职业路径设计不仅能激发护理人员的工作热情、开发护士的工作潜能,还有利于吸引和留住优秀护理人才,提高护理队伍的整体素质。

4.职业期望和职业动机

职业期望是一个人为实现目标而采取行动的内在动力;职业动机是个体希望从事某职业的态度倾向性(个体对某一职业的愿望和向往)。

5.护士职业素质

护士职业素质是指驱动护理人员胜任工作、创造良好工作业绩各种个性特征的总和。护士职业素质是判断护理人员能否胜任特定护理岗位的起点,是决定并区分护士个人工作成绩差异原因的个人特征总和。护士职业素质主要由个人品质、工作态度、价值观、自我形象、专业知识和技能等要素构成。

(二)职业生涯规划理论

每个人对自己所要从事的工作都要经历一番职业选择的过程,最终相对稳定在一个能做到退休的岗位,人们在每一个职业发展阶段的时间长短不一,但大部分工作的人都要经历职业发展的几个阶段。

1.格林豪斯的职业生涯理论

格林豪斯认为人在不同年龄处于不同的职业发展阶段,人的一生在职业生涯发展方面有五个阶段:职业准备阶段、职业探索阶段、职业生涯初期、职业生涯中期和职业生涯后期。在职业准备阶段,人的主要任务是发展职业想象,对职业进行评估和选择,接受必需的职业教育;在职业探索阶段,个人的主要任务是争取在一个理想的组织中获得适当的职位,尽量获取足够的信息,以选择适合自己、较为满意的职业;在职业生涯初期,个人在努力学习职业技术的基础上不断提高自己的工作能力,逐步适应职业工作,适应并融入组织,为未来职业成功做好准备;在职业生涯中期,个人的主要任务是对自己早期的职业生涯重新进行评估,强化或转变自己的职业理想,选择职业努力工作,争取有所成就;在职业生涯后期,个人的主要任务是保持已有职业成就,维护自尊,准备引退。

2.斯蒂芬职业生涯发展阶段理论

美国管理学和组织行为学专家斯蒂芬认为人的职业生涯包括五个阶段:职业探索阶段、职业建立阶段、职业稳定发展阶段、职业成熟阶段、职业衰退阶段。对于多数人员而言,职业探索阶段开始于学校的学习并持续到毕业后走上工作岗位,其年龄一般在 $15\sim25$ 岁。在这一阶段,新员工开始形成对职业生涯的一种预期,其中一些预期可能与客观现实不相符或差别较大,导致有人在职业选择上受到挫折而离开岗位。经历了职业探索阶段的历练后,进入职业建立阶段的人员开始真正的职业认识和磨练,在工作岗位上开始尝试错误、成功或失败的职业内涵,通过不断从挫折和错误中反思分析不断调整自我,使工作表现得到逐步改进,以适应岗位的职业要求。

进入职业稳定期的人员在特定的岗位上已经不再是一个"学习者",其工作能力比职业建立阶段进一步增强,并根据其个人努力程度其绩效水平可能会持续改进或保持稳定或有下降趋势。经过考验的人可能获得组织信任并开始承担更大责任,有的人对自身能力进行再评价后开始接受短期培训或继续教育,以适应环境变化的需要。资深专业人员在不同岗位上发挥着骨干作用;进入职业衰退阶段的人员主要是努力维持自己现有职业的成就,发挥自己的能力指导新员工并做好退休准备。

3.施恩的职业锚理论

(1)职业锚的概念:职业锚是由美国著名职业指导专家施恩提出的。施恩教授认为,人的职业生涯发展是一个持续不断探索的过程,在这个过程中,每个人都会根据个人的能力、动机、天分、需要、态度和价值观等逐渐形成较为明显与职业有关的自我概念和明显占主导地位的职业定位(职业锚)。职业锚是指人们通过实际的工作经验达到自我满足和补偿的一种长期的职业定位。职业锚的概念包括以下几层意思：职业锚以员工习得的工作经验为基础；职业锚不是预测，而是选择和确定的职业定位；人们选择和发展自己职业所围绕的中心是自我意向，职业锚是员工的动机、需要、价值观和能力相互作用和逐步整合的结果；员工个人及其职业锚不是固定不变的。

（2）职业锚的功能：职业锚能够清楚反映个人的职业追求与抱负，可以帮助个人确定自己的职业成功标准和发展方向与途径；个人的职业发展方向与组织对人力资源的开发与管理有着十分紧密的关系，个人职业锚的确定能有效促进员工预期心理契约的发展。同时，组织也可以根据个人发展意向针对性地进行合理有效的职业发展途径，利于个人与组织稳固地相互接纳，从而加深个人的职业归属感和对组织的认同感；明确的职业成功标准和发展方向有助于组织成员积累职业技能和工作经验，为个人中后期职业发展奠定基础，对促进个人工作效率和组织生产率不断提高具有积极作用。

（3）职业锚的类型：①技术或功能型职业锚，特点是强调实际技术或功能等业务工作，注重个人在专业技能领域的进一步发展，不喜欢全面管理工作。②管理型职业锚，特点是追求承担管理责任，且责任越大越好，具有很强的升迁动机和价值观，具有将分析能力、人际关系能力和感情能力相结合的技能，以提升等级和收入作为衡量成功的标准，这类人很大程度上具有对组织的依赖性。③创造型职业锚，特点在某种程度上与其他类型职业锚有重叠，这类人有强烈的创造需求和欲望，意志坚定，勇于冒险，总是力图以坚忍不拔、百折不挠的精神和行为赢得创造的实现。④安全稳定型职业锚，追求安全稳定的职业前途，在行为上倾向于根据组织提出的要求行事，不越雷池一步，对组织有较强依赖性，个人职业生涯的开发与发展受到限制。⑤自主型职业锚，特点是最大限度地摆脱组织约束，在工作方面主要要求随心所欲，追求施展个人职业能力的工作环境，在自主型职业工作中显得愉快，享有个人自由，有职业认同感，把工作成果与自身努力相连接。

（4）护理人员职业锚的个人开发：护理人员的职业锚是在护理实践工作经验中获得，并直接反映护理人员个人职业发展的潜在需求和动机。护理人员职业锚的个人开发策略主要有以下几点：①确认个人能力特点，提高个人对护理专业的适应性；奋斗目标专一，在职业活动的动态发展中适应护理职业环境，拓展知识结构，做好本职工作。②借助组织和护理管理部门的职业发展计划表，选定职业目标，发展职业角色形象。③培养和提高自我职业决策能力和决策技术，扬长避短，发挥个人优势，分阶段实现职业发展目标。

（三）护理人员职业生涯规划的基本原则

职业生涯规划原则是指组织和个人在职业生涯设计时应把握的方向和准绳。主要内容包括以下四点。

1.个人特长和组织社会需要相结合的原则

个人的职业生涯发展离不开组织环境，有效的职业生涯设计就应该将个人优势在组织和社会需要的岗位上充分发挥。认识个人的特征及优势是职业生涯发展的前提，在此基础上分析所处环境、具备的客观条件和组织需要，从而找到自己恰当的职业定位。只有找准个人和组织需要最佳的结合点，才能保证个人和组织共同发展，达到双方利益的最大化。

2.长期目标和短期目标相结合的原则

目标的选择是职业发展的关键,明确的目标可以成为个人追求成功的行为动力。目标越简明具体,越容易实现,越能促进个人发展。长期目标是职业生涯发展的方向,是个人对自己所要成就职业的整体设计,短期目标是实现长期目标的保证。长短期目标结合更有利于个人职业生涯目标的实现。

3.稳定性与动态性相结合的原则

人才的成长需要经验的积累和知识的积淀,职业生涯发展需要一定的稳定性。但人的发展目标并不是一成不变的,当内外环境条件发生改变时,就应该审时度势,结合外界条件调整自己的发展规划,这就是职业生涯发展的动态性。

4.动机与方法相结合的原则

有了明确的发展目标和职业发展动机,还必须结合所处环境和自身条件选择自己的发展途径。设计和选择科学合理的发展方案是避免职业发展障碍、落实职业发展计划、不断提高个人职业素质的关键。

(四)护理人员职业生涯规划

护理人员职业生涯规划包括自我评估、内外环境分析(职业生涯机会评估)、职业发展途径选择、个人职业生涯目标设置、行动计划与措施、评估与调整六项主要活动。

1.自我评估

护理人员职业生涯规划的自我评估是对个人在职业发展方面的相关因素进行全面、深入、客观认识和分析的过程。评估内容包括个人的职业价值观、个人做人做事的基本原则和追求的价值目标、分析自己掌握的专业知识与技能、个人人格特点、兴趣等相关因素。通过评估了解自己的职业发展优势和局限,在此基础上形成自己的职业发展定位,如专科护士、护理教师、护理管理人员等。

2.内外环境分析

环境为每个人提供了活动的空间、发展的条件和成功的机遇。个人如果能够有效利用内外环境,就有助于事业的成功。护理人员在制订职业发展规划时要分析的环境因素有:环境的特点、环境的发展变化、个人职业与环境的关系、个人在环境中的地位、环境对个人提出的要求、环境对自己职业发展有利和不利的因素等。护理人员发展的组织环境评估内容有组织发展战略、护理人力资源需求、组织护理队伍群体结构、组织护理人员的升迁政策等。通过对上述因素的评估,确认适合自己职业发展的机遇与空间环境,才能准确把握自己的奋斗目标和方向。

3.职业发展途径选择

护理人员职业发展途径的选择是以个人评估和环境评估的结果为决策依据的。发展方向不同,其发展要求和路径也就不同。如果选择的路径与自己和环境条件不相适合,就难以达到理想的职业高峰。如优秀的护士不一定会成为成功的护理管理者;有效的管理者、领导者,不一定就是一名合格的护理教师。另外,护士个人的职业发展意愿还受到外在条件、组织需求、机遇等因素的限制,这时就需要个人对自己的职业定位进行调整。由此可见,职业发展途径的选择是个人条件和环境条件的有机结合。

4.个人职业生涯目标设置

确定了职业生涯发展途径后，就需要设置职业生涯目标。目标设置的基本要求是：适合个人自身特点、符合组织和社会需求、目标的高低幅度要适当、目标要具体、同一时期不要设定过多的目标。护理人员制订的个人职业生涯发展目标要以实际环境和条件为基础，每个人的背景不同，则设置的目标也应有所区别。就整个护理职业生涯而言，一个远大的目标很少能在短时间内一气呵成，有针对性地制订阶段目标更为切实可行。因此，目标设定应该是多层次、分阶段、长期目标与短期目标相结合的。

5.行动计划与措施

职业目标的实现依赖于个人各种积极的具体行为与有效策略和措施。护理人员实现目标的行为不仅包括个人在护理工作中的表现与业绩，还包括超越现实护理工作以外的个人发展的前瞻性准备，如业余时间的学习提高等。护理人员实现目标的策略还包括有效平衡职业发展目标与个人生活目标、家庭目标等其他目标之间的相互关系、在组织中建立良好的人际关系、岗位轮转、提高个人学历、参与社会公益活动等。

6.评估与调整

在实现职业生涯发展目标过程中，由于内外环境等诸多因素的变化，可能会对目标的达成带来不同程度的阻碍，这就需要个人根据实际情况，针对面临的问题和困难进行分析和总结，及时调整自我认识和对职业目标的重新界定。

三、项目管理

项目管理最早起源于美国，是第二次世界大战后期发展起来的重大新管理技术之一。项目管理是让项目活动中相互竞争的各类制约因素如质量、进度、资源、风险等取得平衡的艺术，同时也是平衡项目相关人的各种需要、关注和期望，带领不同的人朝着相同目标迈进的领导艺术。随着信息时代的到来，项目管理得到了广泛的应用。

（一）项目管理的概念及特性

1.项目管理的概念

项目管理就是通过项目相关人的合作，把各种资源应用于项目，以实现项目目标和满足项目相关人的需求。美国项目管理学会标准委员会在《项目管理知识体系指南》中将项目管理定义为"项目活动中运用专门的知识、技能、工具和方法，使项目能够实现或超过项目相关人的需要和期望"。

2.项目管理的特性

（1）普遍性：项目作为一种一次性和独特性的社会活动而普遍存在于我们人类社会的各项活动之中，甚至可以说人类现有的各种物质文化成果最初都是通过项目的方式实现的，因为现有各种运营所依靠的设施与条件最初都是靠项目活动建设或开发的。

（2）目的性：项目管理的目的性要通过开展项目管理活动去保证满足或超越项目有关各方面明确提出的项目目标或指标和满足项目有关各方未明确规定的潜在需求和追求。

（3）独特性：项目管理的独特性是项目管理不同于一般的企业生产运营管理，也不同于常规的政府和独特的管理内容,是一种完全不同的管理活动。

(4)集成性:项目管理的集成性是项目的管理中必须根据具体项目各要素或各专业之间的配置关系做好集成性的管理,而不能孤立地开展项目各个专业或专业的独立管理。

(5)创新性:项目管理的创新性包括两层含义:一是指项目管理是对创新(项目所包含的创新之处)的管理;二是指任何一个项目的管理都没有一成不变的模式和方法,都需要通过管理创新去实现对具体项目的有效管理。

3.项目管理的意义

(1)综合控制,提高效率。通过实施项目管理,护理管理者能够合理地安排各项任务的先后顺序,有效利用资源,尤其是对关键资源和重点资源的利用,进而有效减少了资源和时间的浪费,保证项目的顺利实施。

(2)加强整体合作,共同发展。项目的实施需要各方相关人员的参与。在项目管理的过程中,护理管理者要与项目参与者进行沟通,增强团队合作,提高项目组内成员的工作积极性,保证项目目标的实现。

(3)提升技术和知识。项目管理过程中,项目结束时对项目进行总结,以便将更多的项目经验转化为护理组织财富,为以后护理工作的开展提供参考。

(二)项目管理的过程

1.项目提出

项目来源于人们生活和社会发展的要求,也来源于科学研究和科学发现,还可来源于体制改革的要求。明确需求后,辨明做什么项目来满足需求的过程,称为项目识别。借鉴他人的经验而提出项目的识别过程,称为项目构思。项目构思有创新和突破两种方法。创新是将新技术应用到项目中,但还是生产原产品或提供原服务。突破是应用新技术生产新产品,提供新服务。

2.项目选择

结合多种因素综合考虑,权衡必要和可能,对可能的项目设想进行比较、筛选、研究,进而付诸实践的过程称为项目选择。项目选择要以科学理论为指导,尊重事物的客观规律。要广泛征求意见,反复论证,避免凭个人主观经验决策。全面考虑和协调处理与项目有关的各方面信息。追求最优的项目效益,微观效益与宏观效益相统一,近期效益和远期效益相统一。

项目选择的过程包括:①项目构思的产生和选择:在调查的基础上,以创新和突破为手段,并获得权力部门的批准。②项目的目标设计和项目定义:制订项目目标,形成目标体系,对目标加以说明形成项目定义,其内容包含项目的构成和界限的划定及项目说明。③可行性研究:提出实施方案,并对实施方案进行全面的技术论证,论证结果作为项目确定的依据。

3.项目确定

要求项目发起人或委托人确定拟付诸实践的项目,并以书面文件的形式说明项目目标、项目的必要性、项目可能产生的效益、需要投入的资源的数量预算等,申请上级主管部门的承认和批准。

4.项目实施与控制

首先要进行项目实施准备,进行计划核实和计划签署,并实施动员,激发员工的工作热情。

然后进行项目执行,由项目管理人员管理各种技术和组织机构,协调项目内各子系统和项目内外的关系,保证项目顺利执行。为保证项目按计划开展,要对项目进行控制,需要随着对项目内容认识的加深、个人能力的提高和环境条件变化,制订和修改控制标准,持续监测项目进度,注重采取预防性控制。

(三)项目管理在护理管理中的应用

项目管理作为一种全新的运作模式,为护理管理人员提供了具体的管理工具和管理思路。护理管理者在运用项目管理时需要把握以下六个关键点。

1.周全计划

项目开始前建立一个周全的计划对任何护理项目的成功都是必要的,计划可以使护理项目在合适的时间向着既定的方向前进,以保证项目目标的实现。

2.明确目标

一个好的护理项目必须有一个明确界定的目标,这个目标可能是一个期望的结果或服务。目标具有方向性,可以避免由于走弯路而造成资源的浪费及护理项目目标的延迟。

3.全面沟通

护理工作的特点是相对独立而又与其他部门密切配合,日常工作中护理管理者更要与上下级之间、与患者之间及与相关科室之间不断进行沟通,因此沟通对于成功的项目管理是必要的。它们能防止问题产生或者在问题产生时将其对项目目标的影响最小化。其中,与服务对象的沟通尤为重要。如果护理管理者能将服务对象作为一个合作伙伴,使其积极参与到整个项目过程中,则能更好地推动护理项目的成功。

4.领导支持

由于项目管理方法是在原有组织职能不变的情况下,打破传统管理结构中的条块分割和各自为政的局面,将相关部门紧密联系在一起。项目的实施既需要由某一职能部门负责,又需要其他部门协助和配合,需要对部门的职能权利进行再分配,所以领导的支持是确保项目成功的关键。护理管理者在进行项目管理时应首先获得医院领导的授权,再牵头负责并与其他部门协作,共同解决问题。

5.定期监测

及时、定期监测项目实际进程,并与计划进程相比较是有效护理项目管理的关键。如发现问题,则立即采取纠正措施。

6.及时评估

项目结束后,护理管理者应该注意听取服务对象和项目团队的反馈,对项目绩效进行评估,这样如果未来执行一个相似项目,则可知晓能够从哪些方面加以改进。

四、时间管理

时间待人是平等的,而时间在每个人手里的价值却不同。时间是由分秒构成的,善于利用零星时间的人,才会做出更大的成绩来。因此,在同样的时间消耗情况下,进行必要的时间管理,能够提高时间的利用率和效率。

（一）时间管理的概念

时间管理是指在同样的时间消耗情况下，为提高时间利用率和有效率而进行的一系列活动，它包括对时间进行的计划和分配，以保证重要工作的顺利完成，并留出足够的余地处理那些突发事件或紧急变化。

（二）时间管理的过程

1.评估

（1）评估时间使用情况：有效时间管理的第一步是了解自己工作时间的具体使用情况。管理者可准备一本日志或记事本，按时间顺序记录所从事的活动；评估时间是如何消耗的？每一项管理活动需要多少时间？时间安排的依据是什么？你的处理方法是什么？紧急的事件是什么？自己每日最佳的工作时段及工作效率最低的时段，以便让管理者了解每一项活动所用时间是多少。然后计算每一类活动所消耗的时间占整个工作日时间的百分比，如果分析结果显示时间分配不均或与重要程度不符合，则管理者必须重新修订工作方案，以提高工作效率。

（2）分析浪费时间的原因：评价分析浪费时间是时间管理的重要环节，浪费时间是指所花费的时间对实现组织和个人目标毫无意义的现象。造成时间浪费原因主要有主观因素和客观因素两个方面，见表1-1。

表1-1　浪费时间的原因

主观原因	客观原因
1.缺乏有效使用时间的意识和知识	1.意外的电话或来访
2.工作日程计划不周或无计划	2.计划内或计划外的会议过多
3.未制订明确目标和优先顺序	3.无效或不必要的社会应酬过多
4.工作目标不当或不足	4.信息不够丰富
5.不善于拒绝非本职工作、非自己熟悉的工作、不感兴趣的工作	5.沟通不良或反复澄清误会
6.处理问题犹豫不决，缺乏果断性	6.缺乏反馈
7.缺乏决策力	7.合作者能力不足
8.文件、物品管理无序	8.政策程序要求不清晰
9.工作时精神不集中，有拖拉习惯	9.文书工作过多，手续繁杂
10.随时接待来访者	10.上级领导工作无序无计划

（3）确认个人最佳工作时间段：充分认识并利用个人最佳工作时间段能提高工作成效。在个人感觉精神体力最好的时段里，最好安排从事集中精神及创造性的管理活动，而在精神体力较差的时段中可从事团体活动、整理文本资料等，提高时间的利用率。

2.时间管理的方法

管理者应在评价浪费的时间和分析影响的因素的基础上，做到有计划、有标准、定量化的时间管理，充分利用自己的最佳工作区，同时注意保持时间利用的相对连续性和弹性，运用有效的时间管理方法，提高工作的效率。

（1）ABC时间管理法：ABC时间管理法是美国管理学家艾伦·莱金提出的。他建议每个管理者为了有效管理和利用时间制订以下三个阶段的工作目标，即今后5年、半年及现阶段要达到的目标。可将事情分为 ABC 三类：A 类目标最重要,必须完成;B 类目标较重要,应该完成;C 类目标较不重要,可暂时搁置。ABC 时间管理方法的特征及管理要点,见表 1-2。

表 1-2 ABC 时间管理方法的特征及管理要点

分类	比例	特征	管理要点	时间分配
A	总工作量的 20%～30%,每日有 1～3 件	最重要 最迫切 影响大	必须做 现在做 亲自做	占总时间的 60%～80%
B	总工作量的 30%～40%,每日 5 件以内	重要 一般迫切 影响不大	最好亲自做 也可授权	占总时间的 20%～40%
C	总工作量的 40%～50%	无关紧要 不迫切 影响小	不必管理 授权	

ABC 时间管理法的核心是抓住主要问题解决主要矛盾,保证重点工作,兼顾全面,管理步骤如下。①列出清单：每日工作开始时对全天要工作的事情列出日程清单。②安排工作：常规工作安排好时间处理,对清单上的工作分类处理。③确定顺序：根据事件重要性和紧急程度,按流程确定 ABC 顺序。④填写分类表：根据 ABC 工作分类工作项目进行分类统计,以利用方便实施时间管理。⑤实施：首先全力投入 A 类工作,直到完成,取得效果再转入 B 类、C 类工作,主要以授权为主,避免浪费时间。⑥评价：每日不断自我总结评价,有利于提高时间效率。

(2)"四象限"时间管理法：著名管理学家史蒂芬·科维提出的一个时间管理理论。把工作按照重要和紧急两个不同程度进行划分,可以分为四个"象限"：重要而且紧急、重要但不紧急、不重要但紧急、不重要也不紧急(表 1-3)。

表 1-3 时间管理的四个"象限"

项目	重要	不重要
紧急	Ⅰ(危机任务)	Ⅲ(日常事务)
不紧急	Ⅱ(新的机遇)	Ⅳ(杂乱琐事)

Ⅰ(重要而且紧急)：需要护理管理者马上去处理,如抢救患者、人员短缺、资源缺乏等。

Ⅱ(重要但不紧急)：包括那些对于完成目标很重要,但可能不会引起即刻注意的工作,如定期检查工作质量、制订计划训练下属、建立人际关系等,需要好好规划。管理者主要的精力和工作时间应有重点地放在此类工作上,可以做到未雨绸缪,防患于未然。

Ⅲ(不重要但很紧急)：常常占用管理者大部分时间,如接电话、按照上级要求书写报告和建议、制订计划、接待不速之客等。管理者可采取马上办但只花一点时间或请人代办或集中处理。

Ⅳ(不重要也不紧急)：常常是时间浪费的主要原因,如组织不完善的会议、电话漫谈、处理重复性公文等,可等有空再做。

3.授权

护理管理者可以通过授权使自己的工作时间更有价值。首先要识别可以授权的下属,可以对勇于创新开拓、善于团结协作、善于独立处理问题或偶尔犯错但知错就改的人授权。其次管理者应赋予下属一些特定的权利,并以书面形式向其他工作人员说明授权行为及附加条件。值得指出的是,授权不等于将责任授予他人。

4.学会避免"时间陷阱"

典型的时间使用误区有:因欠缺计划而导致时间浪费;因不好意思拒绝他人来访而导致时间浪费;因拖延而导致时间浪费;因不速之客的干扰而导致时间浪费;因电话的干扰而导致时间浪费;因会议过多与过长而导致时间浪费;因文件满桌而导致时间浪费;因"事必躬亲"而导致时间浪费;与同事之间因欠缺协调而导致时间浪费等。管理者要学会分析时间浪费的原因,学会拒绝的艺术,避开"时间陷阱"。

5.拒绝艺术

管理者应该掌握拒绝艺术是合理使用时间的有效方法之一。护理管理者在面临各项工作时,应学会拒绝艺术,做到有所为有所不为。管理者应注意拒绝下列情况:①所请求的事情不符合个人专业或职务目标。②请求的事情不是力所能及,且需花费时间较多。③对请求的事情感到无聊或不感兴趣。④一旦承担请求后会阻碍自己工作。管理者在使用拒绝艺术时,要注意如何巧妙地说不,尽可能不解释为什么,避免对方利用解释当拒绝的借口。

6.养成良好的工作习惯

护理管理者在处理日常工作中应注意节约时间和工作效率。养成良好的工作习惯:①减少电话的干扰,打电话时要抓住重点,避免社交性的电话,减少不必要的干扰,在电话旁备笔、纸方便记录。②接待来访者,在办公室以外的走廊或过道谈话,如有重要事情,再到办公室商谈,以节约时间。③尽量控制说话时间,如交谈中发现内容不重要,可利用礼貌性的方法提示谈话可以结束。④鼓励预约谈话,可安排护理人员在每日工作不忙的下午谈话。⑤对护理档案资料要进行分档管理,按重要程度或使用频率分类,便于及时阅读、处理等。

第三节　组织

一、我国的医疗卫生组织系统

(一)卫生组织的分类和功能

1.卫生组织的分类

按照性质和职能,我国卫生组织大致分为三类:卫生行政组织、卫生事业组织和群众性卫生组织。

(1)卫生行政组织:从中央、省(自治区、直辖市)、行政署、省辖市、县(市、省辖市所辖区)直到乡镇各级人民政府均设有卫生行政机构。中央有卫健委,省、自治区、直辖市设卫生厅(局),行政公署、省辖市设卫生局,市、县、区设卫生局(科),在乡或城市街道办事处设卫生专职干部,负责所辖地区的卫生工作。

（2）卫生事业组织：卫生事业组织是具体开展卫生业务工作的专业机构。按照工作性质可以分为：医疗预防机构；卫生防疫机构；妇幼保健机构；有关药品、生物制品、卫生材料的生产、供销及管理、检测机构；医学教育机构和医学研究机构。

（3）群众性卫生组织：群众性卫生组织是由专业或非专业人员在行政部门的领导下，按照不同任务所设置的机构。可以分为由国家机关和人民团体的代表组成的群众卫生组织、由卫生专业人员组成的学术性团体、由广大群众卫生积极分子组成的基层群众卫生组织三类。

2.卫生组织的功能

（1）卫生行政组织：卫生行政组织是贯彻执行党和政府的卫生工作方针政策，领导全国和地方卫生工作，制定卫生事业发展规划，制定医药卫生法规和督促检查的机构系统。

（2）卫生事业组织：卫生事业组织是具体开展卫生业务工作的机构。包括以下六种。①医疗预防机构：医疗预防机构是以承担治疗疾病任务为主的业务组织，是分布最广、任务最重、卫生人员最多的卫生组织。包括综合医院、专科医院、医疗保健所、门诊部、疗养院等。②卫生防疫机构：卫生防疫机构是承担预防疾病任务为主的业务组织。防治疾病，并对危害人群健康的影响因素进行监测、监督，包括各级疾病与预防控制中心、寄生虫病、地方病、职业病防治机构及国家卫生检疫机构。③妇幼保健机构：妇幼保健机构承担保护妇女儿童健康的任务。包括妇幼保健院（站、所）、产科医院、儿童医院等。计划生育专业机构也属于妇幼保健机构。④药品、生物制品、卫生材料的生产、供销及管理、检测机构：包括药品鉴定所、生物制品研究所等。主要承担并保障国家用药任务及用药安全。⑤医学教育机构：医学教育机构由高等医学院校、中等卫生学校及卫生进修学院（校）等组成。是培养和输送各级、各类卫生人员，对在职人员进行专业培训的专业组织。⑥医学研究机构：这类组织的主要任务是推动医学科学和人民卫生事业的发展，为我国的医学科学的发展奠定基础。包括中国医学科学院等。此外，各省市自治区有医学科学院的分院及各种研究所。医学院校及其他卫生机构也有附属医学研究所（室）。

（3）群众性卫生组织：群众性卫生组织包括以下三种。①由国家机关和人民团体的代表组成的团体。主要任务是：协调有关方面的力量，推进卫生防病的群众性卫生组织。如爱国卫生运动委员会。②由卫生专业人员组成的学术性团体，包括中华医学会、中华护理学会等。这类组织的主要任务是组织会员学习，开展学术活动，提高医药卫生技术，交流工作经验，对提高学术水平尤为重要。③由广大群众卫生积极分子组成的基层群众卫生组织，主要任务是发动群众开展卫生工作，宣传卫生知识，组织自救互救活动，开展社会服务活动和福利救济工作等。

（二）医院组织系统

1.医院的分类

根据不同划分标准，可将医院划分为不同类型。按照收治范围不同，可分为综合医院和专科医院；按照经营目的不同，可分为非营利性医疗机构和营利性医疗机构；按照所有制不同，可分为全民、集体、个体和中外合资医院；按照特定任务不同，可以分为军队医院、企业医院、医学院附属医院；按照分级管理，可以分为一级医院（甲、乙、丙等）、二级医院（甲、乙、丙等）、三级医院（甲、乙、丙等）。

综合医院：是设有一定数量的病床，分内、外、妇产、儿等各专科及药剂、检验、影像等医技部门和相应人员、设备的医疗服务机构。

专科医院：是为防治专科疾病而设置的医院。如传染病医院、结核病医院、精神卫生中心、肿瘤医院、口腔医院等。设置专科医院有利于集中人力、物力、财力，充分发挥技术设备优势，开展专科疾病的预防、治疗、护理。

非营利性医疗机构：指为社会公众利益而设立和运营的医疗机构，不以营利为目的，其收入用于弥补医疗服务成本，实际运营中的收支结余不能用于投资者的回报，只能用于自身的发展，如改善医疗条件、引进技术、开展新的医疗服务项目等。

营利性医疗机构：指医疗服务所得收益可用于投资者经济回报的医疗机构。其医疗服务项目和价格依法由市场进行调节。

我国医院实行分级管理制度，医院实行标准化管理，实施分级管理，我国的医院机构设置已初步形成模式。根据医院的功能和相应规模、服务地域范围和隶属关系、技术力量、管理水平及服务质量等综合水平，将医院划分为三级（一、二、三级）、十等（每级分甲、乙、丙，三级医院增设特等）。

一级医院：是直接向具有一定人口（≤10万）的社区提供医疗、护理、预防保健和康复服务的基层医疗卫生机构。一级医院是提供初级卫生保健的主要机构。如乡镇卫生院、地市级的区医院和某些企事业单位的职工医院。

二级医院：是向多个社区（半径人口在10万以上）提供连续的医疗、护理、预防保健和康复服务的卫生机构，能与医疗相结合开展教学科研工作及指导基层卫生机构开展工作。如一般的市、县医院和直辖市的区医院。

三级医院：是指国家高层次的医疗卫生服务机构，是省（自治区、直辖市）或全国的医疗、预防、教学和科研相结合的技术中心，提供全面连续的医疗、护理、预防保健、康复服务和高水平的专科服务并指导一、二级医院的业务工作和相互合作，如省级医院和医学院校的附属医院。

2.医院的组织机构

不同级别的医院在机构的设置规模上有所不同。医院的组织机构分医院的行政管理组织机构和医院的业务组织机构两大类。根据医院各组织中的不同职能作用，医院的组织系统分为以下五种。

（1）党群组织系统：包括党委书记、党委办公室、工会、共青团、妇女、宣传、统战、纪检、监察等部门。

（2）行政管理组织系统：包括院长、院长办公室、医务、科教、人事、护理、设备、信息、财务、总务、基建、门诊等部门。

（3）临床业务组织系统：包括内、外、妇、儿、口腔、皮肤、麻醉、中医、传染等临床业务科室。

（4）护理组织系统：包括病房、急诊、供应室、手术室及有关医技科室的护理岗位。

（5）医技组织系统：包括药剂、检验、放射、病理、理疗、超声、心电图、同位素、中心实验室等部门。

在大型医院的组织系统中，为进一步做好协调和联系各部门的工作，也可增设某些管理系统，如专家委员会、院务会等以专家为主的智囊团组织，为领导决策提供参谋作用或协调各职能部门的工作。这些组织机构可采取兼职或与相应机构兼容的方式，不一定独立设置，以达到精简增效的原则。

（三）医院的特点和功能

1.医院的概念

医院是对个人或特定人群进行防病治病的场所,备有一定数量的病床设施、医疗设备和医务人员等,运用医学科学理论和技术,通过医务人员的集体协作,对住院或门诊患者实施诊治与护理的医疗事业机构。

2.医院的基本性质

随着我国卫生改革与发展,政府已确定卫生事业是公益的福利事业,属于第三产业,卫生事业的性质决定了医院的性质。卫健委颁发的《全国医院工作条例》指出:医院是治病防病、保障人民健康的社会主义卫生事业单位,必须贯彻党和国家的卫生工作方针政策,遵守政府法令,为社会主义现代化建设服务。

3.医院工作的特点

(1)以患者为中心,以医疗为主体:医院的一切部门都要围绕患者进行工作。要保证患者的安全,强调医疗质量和医疗效果,加强医务人员的职业道德和技术水平,不断提高医疗服务质量。医疗是医院工作的主体,医疗质量是医院的生命线,而医疗工作就是为患者服务的。

(2)医院工作的科学性和技术性强:医院是以医学科学技术为服务手段的,而患者又是一个非常复杂的有机整体,因此要求医务人员按照生物—心理—社会的现代医学模式去工作,没有扎实的医学基础知识和熟练的技术操作能力,是无法完成医疗任务的,医护人员必须得按照医疗规律,借助现代科学仪器设备,进行专业性技术操作。

(3)医院工作的整体性与协作性强:医院是一个有机统一、各科室相互协调配合的整体,在工作过程中要讲求团结协作,互相支持。患者的治疗,除了医生的诊治外,还需要护理人员的护理、后勤人员的服务等。一台手术,也是需要众多医护人员同心配合才能完成。搞好医院的工作离不开社会的支持,也需要调动各方面的因素为医疗服务。

(4)医院工作的随机性与规范性强:医院各科的病种复杂繁多,病情千变万化,需要临时调配人员,加上突发事件和难测性灾害等抢救任务很重,医院工作的随机性很大,必须具有随机应变的能力。另外,医院的医疗行为又关系到人的生命安全,因此必须要有严格的规章制度,明确岗位责任制,在医疗工作程序、技术操作程序上达到规范化,符合质量标准。

(5)医院工作的时间性和连续性强:医院在诊治抢救工作中必须分秒必争。时间就是生命,但是在抢救过程中,既要严密又要连续不断地观察病情,所以医院的工作是长年日夜不断的,医院管理要顺应这个特点安排工作时间。

4.医院的基本功能

(1)医疗功能:医疗为医院的主要功能和中心任务。诊疗、护理两大业务为医疗工作的主体,并和医院的医技及其他辅助科室协作配合形成医疗整体。医院医疗一般分为门诊医疗、住院医疗、康复医疗和急救医疗。门诊、急诊医疗是医疗工作的第一线,住院医疗是对较复杂或疑难危重患者进行诊疗的重要方式。康复医疗是利用理疗或体育、心理等方法对疾病或外伤等原因造成的功能障碍进行诊治和调节,以促进体能和器官功能恢复到良好状态。

(2)教育功能:临床医学是实践医学,一个合格的医务人员不可缺少医院实践训练和技能培养。因此,除了承担医疗服务的任务外,医院还应承担一定的教学任务。按医学教育的对象划分,医院的医学教育可分为:①医学院校学生临床教育与毕业实习。②毕业后继续教育。③继续医学教育。无论哪一层次、哪一类型的医院,医学教育总是其基本任务之一,只是各医院的医学教育任务占医学任务的比重不同而已。

(3)科研功能:疾病诊断和治疗的复杂性及其临床上新问题新困难的不断出现使科研成为医院的另一项重要任务。医学的许多课题,首先在临床实践中提出,又通过临床观察和实践得以完成,并以此来实现医疗质量的提高和医疗技术的发展。

(4)预防和社区卫生保健服务功能:要提高居民的健康水平,单凭院内的医疗服务是很难实现的。随着医学模式的转变,加强预防和社区卫生保健工作已成为医院的一个发展动向。医院必须对社会保健做出自己的贡献,要扩大预防,指导基层,开展计划生育的技术工作,同时要开展健康咨询、门诊和住院体格检查、疾病普查、妇幼保健指导、卫生宣教等业务。

(四)护理管理组织系统

1.各级卫生行政护理管理组织机构

我国卫生行政部门的护理管理系统是:国务院卫健委下设医政司护理处,是卫健委主管护理工作的职能机构,负责为全国城乡医疗机构制定有关护理工作的政策法规、人员编制、规划、管理条例、工作制度、职责和技术质量标准等;配合教育人事部门对护理教育、人事等进行管理;并通过"卫健委护理中心"进行护理质量控制、技术指导、专业骨干培训和国际合作交流。

各省、自治区、直辖市政府卫生厅下设医政处以及地(市)、自治州政府卫生局下设的医政科,普遍配备了一名主管护师(或主管护师以上技术职称者)全面负责本地区的护理管理,部分县(市)卫生局也配备了专职护理干部。此外,卫生厅(局)均有一名副厅长(副局长)分管医疗和护理工作,对加强护理管理工作发挥了重要的作用。

2.医院护理管理组织系统

护理管理组织架构的基本要求是:300张病床以上的医院设护理部,实行护理部主任、科护士长、病室护士长三级负责制;300张病床以下的医院实行科护士长、病室护士长二级负责制;100张病床以上或3个护理单元以上的大科,以及任务繁重的手术室、急诊科、门诊部设科护士长一名,在护理部主任领导和科主任的业务指导下,全面负责本科的护理管理工作,有权在本科范围内调配护理人员。病房护理管理试行护士长负责制,病房护士长在科护士长领导下和病房主治医师配合做好病室管理工作。目前,我国医院护理管理体制主要有以下三种。

(1)在院长领导下,护理副院长—护理部主任—科护士长—病室护士长,实施垂直管理。

(2)在医疗副院长领导下,护理部主任—科护士长—病区护士长,实施半垂直管理。

(3)病床不满300张、规模较小的医院,不设护理部,只设总护士长。

3.医院护理部的地位和作用

护理管理是医院医疗质量和实现医疗工作目标的关键。护理部发挥作用主要体现在以下三个方面。

(1)护理部在医院管理中的作用:护理管理是医院管理工作的重要组成部分,良好的护理管理是搞好整个医院工作的重要环节,护理水平的高低很大程度上影响着医院的管理水平。

(2)护理部在完成医疗护理任务中所起的作用:护理工作既要与医生配合完成诊疗任务,

又要完成对患者的身心两方面的护理,应加强部门管理,制订与医院工作效率和质量符合的护理工作标准,使护理服务及管理达到标准化、规范化、程序化、系统化。同时通过建立各种护理制度、操作流程、各项护理质量标准等,使医院护理工作得到各方面的支持和配合,提高护士工作积极性,达到为患者提供最佳服务的目的。这些方面体现在护理服务过程中,护理部起着决定性作用。

(3)护理部在教学、科研、预防保健工作中的作用:医院除了完成医疗工作外还承担不同层次的医、护、药、技等专业学生的临床实习和在职专业人员的培训进修任务。护理部负责护理专业的本科、大专、中专学生临床实习的计划、组织、实施和检查考核。随着护理学专业教育的发展,有的医院护理部分管教学工作的主任兼管护理学教研室主任的工作,这样更有利于护理教学和科研工作的开展,对培养临床带教人员,提高护理师资队伍的整体水平具有积极作用。

二、组织变革

组织完成了结构设计和人员配备后,管理任务并没有结束,因为内、外环境随时都在变化,组织必须适时进行变革和再造才能应对各种挑战。一个健康有活力的组织必须时刻评估自己的组织效能,掌握组织自身发展变化的规律,敏锐洞察外界环境的变化,不断自我完善并寻求变革以求生存和发展。

(一)组织变革的概念

组织变革,是指运用行为科学和相关管理方法,对组织结构、组织关系、职权层次、指挥和信息系统所进行的调整和革新,以适应组织所处的内外环境、技术特征和组织任务等方面的变化,提高组织效能。

(二)组织变革的原因

组织变革的原因可分为外部和内部两方面。

1.外部因素

(1)社会政治发展:新旧政治制度的交替促使组织的行政制度全面重新设计;另外,根本政治制度不变,某些具体政治制度的改变,如国有企业转制、外资企业竞争,行政组织的具体职能和机构也会出现相应变革。

(2)技术发展:科学技术的发展是促使组织变革的强大动因。新的科学技术,如新材料、新工艺、新设备的出现,会带动组织管理、产品、专业分工等一系列的变化,改变组织方式和生活方式的各个方面。

(3)市场竞争:全球化经济形成新的伙伴关系、战略联盟和竞争格局,迫使企业改变原有的经营和竞争方式。同时,国内市场竞争也日趋激烈,使得企业为提高竞争能力而进行改革和转型。

2.内部因素

(1)组织目标:组织目标是组织各种类型变革的动因之一,组织目标一旦变化,组织的任务、各项工作的进程、组织稳定和决策的依据都会发生变化。

(2)组织结构:组织内部结构技能障碍是组织变革重要的内部动力,包括组织要素的不完整、组织结构的不完整、组织功能低下、适应性差等问题。

(3)人力资源管理:由于劳动人事制度的改革不断深入,组织员工来源和技术背景构成更为多样化,组织需要更为有效的人力资源管理。

(4)团队工作模式:各类组织日益关注团队建设和目标价值观的更新,形成了组织变革发展的新的推动力。组织成员的价值观念、工作态度、工作行为、知识技能等的改变,与组织目标、组织结构相互矛盾或不相适应时,往往需要对组织或组织的一部分进行相应的变革。

(三)组织变革的方式

1.以人为中心的变革方式

管理者首先致力于改变人员的价值观念、态度、需求层次等,通过沟通与交流,改变组织文化、改变决策和问题解决过程来改变成员的态度和行为,达到提高组织效率的目的。

2.以技术为中心的变革方式

现今许多技术变革常常涉及新的设备、工具和方法,以及实现自动化与计算机化等。如医院建有复杂的管理信息系统,提供适时的管理数据,都是组织的技术变革。

3.以组织为中心的变革方式

管理者对一个或多个结构要素加以变革,主要通过改变组织机构、沟通渠道、管理政策等实现。例如,将几个部门的职责组合在一起或者精简某些纵向层次、拓宽管理宽度,以使组织扁平化,减少官僚机构特征。组织变革还包括提高组织的正规化程度,通过制定更多的规章和制度,提高分权程度,以加快决策执行的过程。

(四)组织变革的阻力

1.个体阻力

个体抵制变化的因素有个体的习惯、安全、经济因素,对未知的恐惧和选择性信息加工五方面。

2.组织阻力

(1)结构惯性:指组织习惯于原有的结构与工作模式。如组织的制度规范化提供了工作说明书、规章制度和员工遵从的程序,这些固有机制保持了稳定性,组织变革时结构惯性就成了反作用力。

(2)有限的变革点:组织由一系列相互依赖的子系统组成,一个子系统的变革必然会影响其他的子系统,其他子系统为维护其稳定性而成为阻碍因素。

(3)群体惯性:是指组织中群体规范行为。即使个体想改变他们的行动,群体规范也会成为约束力。

(4)对专业知识的威胁:组织中的变革可能会威胁到专业群体的专业技术知识。如分散化的个人计算机可以使管理者直接从主要的部门获得信息,对集中化的信息部门所掌握的专门技术构成了威胁。

(5)对已有权力关系的威胁:任何决策权力的重新分配都会威胁到组织长期以来形成的权力关系,如在组织中引入参与决策或自我管理的工作团队的变革,就常常被基层主管和中层主管视为一种威胁。

(6)对已有资源分配的威胁:组织中控制一定数量资源的群体常常视变革为威胁,对资源分配中获利的群体会感到忧虑。

3.领导者的阻力

变革时精简机构,影响到某些领导者的地位和权力。比如采用民主选举,对那些由上级任命的终身干部,职位可能不好安排,他们害怕失去手中的权力,因而会阻挠变革,对变革持消极态度。

(五)消除组织变革阻力的管理策略

1.做好宣传和沟通

加强与员工沟通,尤其在改革前,广泛地听取员工的意见。宣传旧体制的弊端和建立新体制的好处,让员工了解变革的目的、内容、过程和方式等,激励员工改革的动机,使其感到非改不可的迫切性,愿意接受新的工作模式。

2.大力推行组织变革

即使不存在对变革的抵制,也需要时间来完成变革。加快人才培训计划,大胆起用具有开拓创新精神的人才。

3.鼓励员工参与和投身改革

员工参与组织变革决策,使员工把改革的成败看成是自己的事,变阻力为动力。创造一种开放的氛围和心理上的安全感,减少变革的心理障碍,提高变革成功的信心。

4.群体促进和支持

群体促进和支持包括创造强烈的群体归属感,设置群体共同目标,培养群体规范,建立关键成员的威信,改变成员态度、价值观和行为等。

第四节　控　制

一、控制概述

(一)控制的基本含义

控制是管理者监督和规范组织及成员,使他们有效地实现组织目标所必要的行动过程,包括监督各项活动是否按计划、标准和方法进行,在出现偏差时及时采取纠正措施。从上述概念中可以看出:①控制是一个过程。②控制是通过监督和纠偏来实现的。③控制的目的是保证组织实现目标。

控制与其他管理职能既有区别又有联系。控制与其他管理职能的联系表现在控制有助于评价计划、组织及领导的好坏以及控制系统的效率。控制与计划的关系最为密切,计划目标决定控制方向,控制工作为实现目标服务,控制要时时刻刻以实现目标为中心。控制本身需要组织机构作保证,控制活动是按一定的组织层次进行的,各层次都有不同的责任要求,这样才能保证控制系统正常运转。控制为领导决策提供必要的信息,领导依据控制系统所反馈的信息做出修改或更正计划、目标的决策。

（二）控制的理论基础

系统论、信息论、控制论是控制的理论基础。这是因为系统论、信息论、控制论都是从第二次世界大战后诞生并发展起来的综合性学科。实际上，它们是从不同侧面处理同一个问题——系统中的信息问题。信息论主要处理信息的传输和变换问题；控制论研究用信息进行控制，涉及信息产生、存储、显示和利用等问题；信息作为系统的一个重要特征是系统内部和系统之间联系必不可少的重要因素，它使物质系统以最为经济的方式进行调节和控制。

1.系统论

系统论是研究系统的一般模式、结构和规律的学问，它研究各种系统的共同特征，用数学方法定量地描述其功能，寻求并确立适用于一切系统的原理、原则和数学模型，是具有逻辑和数学性质的一门新兴的科学。它是美籍奥地利人、理论生物学家 L·V·贝塔朗菲创立的。

系统论的核心思想是系统的整体观念。任何系统都是一个有机的整体，它不是各个部分的机械组合或简单相加，系统的整体功能是各要素在孤立状态下所没有的性质。它同时认为，系统中各要素不是孤立地存在着，每个要素在系统中都处于一定的位置，起着特定的作用。要素之间相互关联，构成了一个不可分割的整体。要素是整体中的要素，如果将要素从系统整体中割离出来，它将失去要素的作用。正如人手在人体中是劳动的器官，一旦手从人体中分离出来，将不再是劳动的器官了一样。

系统论的基本思想方法，就是把所研究和处理的对象，当作一个系统，分析系统的结构和功能，研究系统、要素、环境三者的相互关系和变动的规律性，并从优化系统观点角度看问题，世界上任何事物都可以看成是一个系统，系统是普遍存在的。大至渺茫的宇宙，小至微观的原子，一粒种子、一群蜜蜂、一台机器、一所医院、一个学会团体等都是系统，整个世界就是系统的集合。

2.信息论

信息论是一门起源于通信理论、研究信息传输和信息处理一般规律的学科，是由美国科学家申农提出的。信息论的基本思想和方法完全撇开了物质、能量的具体运动形态，而把任何通信和控制系统都看作是一个信息的传输和加工处理系统，把系统有目的的运动抽象为信息变换过程，通过系统内部的信息交流使系统维持正常的有目的的运动。事实上，任何实践活动都可以简化为各种流：人员流、物质流、资金流和信息流等，其中信息流起着支配作用，它调节着其他流的数量、方向、速度和目标，通过系统内部信息流的作用才能使系统维持正常的和有目的的运动。

3.控制论

控制论是研究系统各个部分如何进行组织，以便实现系统的稳定和有目的的行为，是一门跨学科的具有方法论性质的交叉学科。控制论是由美国数学家、生理学家维纳创立的。现在，控制论已形成以理论控制论为中心的四大分支：工程控制论、生物控制论、社会控制论（包括管理控制论、经济控制论）和智能控制论。它横跨工程技术领域、生物领域、社会领域和思维领域，并不断向各门学科渗透，促进了自然科学和社会科学的紧密结合。

（三）控制的功能

任何组织都需要控制。控制的功能主要是限制偏差累积和使组织适应环境变化。

1.限制偏差累积

一般来说,小的偏差和失误并不会立即给组织带来严重的损害,然而时间一长,小的偏差就会得以积累、放大,并最终变得非常严重,即从量变到质变。比如人们常说的"蝴蝶效应":一只蝴蝶在巴西扇动翅膀,有可能会在美国引起一场龙卷风。从科学的角度看,"蝴蝶效应"反映了混沌运动的重要特征即系统长期行为对初始条件的敏感依赖性。在混沌系统中,初始条件的十分微小的变化经过不断放大,对其未来状态会造成极其巨大的差别。

工作中出现偏差在很大程度上是不可避免的,关键是要及时获取偏差信息,及时采取有效的纠正措施,减少偏差的累积。这就要求有效的控制系统予以保证。

2.使组织适应环境变化

如果建立目标并能立刻实现,那么就不需要进行控制。但事实上,制定目标之后到目标实现之前,总是有一段时间。在这段时间之内,组织内部和周围环境会发生许多变化:竞争对手可能会推出新产品和新的服务项目,新材料和新技术可能会出现,政府可能会制定新的政策和法规或对原有政策进行修订,服务对象可能会有新的需求,组织内部人员会发生大的变动等。这些变化会对组织实现目标产生影响。因此,需要建立有效的控制系统帮助管理者预测和识别这些变化,并对由此带来的机会和威胁做出反应。这种监测越有效,持续时间越长,组织对外环境的适应能力就越强,组织在激烈变化的环境中生存和发展的可能性就越大。

(四)控制类型

控制类型依据分类原则不同包括以下六种:①根据控制的性质可以分为预防性控制、检查性控制及矫正性控制。②根据控制点位于整个活动过程中的位置可以分为事先控制、过程控制和事后控制。③根据实施控制的来源可以分为内部控制和外部控制。④根据控制信息的性质可以分为反馈控制和前馈控制。⑤根据控制的方式分为正式组织控制、群体控制和自我控制。⑥根据控制采用的手段可以分为直接控制和间接控制。

上述分类不是绝对的,有时一种控制可能同时属于几种类型,如医院对医务人员严格实行准入制度,杜绝无资质人员上岗,这一控制措施既是正式组织控制,也是事先控制,更是预防性控制。大多数组织兼用预防控制、同步控制和反馈控制。

由于任何系统的运行过程均表现为输入-转换-输出的过程,故将根据控制点位于整个活动过程中的位置不同而分事先、过程和事后三种控制类型。

1.事先控制

事先控制是在系统运行的输入阶段进行的控制,也叫前馈控制,有时也称预防控制,由于控制早于行动,又称面向未来的控制。这种方法是最为经济的一种方法,它能防止由于与绩效标准不符而发生的偏差。例如医院在购买大型医疗仪器设备前,就先建立一定的质量标准,既能保证购买到高质量医疗仪器设备,也能降低因医疗仪器设备出现故障的可能性而导致的损失。再如,医院制定重大医疗过失行为和医疗事故防范预案时,做好医院安全管理工作,是属于预防控制。预防控制也用于人力资源管理:制定雇员标准就是预防控制。例如,某三甲医院只招聘有护士职业证书且身体健康的护士作为新员工,这种预防控制有助于减少在岗护士因无资质或疾病导致的生产力低下和一些不必要的损失。

2.过程控制

过程控制是在计划执行中进行的同步控制,也称同步控制。在发现错误时,立即提出建设性建议并采取纠正措施。又分现场控制和遥控控制,在护理管理中,遥控控制极少应用。

现场控制适应于基层管理人员,尤其是需要做出快速反应的工作如顾客投诉、产品服务(包括售前、售中、售后)等,这类问题复杂多变,预先控制防不胜防,只有做好现场控制,随机应变,才能达到目标,现场控制需要充分的授权。例如,各级护理管理人员的现场检查、督导,尤其是科室护士长一日五查房、护理部组织的午间、夜间及节假日查房均属于现场控制,其目的是保证一日护理工作,尤其是薄弱时段的护理工作的顺利进行。

现场控制也适用于员工的自我控制。例如,护士在为患者输血时,发现输血袋有破损漏血现象,应立即与血库联系退换有关事宜,就属于现场控制。

3.事后控制

事后控制是在计划完成后进行的评价性控制,也称反馈控制。通过指出过去的错误来对历史做出评价,以此来指导改进未来工作,但损失已经发生。财务报表就是一种反馈控制。在护理管理中,护理部每月的护理质量检查结果反馈,护理差错、事故的分析均属于事后控制。事后控制有滞后性的弱点,增加了控制的难度,因而要求反馈的速度必须大于控制对象的变化速度,否则,控制难以发挥作用。

以上三种控制虽然各有特点,但在实际工作中往往是交叉使用的。预防控制虽然可以预先做好准备,防患于未然,但有些突发事件是防不胜防的,这时必须辅以现场控制,否则,将前功尽弃。同样,不论是预先控制还是现场控制,都需要事后控制来检验。另外,在系统发展过程中,虽对前一个阶段来说是事后控制,但对后一阶段往往是事先控制。

(五)控制的基本原则

1.目的性原则

管理控制的目的一方面是使组织的实际工作按预计的计划进行并取得预期成果,另一方面,是使组织的活动有所创新、有所进步,以达到一个新的高度,即持续改进,追求卓越。为此,控制工作应紧紧围绕上述目的展开,采用的各种手段和措施也应有助于上述目的实现。

2.客观性原则

控制活动是通过人来实现的,就是再好的管理者也难免受到主观、客观因素的影响,为了能客观地、准确地评价工作成果,须依据相应的定量或定性的标准进行控制,只有这样,才能避免主观因素的干扰。

3.重点性原则

对组织的整体控制做到面面俱到是不可能的,也是没有必要的。这是因为各部分、各环节、各种因素,在实现控制目标中的地位和所起的作用不同,因此,要选择那些对全局影响大的重点因素、重点部分或关键环节进行控制。

4.灵活性原则

通常情况下控制须按计划目标去实现,只有当预先制订的计划出现错误或环境发生重大改变时,才需要管理者灵活去控制。否则,事先设计的控制系统仍如期运转的话,会造成更大的损失和严重的后果。

5.及时性原则

控制的及时性体现在及时发现偏差和及时纠正偏差两个方面,其目的是减少时滞,避免更大失误,保证控制的有效性。及时发现偏差须及时收集信息和及时传递信息,只有这样,才能及时掌握实时的信息,提高控制时效;及时发现偏差是实行有效控制的第一步,如果仅仅停留在这个阶段,控制也不可能达到其目的,只有通过适当的计划调整、组织安排、人员配备、现场指导等办法来纠正偏差,才能保证组织的目标实现。

二、控制的基本方式

(一)控制系统

1.概念

管理控制系统是指构成管理行为的计划、策略及奖惩的管理体系。合理的管理控制系统能够优化员工行为,促进组织目标的实现。每个控制系统至少具备四个主要要素。①探测器:测量实际绩效的装置。②鉴定器:将绩效与目标和标准比较的装置。③效应器:评价绩效与标准有无差异、是否需要改变的装置。④与以上三个要素相关的信息传输装置。

2.护理管理控制系统

医院的护理管理控制系统多采取院、科、病区三级(护理部—总护士长—护士长)或院、病区二级(护理部或总护士长—护士长)护理管理组织形式,完成人力、财力、物力、信息和组织绩效等的控制管理。各级护理管理控制组织形成质控-评价-反馈全程质量管理网络,持续改进护理质量。医院护理质量管理控制系统人员组成及职责包括:①护士自我控制,护士对个人的护理活动实际绩效与护理质量标准对照,进行自查、自评、自我纠正等。②病区护理质量管理,病区护士长和其他质量控制人员定期对病区进行检查、评价、分析和反馈。③科级护理质量管理,总护士长和各护理单元护士长对所管辖护士长及护士进行护理质量检查和评价。④院级护理质量管理小组,由护理部成员、学科带头人或护士长等组成,对全院护理工作质量检查,护理部每月、每季度进行考评,并提出改进措施。

(二)控制对象

控制对象也称控制的内容,包括人员、财务、作业、信息和组织绩效五个方面。

1.对人员的控制

组织必须依靠组织成员的努力工作才能实现组织目标,控制促使组织成员的活动符合管理者制订的计划要求。直接巡视是最常用的方法,管理者在工作现场发现员工的问题并及时纠正。其次是对员工绩效进行评估,根据绩效结果的好坏给予奖励和业务培训,这样鼓励了良好的表现,也使较差的员工符合要求。

护理管理者的控制对象主要包括:①各级护理管理者,包括护士长、总护士长、护理部正、副主任及护理副院长等。②各级各类护理人员,包括护理员、护士、护师、主管护师、副主任护师和主任护师。③护理专业的学生,包括见习生、实习生、进修生。④卫生保洁人员。

2.对财务的控制

财务控制是对医院的资金投入及收益过程和结果进行衡量与校正,以确保组织目标和预定财务计划的实现。财务部门完成的工作主要包括审核各期的财务报表,以保证一定的现金存量,保证债务的负担不致过重和各项资产得到有效的利用等。护理管理者主要的工作是进行护理预算和护理成本控制。

3.对作业的控制

作业是指劳动力、原材料等物质资源转换为最终产品和服务的过程。作业控制重视提供的生产产品或服务的效率和效果。护理领域的作业是指护士为患者提供护理服务的过程。控制护理服务过程,对护理服务的效率和效果进行评价,最终提高医院医疗服务的质量,实现作业控制。护理工作中常用的作业控制手段包括护理技术控制、护理质量控制、原材料和药品购买控制、库存控制等。

4.对信息的控制

现在是知识经济时代,其特征是知识爆炸、知识共享、即时通信、即时查询。信息的全面、准确、及时能够提高组织效率。护理信息系统包括护理业务管理、行政管理、科研教学三个信息系统。护理活动中,要加强对护理业务管理系统中的患者信息系统、医嘱管理系统和护理病例管理系统的控制。

5.对组织绩效的控制

组织目标要求最小成本的投入,换取最大限度的产出,组织绩效能够反映出组织目标是否实现。一个指标很难衡量组织成效,患者满意度、护士辞职率和缺勤率等都可以成为衡量的标准。

(三)控制过程

控制过程包括确立标准、衡量工作绩效、评价并纠正偏差三个关键步骤。确立标准是控制工作的前提,衡量绩效是找出偏差信息进行控制,评价及纠正偏差是控制工作的关键。控制过程是通过事先控制、同步控制和反馈控制等控制类型完成的。

1.确立标准

标准是人们检查工作及其结果的规范,标准选择错误可能会导致控制功能失调。确立标准包括确定控制对象、选择控制关键点、分解计划目标。

(1)确定控制对象:在确立标准之前首先要解决"控制什么"的问题。影响组织目标实现的因素都是控制对象,通常管理者选择那些对实现组织目标有重大影响的因素进行重点控制,而非全部影响因素。如在高层管理活动中,因为其工作成果和工作过程均较难衡量时,主要的控制对象是工作者的素质和技能。

(2)选择控制关键点:关键点的控制能起到"以一棋而制全局"的效果,因此,要抓住内部控制中的重点、关键部位和容易出现偏差的环节。护理管理控制的关键点:①制度,如抢救、给药、查对等护理核心制度。②护士,如护理骨干、新入职的护士和实习护士等。③患者,如疑难危重患者、术后患者、情绪波动大的患者等。④器材设备和药品,如特殊耗材、监护仪器设备、急救药品等。⑤部门,如急诊科、产房、新生儿病房等。⑥时间,如交接班时间、节假日期间、工作繁忙的时间段。

(3)分解计划目标:将计划中的目标分解为具体可操作的控制标准,是确立标准的关键环节。控制标准分为定量标准和定性标准。定量标准包括实物标准(合格产品和废品数量),价值标准(成本、收益、利润)和时间标准。有些活动的绩效很难用数量指标衡量,但大多数活动可以被分解为可被测量的客观部分,管理者根据不同个体、部门对组织的价值转变为衡量标准。如用无菌物品合格率、护士离职率、患者满意度等指标间接衡量质量。

2.衡量工作绩效

对照标准衡量实际工作绩效,是了解下属在工作中是否按照上级要求,是否保持与计划一致的过程。为了确定实际绩效,管理者必须得到有关的信息。衡量工作绩效的前提是建立有效的信息反馈系统。

(1)确定适宜的衡量方式。①衡量项目:是衡量工作最为重要的方面,衡量什么比怎么衡量更为重要,这会让组织的成员把大部分精力放在衡量的项目上,有利于确保工作效率。②衡量方法:亲自观察;统计报告,通过书面资料了解工作情况;抽样调查,从整批调查对象中抽取部分调查样本进行调查;口头报告;通过现象推断。③衡量频度:衡量的次数或频率。衡量频度过高可导致成本增高和相关员工不满,衡量频度过低会造成偏差不能被及时发现和处理。有效控制要求确定适宜的衡量频度,如护理质量的控制需要以日、周、月为单位。④衡量主体:包括工作者个体、下属、同事、上级领导或职能部门的人员等。不同的控制类型适用于不同的衡量主体,其控制效果和控制方法也有差异。

(2)建立有效的信息反馈系统。衡量实际绩效是寻找偏差的信息,为纠偏提供依据,实施有效控制。实际上衡量绩效、制定纠偏措施和执行纠偏措施是由不同人员完成的,因此必须建立信息反馈系统,将实际工作情况的信息实时地传递给相关的管理者,进行及时纠偏。

(3)检验标准的客观性和有效性。衡量工作绩效是以预定的标准为依据来进行的,出现与标准不符的偏差有两种可能:一是执行中出现问题,需要纠正;二是标准本身存在问题,要及时修正或更新标准。

3.评价并纠正偏差

评价偏差并采取纠正措施是控制工作的关键。纠正偏差,使组织正常运作,从而实现组织预定的目标。

(1)评价偏差及其严重程度:偏差是绩效标准与实际绩效之间存在的差距。管理者应预先对偏差达到多大时应当进行调整做出规定。在比较实际绩效与绩效标准之后,得出偏差信息,判断偏差的严重程度。对偏差严重程度的判断,要重视偏差对组织构成危险的程度。

(2)采取措施纠正偏差:根据偏差评价结果,管理者可以采取不同的行动,一是如果没有偏差,就不采取任何行动;二是如果有偏差,则要分析造成偏差的原因并采取纠正措施。偏差的原因是标准不切实际,则修订标准;若标准合理,则要解决管理实际问题。对于导致差异的不良业绩,采取培训、惩罚、降薪等纠偏行动。

(四)控制过程中应注意的问题

1.及时获取实时信息,提高控制时效

实时信息是指事件一发生就被管理人员掌握的信息。实时信息能够为有效控制提供依据,争取时间,减少损失。有些管理者为了本单位的利益,有意隐瞒问题,上级管理者在信息缺失的情况下很难实行有效控制。因此,需要在正确时间获得正确信息。

2.控制工作应具有全局观念

加强部门管理人员的全局观念,将各个局部目标与总目标协调起来。护理管理组织结构中的各部门、科室等是一个整体,虽然各部门都有各自的分目标,但是分目标也是为整体目标服务的,所以必须注重组织的总体目标。

3.控制工作应面向未来

真正有效的控制系统能够预测可能出现的风险,并预先采取防范措施。另外,随着时代的发展,技术进步给组织管理带来便利,同时也提供了复杂先进的控制手段。因此,控制要做到先进性和科学性。

第五节 人力资源管理

一、人力资源管理概述

资源是指组织或社会用来进行价值增值的财富,包括自然资源和人力资源。由于人力资源内涵的特殊性,对人力资源概念的理解仍然是仁者见仁、智者见智。目前较为统一的认识是:人力资源又称劳动力资源,是依附于个体的经济资源,用以反映人所拥有的劳动能力,是对组织的效益和发展具有积极作用的劳动能力总和。

人力资源管理(HRM)是有效利用人力资源实现组织目标的过程。人力资源管理概念包括两个主要内容:一是吸引、开发和保持一个高素质的员工队伍;二是通过高素质的员工实现组织使命和目标。人员是组织中最有创造力、最有价值的资本,因此,人力资源管理是组织竞争和发展的关键。医院的护理人力资源管理就是为组织寻求高素质护理人才,使他们在组织中得到支持和发展,并能够在实现医院目标的同时提高自己的职业价值,达到组织和成员利益最大化的人力资源管理目的。

(一)护理人力资源管理的目标和特点

1.护理人力资源管理的目标

护理人力资源管理的根本目的是让平凡的人在具体护理岗位上做出不平凡的事来,让组织中每个护理人员的长处都能得到发挥并取得最好的护理工作绩效,进而最大限度提高组织效率。具体来讲,护理人力资源管理在护理管理中的主要目标包括:通过对护理人员的个体行为的统一规范,促进实现组织目标;有效利用护理人员的工作技能使医院护理服务能力更有成效;运用科学方法解决护理人事问题,为医院提供训练有素的护理人员;营造良好工作氛围,注重满足护理人员的多层次需求,提高护理人员的工作满意感;提供护理人员职业发展空间,创造成长条件,让护理人员在组织中得到个人职业生涯的最大发展;适应社会发展和内外环境的变化,不断完善组织护理人力资源管理模式,提高管理效率。

归纳起来讲,护理人力资源管理需要做好三方面的工作:一是人与岗位的匹配,做到事得其才,才尽其用;二是人与人的科学匹配,使组织中护理人员结构优势互补,提高群体工作效率;三是人的需求与工作报酬的匹配,使组织薪酬发挥有效激励作用,达到酬适人需,人尽其力的最佳工作状态。

2.护理人力资源管理的特点

（1）人的主观能动性：护理人力资源是组织护理人员综合能力的总和，这种能力依附于医院护理人员个体的存在，资源作用的发挥通过护理人员的工作绩效反映出来。护理人力资源的主观能动性主要是指护理人力资源作用的发挥取决于护士个体的实际工作状况。这种实际工作状况主要从护理人员个体在医疗护理服务机构中的工作态度和行为两方面来理解。一方面，护理人员的主观能动性表现在个体对组织目标的认同和对护理工作任务的态度上；另一方面，护理人员对自己劳动能力的使用程度和方式直接受本人意志支配，也就是说，护理人员在工作中的努力程度和工作方式，主要由护士本人所确定，因此说护理人力资源具有主观能动性。

（2）人力资源的可变性：在护理活动过程中，护理人员的工作能力不是一成不变的。多数情况下，一个护理人员实际表现出来的工作能力只是个人全部能力的一部分。管理者如何充分发挥护理人员的潜在能力是提高组织管理效率的关键。管理部门和管理者可以通过不同的方法和多种培训途径对护理人员的潜在工作能力进行开发利用，不断提高组织护理人力资源的效能。这种不断提高人力资源价值的过程体现了人力资源的可塑造性、再生性和开发性的特点。

（3）人力资源的组合性：两个护理人员共同协作工作发挥的作用可以达到 $1+1>2$ 的效果或出现 $1+1<2$ 的现象，体现了人力资源的组合性，科学合理的人员组合是人力资源管理的重要内容。护理管理者在进行人员岗位安排时如果注意了护理人员之间个人能力的互补作用，使每一个护理人员的潜在能力都能够充分发挥，就可以提高组织护理人力资源的使用价值。反之，就可能由于人员安排不当而影响个人能力的发挥或因此而产生人员的耗损，从而直接影响护理工作效率和组织人力资源使用价值。

（4）人力资源闲置过程的消耗性：一般来说，自然资源，如森林资源、水力资源等，不开发、不使用，就不具有消耗性。与自然资源不同的是，处于闲置状态的人力资源也具有消耗性。这是因为为了维持其本身的存在，人力资源必须消耗一定数量的其他资源，如什么都不做的人也有衣、食、住等基本需求，就必然会消耗一定数量的其他资源，如粮食、水、能源等。因此，有效的护理人力资源管理就应该注重护理人才的有效使用和开发，降低其消耗性。

（5）人力资源的流动性：护理人力资源的流动性主要表现为人员的流动和人力派生资源，如由人创造的科技成果，在不同空间上的流动。护理人员的流动主要有人员跨部门、跨单位、跨地区、跨国度的流动；中国进入世界贸易组织后，人力资源的国际市场化步伐加快，资源共享和成果转让，使护理人力资源以及由人力派生的成果资源在空间上的流动也越来越频繁。

（6）人力资源的可塑性：人的质量不是一成不变的。护理人力资源的可塑性是指在特定的时间和职业范围内，通过工作经验的积累和不同形式的培训和教育，护理人员的职业素质和综合素质都会有不同程度的变化，如认识提高了，技能加强了，由此强化了胜任岗位的能力，这种护理人员工作能力从量变到质变的过程体现了人力资源可塑性的特点。

（二）护理人力资源管理体系

护理人力资源管理活动需要通过医院人力资源管理部门与护理人力资源管理体系及其相

关部门共同完成,由此构成组织的人力资源管理系统。医院护理人力资源管理组织架构一般分三个层次:高层、中层和基层(或一线管理)。从管理者角色和功能的角度讲,组织中所有护理管理者都不同程度涉及人员计划、选择、训练、评价、奖惩等人力资源管理内容,都具有承担人力资源管理的职责。但不同管理层次在护理人力资源管理职责的侧重点上有所区别。

高层护理管理者,如护理部主任的主要任务是护理人事决策,根据组织发展目标制定护理人力资源发展规划,对中层护理管理岗位的配置设计,护理人员的任用和选择、绩效评价、参与组织护理人事政策的策划制定等。

中层护理管理者,如科护士长,在人力资源管理方面主要承担三种职能:直线主管职能,直接指挥自己的下属(病房护士长或护士)进行工作;协调职能,对所管辖护理单元在执行护理人力资源管理过程中出现的问题和矛盾进行协调处理,确保护理的人事目标政策在部门中正确贯彻执行;服务职能,为自己所属的护理单元提供人力资源管理相关的业务服务,包括护理人员选择、培训、奖酬、晋升、指导下级护理管理者执行组织有关护理人事管理的相关政策法规、协助科室处理劳动纠纷等。

基层护理管理者,指对所管辖护理人员进行直接护理业务活动管理的人,如医院的护士长,又称一线主管或经理。一线护理主管的人力资源管理内容主要包括:指导进入本护理单元的新人熟悉护理岗位工作;训练新护士掌握相关护理工作技能;根据护理人员个人特点安排适当的工作岗位;对所管辖的护理人员进行绩效评估;提出本护理单元护士薪资分配方案,调动人员的工作积极性、控制本单元护理人力资源成本;开发护理人员的工作潜力,促进职业发展;提供安全的工作环境,维护护理人员的身心健康等。

医院护理人力资源管理职责是指护理管理者在护理人员管理方面需要承担的责任和任务。医院护理人力资源管理评价指标是对上述各方面管理职能的效果进行衡量,主要指标包括:劳动生产率、人工费用率、护理人员流动率、岗位考核合格率、护理人才开发率等。

(三)护理人力资源管理职能

医院护理人力资源管理职能主要包括:护理人力资源规划、护理人员招聘、护理人员培训、护理人员绩效评价、护理人员开发及发展、护理人员的薪酬管理及劳动保护。

1.护理人力资源规划

护理人力资源规划是医院人力资源管理部门和护理职能部门根据组织护理业务范围评估和确认护理人力资源需求并做出策划的过程。人力资源规划概念的要素包括确认、分析、预测和规划护理工作领域内护理人员在数量和质量上的需求,使护理人员适应医院的护理服务活动。护理人力资源规划将帮助医院明确护理部门哪些岗位需要护理人员以及这些岗位需要的护理人员需要具备哪些资格。

2.护理人员招聘

招聘是组织及时吸引足够数量具备应聘条件的个人并与具体工作岗位匹配的过程。招聘活动的关键点是:寻求足够数量具备岗位任职资格的相关岗位的申请人,以供组织在护理人员的选择上具有更大自主性,保证组织护理人员的质量。

3.护理人员培训

是通过对医院护理人员的工作指导、教育和业务技能训练,使护理人员在职业态度、知识水平、业务技能和工作能力等方面得到不断提高和发展的过程。护理人员的培训对帮助护理人员在工作岗位上保持理想的职业水平、高效率完成组织和部门工作任务、促进个人职业的全面发展和自我实现具有积极的现实意义。

4.护理人员绩效评价

护士绩效评价是为护理人员提供发扬成绩、改正工作中存在不足的检查机会，其目的是帮助护理人员把今后的工作做得更好、更富有成效。护理人员的绩效评价结果还是护理管理人员、部门和组织做出对护理人员关于奖惩、培训、调整、升迁、离退、解雇等人事决策的依据。

5.护理人员开发及发展

为组织保留优秀人员是护理人力资源管理必不可少的环节之一，主要措施包括：分析人力资源现状，有效利用人力资源；充分发挥护理人员的主观能动性，为护理人员提供个人发展空间；营造良好的工作氛围；按照护理人员的个人贡献确定工资和奖金的分配，做到奖惩分明；按照个人需求采取不同激励措施，调动护理人员的工作主动性和积极性，减少护理人员的流失。

6.护理人员的薪酬管理及劳动保护

医院护理人力资源管理还包括在组织内建立合理的护理人员薪酬体系。管理者应根据各级护理人员的岗位、资历、工作能力、工作表现和绩效等方面因素制定科学合理、具有吸引力的薪酬标准和制度并有效实施。此外，采取有效措施为护理人员提供健康、安全的工作环境，按照国家劳动政策提供相应的医疗保险、养老保险、劳动保护和福利也是人力资源管理的内容。

二、护理人员的编配

护理人力资源管理就是对护理人员进行有效选择、安置、考评、培训和开发，使之能达到岗位和组织的要求，而人力资源管理的目的就是根据医院的结构、目标、护理模式，给予每个护理单元、每个班次足够的、高质量的护理人员。护理人员编配，是指对护理人员进行有效恰当的选择，以充实组织结构中所规定的各项职务，完成各项护理任务。人员编制是否合理、比例是否适合，直接影响到工作效率、护理质量、服务水平和成本消耗，甚至影响护理人员的流动及流失率。因此，护理管理者要在有限的内部经费限制下，合理配置护理人员，最大限度地满足患者需要。

1.编配原则

护理人员编配除了遵循人员管理的基本要求，还应该遵守以下原则。

(1)以患者为中心：医院护理工作的目标是为患者提供最佳的整体护理。因此，配置护理人员的数量、结构等应满足患者的护理需要，即有利于护理目标的实现，并结合医院情况和护理工作的科学性、社会性和持续性等特点，进行全面安排。

(2)结构合理：护理人员编配不仅要考虑数量，而且要考虑人员群体的结构比例。护理队伍中，高、中、初级专业技术职务人员；老、中、青不同资历人员；护士与护理员；临床护理与教学、科研人员等，都应有合理的比例。只有编设不同数量和不同层次结构的护理人员，才能优化人才组织结构，做到不同个性、智能、素质特长优势互补，从而充分发挥个人潜能，以最少的投入达到最大效益。

（3）能级对应：即按照工作职能编制人员，使护理人员的资历、级别等与之相适应。由于各级医院及医院各科室的性质、规模不同，服务对象的数量和层次不同，护理人员编制标准也就不同。如普通病房从事护理技术操作的以初级护理人员为主，而重症监护病房则需要配备较多高学历、实践能力较强、专科知识扎实、有临床护理经验的护理人员。选择合适的人去担任所规定的各项任务，做到人员的资历、能力、素质所担负的固定职务相适应，才能提高护理工作的质量和运转速度。

（4）控制成本：护理人员的配置不仅要根据患者和护理工作的需要，同时也要参照医院的经济效应。护理管理者应考虑预算中的人事费用，制定合理的人员编制，较大限度地发挥人力资源的效能，减少成本。

（5）动态调整：护理专业的发展，服务对象的变化，医院在体制、制度、机构等方面的不断变革，客观上对人员编制的动态管理提出了要求。护理管理者应根据实际情况，不断进行人员动态调整，包括引进新的护理人员、重视和落实在编人员的继续教育，从而在人事工作上发挥对护理人员的筛选、调配、选用、培养的作用，为配合医院总体发展，提供护理人员编配的决策性建议。

2.护理人员的编配方法

（1）国内护理人力配置方法。①宏观卫生人力资源配置的预测方法：目前我国宏观的卫生人力资源配置的研究方法是以医生人数为主要研究对象，护士数量则通过医护比例来确定。《综合医院组织编制原则试行草案》规定，临床医护比为1：2，卫护比为1：0.5。宏观配置方法不能直接计算出应配置的护理人员数量，必须由医生数间接计算，并受医生数结果的影响，随着社会的发展对护理人员的需要及要求的变化，此方法早已不再适应现代护理模式的要求。②床护比计算法：目前，国内的大多数医院仍然在采用卫健委颁布的《关于县及县以上综合性医院组织编制原则（试行）草案》进行配置，即医院500张床位以上，床护比1：（0.58～0.61）；300～500张床位，1：（0.50～0.52）；<300张床位，1：（0.40～0.46）；临床平均床护比为1：0.4。该计算方法没有考虑到医院或科室之间床位使用率、工作量大小，以及患者病情严重程度的不同，已不再适应医院护理人员需求的新局面。③护理工作量测定配置法：护理工作量测定法是在准确测定护理工时的基础上运用公式计算，合理配置护理人力资源的方法。护理人力的计算公式为：护士人数＝（病房床位数×床位使用率×平均护理时数）×（1＋机动系数）/每名护士每日工作时间；平均护理时数＝各级患者护理时数总和/该病房患者总数；床位使用率＝占用床位数/开放床位数；每名护士平均每日工作时间应去除每周公休时间。

护理工作量的测定方法：护理工作量包括直接护理时间和间接护理时间，直接护理时间是护士每日直接为患者提供服务的护理活动，如晨间护理、输液、输血等；间接护理时间是护士为直接护理服务所准备的项目，以及沟通协调工作（包括会议、交接班、书写记录）所需要的护理活动，如参加医生查房、处理医嘱、领药等。

此外，护理工作量测定方法还包括按患者日常生活自理能力等级测定法、按护理级别测定法、按患者照顾需要分类测定法等。

目前我国护理工作者对护理工作量的测量方法做了很多研究，但是还没有一个公认的可靠的测量方法，且工时测定只测量了我们所做的而不是我们应该做的，还是有一定的缺陷，测量结果应做到标准化、计算机化；测量结果应在医院的各个科室之间或在全国范围内的各医院之间进行比较。

（2）国外护理人力配置方法：关于护理人力资源配置的相关研究，国外起始于 20 世纪 50 年代，目前已趋于成熟。

宏观护理人力资源配置的预测方法：如北爱尔兰卫健委和社会服务系统运用护理人力资源数据库和护理计划聘用护士，不断评价和测算护理人员在岗与离职情况，并用图表显示各种比例，以便动态调整。

国外微观护理人力资源的配置方法如下。①护理科研项目（PRN）信息管理方法：PRN 起源于加拿大，是一种医院护理体系信息管理系统，目前被许多国家广泛应用，该方法通过累加每名患者每日所需每项护理工作的时间，得出每名患者每日所需的直接护理和间接护理时间总和，用来指导护理人员的配置。②患者分类系统配置（PCS）：是北美护理工作量的主要测量方法，该方法对患者在特定时间内所需求的护理等级进行分类，再根据各类情况分配工作、预估经费、计算人力等。该方法包括原型分类法、患者分类量表法、因素分类法等，这些方法的应用有效利用了护理人力资源，提高了护理效率。③治疗性干预评分系统（TISS）：该系统由麻省医院建立，之后更新并被应用于重症监护病房，它被用来判断疾病的严重程度、评估病床的使用和需求及确定护患比。通过为患者接受的干预行为打分来判断病情严重程度，再根据分值将患者分类（Ⅰ类≤10 分，Ⅳ类≥40 分）。该系统的优点在于，所搜集的干预措施很容易被床旁护士识别，是评估监护室患者护理需求的有效手段，但它的分值是与医疗项目密切关联，所以使用范围不广。④应用计算机技术进行配置：美国的 Medicus Systems 计算机公司编制的医疗软件在美国被广泛应用于护理人力资源的配置，它根据护理患者的工作量需求安排护理人员在班数。该方法在一些发达国家和地区实施情况证明它能够科学合理地配置护理人力资源，避免人员紧缺和浪费，是一种有效的人力资源配置方法。

三、护理人员的排班

排班是指护理管理者根据人员管理和工作的计划，以每日及每班为基础，分配护理人员的过程。为了达到工作的最大效能、为患者提供最佳的服务，护理管理者必须根据护理模式、护理工作任务、护理人员的数量、职称，合理安排人力，否则会导致患者需求与护理人员数量不平衡。护理是 24 小时不间断的，护理人员必须轮流在不同的时间上班，包括晚班及节假日上班，这样就会造成护理人员生理时钟、日常生活、社交活动的改变，甚至影响护理人员的健康及工作的质量。护理人员常抱怨轮班后出现睡眠紊乱、食欲缺乏、烦躁、疲倦及对疾病的抵抗力降低等生理方面的改变，以致在工作中反应迟钝、工作效率降低，甚至有可能造成给药错误、仪器操作失败及问题处理不当等错误。因此，护理管理者应实施合理排班，最大限度地减少轮班的影响，使护理人员在工作和个人生活之间达到一种状态。

1.排班的目标

（1）达到以患者需要为基础的管理目标，提供持续性的照顾，使患者获得最佳的护理。

（2）实现人力运作的最大效果，以最少的人力完成最多的工作，避免护理人员工作负担过重或闲置。

(3)力求让每位护理人员都得到公平的待遇,至少对同一级工作人员的节假日安排有一定的原则可循。

(4)激励护理人员专业技能的发挥,提升护理人员的满足感。

(5)维护排班的弹性和机动性,提供应对紧急状况的排班模式,避免人力过多或不足的情形发生。

2.排班的原则

(1)以患者需要为中心,合理安排人力,保证护理工作的安全性、连续性。

(2)根据护理人员的不同层次结构来排班,实现职能匹配。

(3)让护理人员参与排班,尽量给护理人员安排喜欢的班以及给予其足够的时间安排私人事宜、学习、生活等。当患者所需照顾与护理人员需求发生冲突时,应优先考虑患者需求。

(4)掌握工作规律,实行弹性排班,保证护理工作量与护理人力一致,节假日备机动人员,做好应急准备。

(5)尽量避免长期连续的工作,防止工作效率降低。

(6)节假日可适当减少护理人员,但要确保患者得到持续的照顾。同时考虑护理人员排班的公平性,最好是假日轮流连续休息2天,其次是在一周中间连续休息2天。

(7)避免增加护理人员的紧张度,勿将"排班"作为奖惩工具,降低护理人员的紧张度,提高工作积极性。

(8)排班必须依据劳动法、医院及护理部的政策和规定实施。

3.排班的影响因素

(1)护士的不同素质:依教育程度而言,护士有职业院校、专科和大学本科等。个人的经验、教育的背景、生长的历程等均影响其工作的绩效及工作的承受能力。

(2)不同时段的工作性质:医院的护理工作是全天24小时的提供,每周工作7天,白天的工作量负荷较重,需要较多的人力;晚、夜班的工作量依次减轻,需要的人力也较少。一般来说,白天、晚班、夜班的人力配置为50%,30%,20%。周六、周日患者出入院减少,医生的医嘱及患者的化验、检查均减少,因此,护理工作量是星期一至星期五的70%或80%。

(3)医院的政策:排班与人力的充足与否有密切的关系。然而,人力的状况与医院管理者的政策方向息息相关。例如:A医院的政策是赚钱第一,服务第二,则人力的运作必然是以最少的人力获取最大的利润。B医院的政策是服务第一,赚钱第二,则人力的运作会考虑到服务的品质,如医院有盈余的资金会聘用较多的护士。

(4)排班的方法:不同的排班方法,就会产生不同的人力运用情形。例如:有传统式排班、周期性排班、每8小时轮班的三班制或每12小时的轮班方式等。

(5)护理的模式:提供护理的方式不同,则排班的方式也不相同。如功能制护理、小组护理或整体护理等不同护理模式在人力的需求或安排上各有不同。

(6)单位的特殊性:监护中心、手术室、门诊部、产房等病区均有其特殊性,因此与普通病区的排班有不同之处。

4.排班的种类

(1)集权式排班:由护理部门的一级、二级管理者负责所有单位护理人员的排班。随着计算机的临床应用,也可由计算机负责操作。负责人员管理的协调者要清楚每日可运用的护理人数,并根据每日护理人员或病情不同的需要而做改变,使人员运用能完全满足医院护理的需要。优点:对人员管理有全盘的了解,可随时调整各单位的人数,避免忙闲不均;节省护士长的时间,使其能处理其他的管理问题;运用一致的政策及目标,使所有的护理人员得到公平的待遇。缺点:没有顾及个人及单位的需要,影响下级人员的满意度;单位层次责任感低,不利于发挥人力所长;管理者较少参与人员的管理,容易忽视人员预算的控制。

(2)分权式排班:排班者为单位护士长,可依自己的排班计划,配合护理人员的愿望,以及患者的需要来排班,为目前最常见的排班方式。优点:排班者熟悉单位临床及护理人员的需要,能有效利用人力,表现自主力,也称有弹性;能增加护理人员管理的责任感;能较好满足护理人员的需要。缺点:护士长花过多的时间在排班的非护理性工作上;可能会造成工作人员间为得到好的班次而产生不良竞争;造成护理单位间不一致的政策;可能会成为护士长用来惩罚或奖励护理人员的工具;可利用的人力资源较少;使护理人员有较多的机会提出特殊要求;较不符合经济效益。

(3)自我排班:指病区管理者和护士共同制订工作时间安排表。优点:可增强向心力,改善主管与工作人员的合作关系,使工作人员的自觉性增强;同时护士长也可节省排班所费的时间。缺点:排班规则不完善,易导致人力不能有效利用;护理人员的需求不易协调。

5.排班方式

(1)传统式排班:是目前普遍采用的排班法。由护士长对护理人员的上班时间做大致上的分配,通常是以单位所使用的护理模式、护理人员数、患者数及病情等因素作为排班的依据,这种方式的好处在于它比较有规律性,也可以随时调整,管理者实施起来比较方便。缺点是缺乏弹性,人力与工作需要不能较好匹配。三八制混合排班是常见的传统式排班,即实行每日 8 小时工作,2 日夜班制,夜班后休息 2 天。而 12 小时、24 小时多适用于产房、手术室或其他非病房科室。

(2)循环式排班:即护理人员按照重复的排班方式实施,一般是 4 周或 6 周循环 1 次。这种排班方式优点是:品质高、涵盖面广、稳定佳、公平性高及成本低,且护理人员可预见自己的上班时间,因而可以及早安排自己的活动,另外,护士长花在排班上的时间减少,护理人员间的冲突也减少。但是,这种排班方式有一个很明显的缺点就是没有弹性。

(3)计算机辅助的传统式排班:计算机可根据既定的排班政策及护理人员过去的排班方式来协助排班,也可帮助快速及完整地寻找过去的较好的排班表,计算护理时数及统计护理人员的夜班费。这种排班方式不但具有传统排班方式的弹性,产生高品质的排班,也可配合政策使稳定性增加,成本降低,还能减少时间的浪费。此方法多用于集权式的排班中。目前,国内已有多家医院的护理部采用计算机辅助的排班方式。

(4)自我排班:是一种由单位的护理人员共同决定后采取的以月为单位的排班过程。实施自我排班的单位,护理人员能表现出较高的自主性及工作满意度,护理人员间协调及沟通的能力增加,士气提高,能较好完成各单位预定的目标,可使离职率下降、成本降低,要求换班及怠工的情形减少。自我排班包括五个步骤:①委员会征集护士要求,提出自己要求的工作日、班次和休息日。②委员会汇总,制订出一张排班表,突出强调尚待安排的班次与休息日。③张贴公布尚待安排的班次,以便护士自愿改变工作日填补。④委员会调整排班,填补空缺的班次,在一个排班周期内,一个护士最多被调班1次。护士轮流调班,保证被调班的护士在下一排班周期之内不再被排班。⑤张贴最终病区排班表,若再有任何改动则通过护士私人间协商解决。护士长应给予护士自我排班练习的时间,先试验两三次,提出改进措施,待完成排班规则后正式实行。

(5)弹性排班:介于传统及循环式排班间的排班方式,由管理者根据工作的性质、患者的数量、病情,弹性调整工作时间安排的排班方式。它可以合理使用人力,提高护士积极性。

四、绩效考核

绩效考核是指按照特定的标准和指标,评估员工岗位职责的履行程度、工作效果及效率,以确定其工作业绩的一项动态性考评工作。目前绝大多数医院都引进了"绩效管理"的理念,护理人员绩效考核也成为护理人力资源管理的一个重要组成部分,它不仅是各级护理人员工作价值的一种直观体现方式,也是提高护理人员专业素养和医院综合水平的必然条件。

(一)护理人员绩效考核的原则

1.全面性原则

对各级护理人员考核内容不但与其聘任职务要求匹配,而且考核内容方面需对政治思想、遵纪守法、道德品质、工作态度、专业知识水平、专业技术水平等方面进行全面、综合评定。

2.公平性原则

对各级护理人员的绩效考核内容必须与其聘任职务相符合,各类考核内容符合客观情况,并用科学的方法制定考核标准,采用定性考核和定量考核相结合,努力减少考核者的主观因素对考核结果的影响,做到结果实事求是,公平合理对待每一位被考核者。

3.经常性原则

采用定期考核与不定期考核相结合、平时考核和年底考核相结合、重点考核与全面考核相结合、直接考核与间接考核相结合、终末考核与过程考核相结合的方式,使考核作为一种制度。

4.务实性原则

考核内容能够体现被考核者的实际业绩,是具体的工作质与量的体现,是实际工作效果的体现。

5.反馈性原则

通过对护理人员的考核,为护理管理者提供人力资源管理信息,不断地调整护理人员的考核标准,修改各级护理人员的培训计划,与实际相结合,达到提高护理管理质量的目的。

(二)护理人员绩效考核的内容

护理人员绩效考核主要考查护理人员在护理活动中完成任务的情况、为组织做出的成绩和贡献。目前医院常用的绩效考核内容为德、能、勤、绩四方面的考核。德,即政治素质、思想品德、工作作风、职业道德等;能,即具备本职工作要求的知识技能和解决实际问题的能力;勤,即工作态度、进取心、出勤率等;绩,即工作质量、数量和成绩等。具体细化的指标由各医院护理管理者根据实际情况按照上述原则执行。

（三）护理人员绩效考核方法

护理人员绩效考核方法的选择取决于绩效考核目的。目前常用的方法主要有以下七种。

1.排序法

排序法是评价者把同一部门或小组中的所有护理人员按照绩效顺序排列起来进行比较的方法。如病房中业绩最好的护士被排在最前面,最差的排在最后面。其特点是简单、省时、省力,便于操作。主要局限是当护士业绩水平相近时难以进行排序。

2.绩效评价表

绩效评价表是一种根据评定表上所列出的指标(评价要素),对照被评价人的具体工作进行判断和记录。护理人员所选择的指标一般有两种:一是与工作相关的指标,如工作质量、工作数量;二是与个人特征相关的指标,如积极性、主动性、合作精神、适应能力等。除了设计评价指标外,还应对每一项指标给出不同的等级,评价者通过指明最能描述被评价人及其业绩的各种指标比重来完成评价工作。对各项指标和等级定义得越确切,其评价结果就越可靠。

3.描述法

描述法是评价者用陈述性文字对护理人员的工作能力、工作态度、业绩状况、优势和不足、培训需求等方面做出评价的方法。这种方法侧重于描述护理人员在工作中的突出行为,而不是日常业绩。描述法由于没有统一的标准,在对护理人员进行评价比较时有一定的难度,使用时应重视评价目的和用途并结合其他方法。

4.比例分布法

比例分布法是将工作单元或小组的所有人员分配到一种近似于正态频率分布的有限数量的类型中去的一种评价方法。如将一个病房中最好的 5% 的护士放在优秀等级组中;次之 20% 的护士放在良好等级组中;再次之的 50% 放在中间的平均水平等级组中;再次 20% 放在低于平均水平等级组中;剩下的 5% 在最低的等级组中。比例分布法基于一个有争议的假设,即所有组织和部门中都有优秀、良好、一般、合格、较差表现的员工分布。

5.关键事件法

关键事件法是将被评价人员在工作中的有效行为、无效或错误行为记录下来,作为评价依据的方法。当护士的某种行为对部门或组织的工作和效益产生积极或是消极的重大影响时,护理管理者应当及时把它记录下来,这样的事件称为关键事件。

6.目标管理法

目标管理法重视护士对医院或科室的个人贡献,是一种评价护士业绩的有效方法。运用目标管理评价可以将评价关注的重点从护理人员的工作态度转移到工作业绩方面,使管理者的身份转变为工作顾问和促进者;被评价护理人员在评价中从消极的旁观者转变为积极的参与者。

7.全视角评价

全视角评价又称 360°绩效评价,由被评价人的上级、同事、下级及被评价人自己从多个角度对被评价人工作业绩进行的全方位衡量并反馈的方法。360°绩效评价的出发点是扩大评价者的范围和类型,从不同层次的人员中收集关于护理人员的绩效信息,多视角对组织成员进行综合客观评价,使考核结果公开全面。360°绩效评价与传统的自上而下评价方法的本质区别是信息来源具有多样性,因此,保证了评价的准确性、客观性。

(四)护理人员绩效考核的程序

1.确定目标

即考核要达到什么目的,是绩效考核的前提。考核目标不同,考核内容不同、考核标准和实施方法也不同。

2.制订计划

即制订考核的总体规划,包括确定考核对象、考核内容、评判标准及考核要求,拟定考核时间、程序和步骤,选择合适的考核方法。根据考核目的不同,制定合理的考核内容、考核标准,并征求对考核的方式的建议,以确保考核的顺利实施。

3.实施方案

实施方案是考核工作中的具体实施过程。实施过程中应有连续性,保证在规定的时间内完成考核计划;并尽可能多收集各种反馈信息,为修订下次考核计划做准备。

4.效果评价

效果评价是对绩效考核工作过程的评价。根据考核实施中存在的问题,提出整改方案和措施,总结改进方法,进一步完善计划,准备下一次的考核。

第六节　护理质量管理

一、护理质量管理概述

(一)护理质量管理的概念

1.护理质量

护理质量是指护理工作为护理对象提供护理专业技术和生活护理的优劣程度,即护理效果的高低。护理质量不是以物质形式来反映其作用和效果,而是集中地反映在护理服务的成效方面。护理质量不仅是护理工作本质的集中表现,而且也是衡量护理人员素质、护理领导管理水平、护理业务技术和工作效果的重要标志。

随着护理模式的转变,护理质量的内涵也在不断拓宽,护理工作的对象从患者扩大到社会全人类;护理工作的性质从针对疾病的护理延伸到患者身心的整体护理;护理工作的范围从临床护理发展到康复护理和健康保健。这一切只有通过质量控制,才能保证护理质量,所以护理质量的实质就是护理工作的全面质量管理。

2.护理质量管理

护理质量管理是指按照护理质量形成的过程和规律,对构成护理质量的各要素进行计划、组织、协调和控制,以保证护理服务达到规定的标准,满足和超越服务对象需要的活动过程。在这一过程中,首先应确定护理质量标准,然后按照该标准组织、协调各项护理工作,进行质量控制。质量控制是质量管理的核心,通过质量控制,阻断和改变某些不良状态,使护理质量能始终处于对工作、对患者有利,并符合质量标准要求的状态。在护理质量管理过程中,各个环节互相制约、互相促进、不断循环、周而复始,质量逐步提高,形成一套质量管理体系和技术方法,以最佳的技术、最短的时间、最低的成本来达到最优质的护理服务效果。

3.护理质量管理的特点

护理质量管理作为医院质量管理的一个重要组成部分,有其自身的特点。

(1)广泛性与综合性:护理质量管理具有技术质量、心理护理质量、生活服务质量及环境管理、生活管理、协调管理等各类管理质量的综合性,其质量管理的范围是相当广泛的。

在整个医院的服务质量管理中,几乎处处都存在护理质量的问题,事事都离不开护理质量管理。随着医学模式的转变,医疗护理服务的内涵在扩展,护理服务范围在不断拓宽,护理服务已从医院扩展到社区,使护理质量管理范围更为广泛。

(2)协调性与独立性:护理工作与各级医师的诊断、治疗、手术、抢救等医疗工作密不可分;同时与各医技科室、后勤服务部门的工作也有密切的联系。

护理人员要与其他部门协调配合,才能提高护理工作效率。但是,护理质量不只是辅助性的质量问题,还有其相对的独立性,护理质量必须形成一个独立的质量管理体系。

(3)程序性与联系性:护理工作是整个医院工作中的一个大的环节。

在这个大环节中,又有若干工作程序。例如,执行医嘱是诊疗工作中的一道程序;手术患者的术前护理和术前准备工作是手术工作的一道工作程序。工作程序质量的管理特点,就是在质量管理中承上启下,其基本要求就是为确保每一道工作程序的质量并对其进行质量把关。不论护理部门各道护理工作程序之间或是护理部门与其他部门之间是否都有工作程序质量的连续性,都必须加强连续的、全过程的质量管理。

(二)护理质量管理的原则

1.以患者为中心原则

患者是医院医疗护理服务的中心,是医院赖以生存和发展的基础。护理人员要具备良好的护理职业道德、熟练的技能和全面的专业知识,为患者提供安全、舒适、满意的服务。护理管理者必须时刻关注患者现存和潜在的需求,以及对现有服务的满意程度,以此持续改进护理质量,最终达到满足并超越患者的期望,取得患者的信任。

2.预防为主原则

预防为主就是对质量进行前馈控制,把质量控制在质量形成以前,抓好工作质量的基本环节。在护理工作中注意寻找薄弱环节,善于发现问题,并及时采取切实可行的措施解决问题,防患于未然。所以护理管理的重点也应从原来的"终末管理"转移到"程序管理",如加强各项规章制度的落实,尤其是护理工作中的查对制度、交接班制度、护理人员岗位责任制、安全管理制度等,重点抓新职工、进修生、实习生的岗前培训,加强质量意识的教育,在总结护理工作正反两方面的经验或教训的基础上,制定标准和实施管理。

3.系统管理原则

系统化管理是运动系统论的基本思想和方法,并指导管理实践活动,按照系统的整体性、相关性、动态性、适应性等特征以及系统原理相应原则,解决和处理管理的实际问题。

医院是一个系统,由不同的部门和诸多的过程组成,它们是相互关联、相互影响的。"ISO9000标准"强调系统作用,强调从医院整体上考虑问题。在护理质量管理中采用系统方法,就是要把护理质量管理体系作为一个大系统,对组成护理质量管理体系的各个过程加以识别、理解和管理,才能达到实现质量方针和质量标准的要求。

4.标准化原则

护理质量标准是衡量质量的准则,是质量管理的依据。护理标准化管理就是在护理管理中,以标准的制定和贯彻形式来进行,包括各类护理工作质量标准,各项规章制度,各种操作常规及质量检查标准等。同时要求管理过程应始于标准又终于标准,从制定标准开始,经过贯彻标准,发现问题,进一步修改标准,使护理质量在管理循环中不断上升。

5.数据化管理原则

没有数据就没有准确的质量概念。现代质量管理要求用科学的态度和方法制定出各种定性和定量标准,如分级护理合格率、护理技术操作合格率等。只有依靠数据,才能对现象的本质进行科学的统计分析、判断和预测。

6.实事求是原则

质量管理要从护理实际工作出发,遵循护理工作规律,反映事物的本质,质量管理要循序渐进,不要急于求成。只有以严谨求实的态度抓好质量管理,才能不断提高护理质量和工作效率。

7.分级管理原则

护理质量管理组织网络是由不同层次的护理人员组成,各层次职责有所侧重。护理部管理工作应着重于设定护理质量标准,拟定质量标准,制订质量控制计划、管理制度,实施质量检测评定等。各科护士长侧重抓质量标准的落实,贯彻各项规章制度及操作常规,在护理工作中督促护理人员实施自我控制,同级控制及逐级控制,调动所有护理人员的积极性,实现护理目标。

8.持续改进原则

持续改进是指在现有水平上不断提高服务质量、服务有效性和效率的循环活动。为了能有效开展持续改进,首先,在出现护理问题时,不是仅仅简单处理这个问题,而是采用 PDCA 循环模式,循序渐进,调查分析原因,采取纠正措施,并检验措施效果,总结经验并形成规范,杜绝类似问题再次出现,以实现持续质量改进。其次,要强化各层次护理人员,特别是管理层人员追求卓越的质量意识,以追求更高的效率和目标,主动寻求改进机会,确定改进项目,而不是等出现问题再考虑改进。

二、护理质量管理标准

(一)护理质量标准的概念

1.标准

标准是为一定范围内获得最佳秩序,对活动或结果规定共同和重复使用的规则、准则和特性文件。标准以科学技术和实践经验为基础,经有关方面一致认定,由公认的机构批准,以特定形式发布,具有一定的权威性。我国的标准分为四级:国家标准、行业标准、地方标准和企业标准。《中华人民共和国护士管理办法》《综合医院分级护理指导原则》《基础护理服务工作规范》《常用临床护理技术服务规范》等都是正式颁布的国家标准。

2.护理质量标准

护理质量标准是依据护理工作内容和特点、流程、管理要求、护理人员及患者特点、需求而制定的护理人员必须遵守的准则、规定、程序和方法。护理质量标准是护理管理的重要依据,建立科学的、系统的和先进的护理质量标准,有利于提高护理质量和护理管理水平。

(二)护理质量标准分类

护理质量标准依据使用范围分为护理管理质量标准和护理业务质量标准,根据使用目的分为方法性标准和衡量性标准,根据管理过程结构分为要素质量标准、过程质量标准和终末质量标准。

1.要素质量标准

要素质量是构成护理工作质量的基本要素。内容包括:①人员配备,如编制人数、职称、学历构成等。②环境、物资和设备,如仪器设备质量、药品质量、器材配备、环境质量(设施、空间、环境管理)等。③护士技能,可开展业务项目及合格程度的技术质量,如基础护理技术操作质量、专科护理技术操作质量等。④管理制度,如排班、值班传呼等时限质量、规章制度等基础管理质量。

2.过程质量标准

过程质量又称环节质量,是指各种要素通过组织管理所形成的工作能力、服务项目和工作程序质量。包括管理工作及护理业务技术活动过程,如执行医嘱、观察病情、患者管理、技术操作、护理文件书写、心理护理、健康教育等。

3.终末质量标准

终末质量是指患者所得到的护理效果的综合质量。如皮肤压疮的发生率、一级护理合格率、护理技术操作合格率、差错发生率及住院满意度、出院满意度等患者对医疗护理服务的满意度调查结果等。

(三)常用的护理质量标准

医院常用的护理质量标准包括护理技术操作质量标准、临床护理质量标准、护理文件书写质量标准及护理管理质量标准四大类。

1.护理技术操作质量标准

护理技术操作质量标准包括基础护理技术操作标准和专科护理技术操作标准。每项护理技术操作质量标准包括总标准和分标准。

(1)总标准:"以患者为中心"贯穿于护理工作的始终;严格执行三查七对;操作正确及时、安全、节力、省时、省物;严格执行无菌原则及操作程序,操作熟练。

(2)分标准:准备质量标准,包括护理人员自身准备、患者准备、环境准备和物品准备;过程质量标准,即操作过程的各个步骤;终末质量标准,即操作完成时所达到的效果。

计算公式:

$$护理技术操作合格率=\frac{护理技术操作考核合格护士人数}{考核护士总人数}\times100\%$$

2.临床护理质量标准

临床护理质量标准包括特级护理质量标准和一级护理质量标准、急救物品管理质量标准、基础护理质量标准。举例如下。

(1)特级护理质量标准:设专人24小时护理,备齐急救药品、物品并能随时使用;严密观察病情,并做好特护记录;制订并执行护理计划,正确及时做好各项专科护理和基础护理,患者无并发症。

(2)一级护理质量标准:按病情需要准备急救用品,制订并执行护理计划,每小时巡视,密切观察病情变化,并做好记录。做好晨晚间护理,保护皮肤清洁无压疮。

(3)急救物品管理质量标准:急救物品及药品、器材完好,处于备用状态;急救物品的管理做到三及时(及时清理、及时补充、及时检查维修)、五固定(定专人保管、定时检查核对、定点放置、定期消毒、定量供应)。急救物品合格率100%。

3.护理文件书写质量标准

护理文件包括体温单、医嘱执行单、护理记录单、手术护理记录单等。护理记录书写时要遵循客观、真实、可靠、准确、及时、完整的原则,字迹清晰、端正、无错别字,不能用刮、粘、涂等方法掩盖或去除原字迹。

计算公式:

$$护理文件书写合格率=\frac{护理文件书写合格份数}{护理文件抽查总份数}\times100\%$$

4.护理管理质量标准

护理管理质量标准包括护理部管理质量标准、病房护理工作质量标准、门诊护理工作质量标准、手术室质量标准和供应室工作质量标准。举例如下。

(1)护理部管理质量标准:认真落实国家有关法律法规和卫生行业的相关规章制度,专业技术人员具备相应的岗位任职资格,依法执业;护理人员的数量与梯队结构合理,满足保证护理质量的需求;护理管理制度健全,定期检查和质量控制,达到规定的质量要求。

(2)手术室质量标准:严格执行无菌操作规程,无菌手术感染率<0.5%;有严格的消毒隔离制度并认真贯彻;每月定期对手术室空气、物体表面、医护人员的手及无菌物品进行微生物监测;有严格消毒隔离制度,并认真执行;工作人员的衣、帽、鞋按要求穿戴;手术室清洁、安静、有定期清扫制度;高压灭菌达到无菌要求;巡回护士和手术护士遵守岗位工作制度,工作无差错。

(四)制定护理质量标准的原则

1.科学性原则

制定的护理质量标准不仅要符合法律法规和规章制度的要求,还要遵循护理工作规律,反映护理工作的本质,有利于规范护士行为,促进护理学科的发展。

2.实用性原则

从客观实际出发,根据现有的人力、物力、时间、任务等条件,制定既基于事实又略高于事实的质量标准和具体指标。标准是护理工作的导向,应该经过努力才能达到。

3.可衡量性原则

制定护理质量标准时要尽量用数据来表达,对一些定性标准尽可能将其转化为可计量指标,便于统计、分析和评价。

4.严肃性和相对稳定性原则

制定具有科学性、先进性的护理质量标准,一经审核,必须严肃认真地执行,并且要保持各项标准的相对稳定性和执行的连续性。

三、护理质量管理方法

前馈控制、同期控制和反馈控制称为控制的三级结构理论,也是护理质量控制的基本方法,以下重点介绍前两种方法。

(一)前馈控制

前馈控制又称预先控制,是一种积极的、主动的控制,指在活动之前就对结果进行认真的分析、研究、预测,并采取必要的防范措施,使可能出现的偏差在事先就得到控制的方法,前馈控制的纠正措施作用在计划执行过程的输入环节上,工作重点是防止所使用的各种资源在质和量上产生偏差,是通过对人力、财力、物力等资源的控制来实现的。其优越性在于面向未来,通过控制影响因素,而不是控制结果来实现控制目的。

(二)同期控制

同期控制又称过程控制或环节质量控制,是管理人员对正在进行的各种具体工作方法和过程进行恰当的指导、监督和纠正。同期控制的纠正措施作用于正在进行的计划过程之中,是在执行计划过程中对环节质量的控制,这是护士长经常使用的一种控制方法,其有效性很大程度上取决于管理者的素质与能力以及护士对管理者指示的理解程度。

四、护理质量控制过程

护理质量控制工作的过程包括三个基本程序:确立工作标准;衡量成效;纠正偏差。

(一)确立工作标准

标准是计量实现预期工作成果的尺度。标准是根据计划而制定的,是计划工作的个体化,是在完整的计划程序中选出的对工作成果进行衡量的关键点。确立护理质量控制标准,首先应明确控制的对象,即体现目标特性和影响目标实现的要素。护理质量控制的对象有护理工作和提供护理的人员,控制标准应针对两方面来制定。护理服务质量的控制应抓住影响护理服务质量的关键点制定出标准。标准的类型很多,如实物标准、费用标准、时间标准、效率指标;有形和无形标准;定量和定性的标准等。一般把目标作为标准是一类比较理想的控制标准,即在各级质量管理机构中建立可考核的完整的目标网络,以使无形标准的作用逐渐减少。

(二)衡量成效

衡量成效是为了确定实际工作绩效而对所控制的管理系统运行效果做定性或定量的描述和评价,直接关系到能否实现管理目标。管理者首先需要收集必要的信息,然后将实际绩效与标准进行比较,确定计划执行的进度和出现的偏差。在实施过程中,要考虑到衡量的精度和频率的问题。所谓精度是指衡量指标能够反映出被控制对象多大幅度的变化,精度越高,越能准确反映管理活动状况,但同时也越复杂。频率是指对被控对象多长时间进行一次考核和评定,频率越高,越能及时掌握情况,但同时也增加了监测机构的工作量或者根本做不到。在护理质量控制工作中,许多问题很难定出精确的标准,工作成效也难以用定量的方法进行衡量,因此,除了用定量的方法进行考核和评定外,大量的定性指标要规定得尽量具体,并按不同的重要性用一定的级数表示出来,最后用权重方法进行综合评价,使定性的指标趋向定量。权重的确定可以采用专家评审法进行。

(三)纠正偏差

成效与标准之间总存在着一定的偏差。偏差的出现总有一定的原因。系统变化不只是受到控制影响的作用,还受其他一些影响因素的作用,找到这些因素也就找到了导致偏差的原因。找到偏差的原因后,应根据偏差的大小和控制能力,制订纠正偏差的方案。有两种方法:一种是当系统的控制能力有限,在现有条件下根本无法达到要求的目标时,只有改变标准,才能纠正偏差;另一种是改变输入的质量和数量,改变人、财、物、信息和系统的结构,提高系统的控制能力,输出满足目标的要求。

在某些活动中难免会出现一些偏差,但要确定可以接受的偏差范围。衡量成效要通过实际绩效与标准的比较找出偏差,并确定是否在可以接受的范围,如护理技术操作合格率控制范围是90%～95%,低于90%则不能接受。管理者要把握好偏差的大小和方向,这是非常重要的。

五、护理质量评价

我国医院护理质量管理经历了由定性管理到定量管理、由经验管理到科学管理的发展过程。科学的质量评价不仅有利于维护患者的利益,对劣质服务进行惩处和改进,同时也有利于维护医院与医务人员的利益,使优质服务得到肯定。然而由于护理工作面临的情况复杂,不可控因素多,如何建立起更加科学、客观、可信、有效的护理质量评价方法,是值得卫生主管部门和医院管理者共同深入探讨的问题。

(一)护理质量评价的概念、原则和指标

护理质量的评价是护理管理中的控制工作。评价一般指衡量所定标准或目标是否实现或实现的程度如何,即对一项工作成效大小、工作好坏、进展快慢、对策正确与否等方面做出判断的过程。评价贯穿在工作的全过程中,而不应仅在工作结束以后。护理质量评价的意义在于:①说明护理工作的价值,证明提供给患者的是有质量的护理。②衡量工作计划是否完成,工作进展的程度和达到的水平,并按预定的目标或方向进行。③根据提供护理服务的数量、质量,评价护理工作需要满足患者需求的程度、未满足的原因及其影响因素,为管理者改进和提高护理质量提供参考。④通过比较评价,选择最佳方案,达到肯定成绩、纠正偏差、持续改进提高的目的。

在进行护理质量评价时应遵循两项原则:实事求是的原则,即评价应尊重客观事实,将实际执行情况与制定的标准进行比较,而标准应是评价对象能够接受的,并在实际工作中能够衡

量的;评价标准适当的原则,即确定的标准应适当,不能过高或过低,并具有可比性。

医院护理质量评价指标是说明医院护理工作中某项现象数量特征的科学概念和具体数值表现的统一体,它由一个名称和一个数值组合而成,护理质量的评价和比较可在医院之间进行,也可在同一医院内的不同科室之间进行。一项护理质量评价指标只能反映医院护理工作的某个或某些侧面,只有当不同来源和用途的各个方面护理质量评价指标有序地集合在一起,形成护理质量评价指标体系,才能对医院的全面护理质量发挥评价作用。

指标及指标体系是管理科学的产物,也是进行质量管理最基本、最重要的手段。护理质量评价指标对医院护理工作起着关键的导向性作用。各医院现行的护理质量评价指标主要参照国家卫健委《医院分级管理标准》、全国"百佳"医院评审标准、《医疗护理技术操作常规》以及各省、自治区、直辖市卫健委门制定的医疗护理评价指标。军队医院还同时参照《军队医院护理质量主要评价指标》《军队医院分级管理办法和评审标准》。

《军队医院护理质量主要评价指标》将护理质量评价指标分为工作效率、工作质量和管理质量三类。工作效率指标主要反映护理工作的负荷程度,包括特级护理床日用率、一级护理床日用率两项;工作质量指标主要反映临床护理和环节质量,包括基础护理质量合格率、特护及一级护理质量合格率、年度压疮发生数、护理技术操作合格率四项;管理质量指标重点控制护理管理过程,包括服务态度优良率、病区管理合格率、急救物品器材准备合格率、五种护理文书书写合格率、陪护率、年度护理事故发生数、年度严重护理差错发生率、年度护理差错发生率、护理人员年培训率、护理人员考核合格率十项。

卫健委《医院分级管理标准》中设置了十一项护理质量评价指标,与《军队医院护理质量主要评价指标》基本相同,不同的是设置了责任制护理和整体护理开展病房数、常规器械消毒灭菌合格率,一人一针一管执行率等指标。

随着国家和军队护理学科水平的不断提高和发展以及医学模式的转变,人们的健康观、服务观、质量观都发生了较大的改变,原有的评价指标有待进一步调整和扩大。自卫健委倡导整体护理工作模式以来,对传统的护理质量管理和评价工作提出了新的要求。我国各大医院的护理管理者积极探讨整体护理的理论与实践,不断完善整体护理质量评价标准。

(二)护理质量评价指标的设置原则

护理质量评价指标的设立是一项复杂的系统工程。要紧紧围绕进行护理质量评价的目的来设置。一项质量指标就是一项原则、程序、标准、评价尺度或其他能保证提供高水平护理的测量手段,是反映护理工作质量特性的科学概念和具体素质的统一体。因此,每一项指标的设置都应建立在科学、充分的论证和调研,以及对收集的数据进行准确统计分析的基础上,指标的设置除了遵循科学性原则外,还应遵循以下原则。

1.实用性和可操作性

即确定的指标应能切实反映护理质量的核心,能合理解释护理质量现象,同时应考虑到质量管理的成本因素。指标的概念和原理要便于理解,指标的计算公式、运算过程也要简单实用。

2.代表性和独立性

即选择能反映目标完成程度的指标,如患者满意度较好地反映了服务水平、技术水平和管理水平,具有一定的代表性。指标还应具有独立的信息,互相不能替代。

3.确定性和灵敏性

即指标必须客观、确定、容易判断,不会受检查人员的主观因素影响。某些需要现场检查判定结果的指标,如基础护理合格率、病区管理合格率、护理文书合格率,由于评价结果容易受检查人员主观因素的影响,故确定性较差,必须通过合理设计调查和正确的统计学处理,以提高其确定性。对于需要通过向患者发放调查问卷才能取得数据的指标,如患者满意度,只有经过严格设计的调查工具、方式和统计方法取得的数值才具有说服力。指标还应有一定的波动范围,以区别质量的变化。如抢救物品完好率多为100%,其灵敏度较差,起不到比较评价的作用。

评价指标的筛选可选用:专家咨询法;基本统计量法;聚类分类法,即将评价指标分类,选择出具有代表性的指标,以减少评价信息的交叉重复;主成分分析法,即将多个相关评价指标合成转化为数个相互独立的主成分,并保留大部分信息;变异系数法,即选择CV值中的指标,筛除迟钝和过于敏感的指标。

(三)护理质量评价指标体系的构成

护理质量评价指标体系按管理层次可分为医院间评价指标体系和医院内评价指标体系。医院间评价指标体系适用于上级卫生管理部门了解和评价各医院护理质量水平和状况,为辅助决策提供依据;医院内评价指标体系适用于医院了解和评价各科室护理单元的护理质量水平和状况,奖优罚劣,提高医院护理服务水平。

传统的护理质量评价指标主要侧重于临床护理质量,即执行医嘱是否及时、准确;护理文书、表格填写是否正确、清晰;生活护理是否周到、舒适、整洁、安全;是否因护理不当而给患者造成的痛苦和损害等。随着整体护理模式的广泛应用和护理工作内涵与功能的扩展,护理质量评价也应由上述狭义的概念发展为广义概念。

美国学者 Avedis Donabedian 提出质量评价的三个层次,即卫生服务系统的基本框架是结构质量、过程质量和结果质量的动态构成。我国则按管理流程分为要素质量、环节质量和终末质量。

1.要素质量评价

要素质量是指构成护理工作的基本要素,主要着眼于评价执行护理工作的基本条件。评价内容如下。

(1)机构和人员:建立健全与等级医院功能、任务和规模相适应的护理管理体系。可设置2~3级质控组织,即护理部专职质量监控组;总护士长级质量监控组;护士长级质量监控小组,定期进行质量控制与改进活动。护理人员编配合理,在数量和质量上符合卫健委规定标准,如护理人员占全院卫生技术人员构成比(50%),医护比(1∶2),床护比(1∶0.4),医院和病区主管护师以上人员构成比、大专以上学历人员构成比、具有执业资格护士构成比等。

(2)环境、物质和设备:反映医院设施、医疗护理活动空间、环境卫生检查、护理装备水平及物资设备等合格程度。如各护理单元是否安全、整洁、舒适、便捷,床单位设备齐全,护士站离重患者单元的距离、加床数以及常规物品器械消毒灭菌合格率、每年引进护理新仪器设备总值或护理仪器设备占全院构成比、护理仪器设备完好率、急救物品完好率等。

（3）知识及技术：反映护理业务功能与水平、开展的技术服务项目及执行护理技术常规的合格程度。如护理人员"三基"水平达标率、护理人员年考核合格率、护理人员年培训率、开展整体护理病房构成比、年发表论文数、年科研成果或革新项目数等。

（4）管理制度：护理工作有计划并按计划落实，规章制度健全并严格贯彻执行，护理资料齐全并尽量达到计算机管理，如年计划目标达标率。

2.环节质量评价

环节质量管理注重在护理工作的过程中实施控制，将偏差控制在萌芽状态，属前馈控制。目前国内医院进行护理环节质量评价最常用的指标主要包括以下两类：患者护理质量指标，如基础护理合格率、特级与一级护理合格率、患者对护理工作满意度等；护理环境和人员管理指标，如病区管理合格率、消毒隔离管理合格率、急救物品准备完好率、陪护率、护理表格书写合格率、一人一针一管执行率、护理技术操作合格率。部分医院还增加了一些反映护理观察和诊疗处置及时程度的指标，如护理处置及时率、巡视病房及时率、输液患者呼叫率等。

长期以来，国内医院将环节质量管理作为质量监控的重点，并取得了一定的经验。主要采用的检查和评价方法为若干名护理专家现场检查某医院一定数量的病区和患者，对照相应的检查项目和标准扣分，被检查项目达到标准分数记为合格，未达到标准分数记为不合格，最后统计合格率。

3.终末质量评价

终末质量是患者所得到的护理效果的综合反映，终末质量评价是对患者最终的护理效果的评价，属于传统的事后评价或反馈控制。这些指标的主要特点是从患者角度进行评价。常用指标包括：年度压疮发生数、年度护理事故发生次数、年度严重护理差错发生率、年度护理差错发生率、抢救成功率、出院患者对护理工作满意度、患者投诉数、护患纠纷发生次数等。有研究者认为护理效果的评价应从对患者产生的结果和对医院的影响两方面进行分析，前者包括临床护理效果、患者满意率和健康教育效果；后者包括对医院质量、医院形象和医院经济效益等方面的影响。

为了全面反映护理服务的质量要求，一般采用要素质量、环节质量和终末质量相结合的评价，三者的关系应是：着眼于要素质量，以统筹质量控制的全局；具体抓环节质量有效实施护理措施；以终末质量评价进行反馈控制。

（四）护理质量评价方法

护理质量评价是一项系统工程。评价主体由患者、工作人员、科室、护理部、医院及院外评审机构构成；评价客体由护理项目、护理病例、护士、科室和医院构成系统；评价过程按搜集资料——资料与标准比较——做出判断的系统过程实施。按护理质量评价的对象分类的评价方法如下。

1.以护理项目为评价对象

护理项目是质量评价的基本单元，传统的护理质量评价主要将护理项目作为评价对象，如特护及一级护理质量、护理技术操作合格率、健康教育的实施效果等。

2.以病例为评价对象

整体护理的开展,实现了护理工作模式由功能制护理到以患者为中心的转变,而护理质量评价尚未很好地关注对整体病例的评价,即根据病例分型识别和评价患者的护理需要程度。有以下六种分型:①病情分型,区分患者的危重程度。②自理能力分型,识别需要生活照顾的患者。③心理状态分型,把握有心理服务需要和有纠纷倾向的患者。④经济地位分型,把贫困患者与社会名流区分出来。⑤护理措施分型,把不同护理等级和使用高新技术与风险技术的患者区分出来。⑥满意度分型,把不满意的患者区分开来,根据上述病例分型,建立重点病例报告制和病历质量评价标准和评价表,评价整体护理质量。

3.以病种为评价对象

病种质量评价是一个群体质量评价层次,主要病种的护理质量在一定程度上可反映专科和医院的护理质量水平,目前国内医院护理质量评价采用的指标信息较混杂,以整体病例为评价单位,则实施过程又过细。病种质量评价体现了宏观与微观的结合,且为非随机性抽样检查,有较好的可靠性和代表性,因此正日益受到重视,但至今尚未引进国内护理管理领域。

4.以患者满意度为评价对象

全面质量管理就是要达到让所有"顾客"满意,达到他们的期望。患者满意度评价方法,旨在从患者的角度评价医疗护理质量。由患者做出满意度评价是一种市场行为,对患者评价的重视程度,是医院市场观念的标志。从患者的观点看,护理效果质量是评价质量的主要内容,建立在患者对服务过程主观描述基础上的满意度测评,对于管理者评价护理质量非常重要,越来越受到重视。在英国,患者满意度调查已经被提议作为一项常规的审计内容。

满意度测评可以在住院患者中进行,需要专人定期访问住院医院,对一个医院来说操作性尚可,但对上级卫生主管部门来说,则较难做到。同时,住院患者的疾病转归尚未明确,有的人病情仍较重,在接受调查、回答问题或填写问卷时往往有顾虑,使调查结果与实际情况有较大出入,影响评价结果的客观、真实和公正,选择出院患者作为调查对象,可较好地避免上述问题,已被上级卫生主管部门和院内评价时采用。收集信息可采用问卷调查、电话咨询、设立意见簿、出院随访等测评方法。

满意度测评的步骤如下。①确定目标及评价的目的。②根据评价的目的和评价方法的优缺点选择适当的方法。③设计数据收集工具。调查表是常用的方法,必须经过周密的设计,保证其信度和效度。调查内容既要全面深入,又要简洁方便,以开放式问题作为选择。问题答案选项按标准满意度问卷调查表的 Likert 五级设计法,按各选项以 25 分的间距在 0～100 分的范围设计五个选项,分别为"非常好""较好""一般""较差""极差",使各医院问卷调查指标值的离散度加大,更利于进行院间评价。④数据收集与储存。调查表的发放与回收采用"双盲法",即由患者经治科室或医院的上级业务主管部门确定调查问卷的内容,患者填妥调查表后直接寄往发信机关,由上级医疗管理机关对调查表进行分析评价,以保证数据来源的真实性和准确性。⑤数据分析和报告,数据分析可从描述和深入分析两方面处理;报告时层次要清楚,重点应突出。⑥信息转化,对评价结果做出快速反应是持续质量改进的基本前提。

(李　虹)

第二章　呼吸系统疾病的护理

第一节　急性呼吸窘迫综合征

急性呼吸窘迫综合征(ARDS)是指由各种肺内外致病因素导致的急性弥散性肺损伤和进而发展的急性呼吸衰竭。主要病理特征是炎症导致的肺微血管通透性增高,肺泡腔渗出富含蛋白质的液体,进而导致肺水肿及透明膜形成,常伴肺泡出血。主要病理生理改变是肺容积减少、肺顺应性降低和严重通气血流比例失衡。临床表现为呼吸窘迫、顽固性低氧血症和呼吸衰竭,肺部影像学表现为双肺渗出性病变。

美欧 ARDS 共识会议(AECC)提出了急性肺损伤(ALI)/ARDS 的概念。ALI 和 ARDS 为同一疾病过程的两个阶段,ALI 代表早期和病情相对较轻的阶段,而 ARDS 代表后期和病情较严重的阶段,55%的 ALI 会在 3 天内进展为 ARDS。鉴于用不同名称区分严重程度可能给临床和研究带来困惑,在 JAMA 发表的 ARDS 柏林诊断标准取消了 ALI 命名,将本病统称为 ARDS,原 ALI 基本相当于现在的轻症 ARDS。

一、诊断

(一)病因

引起 ARDS 的原因或危险因素很多,可分为肺内因素(直接因素)和肺外因素(间接因素)。①肺内因素:严重肺感染、胃内容物吸入、肺挫伤、吸入有毒气体、淹溺、氧中毒等。②肺外因素:脓毒症、严重的非胸部创伤、重症胰腺炎、大量输血、体外循环、弥散性血管内凝血(DIC)等。

(二)临床表现

ARDS 大多于原发病起病 3 天内发生,几乎不超过 7 天。除原发病的症状与体征外,最早出现的症状是呼吸加快,并呈进行性加重的呼吸困难、发绀,常伴有烦躁、焦虑、出汗等。其呼吸困难的特点是呼吸深快、费力,患者常感到胸廓紧束、严重憋气,即呼吸窘迫,不能用通常的吸氧疗法改善,也不能用其他原发心肺疾病(如气胸、肺气肿、肺不张、肺炎、心力衰竭等)解释。早期体征可无异常或仅在双肺闻及少量细湿啰音;后期多可闻及水泡音,可有管状呼吸音。

(三)ARDS 柏林诊断标准

满足以下四项条件方可诊断 ARDS。

(1)明确诱因下 1 周内出现的急性或进展性呼吸困难。

（2）胸部 X 线/CT 检查显示两肺浸润阴影,不能完全用胸腔积液、肺叶/全肺不张和结节影解释。

（3）呼吸衰竭不能完全用心力衰竭和液体负荷过重解释。若临床无危险因素,则需用客观检查(如超声心动图等)来评价心源性肺水肿。

（4）低氧血症:根据氧合指数(PaO_2/FiO_2)确立 ARDS 诊断,并按其严重程度分为轻度、中度和重度 ARDS。应注意的是上述氧合指数中动脉血氧分压(PaO_2)的监测均是在机械通气参数呼气末正压通气(PEEP)/持续气道正压通气(CPAP)不低于 $5cmH_2O$ 的条件下测得;所在地海拔＞1000m 时,需对 PaO_2/吸入气氧浓度(FiO_2)进行校正,校正后的 $PaO_2/FiO_2 = (PaO_2/FiO_2) \times ($ 所在地大气压值/760$)$。PaO_2/FiO_2 正常值为 $400 \sim 500mmHg$,$\leqslant 300mmHg$ 是诊断 ARDS 的必要条件。轻度 ARDS:$200mmHg < PaO_2/FiO_2 \leqslant 300mmHg$。中度 ARDS:$100mmHg < PaO_2/FiO_2 \leqslant 200mmHg$。重度 ARDS:$PaO_2/FiO_2 \leqslant 100mmHg$。

（四）诊断注意事项

上述 ARDS 的诊断标准是非特异性的,建立诊断时必须排除大片肺不张、心源性肺水肿、高原肺水肿、弥散性肺泡出血、急性肺血栓栓塞症(PTE)等。

二、治疗

ARDS 的治疗与一般急性呼吸衰竭相同。主要治疗措施包括原发病治疗与感染控制、氧疗、机械通气以及液体管理等。

（一）原发病治疗与感染控制

原发病治疗与感染控制是治疗 ARDS 的首要原则和基础,应积极寻找原发病灶并予以彻底治疗。感染是导致 ARDS 的常见原因,也是 ARDS 的首位高危因素;而 ARDS 又易并发感染,所以对于所有患者都应怀疑感染的可能,除非有确定的其他原因存在。治疗上宜选择广谱抗生素。

（二）氧疗

一般需高浓度给氧。氧疗目标是使 $PaO_2 \geqslant 60mmHg$ 或动脉血氧饱和度(SaO_2)$\geqslant 90\%$。轻症者可使用面罩给氧,但多数患者需使用机械通气。

（三）机械通气

一旦诊断为 ARDS,应尽早行机械通气。轻度 ARDS 患者可试用无创正压通气,无效或病情加重时尽快气管插管或切开行有创机械通气。ARDS 机械通气的关键在于:复张萎陷的肺泡并使其保持开放状态,以增加肺容积和改善氧合,同时避免肺泡随呼吸周期反复开闭所造成的损伤。推荐采用肺保护性通气策略,主要措施包括给予合适水平的呼气末正压(PEEP)和小潮气量。

1.PEEP 的调节

①从低水平开始,先用 $5cmH_2O$,逐渐增加至合适的水平,争取维持 $PaO_2 > 60mmHg$ 而 $FiO_2 < 0.60$,一般 PEEP 水平为 $8 \sim 18cmH_2O$。②对血容量不足的患者,应补充足够的血容量以代偿回心血量的不足,同时不能过量,以免加重肺水肿。

2.小潮气量

即潮气量为 6～8mL/kg，旨在将吸气平台压控制在 $35cmH_2O$ 以下，防止肺泡过度扩张。为保证小潮气量，可允许一定程度的 CO_2 潴留和呼吸性酸中毒（pH 7.25～7.30）。合并代谢性酸中毒时需适当补碱。

对 ARDS 患者，压力控制通气可以保证气道吸气压不超过预设水平，避免呼吸机相关肺损伤，因而较容量控制通气更常用。其他可选的通气模式包括双相气道正压通气、反比通气、压力释放通气等，并可联合肺复张法、俯卧位通气等以进一步改善氧合。

（四）液体管理

应合理限制液体入量，在血压稳定和保证组织器官灌注前提下，液体出入量宜轻度负平衡，可使用利尿剂促进水肿消退。每日摄取液体量应限制在 1400～1600mL。在 ARDS 早期，除非有低蛋白血症，否则不宜输注胶体液。

（五）营养支持

提倡全胃肠营养，不仅可避免静脉营养的不足，而且能够保护胃肠黏膜，防止肠道菌群异位。

（六）药物治疗

1.肾上腺皮质激素

对脂肪栓塞或急性胰腺炎并发 ARDS 患者，有一定疗效，但必须早期、大剂量和短疗程使用。其他原因引起的 ARDS，激素治疗价值尚不确定，应列为慎用或忌用。

2.其他药物

包括非甾体抗炎药（布洛芬、吲哚美辛）、氧自由基清除剂、血管扩张剂（山莨菪碱、吸入一氧化氮、己酮可可碱、前列腺素 E_1）、肺表面活性物质、抗肿瘤坏死因子 α 单克隆抗体、白介素 1 受体拮抗剂（IL-1Ra）、LPS 抗体等，均无肯定效果。

三、护理

在救治 ARDS 过程中，精心护理是抢救成功的重要环节。护士应做到及早发现病情，迅速协助医生采取有力的抢救措施。密切观察患者生命体征，做好各项记录，准确完成各种治疗，备齐抢救器械和药品，防止机械通气和气管切开的并发症。

1.护理目标

（1）及早发现 ARDS 的迹象，及早有效地协助抢救。维持生命体征稳定，挽救患者生命。

（2）做好人工气道的管理，维持患者最佳气体交换，改善低氧血症，减少机械通气并发症。

（3）采取俯卧位通气护理，缓解肺部压迫，改善心脏的灌注。

（4）积极预防感染等各种并发症，提高救治成功率。

（5）加强基础护理，增加患者舒适感。

（6）减轻患者心理不适，使其合作、平静。

2.护理措施

（1）及早发现病情变化。ARDS 通常在疾病或严重损伤的最初 24～48 小时后发生。首先出现呼吸困难,通常呼吸浅快。吸气时可存在肋间隙和胸骨上窝凹陷。皮肤可出现发绀和斑纹,吸氧不能使之改善。

护士发现上述情况要高度警惕,及时报告医生,进行动脉血气和胸部 X 线等相关检查。一旦诊断考虑 ARDS,立即积极治疗。若没有机械通气的相应措施,应尽早转至有条件的医院。患者转运过程中应有专职医生和护士陪同,并准备必要的抢救设备,氧气必不可少。若有指征行机械通气治疗,可以先行气管插管后转运。

(2)迅速连接监测仪,密切监护呼吸、心率、心律、血压等生命体征,尤其是呼吸的频率、节律、深度及血氧饱和度等。观察患者意识、发绀情况、末梢温度等。注意有无呕血、黑便等消化道出血的表现。

(3)氧疗和机械通气的护理治疗。ARDS 最紧迫的问题在于纠正顽固性低氧,改善呼吸困难,为治疗基础疾病赢得时间。需要对患者实施氧疗甚至机械通气。

严密监测患者呼吸情况及缺氧症状。若单纯面罩吸氧不能维持满意的血氧饱和度,应予以辅助通气。首先可尝试采用经面罩持续气道正压吸氧等无创通气,但大多需要机械通气吸入氧气。遵医嘱给予高浓度氧气吸入或使用呼气末正压呼吸(PEEP)并根据动脉血气分析值的变化调节氧浓度。

使用 PEEP 时应严密观察,防止患者出现气压伤。PEEP 是在呼气终末时给予气道以一恒定正压使之不能回复到大气压的水平。可以增加肺泡内压和功能残气量改善氧合,防止呼气使肺泡萎陷,增加气体分布和交换,减少肺内分流,从而提高 PaO_2。由于 PEEP 使胸腔内压升高,静脉回流受阻,致心搏减少,血压下降,严重时可引起循环衰竭,另外正压过高,肺泡过度膨胀、破裂有导致气胸的危险。所以在监护过程中,注意 PEEP 观察有无心率增快、突然胸痛、呼吸困难加重等相关症状,发现异常立即调节 PEEP 压力并报告医生处理。

帮助患者采取有利于呼吸的体位,如端坐位或高枕卧位。

人工气道的管理有以下四方面。

1)妥善固定气管插管,观察气道是否通畅,定时对比听诊双肺呼吸音。经口插管者要固定好牙垫,防止阻塞气道。每班检查并记录导管刻度,观察有无脱出或误入一侧主支气管。套管固定松紧适宜,以能放入一指为准。

2)气囊充气适量。充气过少易产生漏气,充气过多可压迫气管黏膜导致气管食管瘘,可以采用最小漏气技术,用来减少并发症发生。方法:用 10mL 注射器将气体缓慢注入,直至在喉及气管部位听不到漏气声,向外抽出气体 0.25～0.5mL/次,至吸气压力到达峰值时出现少量漏气为止,再注入 0.25～0.5mL 气体,此时气囊容积为最小封闭容积,气囊压力为最小封闭压力,记录注气量。观察呼吸机上气道峰压是否下降及患者能否发音说话,长期机械通气患者要观察气囊有无破损、漏气现象。

3)保持气道通畅。严格无菌操作,按需适时吸痰。过多反复抽吸会刺激黏膜,使分泌物增加。先吸气道再吸口、鼻腔,吸痰前给予充分气道湿化、翻身叩背,吸纯氧 3 分钟,吸痰管最大外径不超过气管导管内径的 1/2,迅速插吸痰管至气管插管,感到阻力后撤回吸痰管 1～2cm,打开负压,边后退边旋转吸痰管,吸痰时间不应超过 15 秒。吸痰后密切观察痰液的颜色、性状、量及患者心率、心律、血压和血氧饱和度的变化,一旦出现心律失常和呼吸窘迫,立即停止吸痰,给予吸氧。

4)用加温湿化器对吸入气体进行湿化,根据病情需要加入盐酸氨溴索、异丙阿托品等,每日 3 次雾化吸入。湿化满意标准为痰液稀薄、无泡沫、不附壁,能顺利吸出。

呼吸机使用过程中注意电源插头要牢固,不要与其他仪器共用一个插座;机器外部要保持清洁,上端不可放置液体;开机使用期间定时倒掉管道及集水瓶内的积水,集水瓶安装要牢固;定时检查管道是否漏气、有无弯折、压缩机工作是否正常。

(4)维持有效循环,维持出入液量轻度负平衡。循环支持治疗的目的是恢复和提供充分的全身灌注,保证组织的灌流和氧供,促进受损组织的恢复。在能保持酸碱平衡和肾功能的前提下达到最低水平的血管内容量。①护士应迅速帮助完成该治疗目标,选择大血管,建立 2 个以上的静脉通道,正确补液,改善循环血容量不足。②严格记录出入量、每小时尿量。出入量管理的目标是在保证血容量、血压稳定前提下,24 小时出量大于入量的 $500\sim1000\text{mL}$,利于肺内水肿液的消退。充分补充血容量后,护士遵医嘱给予利尿剂,消除肺水肿。观察患者对治疗的反应。

(5)俯卧位通气护理,由仰卧位改变为俯卧位,可使 75% ARDS 患者的氧合改善。可能与血流重新分布,改善背侧肺泡的通气,使部分萎陷肺泡再膨胀达到“开放肺”的效果有关。随着通气血流比例的改善进而改善了氧合。但存在血流动力学不稳定、颅内压增高、脊柱外伤、急性出血、骨科手术、近期腹部手术、妊娠等禁忌实施俯卧位。①患者发病 $24\sim36$ 小时后取俯卧位,翻身前给予纯氧吸入 3 分钟。预留足够的管路长度,注意防止气管插管过度牵拉致脱出。②为减少特殊体位给患者带来的不适,用软枕垫高头部 $15°\sim30°$,嘱患者双手放在枕上,并在髋、膝、踝部放软枕,每 $1\sim2$ 小时变换 1 次软枕的位置,每 4 小时变换 1 次体位,同时考虑患者的耐受程度。③注意血压变化,因俯卧位时支撑物放置不当,可使腹压增加,下腔静脉回流受阻而引起低血压,必要时在翻身前提高吸氧浓度。④注意安全、防坠床。

(6)预防感染的护理。①注意严格无菌操作,每日更换气管插管切口敷料,保持局部清洁干燥,预防或消除继发感染。②加强口腔及皮肤护理,以防护理不当而加重呼吸道感染及发生压疮。③密切观察体温变化,注意呼吸道分泌物的情况。

(7)心理护理,减轻恐惧,增加心理舒适度。①评估患者的焦虑程度,指导患者学会自我调整心理状态,调控不良情绪。主动向患者介绍环境,解释治疗原则,解释机械通气、监测及呼吸机的报警系统,尽量消除患者的紧张感。②耐心向患者解释病情,对患者提出的问题要给予明确、有效和积极的信息,消除心理紧张和顾虑。③护理患者时保持冷静和耐心,表现出自信和镇静。④如果患者由于呼吸困难或人工通气不能讲话,可提供纸笔或以手势与患者交流。⑤加强巡视,了解患者的需要,帮助患者解决问题。⑥帮助并指导患者及其家属应用松弛疗法、按摩等。

(8)营养护理。ARDS 患者处于高代谢状态,应及时补充热量和高蛋白、高脂肪营养物质。能量的摄取既应满足代谢的需要,又应避免糖类的摄取过多,蛋白摄取量一般为每日 $1.2\sim1.5\text{g/kg}$。

尽早采用肠内营养,协助患者取半卧位,充盈气囊,证实胃管在胃内后,用加温器和输液泵匀速泵入营养液。若有肠鸣音消失或胃潴留,暂停鼻饲,给予胃肠减压。一般留置 $5\sim7$ 天后拔除,更换到对侧鼻孔,以减少鼻窦炎的发生。

四、健康教育

在疾病的不同阶段,根据患者的文化程度做好有关知识的宣传和教育,让患者了解病情的变化过程。

(1)提供舒适安静的环境以利于患者休息,指导患者正确卧位休息,讲解由仰卧位改变为俯卧位的意义,尽可能减少特殊体位给患者带来的不适。

(2)向患者解释咳嗽、咳痰的重要性,指导患者掌握有效咳痰的方法,鼓励并协助患者咳嗽、排痰。

(3)指导患者自己观察病情变化,如有不适及时通知医护人员。

(4)嘱患者严格按医嘱用药,按时服药,不要随意增减药物剂量及种类。服药过程中,需密切观察患者用药后反应,以指导用药剂量。

(5)指导患者出院后仍以休息为主,活动量要循序渐进,注意劳逸结合。此外,患者病后生活方式的改变需要家人的积极配合和支持,应指导患者家属给患者创造一个良好的身心休养环境。出院后1个月内来院复查1~2次,出现情况随时来院复查。

第二节　胸部外伤

胸腔内最主要的脏器为肺和心脏大血管,创伤后容易发生呼吸和循环功能障碍。胸部伤约占全身各种创伤的10%~25%,但居创伤致死原因的首位。

一、分类

(1)根据致伤原因分为钝性伤和穿通性伤。

(2)按受伤机制分类为闭合性伤和开放性伤。开放性伤中穿透胸膜或纵隔者称为穿通性开放伤;仅伤及胸壁者称非穿通性开放性伤。

二、临床表现

1.疼痛

受伤局部疼痛,不敢咳嗽。痰不能排出,造成呼吸道梗阻。可造成缺氧、肺炎和肺不张。

2.咯血

咯血是支气管及肺损伤的一个可靠征象。

3.呼吸困难

胸部损伤后由于直接损害呼吸系统,绝大多数有不同程度的呼吸困难;有多根、多处肋骨骨折时引起反常呼吸运动,也可导致缺氧和二氧化碳潴留。

4.休克

常见原因是胸膜肺休克、大量失血、纵隔移位和摆动、心脏压塞。

5.皮下气肿

壁层胸膜、纵隔胸膜破裂或肺泡破裂,气体沿支气管树蔓延至皮下可引起皮下气肿。张力性气胸时多有皮下气肿。

三、治疗

接到急救人员到达现场后发回的信息,根据病情危重情况,医院启动应急系统,有关科室人员立即做好急救准备,经有关检查后,进入病房急救室及时处理,给患者赢得最佳抢救时间,及早纠正呼吸和循环功能紊乱。具体方法是:恢复胸壁的完整性和呼吸运动功能,保持呼吸道通畅,补充血容量和止血,解除胸膜腔和心包腔内的压力,适时进行开胸手术。

四、护理

胸外伤多由暴力挤压、冲撞、跌倒、坠落、钝器击打所致。主要包括肋骨骨折、损伤性血胸、损伤性气胸等。

(一)护理评估

1.病因评估

受伤的方式和受力点,可提示胸部损伤的类型、部位及程度。一般根据是否穿破壁层胸膜,造成胸腔与外界沟通而分为闭合性损伤和开放性损伤。闭合性损伤多因车祸、高处坠落、暴力挤压或钝器打击胸部所致,高压水浪、气浪冲击肺部则可致肺爆震伤。开放性损伤多因利器、火器、弹片等穿破胸壁造成。

2.症状体征评估及并发症

(1)评估生命体征,重点观察呼吸情况,如呼吸频率、节律,有无反常呼吸及缺氧现象。评估有无胸痛、呼吸困难、咳嗽、咯血、皮下气肿、开放性气胸、张力性气胸、血气胸等。严重的胸部损伤,可伴有休克、急性创伤性呼吸功能衰竭。评估循环情况及有无心脏压塞症状。

(2)并发症:肺部、胸腔感染和呼吸窘迫综合征。

(二)护理措施

(1)保持气道通畅,及时清除气道分泌物。如为严重的胸外伤、肺挫伤患者,可根据病情给予气管切开。遵医嘱给予吸氧,必要时应用人工呼吸机辅助呼吸。

(2)建立静脉通路并保持输液通畅。控制出血,迅速补充血容量,纠正休克。积极行抗感染治疗,有外伤患者及时注射破伤风抗毒素。

(3)镇静止痛。患者疼痛严重时,可遵医嘱给予口服或肌内注射镇痛药物、行肋间神经阻滞、应用镇痛泵。如有肋骨骨折,应给予胸部多头带包扎固定,方法为由下向上,呈叠瓦式固定,以减少胸壁浮动,抑制反常呼吸,并可减轻疼痛。

(4)纠正营养不良,给予高蛋白、高维生素、高热量饮食,诊断不明确或病情危重者暂禁食。嘱患者保持口腔卫生,戒烟戒酒。

(5)变开放性气胸为闭合性气胸,即用无菌敷料加压包扎开放性损伤,阻止外界空气通过伤口进入胸腔而压迫心、肺和大血管,危及生命。有血胸、气胸,应及时行胸膜腔穿刺、胸腔闭式引流、剖胸手术或胸腔镜手术探查,开放性胸壁损伤者要紧急手术治疗。

(6)术后密切监测生命体征,观察患者的神志、面色等情况。监测血压:血压增高可能是疼痛、缺氧、输血或输液过快导致;血压下降可能为血容量不足、心功能不全、心律失常等所致。注意监测心率,若持续增快,应查明原因,对症处理。术后应观察创口有无出血、漏气、皮下气肿及胸痛情况。

(7)体位:置患者于半卧位,合并休克者平卧位;全身麻醉(简称全麻)清醒 6 小时后取半卧位,注意抬高床头 30°左右,减轻局部充血和水肿,同时使膈肌下降,增加肺活量,以利于气体交换和引流。

(8)呼吸治疗:术后继续给予患者鼻导管吸氧至生命体征平稳。协助患者拍背咳痰,指导患者做深呼吸训练,可按压患者胸骨上窝处气管,以刺激咳嗽排痰,必要时给予吸痰。遵医嘱给予雾化吸入,每日 2 次。训练患者吹气球、使用呼吸训练仪。

(9)胸腔闭式引流的护理。①利用重力引流,排出胸腔内的气体和液体,重建胸腔负压使肺复张,平衡压力预防纵隔移位。观察引流液的性质、颜色和量。引流瓶低于胸壁引流口平面 60~100cm,禁止高于胸部,水柱上下波动的范围为 4~6cm,胸管长度应适中,维持引流系统密封,长管插至液面下 3~4cm,接头固定。胸管过短,在患者咳嗽或深呼吸时,胸腔积液可能回流导致感染;过长则可能扭曲,增大气道无效腔,不易引流,从而影响肺复张。注意:患者翻身活动时应防止胸管受压、弯折、扭曲、脱出。保持胸管通畅,每 15~30 分钟挤压 1 次。每日更换无菌生理盐水 500mL。②如每小时引流血量超过 200mL,并持续 2~3 小时以上,提示胸腔内有活动性出血,应及时报告医生,积极处理。③拔管指标:一般置管 48~72 小时后,肺完全复张,胸部 X 线显示肺膨胀良好,无漏气,听诊呼吸音清晰,24 小时引流液量少于 50mL、脓液少于 10mL,无气体溢出且引流液颜色变浅,患者无呼吸困难或气促。拔管后用凡士林纱布封闭胸壁伤口,并包扎固定,以防气胸。同时注意观察患者有无胸闷、呼吸困难、皮下气肿、渗液等。拔管后,尽早下床活动。

五、健康教育

(1)加强对劳动保护、安全生产、遵守交通规则知识的宣传,避免意外损伤的发生。

(2)文明守法,不打架斗殴。

(3)指导患者进行腹式呼吸及有效咳嗽。咳痰时保护伤口、减轻疼痛:伸开双手,五指合拢,越过中线,双手分别置于患者胸部前后,压紧伤口,待患者咳嗽时稍加用力。

(4)指导患者早期循序渐进地活动,可在床上活动四肢、抬臀、锻炼患侧肢体。恢复期仍可伴有疼痛,但不影响患侧肩关节功能锻炼,但气胸痊愈期 1 个月内不宜参加剧烈运动,如打球、跑步、抬举重物等。

(5)多吃蔬菜、水果,增加粗纤维摄入,保持排便通畅,必要时应用缓泻剂,以防止用力排便而影响通气。忌食辛辣、生冷、油腻食物,以防助湿生痰,多饮水。

(6)定期复诊,肋骨骨折患者在 3 个月后应复查胸部 X 线,以了解骨折愈合情况。出现高热、呼吸困难,应随时就诊。

第三节　重症支气管哮喘

重症支气管哮喘,简称重症哮喘,是指哮喘急性发作,经常规治疗症状不能改善或继续恶化或哮喘呈暴发性发作,发作开始后短时间内进入危重状态者,也称为难治性急性重症哮喘。

一、病因

(1)变应原或其他致喘因素持续存在。

(2)已存在的呼吸道感染。

(3)β_2受体激动剂的应用不当和(或)抗感染治疗不充分。

(4)脱水、电解质紊乱和酸中毒。

(5)突然停用激素,引起"反跳现象"。

(6)情绪过分紧张。

(7)理化因素的影响。

(8)有严重并发症或伴发症。

二、治疗

(1)氧疗:重症哮喘患者由于存在气道炎症、痰液黏稠及支气管收缩等导致气道阻塞的因素,可引起肺内通气血流比例(V/Q)失调和不同程度的低氧血症。患者应持续低浓度吸氧,以使呼吸衰竭的患者既解除致命的低氧血症,又保持着一定的缺氧刺激。

(2)解除支气管痉挛,降低气道阻力,改善通气功能:在治疗的过程中,可以应用β_2受体激动剂、茶碱类、抗胆碱能、糖皮质激素等药物。糖皮质激素是危重型哮喘抢救中不可缺少的药物,一旦确诊为危重型哮喘,就应在应用支气管解痉剂的同时,及时足量地从静脉快速给予糖皮质激素,在给予危重型哮喘的第1瓶液体中往往同时加入支气管解痉剂和糖皮质激素。在应用激素时应注意早期、足量、短程静脉给药,并注意防止激素的不良反应。

(3)纠正脱水、酸碱失衡和电解质紊乱。

(4)去除病因:仔细分析和发现哮喘病情加重或持续不缓解的原因并去除,这是重症哮喘治疗的重要环节,也是容易忽视的环节。

(5)控制感染:一般而言,触发哮喘呼吸道感染的主要病原体是病毒,如患者痰量增多合并肺部细菌感染,则必须应用抗生素。抗生素的选择依病情而定,参考血常规、痰细菌培养及药敏试验结果。

(6)促进排痰:痰液阻塞是重症哮喘病情难以缓解的重要原因之一。因此,加强排痰,保持气道通畅甚为必要。具体措施如下:①补液,纠正脱水。②药物祛痰,酌情选用以下药物:沐舒坦、溴己新、氯化铵、α-糜蛋白酶。③雾化吸入,可选用生理盐水加入α-糜蛋白酶或乙酰半胱氨酸。④机械性排痰,翻身拍背,经气管插管或气管切开处吸痰。

(7)机械通气:重度哮喘患者经支气管扩张剂、激素、氧疗、充分补液和碱剂等积极治疗,大多数患者可得到缓解,但仍有部分患者治疗无效。对这类患者应及时建立人工气道,保持呼吸道通畅并进行机械通气,以取得满意疗效。但即使使用机械通气,危重哮喘仍有 10%～15% 的病死率。

三、护理

1.护理目标

(1)及早发现哮喘先兆,保障最佳治疗时机,终止发作。

(2)尽快解除呼吸道阻塞,纠正缺氧,挽救患者生命。

(3)减轻患者身体、心理的不适及痛苦。

(4)提高患者的活动能力,提高生活质量。

(5)健康指导,提高自护能力,减少复发,维护肺功能。

2.护理措施

(1)院前急救时的护理。①首先做好出诊前的评估。接到出诊联系电话时询问患者的基本情况,做出预测评估及相应的准备。除备常规急救药外,需备短效的糖皮质激素及 β_2 受体激动剂(气雾剂)、氨茶碱等。做好机械通气的准备,救护车上的呼吸机调好参数,准备吸氧面罩。②到达现场后,迅速评估病情及周围环境,判断是否有诱发因素。简单询问相关病史,评估病情。立即监测生命体征、意识状态的情况,发生呼吸、心搏骤停时立即配合医生进行心肺复苏,建立人工气道进行机械辅助通气。尽快解除呼吸道阻塞,及时纠正缺氧是抢救患者的关键。给予氧气吸入,面罩或者用高频呼吸机通气吸氧。遵医嘱立即帮助患者吸入糖皮质激素和 β_2 受体激动剂定量气雾剂,氨茶碱缓慢静脉滴注,肾上腺素 0.25～0.5mg 皮下注射,30 分钟后可重复 1 次。迅速建立静脉通道。固定好吸氧、输液管,保持通畅。重症哮喘病情危急,严重缺氧导致患者极其恐惧、烦躁,护士要鼓励患者,端坐体位做好固定,扣紧安全带,锁定担架平车与救护车定位把手,并在旁扶持。运送途中,密切监护患者的呼吸频率及节律、血氧饱和度、血压、心率、意识的变化,观察用药反应。

(2)到达医院后,帮助患者取坐位或半卧位,放移动托板,使其身体伏于其上,利于通气和减少疲劳。立即连接吸氧装置,调好氧流量。检查静脉通道是否通畅。备吸痰器、气管插管、呼吸机、抢救药物、除颤器。连接监护仪,监测呼吸、心电、血压等生命体征。观察患者的意识、呼吸频率、哮鸣音高低变化。一般哮喘发作时,两肺布满高调哮鸣音,但重危哮喘患者,因呼吸肌疲劳和小气道广泛痉挛,使肺内气体流速减慢,哮鸣音微弱,出现"沉默胸",提示病情危重。护士对病情变化要有预见性,发现异常及时报告医生处理。

(3)迅速收集病史,了解以往药物服用情况,评估哮喘程度。如果哮喘发作经数小时积极治疗后病情仍不能控制或急剧进展,即为重症哮喘,此时病情不稳定,可危及生命,需要加强监护、治疗。

(4)确保气道通畅。维护有效排痰、保持呼吸道通畅是急重症哮喘的护理重点。①哮喘发作时,支气管黏膜充血水肿,腺体分泌亢进,合并感染更重,产生大量痰液。而此时患者因呼吸急促、喘息,呼吸道水分丢失,致使痰液黏稠不易咳出,大量黏痰形成痰栓阻塞气管、支气管,导致严重气道阻塞,加上气道痉挛,气道内压力明显增加,加重喘息及感染。因此必须注意补充水分、湿化气道,积极排痰,保持呼吸道通畅。②按时协助患者翻身、叩背,加强体位引流;雾化吸入,湿化气道,稀释痰液,防止痰栓形成。采用小雾量、短时间、间歇雾化方式,湿化时密切观察患者呼吸状态,发现喘息加重、血氧饱和度下降等异常立即停止雾化。床边备吸痰器,防止痰液松解后大量涌出导致窒息。吸痰时动作轻柔、准确,吸力和深度适当,尽量减少刺激并达到有效吸引。每次吸痰时间不超过 15 秒,该过程中注意观察患者的面色、呼吸、血氧饱和度、血压及心率的变化。严格无菌操作,避免交叉感染。

(5)吸氧治疗的护理。①给氧方式、浓度和流量根据病情及血气分析结果调节。一般给予鼻导管吸氧,氧流量 4～6L/min;有二氧化碳潴留时,氧流量 2～4L/min;出现低氧血症时改用面罩吸氧,氧流量 6～10L/min。经过吸氧和药物治疗病情不缓解,低氧血症和二氧化碳潴留加剧时进行气管插管呼吸机辅助通气。此时应做好呼吸机和气道管理,防止医源性感染,及时有效地吸痰和湿化气道。气管插管患者吸痰前后均应吸入纯氧 3～5 分钟。②吸氧治疗时,观察呼吸窘迫有无缓解,意识状况,末梢皮肤黏膜颜色、湿度等,定时监测血气分析。高浓度吸氧(＞60％)持续 6 小时以上时应注意有无烦躁、情绪激动、呼吸困难加重等中毒症状。

(6)药物治疗的护理。终止哮喘持续发作的药物根据其作用机制可分为具有抗炎作用和缓解症状作用两大类,给药途径包括吸入、静脉和口服。①吸入给药的护理。吸入的药物局部抗炎作用强,直接作用于呼吸道,所需剂量较小,全身性不良反应较少。剂型有气雾剂、干粉和溶液。护士指导患者正确吸入药物。先嘱患者将气呼尽,然后开始深吸气,同时喷出药液,吸气后屏气数秒,再慢慢呼出。吸入给药有口咽部局部的不良反应,包括声音嘶哑、咽部不适和念珠菌感染,吸药后让患者及时用清水含漱口咽部。密切观察与用药效果和不良反应,严格掌握吸入剂量。②静脉给药的护理。经静脉用药有糖皮质激素、茶碱类及 β_2 受体激动剂。护士要熟练掌握常用静脉注射平喘药物的药理学、药代动力学、药物的不良反应、使用方法及注意事项,严格执行医嘱的用药剂量、浓度和给药速度,合理安排输液顺序。保持静脉通路畅通,药液无外渗,确保药液在规定时间内输入。观察治疗反应,监测呼吸频率、节律、血氧饱和度、心率、心律和哮喘症状的变化等。应用拟肾上腺素和茶碱类药物时应注意观察有无心律失常、心动过速、血压升高、肌肉震颤、抽搐、恶心、呕吐等不良反应,严格控制输入速度,及时反馈病情变化,供医生及时调整医嘱,保持药物剂量适当;应用大剂量糖皮质激素类药物应观察是否有消化道出血或水钠潴留、低钾性碱中毒等表现,发现后及时通知医师处理。③口服给药的护理。重度哮喘吸入大剂量激素治疗无效的患者应早期口服糖皮质激素,一般使用半衰期较短的糖皮质激素,如泼尼松、泼尼松龙或甲基泼尼松龙等。每次服药护士应协助,看着患者服下,防止漏服或服用时间不恰当。正确的服用方法是每日或隔日清晨顿服,以减少外源性激素对脑垂体-肾上腺轴的抑制作用。

(7)并发症的观察和护理。重危哮喘患者主要并发症是气胸、皮下气肿、纵隔气肿、心律失常、心功能不全等,发生时间主要在发病 48 小时内,尤其是前 24 小时。在入院早期要特别注意观察,尤应注意应用呼吸机治疗者及入院前有肺气肿和(或)肺心病的重症哮喘患者。①气胸:气胸是发生率最高的并发症。气胸发生的征象是清醒患者突感呼吸困难加重、胸痛、烦躁不安,血氧饱和度降低。由于胸内压增加,使用呼吸机时机器报警。护士此时要注意观察有无气管移位、血流动力学是否稳定等,并立即报告医生处理。②皮下气肿:一般发生在颈胸部,重者可累及到腹部。表现为颈胸部肿胀,触诊有握雪感或捻发感。单纯皮下气肿一般对患者影响较轻,但是皮下气肿多来自气胸或纵隔气肿,如处理不及时可危及生命。③纵隔气肿:纵隔气肿是最严重的并发症,可直接影响到循环系统,导致血压下降、心律失常,甚至心搏骤停,短时间内导致患者死亡。发现皮下气肿,同时有血压、心律的明显改变,应考虑到纵隔气肿的可能,立即报告医生急救处理。④心律失常:患者存在的低氧及高碳酸血症、氨茶碱过量、电解质紊乱、胸部并发症等,均可导致各种早搏、快速心房纤颤、室上速等心律失常。发现新出现的心律失常或原有心律失常加重,要针对性地观察是否存在上述原因,做出相应的护理并报告医生处理。

(8)出入量管理。急重症哮喘发作时因张口呼吸、大量出汗等原因容易导致脱水、痰液黏稠不易咳出,必须严格出入量管理,为治疗提供准确依据。监测尿量,必要时留置导尿,准确记录 24 小时出入量及每小时尿量,观察出汗情况、皮肤弹性,若尿量少于 30mL/h,应通知医生处理。神志清醒者,鼓励饮水。对口服不足及神志不清者,经静脉补充水分,一般每日补液 2500~3000mL,根据患者的心功能状态调整滴速,避免诱发心力衰竭、急性肺水肿。在补充水分的同时应严密监测血清电解质,及时补充纠正,保持酸碱平衡。

(9)基础护理。哮喘发作时,患者生活不能自理,护士要做好各项基础护理,尽量维护患者的舒适感。①保持病室新鲜空气流通,温度(18~22℃)、湿度(50%~60%)适宜,避免寒冷、潮湿、异味。注意保暖,避免受凉感冒。室内不摆放花草,整理床铺时防止尘埃飞扬。护理操作尽量集中进行,保障患者休息。②帮助患者取舒适的半卧位和坐位,适当用靠垫等维持,减轻患者体力。每日 3 次进行常规口腔、鼻腔清洁护理,有利于呼吸道通畅,预防感染并发症。口唇干燥时涂石蜡油。③保持床铺清洁、干燥、平整。对意识障碍患者加强皮肤护理,保持皮肤清洁、干燥,及时擦干汗液,更换衣服,每 2 小时翻身 1 次,避免局部皮肤长期受压。协助床上排泄,提供安全空间,尊重患者,及时清理污物并清洗会阴。

(10)安全护理。为意识不清、烦躁的患者提供保护性措施,使用床挡,防止坠床摔伤。哮喘发作时,患者常采取强迫坐位,给予舒适的支撑物,如移动餐桌、升降架等。哮喘缓解后,协助患者侧卧位休息。

(11)饮食护理。给予高热量、高维生素、易消化的流质食物,病情好转后改半流质、普通饮食。避免产气、辛辣、刺激性食物及容易引起过敏的食物,如鱼、虾等。

(12)心理护理。严重缺氧时患者异常痛苦,有窒息和濒死感,存在不同程度的焦虑、烦躁或恐惧,后者诱发或加重哮喘,形成恶性循环。护士应主动与患者沟通,提供细致护理,给患者精神安慰及心理支持,说明良好的情绪能促进缓解哮喘,帮助患者控制情绪。

四、健康教育

为了有效控制哮喘发作、防止病情恶化,必须提高患者的自我护理能力,并且鼓励患者亲属参与教育计划,使其准确了解患者的需求,能提供更合适的帮助。患者经历自我处理成功的体验后会增加控制哮喘的信心,改善生活质量,提高治疗依从性。具体内容主要有:了解哮喘相关知识,包括支气管哮喘的诱因、前驱症状、发作时的简单处理、用药等;自我护理技能的培养,包括气雾剂的使用、正确使用峰流速仪监测、合理安排日常生活和定期复查等。

1.指导环境控制

识别致敏原和刺激物,如宠物、花粉、油漆、皮毛、灰尘、吸烟、刺激性气体等,尽量减少接触。居室或工作学习的场所要保持清洁,常通风。

2.呼吸训练

指导患者正确的腹式呼吸法、轻咳排痰法及缩唇式呼吸等,保证哮喘发作时能有效地呼吸。

3.病情监护指导

指导患者自我检测病情,每日用袖珍式峰流速仪监测最大呼出气流速,并进行评定和记录。急性发作前的征兆有:使用短效 β 受体激动剂次数增加、早晨呼气峰流速下降、夜间苏醒次数增加或不能入睡、夜间症状严重等。一旦有上述征象,及时复诊。嘱患者随身携带止喘气雾剂,一出现哮喘先兆时立即吸入,同时保持平静。通过指导患者及照护者掌握哮喘急性发作的先兆和处理常识,把握好急性加重前的治疗时间窗,一旦发生时能采取正确的方式进行自救和就医,避免病情恶化或争取抢救时间。

4.指导患者严格遵医嘱服药

指导患者在医生指导下坚持长期、规则、按时服药,向患者及其照护者讲明各种药物的不良反应及服用时的注意事项,指导其加强病情观察。如疗效不佳或出现严重不良反应时立即与医生联系,不能随意更改药物种类、增减剂量或擅自停药。

5.指导患者适当锻炼,保持情绪稳定

在缓解期可做医疗体操、呼吸训练、太极拳等,戒烟,减少对气道的刺激。避免情绪激动、精神紧张和过度疲劳,保持愉快情绪。

6.指导个人卫生和营养

细菌和病毒感染是哮喘发作的常见诱因。哮喘患者应注意与流感者隔离,定期注射流感疫苗,预防呼吸道感染。保持良好的营养状态,增强抗感染的能力。胃肠道反流可诱发哮喘发作,睡前 3 小时禁饮食、抬高枕头可预防。

第四节 咯血

咯血指喉及喉以下呼吸道任何部位(包括气管、支气管、肺部任何部位)的出血,并经口腔排出。临床上常根据患者咯血量的多少将其分为少量咯血、中量咯血和大量咯血。通常认为,24 小时内咯血量少于 100mL 者为少量咯血;100~500mL 者为中量咯血;大于 500mL 或每次咯血量大于 100mL 者为大量咯血。部分患者出血后将血吞咽入胃部或无力咯出而积存于气道,故咯血量不足以反映实际的病情,如患者出现面色苍白、出冷汗、血压下降等危重症状仍视为大咯血。咯血不仅是呼吸系统疾病的常见症状,也可由循环系统疾病或全身性疾病引起。大咯血病情凶险,常常危及患者生命。因此,需要对此类患者迅速做出判断,给予恰当的处理。

一、病因

（一）呼吸系统疾病

1.感染

常见分枝杆菌感染（尤其是结核分枝杆菌的感染）、真菌感染、肺脓肿、坏死性肺炎（肺炎克雷伯菌肺炎、葡萄球菌肺炎、军团菌肺炎）、寄生虫感染（肺吸虫病、肺阿米巴病、肺包虫病、肺囊虫病）。

2.支气管扩张症

常见囊性纤维化、慢性支气管炎、柱状肺气肿、支气管结石症。

3.肿瘤

常见肺癌、支气管源性肿瘤、支气管腺癌、肺部转移性肿瘤、肺腺瘤、肉瘤等。

这些炎症或肿瘤导致支气管黏膜或病灶毛细血管渗透性增高或黏膜下血管壁溃破，从而引起出血。

（二）循环系统疾病

常见的有肺栓塞/肺梗死、风湿性心脏病、二尖瓣狭窄、左心衰、肺动脉高压、主动脉瘤、肺动静脉瘘、支气管动脉瘘、支气管毛细血管扩张症、动静脉畸形等。

（三）外伤

常见胸部外伤、挫伤、肋骨骨折、枪弹伤、爆炸伤和医疗操作（如胸腔或肺穿刺、活检、支气管镜检查、漂浮导管留置等）也可引起咯血。

（四）全身出血性倾向性疾病

常见的如白血病、血友病、再生障碍性贫血、血小板减少性紫癜、弥散性血管内凝血、尿毒症、肺出血型钩端螺旋体病、流行性出血热、肺型鼠疫、抗凝治疗等。

（五）血管炎

常见肺韦格纳肉芽肿、肺出血肾炎综合征、系统性红斑狼疮、肺白塞病。

（六）其他较少见的疾病或异常情况

如替代性月经（不从阴道出血）、肺尘埃沉着病、淋巴管肌瘤病、支气管中心性肉芽肿等。

引起咯血的疾病有 100 余种，从发病的频率高低来看，最常见的病因依次为支气管扩张、肺结核、肺癌、肺脓肿等。

二、诊治思路和措施

（一）咯血的诊治思路

首先应判断是否为咯血，然后判断出血的部位及病变性质、出血量、是否存在活动性出血以及急诊处理。

咯血需与口腔、鼻腔、咽部出血或消化道出血引起的呕血相鉴别，口腔、咽、喉、鼻腔的出血，一般也是鲜红色，外观上与咯血难于鉴别，可查看口腔、咽、喉部及鼻腔是否有出血灶，必要时可经咽喉镜检查明确。

咯血必须与呕血鉴别,见表 2-1。

表 2-1 咯血与呕血鉴别

项目	咯血	呕血
病因	结核、支气管扩张、肺癌、心脏病	溃疡、肝硬化、急性胃黏膜糜烂
出血前症状	咽部有痒感、胸闷、咳嗽	上腹部不适、恶心、呕吐
出血方式	咯血	呕血
血色	鲜红色	咖啡色或黯红色
血中混合物	泡沫、痰	胃液、食物残渣
反应	碱性	酸性
黑便	一般没有,但若咯出的血又咽下,可有黑便	有柏油样便,可在呕血前几日出现,持续数日

(二)大咯血的急诊处理措施

1.一般处理

(1)大咯血患者要求绝对卧床休息。医护人员应指导患者取患侧卧位,并做好解释工作,消除患者的紧张和恐惧心理。咯血期间,应尽可能减少不必要的搬动,以免途中因颠簸加重出血、窒息导致死亡。如患者精神过度紧张,可用小剂量镇静剂,如地西泮 2.5mg,口服,每日 2 次或地西泮针剂 10mg 肌内注射。对频发或剧烈咳嗽者,可给予镇咳药如喷托维林 25mg,口服,每日 3 次或依普拉酮 40mg,口服,每日 3 次。必要时可给予可待因 15～30mg,口服,每日 3 次。但对年老体弱患者,不宜服用镇咳药。对肺功能不全者,禁用吗啡、哌替啶,以免抑制咳嗽反射,造成窒息。

(2)吸氧:立即给予高流量的氧气吸入。

(3)迅速建立静脉通道:最好建立两条静脉通道,并根据需要给予呼吸兴奋剂、止血药物及补充血容量。

(4)加强生命体征监测,防止再度发生窒息:注意血压、心率、心电图、呼吸及血氧饱和度等的监测,准备好气管插管及呼吸机等设施,以防再度窒息。

2.止血治疗

(1)药物止血。①垂体后叶素:使肺血管收缩,减少肺血流量达到止血目的。具体用法:垂体后叶素 5～10U 溶入 25%葡萄糖注射液 20～40mL,缓慢静脉注射(10～15 分钟注射完毕)或垂体后叶素 10～20U 溶入 5%葡萄糖注射液 250～500mL,静脉滴注。必要时 6～8 小时重复 1 次。对患有高血压、冠心病、动脉硬化、肺源性心脏病、心力衰竭以及妊娠患者,应慎用或不用。②血管扩张剂酚妥拉明:通过扩张肺血管,降低肺动脉压及肺楔压,同时体循环血管阻力下降,造成肺动脉和支气管动脉压力降低,达到止血目的。对于禁忌使用垂体后叶素的高血压、冠状动脉粥样硬化性心脏病、肺源性心脏病及妊娠等患者尤为适用。③生长抑素可能通过抑制舒血管肠肽及其他血管活性肽,使肺血管收缩,肺血流量减少,以及抑制支气管炎症而发挥作用。④一般止血药:主要通过改善凝血机制,加强毛细血管及血小板功能而发生作用。如氨基己酸(6-氨基己酸,EACA)及氨甲苯酸(氨甲苯酸,PAMBA):通过抑制纤维蛋白的溶解,起到止血作用。酚磺乙胺:具有增强血小板功能和黏合力,减少血管渗透性的作用,从而达到止血效果。巴曲酶:由巴西蛇(巴西蝮蛇属)的毒液经过分离和提纯而制备的一种凝血酶。本品仅具有止血功效,血液的凝血酶原数量并不因此而增高,因此一般无血栓形成的危险。注意用药过量会使其功效下降。⑤糖皮质激素:短期糖皮质激素与垂体后叶素合用可以缩短出血时间,减少垂体后叶素用量。琥珀酸氢化可的松 100mg/dL 静脉注射。对于怀疑肺炎或肺结核者,需在有效的抗炎抗结核治疗的基础上短期使用。

此外,尚有减少毛细血管渗漏的卡巴克络;参与凝血酶原合成的维生素 K;对抗肝素的鱼精蛋白以及中药云南白药、各种止血粉等。鉴于临床大咯血多由支气管或肺血管破裂所致,故上述药物一般只作为大咯血的辅助治疗药物。

(2)支气管镜在大咯血止血治疗中的应用:对采用药物治疗效果不佳的顽固性大咯血患者,应及时进行纤维支气管镜检查。其目的:一是明确出血部位;二是清除气道内的陈旧性出血;三是配合血管收缩剂、凝血酶、气囊填塞等方法进行有效止血。

(3)选择性支气管动脉栓塞术止血:动脉栓塞术已被广泛应用于大咯血患者的治疗。尤其是对于双侧病变或多部位出血;心、肺功能较差不能耐受手术或晚期肺癌侵及纵隔和大血管者,动脉栓塞治疗是一种较好的替代手术治疗的方法。

(4)放疗:有文献报道,对不适合手术及支气管动脉栓塞的晚期肺癌及部分肺部曲菌感染引起大咯血患者,局限性放疗可能有效。

3.手术治疗

绝大部分大咯血患者,经过上述各项措施的处理后出血都可得到控制。然而,对部分虽经积极的保守治疗,仍难以止血,且其咯血量之大直接威胁生命的患者,应考虑外科手术治疗。

(1)手术适应证:①24 小时内咯血量超过 600mL 或 24 小时内 1 次咯血量达 200mL,经内科治疗无止血趋势。②反复大咯血,有引起窒息先兆时。③一叶肺或一侧肺有明确的慢性不可逆性病变(如支气管扩张、空洞性肺结核、肺脓肿、肺曲菌球等)。

(2)手术禁忌证:①两肺广泛的弥散性病变(如两肺广泛支气管扩张、多发性支气管肺囊肿等)。②全身情况差,心、肺功能代偿不全。③非原发性肺部病变所引起的咯血。

三、护理

1.护理目标

(1)及时发现大咯血先兆征象,做好抢救准备,提高疗效。

(2)保持呼吸道通畅,抢救窒息,挽救生命。

(3)保障有效补液,维护血流动力学稳定。

(4)协助实施止血措施。

2.护理措施

(1)加强病情观察,及时发现咯血先兆征象:患者于大咯血前均有不同程度的先兆症状出现。主要有咽部发痒、梗死感,胸部憋闷、胸内发热不适,胸内有流水、吹风、咕噜、滑响感。其中以胸部或咽部不适先兆表现者居多。从出现先兆表现到发生大咯血的时间从数分钟到数小时不等,多数患者在出现先兆症状后 1 小时左右大咯血。护士一旦发现上述征象,应立即测量生命体征,协助患者取患侧卧位,并向医生报告。

(2)充分做好抢救准备:发现咯血先兆后,立即备好抢救物品和药物,重要的准备包括吸痰器、氧气设备、气管插管包、气管切开包、呼吸机、胸腔闭式引流装置及止血、止咳、镇静、呼吸兴奋剂等药物,留取血标本,送检血常规、血型,交叉配型等,做好输液、输血的准备工作。

(3)大咯血时的抢救及护理。

1)大咯血窒息的抢救及护理:大咯血时失血性休克致死较少见,但并发窒息是导致死亡的常见原因。因此,要严密观察病情,及时发现并果断处理窒息。一旦发生要立即抢救,迅速清除阻塞呼吸道的血块,恢复呼吸道通畅。

当大咯血发生后咯血突然中断,患者极度烦躁、有濒死感,极度呼吸困难、发绀,张口瞪目、喉头作响,双手抓空,大汗淋漓,甚至抽搐等,提示窒息发生。导致窒息的原因主要为黏稠血块堵塞呼吸道或短时间内大量血液淹溺全肺,无力咯出。个别患者咯血量不大,但可因精神过度紧张诱发喉头痉挛而窒息。

抢救和护理的关键是尽快清除阻塞呼吸道的血块和积血,解除通气障碍,恢复患者的自主呼吸。用开口器或汤匙等撬开患者紧闭的牙关,用舌钳钳住舌根,负压吸引器抽吸或用手缠纱布、毛巾等快速掏出患者口腔及咽部的凝血块,清理鼻腔积血,同时轻拍患者背部,促进凝血块的排出。同时,进行体位引流。抱住患者上身,拖至床边,使患者取俯卧位,使上半身下垂,同时用手扶托患者前额,头部后仰,保持气道拉直、头低足高位引流,拍击患者背部,将血块排出体外。必要时立即行气管插管、气管切开或纤维气管镜直视下吸取血块。

气道梗阻解除后,若患者自主呼吸仍未恢复,人工呼吸或机械通气,给予高流量、高浓度吸氧。遵医嘱给予支气管解痉药物、呼吸兴奋剂等,以维持正常的气体交换。并检查意识和大动脉搏动,迅速判断是否诱发心搏骤停,后者应立即进行胸外按压或电除颤。

2)大咯血期间的其他护理。①给患者明确和正确的指导。护士首先自己要保持镇静,稳定患者情绪,消除其恐慌心理。帮助患者患侧卧位,将血慢慢咯出,勿屏气、咽下,以免诱发喉头痉挛,导致窒息。大咯血期间嘱患者不能突然改变体位,避免血液引流不畅形成血块,阻塞气道。②密切观察血压、脉搏、呼吸等生命体征,注意患者意识状态、四肢末梢温度和颜色以及尿量的变化,准确记录咯血量、颜色、性质,预防休克发生。③迅速建立至少两条静脉通道,选择体表大静脉。遵医嘱使用止血药,有休克表现者,快速给予生理盐水或输血。垂体后叶素作用时间短,在体内维持 20～30 分钟,由肝脏迅速灭活,故需持续给药,静脉滴注时注意观察血压的变化,若患者出现面色苍白、出汗、心悸、呼吸困难、腹痛,立即减慢滴速,通知医生。

要求患者绝对卧床,变换体位由护士协助并密切观察,大小便不能下床,以免发生晕厥、摔伤或者诱发再次出血。

(4)介入方法治疗大咯血的护理:随着介入技术的发展,近年来支气管动脉栓塞术和经纤维支气管镜的气道内球囊压迫止血成为治疗大咯血的重要措施。

1)支气管动脉栓塞术:采用 Seldinger 技术,将 3F 微导管经 Cobra 导管分别插入左右支气管动脉开口行数字减影显示出血靶动脉后,将导管超选择插至支气管动脉分支靶血管内,注入明胶海绵或聚乙烯醇微粒等进行栓塞治疗,在此基础上,还可以注入高浓度促凝、止血药物,疗效确切。

用物准备：术中所需各种导管、栓塞物、造影剂，必须备急救药品、器械、止血药等。

患者准备：做碘过敏试验和皮肤准备，备皮范围包括脐以下至双膝上、腹股沟、会阴。术前留置导尿，排空膀胱。向患者及其家属简明介绍手术过程、可能的感觉、需要配合的方面。

术后护理：密切观察咯血是否减轻或停止、患者的生命体征，观察穿刺部位有无渗血，注意下肢足背动脉搏动情况；注意有无脊髓动脉栓塞的表现，观察下肢的感觉、运动有无异常，一旦发现及时报告医生处理，避免截瘫并发症。绝对卧床休息，穿刺侧肢体伸直制动 8 小时，协助做好生活护理。嘱患者多饮水，促进造影剂排泄。

2）气道内球囊压迫止血：局部麻醉（局麻）下经鼻插入纤维支气管镜，确定出血部位后，将球囊导管通过工作通道纤维支气管镜送至出血部位，退出纤维支气管镜，装上阀门系统，再经口插入纤维支气管镜（纤支镜）达出血部位，确认球囊位置准确后，注入生理盐水使球囊膨胀压迫出血部位直至出血停止。

术前用物准备：准备好急救药品及器械，包括止血药、2 台负压吸引器（一台接纤维支气管镜，清除下呼吸道血块；另一台接吸引管及时清除口鼻腔血液，保持上呼吸道通畅）、氧气、气管插管、人工呼吸囊、已消毒的纤维支气管镜、冷光源、电视显像系统、气道内双腔球囊导管。检查纤维支气管镜及电视显像系统是否清晰，球囊导管有无破损、阀门关闭是否正常。在球囊及导管上涂上利多卡因凝胶，拆除球囊导管阀门备用，确保冷光源、心电监护仪、吸痰器性能良好。将以上仪器按方便抢救和术者操作的原则摆放。

患者准备：解释该治疗的必要性，简要介绍操作过程、麻醉方法、操作医生，指导患者配合操作。按医嘱给予止血药及补充血容量，可待因镇咳，必要时给予安定静脉注射。取下义齿。

麻醉配合：通常采用局部麻醉，在患者清醒状态下进行操作。准备表面麻醉剂 2% 利多卡因，0.5% 麻黄素滴鼻液。告知患者麻醉奏效时，吞咽困难，声门张大，对刺激反应消失。

术中配合：患者取平卧位，头偏向患侧，指导术中如有不适可用手拍床示意。当纤支镜进入声门时患者会有不同程度的窒息感，此时嘱患者深呼吸，头部保持静止，指导其调节呼吸。进入总支气管后嘱患者放松咽喉部，用腹式呼吸，有咳嗽感觉时深吸一口气。当球囊导管送达出血部位时，嘱患者降低呼吸动度，尽量控制咳嗽，防止球囊脱位。在纤支镜退出鼻腔时，及时帮助用 T 型胶布将导管固定在鼻翼处。记录充盈球囊的生理盐水量和导管插入的刻度。整个操作过程严格执行无菌技术操作，预防感染。护士随时用负压吸引器清除口、鼻腔涌出的血液，保持上呼吸道通畅，给予吸氧。

加强监护：术中持续监测心电图、血压及血氧饱和度，经常询问患者感受，密切观察出血量、患者意识，注意有无口唇及面色发绀、烦躁、呼吸困难等情况。如发现患者面色苍白、皮肤湿冷、血氧饱和度和血压急剧下降等提示休克发生，立即报告医生及时抢救。必要时配合医生行气管切开术或气管插管。

3）术后护理：嘱患者禁声，2 小时后能进食流质饮食，避免剧烈咳嗽、咯痰，防止球囊导管移位或被咳出，随时检查导管有无脱出。密切观察患者生命体征变化，咳出物的颜色、性状，咳出物呈鲜红色提示有活动性出血，及时报告医生处理。

（5）大咯血后的护理。①嘱患者卧床 1 周以上，避免大声讲话和情绪激动。②更换污染的被服、衣物,倾倒容器中咯出的血液。保持口腔清洁,帮助患者用温开水漱口,消除咯血后的口腔异味和不适。调节室内的温度和湿度,环境通风。③活动性大咯血时,暂禁饮食。出血停止后可进食温凉流质饮食,待病情好转后改半流质饮食。忌辛辣、刺激、粗糙和过烫的食物。④保持大便通畅,必要时给予缓泻剂或灌肠,以免排便用力诱发咯血。

第五节　重症肺炎

　　肺炎是指终末气道、肺泡和肺间质的炎症,可由病原微生物、理化因素、免疫损伤、过敏及药物导致。细菌性肺炎是最常见的肺炎,也是较常见的感染性疾病之一。

　　目前肺炎按患病环境分成社区获得性肺炎(CAP)和医院获得性肺炎(HAP),CAP 是指在医院外罹患的感染性肺实质炎症,包括具有明确潜伏期的病原体感染而在入院后平均潜伏期内发病的肺炎。HAP 也称医院内肺炎(NP),是指患者入院时不存在,也不处于潜伏期,而于入院 48 小时后在医院(包括老年护理院、康复院等)内发生的肺炎。HAP 还包括呼吸机相关性肺炎(VAP)和卫生保健相关性肺炎(HCAP),HCAP 的定义和细菌学特征目前还有争议。CAP 和 HAP 年发病率分别约为 12/1000 和(5～10)/1000,近年发病率有增加的趋势。门诊肺炎患者肺炎病死率小于 5%,住院患者平均为 12%,入住重症监护病房(ICU)者约为40%。发病率和病死率高的原因与社会人口老龄化、吸烟、伴有基础疾病和免疫功能低下有关,如慢性阻塞性肺疾病、心力衰竭、肿瘤、糖尿病、尿毒症、神经系统疾病、药瘾、嗜酒、艾滋病、久病体衰、大型手术、应用免疫抑制剂和器官移植等。此外,也与病原体变迁、耐药菌增加、HAP 发病率增加、病原学诊断困难、不合理使用抗生素和部分人群贫困化加剧等有关。

　　重症肺炎至今仍无普遍认同的定义,需入住 ICU 者可认为是重症肺炎。目前一般认为,如果肺炎患者的病情严重到需要通气支持(急性呼吸衰竭、严重气体交换障碍伴高碳酸血症或持续低氧血症)、循环支持(血流动力学障碍、外周低灌注)及加强监护治疗(肺炎引起的脓毒症或基础疾病所致的其他器官功能障碍)时可称为重症肺炎。

一、病因及发病机制

　　正常的呼吸道免疫防御机制(支气管内黏液-纤毛运载系统、肺泡巨噬细胞等细胞防御的完整性等)使气管隆凸以下的呼吸道保持无菌。是否发生肺炎决定于两个因素:病原体和宿主因素。如果病原体数量多,毒力强和(或)宿主呼吸道局部和全身免疫防御系统损害,即可发生肺炎。病原体可通过下列途径引起社区获得性肺炎:①空气吸入。②血行播散。③邻近感染部位蔓延。④上呼吸道定植菌的误吸。医院获得性肺炎还可通过误吸胃肠道的定植菌(胃食管反流)和通过人工气道吸入环境中的致病菌引起。病原体直接抵达下呼吸道后,滋生繁殖,引起肺泡毛细血管充血、水肿,肺泡内纤维蛋白渗出及细胞浸润。

二、诊断

(一)临床表现

1.社区获得性肺炎(CAP)

(1)新近出现的咳嗽、咳痰或原有呼吸道疾病症状加重,并出现脓性痰,伴或不伴胸痛。

(2)发热。

(3)肺实变体征和(或)闻及湿性啰音。

(4)白细胞(WBC)$>10\times10^9$/L 或$<4\times10^9$/L,伴或不伴细胞核左移。

(5)胸部 X 线检查显示片状、斑片状浸润性阴影或间质性改变,伴或不伴胸腔积液。

以上(1)~(4)项中任何 1 项加(5)项,除外非感染性疾病可做出诊断。CAP 常见病原体为肺炎链球菌、支原体、衣原体、流感嗜血杆菌和呼吸病毒(甲、乙型流感病毒,腺病毒,呼吸道合胞病毒和副流感病毒)等。

近年来病毒引起的重症肺炎受到重视,如 2003 年发生的严重急性呼吸综合征(SARS)和此后流行的高致病性禽流感 H5N1、H1N1 肺炎以及 2013 年的 H7N9 肺炎等,病死率高,临床上诊断应注意是否为病毒性肺炎,需加强病毒的有关检测。

2.医院获得性肺炎(HAP)

住院患者 X 线检查出现新的或进展的肺部浸润影加上下列三个临床表现中的两个或以上可以诊断为肺炎:①发热超过 38℃。②血白细胞增多或减少。③脓性气道分泌物。

欧洲的 HAP 指南把低氧血症也作为临床表现之一。

HAP 的临床表现、实验室和影像学检查特异性低,应注意与肺不张、心力衰竭和肺水肿、基础疾病肺侵犯、药物性肺损伤、肺栓塞和急性呼吸窘迫综合征等相鉴别。无感染高危因素患者的常见病原体依次为肺炎链球菌、流感嗜血杆菌、金黄色葡萄球菌、大肠埃希菌、肺炎克雷伯杆菌等;有感染高危因素患者为金黄色葡萄球菌、铜绿假单胞菌、肠杆菌属、肺炎克雷伯杆菌等。

(二)诊断标准

不同国家制定的重症肺炎的诊断标准有所不同,各有优缺点,但一般均注重对客观生命体征、肺部病变范围、器官灌注和氧合状态的评估,临床医师可根据具体情况选用。以下列出目前常用的几项诊断标准。

(1)中华医学会呼吸病学分会颁布的重症肺炎诊断标准如下。①意识障碍。②呼吸频率≥30 次/分。③PaO_2<60mmHg、氧合指数(PaO_2/FiO_2)<300mmHg,需行机械通气治疗。④动脉收缩压<90mmHg。⑤并发脓毒性休克。⑥X 线胸片显示双侧或多肺叶受累或入院 48 小时内病变扩大≥50%。⑦少尿:尿量<20mL/h 或<80mL/4h 或急性肾损伤需要透析治疗。符合 1 项或以上者可诊断为重症肺炎。

(2)美国感染病学会(IDSA)和美国胸科学会(ATS)新修订的诊断标准如下,具有 1 项主要标准或 3 项以上次要标准可认为是重症肺炎,需要入住 ICU。①主要标准:a.需要有创通气治疗;b.脓毒性休克需要血管收缩剂。②次要标准:a.呼吸频率≥30 次/分;b.PaO_2/FiO_2≤250;c.多叶肺浸润;d.意识障碍/定向障碍;e.尿毒症(BUN≥7.14mmol/L);f.白细胞减少(白细胞<4×10^9/L);g.血小板减少(血小板<100×10^9/L);h.低体温(<36℃);i.低血压,需要紧急的液体复苏。

说明:a.其他指标也可认为是次要标准,包括低血糖(非糖尿病患者)、急性酒精中毒/酒精戒断、低钠血症、不能解释的代谢性酸中毒或乳酸升高、肝硬化或无脾;b.需要无创通气也可等同于次要标准的 a 和 b;c.白细胞减少仅由感染引起。

（3）英国胸科学会（BTS）制定的 CURB（CURB）标准，此后在此标准的基础上又衍生了 CURB-65 和 CRB-65，标准如下。

CURB 标准一：存在以下 4 项核心标准的 2 项或以上即可诊断为重症肺炎：①新出现的意识障碍；②尿素氮（BUN）＞7mmol/L；③呼吸频率≥30 次/分；④收缩压＜90mmHg 或舒张压≤60mmHg。

CURB 标准比较简单、实用，应用起来较为方便。

CURB 标准二：①存在以上 4 项核心标准中的 1 项且存在以下 2 项附加标准时须考虑有重症倾向。附加标准包括：a.PaO_2＜60mmHg/SaO_2＜92％（任何 FiO_2）；b.胸片提示双侧或多叶肺炎。②不存在核心标准但存在 2 项附加标准并同时存在以下 2 项基础情况时也须考虑有重症倾向。基础情况包括：a.年龄≥50 岁；b.存在慢性基础疾病。

如存在标准二中 a、b 两种有重症倾向的情况时需结合临床进行进一步评判。在①情况下需至少12 小时后再进行一次评估。

CURB-65：即改良的 CURB 标准，在符合下列 5 项诊断标准中的 3 项或以上时即考虑为重症肺炎，需考虑收入 ICU 治疗：a.新出现的意识障碍；b.BUN＞7mmol/L；c.呼吸频率≥30 次/分；d.收缩压＜90mmHg 或舒张压≤60mmHg；e.年龄≥65 岁。

CRB-65：在 CURB-65 的基础上减去 BUN 这一参数，去除了抽血检查 BUN，使临床应用更为方便，主要适合基层医师使用。如大于 3 分则为重症肺炎。

（三）严重度评价

评价肺炎病情的严重程度对于决定门诊或入院治疗甚或 ICU 治疗至关重要。肺炎临床的严重性取决于三个主要因素：局部炎症程度，肺部炎症的播散和全身炎症反应。除此之外，患者如有下列其他危险因素会增加肺炎的严重度和死亡危险。

1.病史

年龄＞65 岁；存在基础疾病或相关因素，如慢性阻塞性肺疾病（COPD）、糖尿病、充血性心力衰竭、慢性肾功能不全、慢性肝病、一年内住过院、疑有误吸、神志异常、脾切除术后、长期嗜酒或营养不良。

2.体征

呼吸频率＞30 次/分；脉搏≥120 次/分；血压＜90/60mmHg；体温≥40℃或≤35℃；意识障碍；存在肺外感染病灶如败血症，脑膜炎。

3.实验室和影像学异常

WBC＞$20×10^9$/L 或＜$4×10^9$/L 或中性粒细胞计数＜$1×10^9$/L；PaO_2＜60mmHg、PaO_2/FiO_2＜300mmHg 或 $PaCO_2$＞50mmHg；血肌酐＞106μmol/L 或血 BUN＞7.1mmol/L，血红蛋白＜90g/L 或血细胞比容＜30％；血浆白蛋白＜25g/L；有败血症或弥散性血管内凝血（DIC）的证据，如血培养阳性、代谢性酸中毒、凝血酶原时间和部分凝血活酶时间延长、血小板减少；X 线胸片病变累及一个肺叶以上、出现空洞、病灶迅速扩散或出现胸腔积液。

4.评分系统

为使临床医师更精确地做出入院或门诊治疗的决策，近几年用评分方法作为定量的方法在临床上得到了广泛的应用。

(1)肺炎严重指数:肺炎患者预后研究小组(PORT)的肺炎严重指数(PSI)是目前常用的评价社区获得性肺炎(CAP)严重度以及判断是否必须住院的评价方法,其也可用于预测CAP患者的病死率。其分值不同可决定门诊和住院治疗及预测死亡风险。PSI评分因可以避免过度评价肺炎的严重度而被推荐使用,即其可保证一些没必要住院的患者在院外治疗。

为避免评价CAP肺炎患者的严重度不足,可使用改良的BTS重症肺炎标准:呼吸频率≥30次/分,舒张压≤60mmHg,BUN>19.6mg/dL,意识障碍。四个因素中存在两个可确定患者的死亡风险更高。此标准因简单易用,且能较准确地确定CAP的预后而被广泛应用。

(2)临床肺部感染评分(CPIS):主要用于医院获得性肺炎(HAP),包括呼吸机相关性肺炎(VAP)的诊断和严重度判断,也可用于监测治疗效果。此积分为0~12分,积分6分时一般认为有肺炎。

三、治疗

(一)临床监测

1.体征监测

监测重症肺炎的体征是一项简单、易行和有效的方法,患者往往有呼吸频率和心率加快、发绀、肺部病变部位湿啰音等。目前多数指南都把呼吸频率加快(≥30次/分)作为重症肺炎诊断的主要或次要标准。意识状态也是监测的重点,神志模糊、意识不清或昏迷提示重症肺炎可能性。

2.氧合状态和代谢监测

PaO_2、PaO_2/FiO_2、pH、混合静脉血氧分压(PvO_2)、胃张力测定、血乳酸测定等都可对患者的氧合状态进行评估。单次的动脉血气分析一般仅反映患者瞬间的氧合情况;重症患者或有病情明显变化者应进行血气分析或持续动脉血气监测。

3.胸部影像学监测

重症肺炎患者应进行X线胸片监测,主要目的是及时了解患者的肺部病变是进展还是好转,是否合并有胸腔积液、气胸,是否发展为肺脓肿、急性呼吸窘迫综合征(ARDS)等。检查的频度应根据患者的病情而定,如要了解病变短期内是否增大,一般每48小时进行一次检查评价;如患者临床情况突然恶化(呼吸窘迫、严重低氧血症等),在不能除外合并气胸或进展至ARDS时,应短期内复查;而当患者病情明显好转及稳定时,一般可于10~14天后复查。

4.血流动力学监测

重症肺炎患者常伴有脓毒症,可引起血流动力学的改变,故应密切监测患者的血压和尿量。这两项指标比较简单、易行,且非常可靠,应作为常规监测的指标。中心静脉压的监测可用于指导临床补液量和补液速度。部分重症肺炎患者可并发中毒性心肌炎或ARDS,如临床上难以区分时应考虑行漂浮导管检查。

目前临床已广泛采用PICCO技术监测血流动力学,其基本原理是利用经肺热稀释技术和脉搏波型轮廓分析技术,进行血流动力监测和容量管理,使大多数患者不再需要放置肺动脉导管。该监测仪采用热稀释方法测量单次的心排血量(CO),并通过分析动脉压力波型曲线下面积来获得连续的心排血量(PCCO)。同时可计算胸内血容量(ITBV)和血管外肺水(EVLW)，ITBV 已被许多学者证明是一项可重复、敏感且比肺动脉阻塞压(PAOP)、右心室舒张末期压(RVEDV)、中心静脉压(CVP)更能准确反映心脏前负荷的指标。

5.器官功能监测

器官功能包括脑功能、心功能、肾功能、胃肠功能、血液系统功能等，进行相应的血液生化和功能检查。一旦发现异常，要积极处理，注意防止多器官功能障碍综合征(MODS)的发生。

6.血液和生物标志物监测

血液和生物标志物监测包括外周血白细胞计数、C 反应蛋白、血培养等。近年还发现某些生物标志物可预测预后。

(1)血糖：近年对 6891 例 CAP 患者(无糖尿病史)入院时血清血糖分析显示，血糖 6～10.99mmol/L 的患者 90 天病死率与正常血糖者对比明显升高(HR 1.56，95％可信限 1.22～2.01；$P<0.001$)，如血糖≥14mmol/L，则 HR 上升到 2.37(1.62～3.46；$P<0.001$)。高血糖可预测患者的病死率。

(2)降钙素原：细菌感染可升高，临床上用于与病毒和结核的鉴别诊断。

(3)前肾上腺髓质素(ProADM)：与肺炎严重指数评分密切相关，如 CAP 患者入院时 ProADM 含量≥0.646nmol/L，与 PSI 和 CURB-65 紧密相关，可作为重症肺炎的判断。

(4)IL-6、IL-10、脂多糖结合蛋白：此组炎症因子与 CURB-65 评分第 3、第 4 项相关性很好，如 CURB-65 结合 IL-6 还可提高预测重症肺炎的准确性。但与 CAP 预后关系不密切。

(5)皮质醇：血清皮质醇水平可预测病死率和严重度，与其他临床评分和炎症生物标志物相关性不大。主要限制是采血的时间点，白天皮质醇浓度的变化可能影响结果。

(二)抗生素治疗

抗生素治疗的正确与否对重症肺炎的结局起主要的影响，其影响因素包括应用时间、选择抗生素是否适当、剂量、给药途径、单药或联合用药等。

1.联合用药或单用药治疗

经验性联合应用抗生素治疗重症肺炎的理论依据是联合应用能够覆盖可能的微生物并预防耐药的发生。对于铜绿假单胞菌肺炎，联用 β 内酰胺类和氨基糖苷类具有潜在的协同作用，优于单药治疗；然而氨基糖苷类抗生素的抗菌谱窄，不良反应大，特别是对于老年患者，其肾损害的发生率比较高。临床应用氨基糖苷类时要注意其为浓度依赖性抗生素，一般要用足够剂量、提高峰药浓度以提高疗效，同时也应避免与毒性相关的谷浓度的升高。在监测药物的峰浓度时，庆大霉素和妥布霉素大于 $7\mu g/mL$ 或阿米卡星大于 $28\mu g/mL$ 的效果较好。氨基糖苷类的另一个不足是对支气管分泌物的渗透性较差，仅能达到血药浓度的 40％。此外，肺炎患者的支气管分泌物 pH 较低，在这种环境下许多抗生素活性都降低。因此，有时联合应用氨基糖苷类抗生素并不能增加疗效反而增加了肾毒性。

目前对于重症肺炎，抗生素的单药治疗也已得到临床医师的重视。新的头孢菌素、碳青霉烯类、其他 β 内酰胺类和氟喹诺酮类抗生素由于抗菌效力强、抗菌谱广，并且耐细菌 β 内酰胺酶，故可用于单药治疗。即使对于重症 HAP，只要不是耐多药的病原体，如铜绿假单胞菌、不动杆菌和耐甲氧西林金黄色葡萄球菌(MRSA)等，仍可考虑抗生素的单药治疗。对重症 VAP

有效的抗生素一般包括亚胺培南、美罗培南、头孢吡肟和哌拉西林/他唑巴坦。对于重症肺炎患者来说,临床上的初始治疗常联用多种抗生素,在获得细菌培养结果后,如果没有高度耐药的病原体就可以考虑转为针对性的单药治疗。

临床上一般认为不适合单药治疗的情况包括:①可能感染革兰阳性、革兰阴性菌和非典型病原体的重症 CAP。②怀疑铜绿假单胞菌或肺炎克雷伯杆菌的菌血症。③可能是金黄色葡萄球菌和铜绿假单胞菌感染的 HAP。三代头孢菌素不应用于单药治疗,因其在治疗中易诱导肠杆菌属细菌产生 β 内酰胺酶而导致耐药发生。

对于重症 VAP 患者,如果为高度耐药病原体所致的感染则联合治疗是必要的。目前有三种联合用药方案。①β 内酰胺类联合氨基糖苷类:在抗铜绿假单胞菌上有协同作用,但也应注意前面提到的氨基糖苷类的不良反应。②两种 β 内酰胺类联合使用:因这种用法会诱导出对两种药同时耐药的细菌,故虽然有过成功治疗的报道,仍不推荐使用。③β 内酰胺类联合氟喹诺酮类:虽然没有抗菌协同作用,但也没有潜在的拮抗作用;氟喹诺酮类对呼吸道分泌物穿透性很好,对其疗效有潜在的正面影响。

对于铜绿假单胞菌所致的重症肺炎,联合治疗往往是必要的。抗假单胞菌的 β 内酰胺类抗生素包括青霉素类的哌拉西林、阿洛西林、氨苄西林、替卡西林、羧苄西林;三代头孢菌素类的头孢他啶、头孢哌酮;四代头孢菌素类的头孢吡肟;碳青霉烯类的亚胺培南、美罗培南;单酰胺类的氨曲南(可用于青霉素类过敏的患者);β 内酰胺类/β 内酰胺酶抑制剂复合剂的替卡西林/克拉维酸钾、哌拉西林/他唑巴坦、头孢哌酮/舒巴坦。其他的抗假单胞菌抗生素还有氟喹诺酮类和氨基糖苷类。

2.重症 CAP 的抗生素治疗

重症 CAP 患者的初始治疗应针对肺炎链球菌(包括耐药肺炎链球菌)、流感嗜血杆菌、军团菌和其他非典型病原体,在某些有危险因素的患者还有可能为肠道革兰阴性菌属包括铜绿假单胞菌的感染。

无铜绿假单胞菌感染危险因素的 CAP 患者可使用 β 内酰胺类联合大环内酯类或氟喹诺酮类(如左氧氟沙星、加替沙星、莫西沙星等)。因为到目前为止还没有确立单药治疗重症 CAP 的方法,所以很难确定其安全性、有效性(特别是并发脑膜炎的肺炎)或用药剂量。可用于重症 CAP 并经验性覆盖耐药肺炎链球菌的 β 内酰胺类抗生素有头孢曲松、头孢噻肟、亚胺培南、美罗培南、头孢吡肟、氨苄西林/舒巴坦或哌拉西林/他唑巴坦。目前高达 40% 的肺炎链球菌对青霉素或其他抗生素耐药,其机制不是 β 内酰胺酶介导而是青霉素结合蛋白的改变。虽然不少 β 内酰胺类和氟喹诺酮类抗生素对这些病原体有效,但对耐药肺炎链球菌肺炎并发脑膜炎的患者应使用万古霉素治疗。

如果患者有假单胞菌感染的危险因素(如支气管扩张、长期使用抗生素、长期使用糖皮质激素)应联合使用抗假单胞菌抗生素并应覆盖非典型病原体,如环丙沙星加抗假单胞菌 β 内酰胺类或抗假单胞菌 β 内酰胺类加氨基糖苷类加大环内酯类或氟喹诺酮类。

临床上选取任何治疗方案都应根据当地抗生素耐药的情况、流行病学和细菌培养及实验室结果进行调整。关于抗生素的治疗疗程目前也很少有资料可供参考,应考虑感染的严重程度、菌血症、多器官功能衰竭、持续性全身炎症反应和损伤等。一般来说,根据疾病的严重程度和宿主免疫抑制的状态,肺炎链球菌肺炎疗程为 7~10 天,军团菌肺炎的疗程为 14~21 天。ICU 的大多数治疗都是通过静脉途径的,但近期的研究表明只要病情稳定,没有发热,即使对于危重患者,3 天静脉给药后也可转为口服治疗,即序贯或转换治疗。转换为口服治疗的药物可选择氟喹诺酮类,因其生物利用度高,口服治疗也可达到同静脉给药一样的血药浓度。

由于嗜肺军团菌在重症 CAP 的相对重要性,应特别注意其治疗方案。虽然目前有很多体外抗军团菌活性的药物,但在治疗效果上仍缺少前瞻性、随机对照研究的资料。回顾性的资料和长期临床经验支持使用红霉素 4g/d 治疗住院的军团菌肺炎患者。在多肺叶病变、器官功能衰竭或严重免疫抑制的患者,在治疗的前 3~5 天应加用利福平,其他大环内酯类(克拉霉素和阿奇霉素)也有效。除上述之外可供选择的药物有氟喹诺酮类(环丙沙星、左氧氟沙星、加替沙星、莫西沙星)或多西环素。氟喹诺酮类在治疗军团菌肺炎的动物模型中特别有效。

病毒引起的 CAP 近年报道增多,尤其是流感病毒,如高致病性禽流感 H5N1、H1N1、H7N9 等,表现为重症肺炎的比例高,病死率高。

3.重症 HAP 的抗生素治疗

HAP 应根据患者的情况和最可能的病原体而采取个体化治疗。对于早发的(住院 4 天内起病者)重症肺炎患者而没有特殊病原体感染危险因素者,应针对"常见病原体"治疗。这些病原体包括肺炎链球菌、流感嗜血杆菌、甲氧西林敏感的金黄色葡萄球菌和非耐药的革兰阴性菌。抗生素可选择二、三、四代头孢菌素,β 内酰胺类/β 内酰胺酶抑制剂复合剂,氟喹诺酮类或联用克林霉素和氨曲南。

对于任何时间起病、有特殊病原体感染危险因素的轻中症肺炎患者,有感染"常见病原体"和其他病原体危险者,应评估危险因素来指导治疗:①如果有近期腹部手术或明确的误吸史,应注意厌氧菌,可在主要抗生素基础上加用克林霉素或单用 β 内酰胺类/β 内酰胺酶抑制剂复合剂。②如果患者有昏迷或有头部创伤、肾功能衰竭或糖尿病病史,应注意金黄色葡萄球菌感染,需针对性选择有效的抗生素。③如果患者起病前使用过大剂量的糖皮质激素或近期有抗生素使用史或长期 ICU 住院史,即使患者的 HAP 并不严重,也应经验性治疗耐药病原体。治疗方法是联用两种抗假单胞菌抗生素,如果气管抽吸物革兰染色见阳性球菌还须加用万古霉素(或可使用利奈唑胺或奎奴普丁/达福普汀)。所有的患者,特别是气管插管的 ICU 患者,经验性用药必须持续到痰培养结果出来之后。如果无铜绿假单胞菌或其他耐药革兰阴性细菌感染,则可根据药敏情况使用单一药物治疗。非耐药病原体的重症 HAP 患者可用以下任何单一药物治疗:亚胺培南、美罗培南、哌拉西林/他唑巴坦或头孢吡肟。

ICU 中 HAP 的治疗也应根据当地抗生素敏感情况以及当地经验和对某些抗生素的偏爱而调整。每个 ICU 都有它自己的微生物药敏情况,而且这种情况随时间而变化,因而有必要经常更新经验用药的策略。经验用药中另一个需要考虑的是"抗生素轮换"策略,它是指标准经验治疗过程中有意更改抗生素使细菌暴露于不同的抗生素从而减少抗生素耐药的选择性压力,达到减少耐药病原体感染发生率的目的。"抗生素轮换"策略目前仍在研究之中,还有不少问题未能明确,包括每个用药循环应该持续多久?应用什么药物进行循环?这种方法在内科和外科患者的有效性分别有多高?循环药物是否应该针对革兰阳性细菌同时也针对革兰阴性细菌?

在某些患者中,雾化吸入这种局部治疗可用以弥补全身用药的不足。氨基糖苷类雾化吸入可能有一定的益处,但只用于革兰阴性细菌肺炎全身治疗无效者。多黏菌素雾化吸入也可用于耐药铜绿假单胞菌的感染。

对于初始经验治疗失败的患者,应该考虑其他感染性或非感染性的诊断,包括肺曲霉感染。对持续发热并有持续或进展性肺部浸润的患者可经验性使用两性霉素 B。虽然传统上应使用开放肺活检来确定其最终诊断,但临床上是否活检仍应个体化。临床上还应注意其他的非感染性肺部浸润的可能性。

(三)糖皮质激素治疗

糖皮质激素对重症肺炎的治疗一直存在争议。在随机对照的临床研究中,早期研究显示氢化可的松对入住 ICU 的重症 CAP 可降低病死率。但是,有两项双盲、随机对照研究使用糖皮质激素治疗 CAP 发现,40mg 甲泼尼龙,应用 7 天,没有发现任何临床的益处;而地塞米松应用 3 天可缩短住院时间 1 天。报道的两篇糖皮质激素治疗 H1N1 肺炎的对比研究,无论是欧洲还是亚洲患者,使用糖皮质激素没有任何益处,反而增加了病死率。报道的糖皮质激素治疗重症肺炎的 Meta 分析,4 项研究共 264 例患者,应用糖皮质激素可以明显降低住院病死率,同时学者认为由于资料的不均一性,临床上应用糖皮质激素时应考虑其利弊。因此,糖皮质激素对重症 CAP 的患者的辅助疗效还不明确。

(四)支持治疗

支持治疗主要包括液体补充,血流动力学、通气和营养支持,起到稳定患者状态的作用,而更直接的治疗仍需要针对患者的基础病因。流行病学证据显示营养不良影响肺炎的发病和危重患者的预后。同样,临床资料也支持肠内营养可以预防肺炎的发生,特别是对于创伤的患者。对于严重脓毒症和多器官功能衰竭的分解代谢旺盛的重症肺炎患者,在起病 48 小时后应开始经肠内途径进行营养支持,一般把导管插入空肠进行喂养以避免误吸;如果使用胃内喂养,最好是维持患者半卧体位以减少误吸的风险。

(五)胸部理疗

拍背、体位引流和振动促进黏痰排出的效果尚未被证实。胸部理疗广泛应用的局限在于:①其有效性未被证实,特别是不能减少患者的住院时间。②费用高,需要专人操作。③有时引起 PaO_2 的下降。目前的经验是胸部理疗对于脓痰过多(>30mL/d)或严重呼吸肌疲劳不能有效咳嗽的患者是最为有用的,例如对囊性纤维化、COPD 和支气管扩张的患者。

使用自动化病床的侧翻疗法,有时加以振动叩击,是一种有效地预防外科创伤及内科患者肺炎的方法,但其地位仍不确切。

(六)促进痰液排出

雾化和湿化可降低痰的黏度,因而可改善不能有效咳嗽患者的排痰,然而雾化产生的大多水蒸气都沉积在上呼吸道并引起咳嗽,一般并不影响痰的流体特性。目前很少有数据支持湿化能特异性地促进细菌清除或肺炎吸收的观点。乙酰半胱氨酸能破坏痰液的二硫键,有时也用于肺炎患者的治疗,但由于其刺激性因而在临床应用上受到一定限制。痰中的 DNA 增加了痰液黏度,重组的 DNA 酶能裂解 DNA,已证实在囊性纤维化患者中有助于改善症状和肺功能,但对肺炎患者其价值尚未被证实。支气管舒张药也能促进黏液排出和纤毛运动频率,对 COPD 合并肺炎的患者有效。

四、护理

1.护理目标

(1)维持生命体征稳定,降低病死率。

(2)维持呼吸道通畅,促进有效咳嗽、排痰。

(3)维持正常体温,减轻高热等伴随症状,增加患者舒适感。

(4)供给足够营养和液体。

(5)预防传染和继发感染。

2.护理措施

(1)病情监护:重症肺炎患者病情危重、变化快,特别是高龄及合并严重基础疾病患者,需要严密监护病情变化,包括持续监护心电图、血压、呼吸、血氧饱和度,监测意识、尿量、血气分析结果、肾功能、电解质、血糖变化。任何异常变化均应及时报告医师,早期处理。同时床边备好吸引装置、吸氧装置、气管插管和气管切开等抢救用品及抢救药物等。

(2)维持呼吸功能的护理。

1)密切观察患者的呼吸情况,监护呼吸频率、节律、呼吸音、血氧饱和度。出现呼吸急促、呼吸困难,口唇、指(趾)末梢发绀,低氧血症(血氧饱和度<80%),双肺呼吸音减弱,必须及时给予鼻导管或面罩有效吸氧,根据病情变化调节氧浓度和流量。面罩呼吸机加压吸氧时,注意保持密闭,对于面颊部极度消瘦的患者,在颊部与面罩之间用脱脂棉垫衬托,避免漏气影响氧疗效果和皮肤压迫。意识清楚的患者嘱其用鼻呼吸,脱面罩间歇时间不易过长。鼓励患者多饮水,减少张口呼吸和说话。

2)常规及无创呼吸机加压吸氧不能改善缺氧时,采取气管插管呼吸机辅助通气。机械通气需要患者较好的配合,事先向患者简明讲解呼吸机原理、保持自主呼吸与呼吸机同步的配合方法、注意事项等。指导患者使用简单的身体语言表达需要,如用动腿、眨眼、动手指表示口渴、翻身、不适等或用写字表达所求。机械通气期间严格做好护理,每日更换呼吸管道,浸泡消毒后再用环氧乙烷灭菌;严格按无菌技术操作规程吸痰。护理操作特别是给患者翻身时,注意呼吸机管道水平面保持一定倾斜度,使其低于患者呼吸道,集水瓶应在呼吸环路的最低位,并及时检查倾倒管道内、集水瓶内的冷凝水,避免其反流入气道。根据症状、血气分析、血氧饱和度调整吸入氧浓度,力求在最低氧浓度下达到最佳的氧疗效果,争取尽快撤除呼吸机。

3)保持呼吸道通畅,及时清除呼吸道分泌物。遵医嘱给予雾化吸入每日 2 次,有效湿化呼吸道。正确使用雾化吸入,雾化液用生理盐水配制,温度在 35℃ 左右。使喷雾器保持竖直向上,并根据患者的姿势调整角度和位置,吸入过程中护士必须在场严密观察病情,如出现呼吸困难、口周发绀,应停止吸入,立即吸痰、吸氧,不能缓解时通知医生。症状缓解后继续吸入。每次雾化后,协助患者翻身、拍背。拍背时五指并拢成空心掌,由上而下,由外向内,有节律地轻拍背部。通过振动,使小气道分泌物松动易于进入较大气道,有利于排痰及改善肺通气、换气功能。每次治疗结束后,雾化器内余液应全部倾倒,重新更换灭菌蒸馏水;雾化器连接管及面罩用 0.5% 三氯异氰尿酸消毒液浸泡 30 分钟,用清水冲净后晾干备用。

指导患者定时、有效咳嗽,病情允许时使患者取坐位,先深呼吸,轻咳数次将痰液集中后,用力咳出,也可促使肺膨胀。协助患者勤翻身,改变体位,每 2 小时拍背体疗 1 次。对呼吸无力、衰弱的患者,用手指压在胸骨切迹上方刺激气管,促使患者咳嗽排痰。

老年人、衰弱的患者,咳嗽反射受抑制者,呼吸防御机制受损,不能有效地将呼吸道分泌物排出时,应按需要吸痰。用一次性吸痰管,检查导管通畅后,在无负压情况下将吸痰管轻轻插入 10～15cm,退出 1～2cm,以便游离导管尖端,然后打开负压,边旋转边退出。有黏液或分泌物处稍停。每次吸痰时间应少于 15 秒。吸痰时,同一根吸痰管应先吸气道内分泌物,再吸鼻腔内分泌物,不能重复进入气道。

4)研究表明,患者俯卧位发生吸入性肺炎的概率比左侧卧位和仰卧位患者低,定时帮助患者取该体位。进食时抬高床头 30°～45°,以减少胃液反流误吸机会。

(3)合并感染性休克的护理:发生休克时患者取去枕平卧位,下肢抬高 20°～30°,增加回心血量和脑部血流量。保持静脉通道畅通,积极补充血容量,根据心功能、皮肤弹性、血压、脉搏、尿量及中心静脉压情况调节输液速度,防止肺水肿。加强抗感染,使用血管活性药物时,用药浓度、单位时间用量严格遵医嘱,动态观察病情,及时反馈,为治疗方案的调整提供依据。体温不升者给予棉被保暖,避免使用热水袋、电热毯等加温措施。

(4)合并急性肾功能衰竭的护理:少尿期准确记录出入量,留置导尿,记录每小时尿量,严密观察肾功能及电解质变化,根据医嘱严格控制补液量及补液速度。高钾血症是急性肾功能衰竭患者常见的死亡原因之一,避免摄入含钾高的食物;多尿期应注意补充水分,保持水电解质平衡。尿量小于 20mL/h 或小于 80mL/24 小时的急性肾功能衰竭者需要血液透析治疗。

(5)发热的护理:高热时帮助降低体温,增加患者舒适感。每 2 小时监测体温 1 次。密切观察发热规律、特点及伴随症状,及时报告医生对症处理;寒战时注意保暖,高热时给予物理降温,冷毛巾敷前额,冰袋置于腋下、腹股沟等处或以温水、酒精擦浴。物理降温效果差时,遵医嘱给予退热剂。降温期间要注意随时更换汗湿的衣被,防止受凉,鼓励患者多饮水,保证机体需要,防止肾血流灌注不足,诱发急性肾功能不全。加强口腔护理。

(6)预防传染及继发感染。①采取呼吸道隔离措施,切断传播途径。单人单室,避免交叉感染。严格遵守各种消毒、隔离制度及无菌技术操作规程,医护人员操作前后应洗手,特别是接触呼吸道分泌物和护理气管切开、插管患者前后要彻底流水洗手,并采取戴口罩、手套等隔离手段。开窗通风保持病房空气流通,每日定时紫外线空气消毒 30～60 分钟,加强病房内物品的消毒,所有医疗器械和物品特别是呼吸治疗器械定时严格消毒、灭菌。控制陪护及探视人员流动,实行无陪护管理。对特殊感染、耐药菌株感染及易感人群应严格隔离,及时通报。②加强呼吸道管理。气管切开患者更换内套管前,必须充分吸引气囊周围分泌物,以免含菌的渗出液漏入呼吸道诱发肺炎。患者取半坐位以减少误吸危险。尽可能缩短人工气道留置和机械通气时间。③患者分泌物、痰液存放于黄色医疗垃圾袋中焚烧处理,定期将呼吸机集水瓶内液体倒入装有 0.5% 健之素消毒液的容器中集中消毒处理。

(7)营养支持治疗的护理:营养支持是重要的辅助治疗。重症肺炎患者防御功能减退,体温升高使代谢率增加,机体需要增加免疫球蛋白、补体、内脏蛋白的合成,支持巨噬细胞、淋巴细胞活力及酶活性。重症肺炎患者宜摄入高蛋白、高热量、富含维生素、易消化的流质或半流质饮食,尽量符合患者口味,少食多餐。有时需要鼻饲营养液,必要时胃肠外应用免疫调节剂,如免疫球蛋白、血浆、白蛋白和氨基酸等营养物质以提高免疫力,增强抗感染效果。

(8)舒适护理:为保证患者舒适,重视做好基础护理。重症肺炎急性期患者要卧床休息,安排好治疗、护理时间,尽量减少打扰,保证休息。帮助患者维持舒服的治疗体位。保持病室清洁、安静,空气新鲜。室温保持在 22～24℃,使用空气湿化器保持空气相对湿度为 60%～70%。保持床铺干燥、平整。保持口腔清洁。

(9)采集痰标本的护理:干预痰标本是最常用的下呼吸道病原学标本,其检验结果是选择抗生素治疗的确切依据,正确采集痰标本非常重要。准确的采样是经气管采集法,但患者有一定痛苦,不易被接受。临床一般采用自然咳痰法。采集痰标本应注意必须在抗生素治疗前采集新鲜、深咳后的痰,迅速送检,避免标本受到口咽处正常细菌群的污染,以保证细菌培养结果准确性。具体方法是:嘱患者先将唾液吐出、漱口,并指导或辅助患者深吸气后咳嗽,咳出肺部深处痰液,留取标本。收集痰液后应在 30 分钟内送检。经气管插管收集痰标本时,可使用一次性痰液收集器。用无菌镊夹持吸痰管插入气管深部,注意勿污染吸痰管。留痰过程注意无菌操作。

(10)心理护理:评估患者的心理状态,采取有针对性的护理。患者病情重,有呼吸困难、发热、咳嗽等明显不适,导致烦躁和恐惧,加压通气、气管插管、机械通气患者尤其明显,上述情绪加重呼吸困难。护士要鼓励患者倾诉,多与其交流,语言交流困难时,用文字或肢体语言主动沟通,尽量消除其紧张恐惧心理。了解患者的经济状况及家庭成员情况,帮助患者寻求更多支持和帮助。及时向患者及其家属解释,介绍病情和治疗方案,使其信任和理解治疗、护理的作用,增加安全感,保持情绪稳定。

五、健康教育

出院前指导患者坚持呼吸功能锻炼,做深呼吸运动,增强体质。减少去公共场所的次数,预防感冒。上呼吸道感染急性期外出戴口罩。居室保持良好的通风,保持空气清新。均衡膳食,增加机体免疫力,戒烟,避免劳累。

第六节 呼吸衰竭

呼吸衰竭是由于各种原因引起的肺通气和(或)换气功能严重障碍以至于不能进行有效的气体交换,导致机体缺氧和(或)CO_2 潴留,从而引起一系列生理功能和代谢紊乱的临床综合征。其诊断一般需通过动脉血气分析确定。如在海平面静息状态下呼吸空气时,$PaO_2 < 60mmHg$ 或伴有 $PaCO_2 > 50mmHg$ 者,即为呼吸衰竭。

呼吸衰竭是 ICU 最常见的器官衰竭,56% 的 ICU 患者罹患急性呼吸衰竭,约 1/3 患者最终死亡。呼吸衰竭有急性和慢性之分。急性呼吸衰竭是指原来肺功能正常或有呼吸系统慢性疾病而处于代偿状态,由于突发原因,呼吸功能突然衰竭。慢性呼吸衰竭是指在原有慢性呼吸系统疾病或其他相关疾病的基础上，呼吸功能障碍加重。按病理生理变化可分成肺衰竭和泵衰竭。按动脉血气分析可分成Ⅰ型和Ⅱ型呼吸衰竭。

一、病因

1.气道病变引起的阻塞性通气功能障碍

支气管炎症、痉挛、肿瘤、异物及慢性阻塞性肺气肿时，由于气道不同程度的阻塞，肺泡通气不足，导致缺氧及 CO_2 潴留。

2.肺组织损害引起的换气功能障碍

肺部炎症、水肿、血管病变、弥散性肺间质纤维化、肺气肿、硅沉着病（矽肺）、急性呼吸窘迫综合征（ARDS）等，引起通气血流（V/Q）比例失调，弥散面积减少或解剖分流增加，导致缺氧。

3.胸廓活动减弱或呼吸肌衰竭引起的限制性通气功能障碍

胸廓严重畸形、严重脊柱后侧突、广泛胸膜增厚、大量胸腔积液或气胸等引起胸廓活动受限；脊髓灰质炎、多发性神经根炎、重症肌无力、呼吸肌负荷加重等引起呼吸肌活动减弱，均可使肺扩张受到影响，导致肺通气量减少。

4.脑部病变引起的呼吸中枢功能障碍

脑部炎症、血管病变、肿瘤、外伤、代谢性或药物中毒等，直接或间接损害呼吸中枢，导致呼吸功能抑制，通气功能减弱。

二、分型

呼吸衰竭按血气改变可分为 2 型。

1.Ⅰ型呼吸衰竭

缺氧为主，CO_2 正常。主要见于静-动脉分流、V/Q 比例失调或弥散功能障碍的患者。此外，在高原、高空或低氧吸入情况下，不但引起缺氧，且由于通气代偿性增加，排出大量 CO_2 而引起呼吸性碱中毒。此型提高吸入氧气浓度可缓解。

2.Ⅱ型呼吸衰竭

缺氧和 CO_2 潴留同时存在。主要见于肺泡有效通气量不足的患者。此时由于肺泡氧分压下降，CO_2 分压增加，肺泡-毛细血管氧和 CO_2 分压差减少，影响交换。故通气不足所致的缺氧和 CO_2 潴留程度是平行的。此型只能通过增加通气量才能缓解。

以上两型临床上有时难以区分，病程中Ⅰ型晚期可转为Ⅱ型。

三、诊断

（一）临床表现

（1）有慢性呼吸系统疾病或其他导致呼吸功能衰竭的病史。

（2）低氧血症和（或）高碳酸血症的临床表现：低氧血症主要表现为呼吸困难、发绀、心率加快、心律失常、血压降低、四肢冷等；严重者可出现脑功能紊乱症状，如表情淡漠、反应迟钝或烦躁不安、昏迷等。严重缺氧患者，常伴有上消化道出血及肝、肾功能损害。

高碳酸血症主要表现为头痛(晚上加重)、白天嗜睡(晚上失眠)、血压升高、多汗、判断力及记忆力减退。皮质中枢初期兴奋,表现为易激动、烦躁、抽搐;后期抑制,表现为表情淡漠、精神恍惚、神志不清,并可出现血压下降,颅内压升高,眼球微突,球结膜充血、水肿,扑翼样震颤等。并发脑疝时,意识障碍加重,呼吸节律及频率紊乱,双侧瞳孔大小不等。

国内对呼吸衰竭患者出现神经精神症状者称为肺性脑病,单纯缺氧引起者则称为缺氧性脑病。

(二)实验室检查及其他辅助检查

1.动脉血气分析

血气改变符合以下标准,即 $PaO_2<60mmHg$ 或伴 $PaCO_2>50mmHg$。

2.血液生化检查

血液生化检查可有电解质紊乱、酸中毒或碱中毒表现或有肝肾功能异常。

3.X 线检查

X 线检查可有肺气肿表现、肺炎表现及肺心病征象等。

4.心电图或超声心动图

心电图或超声心动图可有肺心病或心律失常表现。

(三)病情程度分级

根据发绀、神志状态及血气改变,呼吸衰竭程度可分轻、中、重 3 级。

呼吸衰竭常伴发各种酸碱紊乱。通气功能衰竭时 CO_2 潴留,故多有不同程度的呼吸性酸中毒。急性期常为失代偿性,表现为 pH<7.35(代偿期正常),$PaCO_2>50mmHg$,碱剩余(BE)正常(代偿期正值增大),血钾增高,血氯降低。呼吸性酸中毒可合并代谢性酸中毒,见于合并严重缺氧、感染、休克或肾功能障碍等,此时酸性代谢产物增加。表现为 pH<7.35,$PaCO_2>50\ mmHg$,BE 负值增大(早期可正常),血钾升高,血氯正常。呼吸性酸中毒可合并代谢性碱中毒,多见于治疗过程中补碱过多或利尿剂、肾上腺皮质激素等使用不当及呕吐等,引起血氯、血钾降低。此时 pH>7.45,但也可正常,$PaCO_2>50mmHg$,BE 正常或正值增大,血氯、血钾降低。呼吸性酸中毒时如应用人工呼吸机通气量过大,致使 CO_2 排出过快过多,可出现呼吸性碱中毒。此时 pH>7.45,$PaCO_2$ 降低,<35mmHg,BE 正常或正值增大,血钾降低,血氯降低或正常。换气功能衰竭如 ARDS,早期除进行性缺氧外,可有混合性碱中毒(呼吸性碱中毒和代谢性碱中毒),晚期由于呼吸功能进一步损害以及合并感染,则可出现混合性酸中毒(呼吸性酸中毒和代谢性酸中毒)。

临床上呼吸性酸中毒合并代谢性碱中毒与失代偿性呼吸性酸中毒较为常见,均可出现神经精神症状,但治疗原则不同,应注意鉴别诊断。

四、治疗

呼吸衰竭病情复杂,并发症多,治疗上应采取综合措施。

治疗原则:首先应建立一个通畅的气道,给予氧疗,并保证足够的肺泡通气;针对不同病因,积极治疗原发病;及时去除诱因,如呼吸系统感染、痰液引流不畅阻塞气道、心力衰竭及不适当的给氧和使用镇静剂等；维持及改善心、肺、脑及肾功能，预防及治疗并发症，如酸碱失衡、肺性脑病、上消化道出血、心功能不全、心律失常、DIC及休克等。下面着重讨论治疗上的几个问题。

1.保持呼吸道通畅

呼吸衰竭患者，特别是慢性阻塞性肺疾病，各种原因导致昏迷等均有不同程度的气道阻塞，这是呼吸衰竭加重的重要因素，应积极清除痰液或胃反流液阻塞，可用多侧孔吸痰管通过鼻腔进入咽喉部吸引分泌物并刺激咳嗽，必要时用纤维支气管镜吸痰。所有患者应使用雾化、黏液溶解剂、解痉剂等辅助治疗。若以上方法都不能改善气道阻塞，应建立人工气道。

（1）清除呼吸道分泌物。

1）呼吸道局部湿化和给药：积痰干结者可局部湿化和给药，使痰液稀释，易于引流咳出。除设法保持室内空气湿润及机体的体液平衡外，可通过雾化吸入或气管内滴注以维持呼吸道湿润，同时局部应用化痰、解痉、抗炎等药物，提高清除痰液的效果。

为保持呼吸道湿润，减少痰液干结，可用蒸馏水或生理盐水。若有大量黏痰或脓痰，可用碳酸氢钠、溴己新、乙酰半胱氨酸等；伴有支气管痉挛时，则不宜使用乙酰半胱氨酸，此时可用β_2受体激动剂、肝素或糖皮质激素；酶制剂局部刺激性大，不宜长期吸入，此类药物为蛋白质或高分子物质，对有过敏性疾病或过敏性病史者最好不用。

2）祛痰剂：痰液黏稠可服用祛痰药物，促进痰液稀化，易于引流。常用药物有10％氯化铵10mL、溴己新8～16mg、氨溴索30mg或菠萝蛋白酶3片，口服，每日3次，可根据情况选用。不能口服者，可静脉输注氨溴索。

3）体位引流和导管吸痰：除采用上述措施外，还可配合以下方法，促进痰液排出。

对神志清晰、病情轻的患者，鼓励经常变换体位和用力咳嗽，帮助咳痰；或用导管刺激咽喉或气管引起咳嗽，并吸出部分痰液或经环甲膜穿刺吸痰。如分泌物较多阻塞气道，可在吸氧下用纤维支气管镜冲洗及吸引气道分泌物。

环甲膜穿刺法：在患者颈前正中线甲状软骨以下，以手指确定三角形环甲膜的位置，在局麻下用15号针头，针头斜面向下，刺入气管。通过针嘴插入硬膜外麻醉用的细塑料管，深度以隆突以上为宜，然后拔除针头，固定塑料管。如欲激发咳嗽排痰，可用1～2mL生理盐水，快速滴入。如有效，可保留1～2周，定期注药及吸痰。此操作目前已少用。

对昏迷或危重患者，应及早行气管插管或气管切开，用导管吸痰。

（2）解除支气管痉挛：引起支气管痉挛的因素很多，除疾病本身所致外，吸痰操作不当、气管内给药浓度过高或给药量过大、吸入气雾过冷、吸入干燥高浓度氧气过久或严重缺氧等均可引起或加重支气管痉挛，必须注意防治。

1）氨茶碱：除有直接舒张支气管平滑肌作用外，还有兴奋延髓呼吸中枢、提高膈肌收缩力、增强支气管纤毛黏液净化功能、降低肺动脉阻力及利尿、强心等作用。对明显支气管痉挛的患者，用氨茶碱0.25g(5mg/kg)，加入50％葡萄糖注射液40mL中缓慢静脉推注（至少10～20分钟），然后静脉滴注，有效血浆浓度为10～20μg/mL，每日用量不超过2g。病情较轻者，可口服茶碱缓释片。低氧血症及高碳酸血症患者用药后易发生不良反应。老年人，心、肾、肝功能减退，发热，肺部感染以及几乎所有呼吸衰竭患者，体内清除氨茶碱的速率都有不同程度的下降，用药量应偏小。

2)β_2 受体激动剂:常用有沙丁胺醇、特布他林、班布特罗、沙美特罗和福莫特罗等,可口服或吸入。目前主张吸入疗法,起效快,全身不良反应少。对并发冠心病、心功能不全及糖尿病患者慎用,与氨茶碱合并使用时更应注意,剂量宜偏低。

3)M 胆碱能受体拮抗剂:常用有异丙托溴铵和噻托溴铵。异丙托溴铵除可喷雾吸入外,尚可雾化吸入,并可和沙丁胺醇联合使用。噻托溴铵具有选择性强、持续时间长的特点,对病情较稳定的患者也可使用。新近上市的噻托溴铵软雾剂对呼吸功能受损的患者可能更易于吸入,从而提高治疗效果。

4)糖皮质激素:除具有解除支气管痉挛作用外,还有抗炎、抗过敏、减少支气管分泌及减轻脑水肿等作用。对严重支气管痉挛者,可短期大剂量应用,常用甲泼尼龙 40～240mg,分次静脉推注或氢化可的松 100～300mg,静脉滴注。疗程依据患者具体情况而定,在 2～3 天停药为宜或在病程好转后,改为口服泼尼松。必须注意在用药中配合使用有效的抗生素,以控制感染,有消化道出血者应慎用。

2.氧疗

氧疗的目的是提高肺泡氧分压,增加氧的弥散,提高 PaO_2,从而减轻因缺氧所致的重要器官的损害,缓解因缺氧所致的肺动脉收缩,降低右心室负荷。因此,氧疗应争取短时间内使 $PaO_2 > 60mmHg$ 或 $SaO_2 > 90\%$。

(1)氧疗指征及给氧浓度:给氧浓度可分为低浓度(24％～35％)、中浓度(35％～60％)及高浓度(60％～100％)。应根据呼吸衰竭类型选择不同的氧浓度。Ⅰ型呼吸衰竭以缺氧为主,不伴 CO_2 潴留,可给中或高浓度氧吸入。此类患者呼吸中枢兴奋性主要由血中 CO_2 水平调节,故血氧浓度迅速升高并不会导致呼吸抑制。Ⅱ型呼吸衰竭既有缺氧又有 CO_2 潴留,应低浓度给氧。因为此时呼吸中枢已适应了高碳酸血症,依靠缺氧对颈动脉体的刺激维持通气,血氧浓度迅速升高解除了颈动脉体对呼吸中枢的反射刺激导致呼吸抑制,加重 CO_2 潴留。开始可用 24％的浓度,吸入后如 $PaCO_2$ 升高不超过 10mmHg,患者仍可唤醒或有咳嗽,可把氧浓度提高至 28％,如 $PaCO_2$ 上升不超过 20mmHg,且病情稳定,则维持此浓度给氧已足够,必要时也可稍增高氧浓度,但不宜超过 35％。

实际吸氧浓度可通过氧流量计算,在鼻导管或鼻塞吸氧时,可按以下公式计算:
$$实际吸氧浓度 = 21\% + 4\% \times 氧流量(L/min)$$

式中,21％为空气中的氧浓度;4％为每分钟供纯氧 1L 可增高的氧浓度,即 Andrews 的经验系数。

举例:患者拟用 25％的氧浓度吸入,则给予氧流量 1L/min[21％+4％×1(L/min)=25％(实际吸入氧浓度)]。

目前文献上吸入氧浓度多用吸入氧分数(FiO_2)表示,21％～100％氧浓度以 0.21～1.0 表示。

(2)给氧装置和方法。①鼻导管:用 2mm 内径的导管经鼻孔插入直达软腭上方。导管前端最好剪 2～3 个侧孔,使氧气气流分散射出,减少气流直接刺激引起局部不适,并可避免分泌物堵塞。②鼻塞:塞入一侧鼻孔前庭吸氧,此法较鼻导管舒服,患者易接受。③双鼻管:将两条短导管插入两侧鼻腔,通过"Y"管与输氧管道相通,此法患者多无不适感,目前在临床广泛应用。④空气稀释面罩(文丘里面罩):是按文丘里的原理设计的,氧射流产生的负压带入一定量的空气,稀释面罩内的氧浓度,故氧浓度可按需要调节。其优点是面罩内的氧浓度较稳定,不受患者潮气量和呼吸类型的影响,不需湿化。⑤活瓣气囊面罩:是利用控制氧流量来调节吸入氧浓度的一种给氧装置。气囊内的储气量由输入的氧流量来控制,当储气囊的气量少于潮气量,在患者吸气时气囊内的气量被吸尽后,则空气即被吸入气囊,使气囊内氧浓度降低。此法吸氧浓度可达 95% 以上。⑥其他:如氧气帐、高压氧舱和呼吸器给氧等,根据需要和条件使用。

以上给氧方法可根据给氧浓度来选择。给氧浓度如低于 30%,一般可用鼻塞、鼻导管、双鼻管或可调氧浓度面罩;如给氧浓度高于 30%,可用活瓣气囊面罩或空气稀释面罩。如经以上处理都不能改善氧合,则需要进行无创或有创机械通气。

(3)氧疗监护:氧疗过程中,特别是重症呼吸衰竭和应用面罩者,应加强监护。①严密观察患者神志、呼吸及心血管状态。②高浓度(大于 60%)氧疗后,应注意可能发生氧中毒。氧中毒多发生于高浓度给氧后 1~2 天,症状包括胸骨后不适或烧灼样痛,吸气时加重,咳嗽,进行性呼吸困难等。胸部 X 线检查可见双肺小斑片状阴影。肺功能示肺活量减少、肺顺应性降低、无效腔与潮气量比值增加、肺泡-动脉氧分压差(A-aDO$_2$)明显增加。为了避免氧中毒,对需长时间吸氧者,氧浓度不宜超过 60%,高浓度吸氧的时间不宜超过 1 天,最好每 4 小时改用鼻塞或鼻导管吸入 40% 浓度的氧 10~20 分钟,防止氧中毒。③Ⅱ型呼吸衰竭患者伴 CO_2 潴留,在氧疗过程中,应注意氧疗可能引起呼吸抑制导致 CO_2 潴留加重,发生 CO_2 麻醉,表现为呼吸变慢、变浅或意识障碍加重。此时应立即给予呼吸兴奋剂或机械通气,以改善通气,促进 CO_2 排出。④氧疗过程中随着病情改善,可导致电解质变化,应定期复查血电解质,特别应注意血氯、血钾的变化,并做相应的治疗。

(4)停止氧疗指征:有以下指征可考虑停止氧疗。①神志清醒或改善并稳定。②发绀基本消失。③呼吸困难缓解,潮气量增大。④心率正常或变慢,血压正常及稳定。⑤$PaO_2 \geqslant$ 60mmHg,停止吸氧后不再下降;停氧前应间断吸氧数天,患者一般情况保持稳定后,方可完全停氧。

3.改善通气

(1)呼吸兴奋剂的应用:主要目的在于防止和治疗肺泡低通气,使通气量增加,以纠正缺氧,促进 CO_2 排出。一般适用于中、重度Ⅱ型呼吸衰竭而无气道阻塞者。对氧疗患者,为预防氧疗可能导致的呼吸抑制或在撤离机械通气的前后为减少患者对呼吸机的依赖性,也可适当应用。①尼可刹米:可先用 0.375~0.75g(1~2 支)静脉推注,然后以 1.875~3.75g(5~10 支),加入 5% 葡萄糖注射液 500mL 中静脉滴注。②二甲弗林:8~16mg 静脉滴注。起效快,维持时间长。③洛贝林:每次 3~9mg 静脉推注,每 2~4 小时 1 次或 9~15mg 静脉滴注。效果不佳时,宜与尼可刹米交替使用。④哌甲酯:每次 20mg 静脉推注或静脉滴注。作用和缓,不良反应小。⑤氨茶碱:0.5~0.75g,静脉滴注。除有支气管解痉作用外,尚可兴奋呼吸中枢。⑥多沙普仑:用量可按 1~2mg/(kg·h),静脉滴注。超过 3mg(kg·h),可有发热、出汗、恶心、呕吐、血压升高、心率快、震颤等不良反应。一般给药 12~24 小时后,可酌情改为间歇给药,也可夜间给药。慢性呼吸衰竭者可口服。本药能直接刺激颈动脉体的化学感受器,反射性兴奋呼吸中枢,呼吸兴奋作用较强,安全范围较大,治疗量与中毒量之比为70:1,是一种有效而安全的呼吸兴奋剂。但半衰期短,不适于长期使用,适用于呼吸中枢功能低下所致的低通气状态。呼吸肌疲劳的慢性阻塞性肺气肿者,最好避免使用;神经-肌肉系统病变引起的呼吸衰竭者应忌用。

对重症并需持续给药的呼吸衰竭患者,可用呼吸三联针:洛贝林12mg、二甲弗林16mg及哌甲酯20mg,混合于5%葡萄糖注射液250mL中静脉滴注,滴速一般保持在10~20滴/分,根据病情适当调整。

应用呼吸兴奋剂的注意事项:呼吸兴奋剂的应用要求患者具备两个条件,即气道基本通畅与呼吸肌功能基本正常。①对有广泛支气管痉挛如严重哮喘和大量痰液潴留者,先解痉、祛痰、消除气道阻塞,否则 CO_2 不能顺利排出,反而增加呼吸功,使机体耗氧增加。②对神经-肌肉系统病变引起呼吸肌活动障碍者,不宜使用呼吸兴奋剂,因用药后不能发挥更大的通气效应。③脑缺氧或脑水肿导致频繁抽搐者慎用,否则会加重病情。④经治疗后病情好转,如神志转清、呼吸功能改善及循环状况良好时,不可突然停药,宜逐渐减量或延长给药间歇直至停药。⑤神志模糊或嗜睡患者,用药后神志转清时,宜抓紧时机,鼓励咳嗽排痰,加深自主呼吸,改善通气。⑥在治疗过程中,应进行血气监测,观察 $PaCO_2$ 下降速度,随时调整滴速,应注意 $PaCO_2$ 下降不宜过快,否则会引起呼吸性碱中毒或代谢性碱中毒(后者见于慢性阻塞性肺气肿,因碱储备代偿性增加所致),可引起脑血管收缩,血流减少,使脑缺氧加重,导致脑水肿。⑦呼吸兴奋剂作用短暂,且会增加耗氧,如应用12小时后病情无改善,则应停用,及早做气管插管或气管切开,进行机械通气;对已应用机械通气的患者,因有效的肺通气已建立,则不必使用呼吸兴奋剂。

(2)气管内插管及气管切开:人工气道的建立,可保证气道通气,且便于吸痰、吸氧、滴药及进行机械通气。其指征是:①处于嗜睡或昏迷状态,呼吸表浅或分泌物较多,阻塞上呼吸道者。②重度呼吸衰竭,严重 CO_2 潴留,经综合治疗12~24小时无效,需进行机械通气者。

对病程较短,估计病情在短期内可改善者,可采用气管内插管,可经口或经鼻插入。经鼻插入者,导管易于固定,留置时间可较长,患者较为舒服,可较好保持口腔卫生。其缺点是吸引较为困难,导管在鼻腔受压或扭曲,插入纤维支气管镜也较困难。目前认为经鼻插管还易引起院内感染。经口插管的优点是可用大口径的导管,在紧急情况下操作较易,吸痰也较容易,但清醒患者不易接受。无论经口或鼻插管,导管留置时间并没有绝对的限制。如肺功能严重损害,估计需长期应用呼吸支持者或需持续气道滴药者,应及早做气管切开。气管切开时,清醒或半清醒的患者较气管插管易于接受,且可减少无效腔100~150mL,对改善通气有好处。但气管切开容易引起局部感染、气管内出血、皮下气肿,且切开后失去上呼吸道对空气的过滤、加温及湿润作用,易加重肺感染。此外,慢性阻塞性肺气肿患者经常反复发生呼吸衰竭,不可能多次切开,因此必须掌握气管切开的指征。

气管内插管或气管切开过程中的注意事项如下。①术前充分给氧,以免操作中因过度缺氧引起心搏骤停。②危重患者如需要气管切开,可先行气管内插管,保证通气的情况下切开,较为安全。③气管内插管深度以导管末端位于气管隆嵴上方2~5cm处为宜;如插管位置正常,双侧胸廓活动均匀,双肺呼吸音清晰;如只一侧胸廓活动,则可能插入过深,进入一侧主支气管(常为右主支气管),导致另一侧肺不张,该侧听不到呼吸音;如全胸无呼吸活动,则可能是误插入食管。④气管内插管或气管切开后,应尽量吸出痰液;吸痰前可用2~4mL生理盐水或2%碳酸氢钠液滴入,稀释痰液,以易于引流吸引;操作中需严格执行无菌规程,最好每次更换吸痰导管。⑤年龄大、病史长、反复发作呼吸衰竭患者,一旦气管切开,最好长期带套管,有以下好处:便于在家庭治疗,进行呼吸管理;可定期呼吸道湿化、给药、吸痰及机械通气;慢性阻塞性肺气肿患者如反复发生呼吸衰竭时,可避免多次气管切开。

(3)有创机械通气:机械通气是使用人工方法或机械装置产生通气以代替、辅助或改变患者自主呼吸的一种治疗,也是临床上治疗呼吸衰竭的最后手段。机械通气的目的包括:增大氧合;改善通气;降低呼吸功;降低心肌功;使通气模式正常化。

1)适应证及禁忌证。

适应证:原发病治疗无效的进行性低氧血症,氧疗后血氧分压达不到安全水平(低于60mmHg)者;原发病治疗无效的呼吸性酸中毒的进行性低通气者。临床上呼吸衰竭较重或意识障碍的患者,经综合治疗12~24小时,通气无改善或呼吸频率过快(超过40次/分)、过慢(低于5次/分)或呼吸暂停者,均可考虑用机械通气。

禁忌证:气胸或纵隔气肿未经引流者;肺大疱;出血性休克而血容量尚未补足者;大咯血或严重肺结核者。

2)呼吸机的类型和选择:呼吸机的分类方法有多种,以吸气相转换至呼气相的方法分类较为实用,可分为容量切换型、压力切换型和时间切换型。

容量切换型呼吸机:以电为动力,向患者气道送入预先设定的潮气量作为呼吸周期转换。此类呼吸机的特点是通气量较稳定,受气道阻力及肺顺应性的影响较小,且呼吸频率、潮气量和吸呼比(I:E)等参数容易调节。适用于气道阻力大、肺顺应性差的患者,如哮喘持续状态、肺水肿、广泛性肺实变、ARDS等,对呼吸微弱或呼吸停止的重症呼吸衰竭可用于长期控制呼吸。

压力切换型呼吸机:以氧气或压缩空气为动力,以预定的压力作为呼吸周期转换。其特点是输入压力可以保持恒定,对循环影响较少,且结构简单、轻巧,能同步,可雾化给药。但通气受呼吸道阻力及肺顺应性变化的影响,故通气量不稳定。气道阻力大、肺顺应性差时通气量就小,且呼吸频率、I:E及潮气量不能直接调节。适用于呼吸能力较强的严重肺疾患所致的呼吸衰竭。

时间切换型呼吸机:以呼吸机向气道内送气达设定的时间作为呼吸周期转换,呼气达到预定的时间则转为吸气。其特点是呼吸道阻力对呼吸时间无影响,只要调节压力,就能保证一定的潮气量,呼吸频率、I:E及潮气量易于调节,可喷雾给药。

由于时间切换型和压力切换型呼吸机不能保证稳定的潮气量,故容量切换型呼吸机最为常用。新一代的呼吸机除了容量切换以外,多数并有压力切换或时间切换。

临床上有时也应用高频喷射呼吸机(HFJV)治疗呼吸衰竭。HFJV是高频通气中常用的一种呼吸机,为非定量、非定压、开放型,以氧气为动力。通过喷射气流,加强患者气道内气体的对流和弥散作用而发挥气体交换效应,达到改善缺氧的目的。但对减轻 CO_2 潴留基本无效,且对Ⅱ型呼吸衰竭者尚有加重CO_2潴留的危险。本装置的优点:①为开放通气,不对抗患者自主呼吸,易为患者接受,且不存在不同步问题,也可随时给患者吸痰。②在通气期间能保持较低的通气正压及胸腔内压,对肺及气道不致引起损伤。③由于气道压低,潮气量小(等于或少于解剖无效腔气量),故不影响心排血量及不会引起低血压。但要取得有效的通气量,通气参数较难掌握是其缺点。适用于轻、中度慢性Ⅰ型呼吸衰竭,特别是伴有心血管功能障碍者。对于急性Ⅰ型呼吸衰竭伴有气胸、支气管胸膜瘘及肺大疱者,也可选用,可以避免常规正压通气可能加重呼吸系统损伤的后果。

3)机械通气参数的调节。①潮气量:以往把$10\sim15mL/kg$作为机械通气潮气量的标准,但从生理学角度看,该量超过正常人体自发呼吸潮气量的2倍,可以引起肺损伤。目前趋向于用$7\sim10mL/kg$或更少。②通气频率多用12~18次/分,新一代呼吸机通气频率的设定取决于通气模式。例如,辅助/控制通气时,基础通气频率的设定比患者自主呼吸频率少4次/分左右,确保一旦患者自主呼吸中枢驱动突然减少,呼吸机能够持续提供足够的通气容量;而在间歇强制通气(IMV)时,通气频率应根据患者的耐受情况而定,开始频率稍高,而后逐渐减少;在压力支持通气(PSV)模式时,则不用设定频率。③Ⅰ:E一般用1:1.5或1:2,目前也有用反比呼吸(IRV),即Ⅰ:E大于1:1,可促进动脉氧合;但用IRV时,需使用肌肉松弛剂或镇静剂中止自主呼吸。④触发敏感性:自主呼吸的患者需调节触发敏感性,大多数呼吸机是以气道压的变化触发送气的,其敏感性可调节在$-2\sim-1cmH_2O$。新一代呼吸机有些采用流量触发,流量触发即当自主呼吸达到预先设定的流量值时,呼吸机即送气。目前认为流量触发明显优于压力触发,可降低患者的吸气努力,减少呼吸功能。流量触发敏感性在$1\sim15L/min$,可根据患者情况调节。⑤吸气流量:辅助/控制通气和IMV可使用$60L/min$的吸气流量。⑥输入压力:一般可用$12\sim20cmH_2O$。

4)通气支持的类型:用于治疗呼吸衰竭患者的通气支持有两种基本方式,即IPPV和IMV。两者的区别是IPPV时患者没有自主通气,而IMV时有部分呼吸是自主的。这两种方式或其他通气方式的选择多根据临床医师的喜好和经验来决定。一般来说,IPPV用于无自主呼吸和(或)有严重胸痛或胸壁疾病的患者。IMV则特别适用于呼吸肌功能正常的急性呼吸衰竭者,因为它有维持呼吸肌功能的优点。此外,一些患者觉得IMV比IPPV易耐受,较舒服;对于机械通气诱发心排血量明显降低的患者也可采用IMV,因其对循环的影响较小。对于吸气努力与呼吸机不能同步者,IMV可提供足够的通气而不需用镇静剂或肌肉松弛剂。

除了上述两种基本通气方式以外,新一代呼吸机多有PSV或称压力支持自主通气。在患者自主呼吸的前提下,每次吸气都接受事先设定好的一定水平的压力限制(一般为$10cmH_2O$左右)支持通气,以辅助患者的吸气努力,减少呼吸功。可以改善患者浅促的自主呼吸和帮助患者克服本身气道或人工气道的阻力,增加肺泡通气量。PEEP是另一种常用的支持通气方式,指呼气时保持气道内正压,至呼气末仍处于预先设定的正压水平。PEEP可提高肺的顺应性,增加功能残气量,避免呼气时肺泡早期闭合,改善换气效果,提高血氧。临床应用应从低水平起,先用$2\sim4cmH_2O$,然后根据患者的情况酌情增加,每次增加$2\sim4cmH_2O$,最高一般不超过$15cmH_2O$。PEEP加上IPPV成为持续正压通气(CPPV),也可以和IMV结合。此外,PEEP用于有自主呼吸患者时则成为持续气道正压通气(CPAP)。近年用双水平鼻面罩正压通气（BiPAP）呼吸机治疗呼吸衰竭也取得满意效果，其优点是非创伤性、简便易行，适用于病情较轻、意识清醒的患者。

5)停用呼吸机的指征和常用方法：患者短暂间断使用呼吸机时，一般停用呼吸机不会成为问题，而长期连续使用呼吸机人工通气者，在停用呼吸机时可能会出现呼吸困难，这是因为患者对呼吸机产生依赖思想。故在考虑停用呼吸机时，不要突然撤除人工通气，宜逐步停用，使患者有重新适应的过程。目前，测定呼吸系统气体交换和力学功能可在床边进行。停用呼吸机的常用方法有：①T管技术，在气管套管上连接一T型管，一端与氧源相连，保证局部氧环境的恒定；患者在间歇停用呼吸机期间，主要利用T型管内经过湿化的氧，在患者能耐受的情况下，短暂继而逐渐增大间断使用呼吸机的时间，直至最后脱离呼吸机。②IMV法，逐渐将呼吸机的呼吸频率减少，使患者自主呼吸次数不断增加，最后完全脱离呼吸机，也可和压力支持并用。③PSV法，PSV除了帮助克服套管阻力外，其优点还在于维持患者和呼吸机之间的协调，有学者认为此法优于前两法。

（4）无创通气：一般指无创正压通气（NPPV），指呼吸机通过口/鼻面罩与患者相连，而无须建立有创人工气道。近年来，该技术治疗急性呼吸衰竭已成为急救医学领域中一项重要的进展，其临床应用范围包括各类的急性呼吸衰竭。①急性缺氧性呼吸衰竭：心源性肺水肿，ALI/ARDS，肺炎，手术后或创伤后呼吸衰竭等。②急性高碳酸性呼吸衰竭：COPD急性加重，哮喘急性发作，阻塞性睡眠呼吸暂停，肺囊性纤维化，胸廓畸形，神经肌肉疾病，肥胖性低通气综合征等。③撤除有创通气后的序贯通气或气管拔管后再发呼吸衰竭等。多数研究证实早期应用NPPV可减少急性呼吸衰竭患者的气管插管率、ICU住院时间和ICU病死率。

NPPV与有创通气相比，其优点表现在：①患者不需要气管插管或气管切开等有创的人工气道，可以讲话、进食，故患者更易接受。②患者不会丧失气道自身的防御机制，因此呼吸机相关性肺炎等与机械通气有关的严重并发症也随之减少。③也不需要经历拔管的过程。但也正是由于NPPV没有建立有创的人工气道，故与有创通气相比，其不足表现在：NPPV不易对FiO_2进行精确调节，无法对危重患者提供有效的气道管理，并且会因口/鼻面罩漏气的问题而影响通气效果。临床上使用NPPV时要求患者具备以下基本的条件：①患者清醒能够合作。②血流动力学稳定。③不需要气管插管保护（即患者无误吸、严重消化道出血、气道分泌物过多且排痰不利等情况）。④无影响使用口/鼻面罩的面部创伤。⑤能够耐受口/鼻面罩。当患者不具备这些条件时，不宜行NPPV。

NPPV的通气模式理论上可包括所有的有创通气模式，常用的有：持续气道内正压（CPAP）通气、双水平气道内正压（BiPAP）通气、压力支持通气（PSV）、成比例辅助通气（PAV）等。其中BiPAP是急性呼吸衰竭最常用的通气模式，其包括吸气期气道正压（IPAP）和呼气期气道正压（EPAP）两个重要参数。IPAP类似于PSV，主要作用是在吸气时部分替代呼吸肌做功，从而降低自主呼吸做功、改善气体交换、增加潮气量及每分通气量、降低$PaCO_2$、降低呼吸频率；EPAP类似于PEEP，是患者呼气时呼吸机提供的压力，主要作用为支撑气道、增加功能残气量，改善氧合。在BiPAP模式中，患者潮气量的大小很大程度上取决于IPAP与EPAP之间的差值：当调整EPAP后，如果想保持潮气量基本不变，需相应调整IPAP值。增加IPAP和（或）EPAP均能增加平均气道压力，从而有利于氧合。

急性呼吸衰竭的患者在应用 NPPV 时必须对患者进行密切的监护,其意义不仅在于观察疗效,还在于发现治疗过程中的问题和不良反应,当临床确认 NPPV 效果不佳或患者病情继续恶化时,需及时转成有创通气。监测的内容包括:患者的生命体征(一般状态、神志、舒适程度等);呼吸系统症状和体征(痰液引流是否通畅,辅助呼吸肌动用是否减少或消失,呼吸困难症状是否缓解,呼吸频率是否减慢,胸腹活动度是否正常,双肺呼吸音是否清晰可闻,人-机协调性等);血液循环指标(患者心率、血压、尿量等);无创呼吸机通气参数(潮气量、压力、频率、吸气时间、漏气量等),经皮血氧饱和度(SpO_2)和动脉血气分析结果(pH、$PaCO_2$、PaO_2、氧合指数等);不良反应和并发症(呼吸困难加重、气压伤、胃肠胀气、误吸和排痰障碍、局部皮肤压迫损伤、鼻腔口咽部及眼部干燥刺激、不耐受/恐惧等)及其他(心电监护、胸部 X 线等)。

4.控制感染

肺部感染常可诱发或加重呼吸衰竭,是呼吸衰竭较常见的原因之一,在综合治疗中应加强抗感染治疗。最好按痰或气道分泌物微生物或血培养的阳性菌株及药物敏感试验选用有效的抗生素,宜用足量、两种以上的抗生素,全身及局部用药(如雾化吸入或气管内滴药),以提高疗效。如经多种抗生素治疗后肺部感染仍未能控制,考虑可能存在以下因素,宜做相应治疗:①呼吸道引流不畅,分泌物贮积。②抗生素选择不当或更换过频,剂量不够。③病毒感染或二重感染,应特别注意真菌感染。

5.纠正酸碱失衡及电解质平衡紊乱

(1)呼吸性酸中毒:对代偿性呼吸性酸中毒,除上述治疗外,积极改善肺泡通气,排出过多的 CO_2,不需补碱,往往可奏效。对失代偿性呼吸性酸中毒,如病情危急,$pH<7.20$,而又缺乏通气措施的情况下,为应急可谨慎补碱,宜用 5%碳酸氢钠 150～200mL。呼吸性酸中毒时机体已进行代偿,补碱不宜过多,否则易致代谢性碱中毒。

治疗中必须注意碳酸氢钠应用后会产生 CO_2,需由肺排出,如有呼吸道阻塞,可加重 CO_2潴留,需动脉血气分析监测或与呼吸兴奋剂或氨茶碱并用,以改善通气。

(2)呼吸性酸中毒合并代谢性酸中毒:积极治疗引起代谢性酸中毒的原因,如严重缺氧、感染、休克等;同时采取有效措施改善通气,促进 CO_2 排出;根据血气改变适当补充碱性药物,如碳酸氢钠,使血 pH 升至正常范围。

(3)呼吸性酸中毒合并代谢性碱中毒:针对引起代谢性碱中毒的原因进行治疗。纠正低血钾、低血氯,给予氯化钾,每日 3～6g,分次口服;严重低血钾者,尿量多于 500mL/d,可用 0.3%氯化钾 3～6g 静脉滴注,如每日尿钾大于 10g,可酌增剂量。单纯低氯者,可用氯化铵,每日 3～6g,口服。重者用 20%氯化铵 15mL,加入 5%葡萄糖注射液 300mL 中静脉滴注;肝功能不全者不宜用氯化铵,可用盐酸精氨酸 10～20g,加入 10%葡萄糖注射液 500mL 中静脉滴注,但有重症肾功能不全或无尿者慎用。

(4)呼吸性碱中毒:因机械通气过度引起者应减少潮气量,避免 CO_2 在短期内排出过多;也可给予含 5%CO_2 的氧气吸入,以提高 $PaCO_2$;有低氯血症、低钾血症者,及时纠正;有手足搐搦者,给予 5%～10%氯化钙 10mL 或 10%葡萄糖酸钙 10～20mL 静脉注射。

6.改善心功能

呼吸衰竭患者如由于慢性呼吸疾病引起,多有肺动脉高压或肺心病,老年患者有的还合并有冠心病,呼吸衰竭时可合并心功能不全。肺心病心功能不全多用利尿剂,原则上小量、缓利,效果不佳者可使用洋地黄制剂,但应注意在低氧、电解质紊乱的情况下易发生洋地黄中毒,故使用时应予注意。

7.营养和器官功能支持

积极进行营养支持,对低蛋白血症和贫血要纠正。患者多有其他器官功能的异常,如肝、肾功能,需积极进行治疗,防止病情恶化。

五、护理

(一)护理评估

1.病因评估

多种原因可引起呼吸衰竭,临床上常见的病因有支气管肺疾病、中枢神经系统疾病、神经肌肉疾病、心血管系统疾病、药物和毒物中毒等。其诱因有急性上呼吸道感染、高热、手术等。

2.症状及体征评估

(1)生命体征的评估:注意体温、脉搏、呼吸、神志变化以及有无烦躁、呼吸困难等,必要时行动脉血气分析检查。

(2)评估呼吸节律、幅度和频率的变化:慢性阻塞性肺疾病所致的呼吸衰竭,病情较轻时表现为呼吸费力伴呼气延长,严重时可发展为浅快呼吸,辅助呼吸肌活动增强,呈点头呼吸。严重肺源性心脏病患者可出现潮式呼吸,中枢神经药物中毒表现为呼吸深慢、昏睡。

(3)评估患者有无发绀症状:注意发绀的部位、程度,发绀以口唇、指(趾)甲、舌尤为明显。

(4)评估精神神经症状:急性缺氧者可出现精神错乱、狂躁、昏迷、抽搐等症状。慢性缺氧者多有智力或定向功能障碍。严重者表现为神志淡漠、肌肉震颤或扑翼样震颤、间歇抽搐、昏睡甚至昏迷等,提示发生肺性脑病。

(5)评估循环系统症状:严重缺氧或 CO_2 潴留可引起肺动脉高压,诱发右心衰竭,伴有体循环瘀血的体征。CO_2 潴留使外周体表静脉充盈、皮肤红润、湿暖多汗,血压升高,心搏出量增多而致脉搏洪大。多数患者有心率加快;严重缺氧和酸中毒时可有周围循环衰竭、血压下降、心律失常、心脏停搏。

(6)评估消化系统和泌尿系统症状:严重呼吸衰竭因胃肠道黏膜屏障功能损伤,导致胃肠黏膜充血水肿、糜烂渗血或应激性溃疡,引起上消化道出血。个别患者尿中还可出现蛋白、红细胞和管型。以上这些症状均可随缺氧及 CO_2 潴留的纠正而消失。

(7)注意有无水电解质紊乱及酸碱失衡征象,是否出现呼吸减慢、明显发绀、嗜睡等酸中毒的表现。

(8)氧疗过程中,应注意观察氧疗效果,如不能改善低氧血症,应做好气管插管和机械通气的准备。

(二)护理措施

1.休息与活动

帮助患者采取舒适且有利于改善呼吸状态的体位,一般取半卧位或坐位,患者趴伏在桌面上,借此增加辅助呼吸肌的功能,促进肺膨胀。患者尽量减少自主活动和不必要的操作,减少体力消耗。必要时可采取俯卧位辅助通气,以改善氧合状况。

2.氧疗护理

Ⅰ型呼吸衰竭患者需吸入高浓度($FiO_2 > 50\%$)氧气,使氧分压迅速提高到60mmHg或血氧饱和度$>90\%$。Ⅱ型呼吸衰竭的患者一般在氧分压<60mmHg时才开始氧疗,应给予持续低浓度($FiO_2 < 35\%$)氧疗,使氧分压控制在60mmHg或血氧饱和度在90%或略高。如通气不足者,给予人工辅助呼吸,必要时给予气管插管或气管切开,实施机械通气。

3.保持气道通畅,促进痰液引流

呼吸衰竭的治疗原则是保持气道通畅,正确合理地氧疗,控制呼吸道感染。在氧疗和改善通气之前必须采取各种措施,保持气道通畅。具体做法如下。

(1)指导并协助患者进行有效的咳嗽、咳痰。

(2)每1~2小时翻身一次,并给予拍背,促进痰液排出。

(3)对于病情严重、意识不清的患者,可经鼻或经口进行负压吸引,以清除口咽分泌物,并刺激咳嗽,利于痰液排出。

(4)饮水、口服或雾化吸入祛痰药可湿化并稀释痰液,使痰液易于咳出或吸出。

4.用药护理

按医嘱及时准确给药,并观察药物疗效和不良反应。患者使用呼吸兴奋药时应保持气道通畅,适当提高吸入氧流量,静脉滴注速度不宜过快,注意观察呼吸频率和节律、神志及动脉血气的变化,以便调整剂量。遵医嘱应用抗生素,预防感染。

5.病情观察

严密监测生命体征、意识及尿量的变化,严格记录24小时出入量,观察患者呼吸频率、深度、节律与胸廓起伏是否一致以及呼吸费力程度。观察患者的精神症状及呼吸困难、发绀的程度等。

6.心理护理

患者因呼吸困难、可能危及生命等,常会产生紧张、焦虑情绪。应多了解患者的心理状况,指导患者放松,以缓解紧张和焦虑情绪。

六、健康教育

1.疾病知识指导

急性呼吸衰竭如果处理及时、恰当,患者可完全康复。慢性呼吸衰竭度过危重期后,关键是预防和及时处理呼吸道感染的诱因,以减少急性发作,尽可能延缓肺功能恶化的进程。

2.指导呼吸功能锻炼

教会患者有效咳嗽、叩击排痰、体位引流、缩唇呼吸、腹式呼吸,提高自我护理能力,促进康复。

3.休息与活动指导

根据患者的病情和对日常活动的耐受性,指导患者合理安排活动与休息。

4.用药指导

遵医嘱指导患者用药,教会患者科学实施家庭氧疗的方法。

5.营养指导

为患者提供能改善营养状态且富含膳食纤维的饮食指导。指导患者每日计划性地摄入水分。机体水分不足时,呼吸道的水分也会减少,痰液易结块,不易咳出,导致气道狭窄、通气障碍;饮水过多会增加心脏负担,可诱发心力衰竭。

6.其他

指导患者发现病情加重如气急、发绀严重时立即就诊。

第七节　急性气胸

气胸是指气体进入胸膜腔而引发的胸膜腔内积气。根据气胸发生的原因可分为自发性气胸、创伤性气胸和人工气胸。自发性气胸是由于肺部疾病导致肺组织、脏层胸膜或靠近肺表面的微小泡和肺大疱破裂,空气由肺和支气管进入胸膜腔所致。创伤性气胸可为钝性伤所致,也可由于暴力作用引起的支气管或肺组织损伤或因气道内压力急剧升高而引起支气管或肺破裂。人工气胸是为诊治胸内疾病,人为将气体注入胸膜腔。按照气胸与外界空气的关系,气胸又可分为闭合性气胸、开放性气胸和张力性气胸。除此之外,臂丛麻醉、锁骨下静脉穿刺、机械通气、胸外心脏按压、肺穿刺活检等医源性损伤均有可能引起气胸。

一、病因

1.自发性气胸

自发性气胸最常见的原因为肺大疱破裂,这些肺大疱多位于肺尖部,可能与先天性异常、支气管炎症及局限性通气异常有关。吸烟与原发自发性气胸有较大的相关性。

2.创伤性气胸

创伤性气胸为胸部锐器或钝器导致的直接或间接暴力损伤导致。

3.人工气胸

因治疗疾病需要,通过人为的方式将气体注入胸腔内造成。

二、病理生理

1.闭合性气胸

闭合性气胸可引起不同程度的肺萎陷,除引起呼吸面积减少外,还可导致肺内血管阻力增加、血流减少、肺内血液由右向左分流,造成患者缺氧。此时,若健侧肺功能基本正常,缺氧尚可代偿。

2.开放性气胸

外伤导致胸壁缺陷时,胸膜腔与外界空气直接相通,外界空气随呼吸自由进出胸膜腔,此时胸内压力基本等于大气压,形成开放性气胸,此时患者可出现以下病理生理改变。

(1)通气功能受限:胸腔负压消失,患侧肺完全萎陷,呼吸面积减少。同时由于患侧胸内压明显高于健侧,使纵隔推向健侧,健侧肺也受到一定压缩,严重影响通气功能。

（2）纵隔摆动：吸气和呼气时，由于两侧胸腔内压力不均衡，致使吸气时纵隔移向健侧，呼气时纵隔移向患侧，形成周期性移动，称为纵隔摆动。纵隔摆动即影响静脉回心血流，引起循环障碍，又可刺激纵隔及肺门神经丛，引起或加重休克。

（3）并发脓胸：通过胸壁创口使大量体温及体液散失，还可通过创口带入大量细菌，加之受伤时可能有异物及弹片遗留，都有增加感染的机会，容易并发脓胸。

3.张力性气胸

因气管、支气管或肺创口形成的单向活瓣效应，吸气时空气通过创口进入胸腔，呼气时创口闭合，空气随呼吸不断进入胸腔，胸腔内压力不断增高导致胸膜腔压力高于大气压，此时患者可出现以下病理生理改变。

（1）通气功能受限：张力性气胸时，患侧肺严重萎陷，丧失通气与换气功能。同时纵隔显著向健侧移位，健侧肺受压，通气面积减少。

（2）影响循环功能：纵隔移位使心脏大血管扭曲及胸内高压，导致回心静脉血流受阻，心排出量减少，将迅速导致呼吸与循环功能衰竭。

（3）皮下气肿：高压的气体可经支气管、气管周围疏松结缔组织或壁胸膜裂伤处，进入纵隔或胸壁软组织，形成纵隔或胸、颈、面部的皮下气肿。

三、临床表现

气胸的临床表现主要取决于肺萎陷程度及患病前肺功能的情况。小量气胸患者可无明显的症状。中量或大量气胸患者可出现胸痛、胸闷、气短及呼吸困难，一般肺萎陷面积越大，患者胸闷、气短及呼吸困难症状越明显。开放性气胸时，胸壁可见到明显的胸部吸吮伤口。患者若出现明显的烦躁、呼吸困难、发绀、大汗等临床表现，则应考虑张力性气胸可能。

体格检查可发现肺部呼吸音明显减弱或消失，叩诊呈鼓音。少数患者可出现皮下气肿，肋骨骨折的患者如合并皮下气肿常提示气胸的存在。开放性气胸时胸壁创口通向胸腔，伴有空气随呼吸进出胸腔引起的吸吮样声音，称为胸部吸吮伤口。伤侧呼吸音减低或消失，并可听到纵隔摆动声。张力性气胸时伤侧胸壁饱满，肋间隙增宽，胸廓活动幅度明显减低，气管显著向健侧偏移，伤侧胸部呈鼓音，呼吸音消失。

四、诊治思路及措施

（一）气胸的诊断

依靠病史及体格检查初步怀疑为气胸时应行胸部 X 线片或 CT 检查以确诊，动脉血气分析为评估气胸及病情严重程度的重要指标之一，也应常规进行检查，超声检查、诊断性穿刺、胸腔镜检查等可根据情况选做。

1.X 线胸片

X 线胸片是诊断闭合性气胸的重要手段，可见不同程度的肺萎陷和胸腔积气，气管微向健侧偏移。

2.胸部 CT

对于 X 线胸片检查诊断困难的患者，可进行胸部 CT 检查。

3.超声检查

超声检查可用于气胸的诊断,但不能用于气胸类型的鉴别,与胸片检查相比,具有便捷、可靠、无辐射、低成本的优点。

4.诊断性穿刺

疑为张力性气胸时,可进行诊断性穿刺,若胸腔内呈现为正压,并有高压气体排出则可明确为张力性气胸。

5.胸腔镜检查

胸腔镜检查可明确胸膜破口的部位以及基础病变,在检查的同时还可进行治疗。

6.动脉血气分析

动脉血气分析表现为氧分压下降,下降程度与肺萎陷程度相关。氧分压下降越明显提示患者缺氧程度越严重,病情危重程度越高。动脉血气分析也是评估患者是否需要建立人工气道及机械通气的重要指标之一。

(二)气胸量

气胸量的大小与患者的临床症状、病情严重程度及治疗等密切相关,一般而言,气胸量越大患者临床表现越明显,缺氧也越严重,病情危重程度也越高。因此,无论何种类型的气胸,除应做出气胸类型的判断外,还应对气胸量进行评估。

1.小量气胸

小量气胸指肺萎陷在30%以内。

2.中量气胸

中量气胸指肺萎陷在30%~50%。

3.大量气胸

大量气胸肺萎陷超过50%。

(三)治疗

1.院前急救

对于气胸的患者,在院前急救时应先对患者生命体征进行评估,优先处理危及生命的情况并给予吸氧。对于开放性气胸,可在患者用力呼气末,立即用大块凡士林纱布或无菌不透气敷料(可用清洁器材如塑料袋、碗杯等制作不透气敷料)覆盖、包扎封闭伤口,使开放性气胸转变为闭合性气胸。经初步处理后,立即转运至医院。转运途中如患者出现呼吸困难加重或有张力性气胸表现时,应在患者呼气时开放密闭敷料,排出胸腔内高压气体。对于张力性气胸,在紧急情况下可在第2或第3肋间用粗针头穿刺排气减压,然后于穿刺针尾端拴一橡胶指套(可用气球、塑料袋等代替),其顶部剪一小口,制成活瓣排气针,使胸腔内高压气体可以排出,而外界气体不能进入胸腔。在患者具备转运条件时尽快将患者转运至医院救治。

2.院内救治

(1)保守治疗:对于小量气胸,一般无须特殊治疗,胸腔内气体可逐渐吸收。需机械通气者需警惕气胸量增加的可能性,应根据患者临床症状及体征定期复查,必要时放置胸腔闭式引流。

(2)胸腔闭式引流术:对于中量至大量气胸、开放性气胸及闭合性气胸,应于局麻下在锁骨中线第 2 或第 3 肋间隙行胸腔闭式引流术排气。

（3）手术治疗：若胸腔闭式引流持续漏气,疑有严重肺裂伤或支气管断裂时,应行开胸探查,修复破裂口。对于创伤性气胸,若有开放伤口的,应行清创缝合术,并给予破伤风抗毒素肌内注射预防破伤风。

（4）内科化学性胸膜固定术：通过将各种硬化剂注入胸膜腔产生无菌性胸膜炎症引起胸膜粘连而达到治疗目的,目前推荐四环素作为原发性和继发性气胸治疗的一线硬化剂。

（5）并发症的治疗：包括血胸、脓胸、纵隔气肿和皮下气肿的处理。

（6）其他治疗：包括吸氧、补液、纠正休克等对症治疗。对于存在细菌感染证据的患者予以抗感染治疗。存在呼吸功能衰竭者,立即予以气管插管机械通气。

五、护理

1.护理目标

（1）迅速开始治疗,维护生命体征,挽救生命。

（2）减轻呼吸困难、疼痛等不适。

（3）做好封闭引流排气的护理及各项有创治疗的准备和护理。

（4）积极预防感染。

（5）增加心理舒适感。

（6）健康指导。

2.护理措施

（1）迅速开始治疗,维护生命体征,挽救生命。①张力性气胸由于受损伤口呈活瓣样,导致胸膜腔气体不断增多,压力持续升高,严重影响呼吸循环功能。在患者入院前护理人员应立即准备好抢救器械,包括胸部固定带、胸腔穿刺包、胸腔引流瓶、吸氧管、吸痰器、气管切开包、静脉切开包、输血器、输液器及各种抢救药品等。在抢救搬动患者时,应双手平托患者的躯干部,保护患者受伤部位。抬、搬、放等动作要轻柔,勿牵拉、扭曲,用胸带包扎固定胸部避免再损伤。②急救原则是立即抽气减压。患者取半卧位或坐位,立即给氧,根据血氧饱和度调节氧气流量,一般为 4~6L/min。协助医生迅速给予排气减压,在危急情况下用一根粗针头或锐器在伤侧或第 2 肋间锁骨中线迅速刺入胸膜腔进行排气减压。急救后尽快给患者行胸腔闭式引流,持续排气。③立即建立两条静脉通道供输血、补液,在无血源的情况下,可用血浆代用品,如706 代血浆,以维持有效循环血量。同时要合理调节补液滴速,防止因大量快速输液而发生肺水肿。④密切观察患者的血压、脉搏、呼吸、体温及意识的变化,并做好记录,发现异常及时报告医生。

（2）减轻呼吸困难、疼痛等不适。①患者呼吸道内痰液较多,应鼓励患者排痰,必要时应用化痰药或进行雾化吸入,以稀释痰液,促进痰液排出。及时清除气道分泌物,促使肺尽早复张,以利呼吸。②在积极采取排气减压的同时,应给予持续或间断低流量吸氧,以缓解患者的胸闷、气短症状,提高血氧含量。遵医嘱给予氧气吸入 1~2L/min,并保持输氧装置通畅,定时监测血气分析值。③给予舒适的体位,端坐、半卧位或健侧卧位,有利于胸腔内气体排出,减轻压迫所致的疼痛。④鼓励患者进行有效地咳嗽和深呼吸运动,指导患者有效地咳嗽和使用呼吸技巧,增加其肺活量,恢复肺功能。⑤指导患者采用放松技术及减轻疼痛的方法,如深呼吸、分散注意力、避免体位的突然改变等。⑥遵医嘱使用镇痛剂,尽可能减少应激因素。

(3)胸腔闭式引流术后的护理。①保持引流系统密闭,水封瓶应置于胸腔水平以下 60cm 左右,内装无菌生理盐水,引流管没入瓶中无菌液面下 4cm,各接口处均应牢固、可靠。床旁常准备一把大止血钳,当接口处意外脱开或引流瓶破碎时,应立即用其夹闭胸壁端引流管,防止造成开放性气胸。②保持引流系统通畅,采用引流术后,如生命体征平稳,给予半卧位以利于引流。其次鼓励咳嗽及深呼吸活动,使胸腔内的气体及时排出,促进肺脏复张。平静呼吸时,水封瓶中玻璃管液面波动幅度在 $4\sim6cmH_2O$。如置管术后早期水柱波动幅度很小或消失,则可能是管道内有血凝块等阻塞管道或引流管扭曲而致,应随时检查,经常挤压引流管,确保其通畅。③患者行胸腔闭式引流后要观察呼吸困难、发绀、胸痛症状改善情况,预防肺复张后肺水肿。肺复张后肺水肿表现为呼吸困难改善后重新出现,咳泡沫样或粉红色样痰,肺部布满湿啰音。如患者病情一度稳定后又呼吸困难加重,应首先检查引流管有无闭塞,如引流管通畅需排除新部位的气胸出现或原发病加重。待患者症状缓解后,引流管 $3\sim5$ 天无气泡逸出、X 线检查气胸消失、确认肺复张时,可夹管 $24\sim36$ 小时观察症状有无复发,如无复发可拔除引流管。拔管后仍需要观察患者症状。④在搬移患者时,应注意胸瓶位置一定要低于患者的胸腔,以免瓶内液体倒流入胸腔而发生感染,还应注意防止引流管脱落,否则脱落到皮下,易造成皮下气肿。

(4)积极预防感染。①常规应用抗生素,同时注意严格无菌操作,及时更换引流瓶,注意避免感冒,预防或消除继发感染。②气胸发生在肺气肿等慢性阻塞性肺疾病患者时,切口常较难愈合,因病程长,应加强口腔护理及皮肤护理,以防护理不当而加重呼吸道感染及压疮的发生。

(5)患者恐惧感减轻,舒适感增加。①由于病情较急,来院后 95% 的患者需采用胸腔闭式引流术,入院后对医院环境及医护人员陌生,对自身疾病了解不够,手术又是局麻,因此易产生恐惧心理。此时护士要耐心询问病史,尽快消除陌生感,用温和的语气、恰当的语言表达对患者的同情和关心,讲清手术的意义及过程,取得患者的信任,消除患者对手术的紧张恐惧心理,以增强战胜疾病的信心。②了解引起患者恐惧的相关因素并设法减少或消除引起恐惧的相关因素。鼓励患者表达自己的感受。③多与患者交谈,耐心向患者解释病情,同时进行必要的安慰和鼓励,消除其紧张、害怕、担心等不良情绪,使之配合治疗。④介绍有关疾病的自我护理方面的知识,使患者对疾病治疗有一定的了解,对治疗充满信心。⑤提供安静舒适的环境,减少不良刺激。

六、健康教育

(1)卧床休息,采取半坐卧位,限制不必要的活动,嘱患者尽量避免用力咳嗽及进行过度的体力活动(包括大声谈笑及唱歌);保持大便通畅,避免用力排便,必要时给予缓泻剂。

(2)如有呼吸困难,指导患者吸氧。

(3)进行胸腔穿刺者,向患者解释胸腔穿刺可协助诊断和治疗,强调操作的必要性和安全性,以取得合作。

(4)进行胸腔穿刺时,指导患者取合适的体位:坐位或半卧位。

(5)如需手术治疗者,按胸科手术常规进行指导。

(6)术后指导患者进食易消化、高蛋白、高纤维的饮食。

(7)恢复期在患者病情允许能耐受的限度内,每日做数次手臂和肩的全范围关节活动,防止肩关节粘连。鼓励患者进行深呼吸、呼吸体操等改善肺功能的训练。

(8)患者出院后需康复指导,要向患者宣传吸烟的危害性和戒烟的必要性。预防感染,加强体育锻炼,提高身体素质,寒冷季节注意保暖,防止着凉、感冒。避免剧烈咳嗽、过度屏气、重体力劳动等引起胸内压增高的活动,以免诱发肺大疱破裂而致气胸。

第八节　肺栓塞

肺栓塞(PE)是以各种栓子阻塞肺动脉系统为发病原因的一组疾病的总称,包括肺血栓栓塞症(PTE)、脂肪栓塞综合征、羊水栓塞和空气栓塞等。PTE为PE的最常见类型,指静脉系统或者右心的血栓阻塞肺动脉或其分支所致的疾病,以肺循环和呼吸功能障碍为主要临床表现和病理生理特征。近年来,肺血栓栓塞的患者有逐渐增多的倾向,该病可以引起猝死,正确的早期诊断是降低其病死率的关键。引起PTE的血栓主要来源于深静脉血栓形成(DVT),PTE常为DVT的并发症。肺动脉发生栓塞后,若其支配区的肺组织因为血流受阻或中断而发生坏死,称为肺梗死。

一、危险因素

PTE的危险因素包括任何可以导致静脉血液淤滞、静脉系统内皮损伤和血液系统高凝状态的因素,包括原发性和继发性两大类。原发性危险因素较少见,主要由遗传变异引起,包括抗凝血酶缺乏、先天性异常纤维蛋白原血症、血栓调节因子异常、抗心脂抗体综合征等,常常导致反复静脉血栓栓塞。继发性危险因素是指后天获得的易发生深静脉血栓形成的多种病理生理异常。

二、临床表现

PTE患者临床症状无特异性,多数起病急骤,以呼吸困难和气促为最常见的症状,尤其在活动后明显,其他症状包括胸痛、晕厥、烦躁不安、咯血、咳嗽和心悸等。肺栓塞引起的晕厥可以是唯一或者首发症状,可引起少量咯血,大咯血少见。查体多数患者有呼吸频率加快,可见心动过速、血压下降、发绀、发热、颈静脉充盈或搏动,肺部可闻及哮鸣音和细湿啰音,心脏听诊可有肺动脉瓣区第二音亢进或分裂,$P_2 > A_2$,三尖瓣收缩期杂音。

引起PTE的血栓主要来源于下肢深静脉血栓,后者表现为患肢肿胀、周径增粗、疼痛或压痛、浅静脉扩张、皮肤色素沉着、行走后患肢易疲劳或者肿胀加重。

三、诊治思路及措施

(一)诊断流程

1.疑诊 PTE

PTE 的临床表现缺乏特异性,确诊需要特殊检查,检出 PTE 的关键是提高诊断意识,对于存在危险因素,有呼吸困难、胸痛、原因不明的右心衰竭、晕厥和休克者应疑诊 PTE,及时安排相应检查。

(1)动脉血气分析:血气分析的检测指标不具有特异性,可表现为低氧血症、低碳酸血症、肺泡-动脉血氧分压差[$P(A-a)O_2$]增大及呼吸性碱中毒,但多达 40% 的患者动脉血氧饱和度正常,20% 的患者肺泡-动脉血氧分压差正常。检测时应以患者就诊时卧位、未吸氧、首次动脉血气分析的测量值为准。

(2)血浆 D-二聚体:急性血栓形成时,凝血和纤溶同时激活,可引起血浆 D-二聚体升高。D-二聚体阴性的预测价值很高,正常 D-二聚体水平往往可以排除急性 PE 或 DVT。许多其他情况也会产生纤维蛋白,如肿瘤、炎症、出血、创伤、外科手术等,所以 D-二聚体升高的阳性预测价值很低。因此血浆 D-二聚体测定的主要价值在于能排除急性 PE,尤其是低度可疑患者,而对确诊 PE 无益。

D-二聚体的特异性随年龄增长而降低,80 岁以上患者降至约 10%。建议使用年龄校正的临界值以提高老年患者 D-二聚体的评估价值。年龄校正的临界值(50 岁以上年龄×10μg/L)在保持敏感度的同时,使特异度从 34%～46% 增加到 97% 以上。使用年龄校正的 D-二聚体临界值,代替以往的标准 500μg/L 临界值,排除 PE 的可能性由 6.4% 升至 29.7%,没有其他假阴性发现。

(3)心电图:急性 PE 的心电图表现无特异性。可表现为胸前导联 V_1～V_4 及肢体导联 Ⅱ、Ⅲ、aVF 的 ST 段压低和 T 波倒置,V_1 呈 QR 型,SⅠQⅢTⅢ(即Ⅰ导联 S 波加深,Ⅲ导联出现 Q/q 波及 T 波倒置),不完全性或完全性右束支传导阻滞。上述改变多为急性肺动脉阻塞、肺动脉高压、右心负荷增加、右心扩张引起,多出现于严重 PE 患者。轻症可以仅表现为窦性心动过速,见于约 40% 的患者。房性心律失常,尤其心房颤动也比较多见。

(4)超声心动图:在提示诊断、评估预后及除外其他心血管疾患方面有重要价值。超声心动图可提供急性 PE 的直接征象和间接征象。直接征象为发现肺动脉近端或右心腔血栓,如同时患者临床表现疑似 PE,可明确诊断,但阳性率低。间接征象多是右心负荷过重的表现,如右心室壁局部运动幅度下降、右心室和(或)右心房扩大、三尖瓣返流速度增快以及室间隔左移运动异常,肺动脉干增宽等。

(5)胸部 X 线平片:PE 如果引起肺动脉高压或肺梗死,X 线平片可出现肺缺血征象如肺纹理稀疏、纤细,肺动脉段突出或瘤样扩张,右下肺动脉干增宽或伴截断征,右心室扩大征。也可出现肺野局部浸润阴影、尖端指向肺门的楔形阴影、盘状肺不张、患侧膈肌抬高、少量胸腔积液、胸膜增厚粘连等。胸片虽缺乏特异性,但有助于排除其他原因导致的呼吸困难和胸痛。

(6)CT 肺动脉造影:CT 具有无创、扫描速度快、图像清晰、较经济的特点,可直观判断肺动脉栓塞的程度和形态,以及累及的部位及范围。PE 的直接征象为肺动脉内低密度充盈缺损,部分或完全包围在不透光的血流之内的"轨道征"或者呈完全充盈缺损,远端血管不显影;间接征象包括肺野楔形条带状的高密度区或盘状肺不张,中心肺动脉扩张及远端血管分布减少或消失等。CT 肺动脉造影是诊断 PE 的重要无创检查技术,敏感度为 83%,特异度为 78%~100%。其主要局限性是对亚段及以远肺动脉内血栓的敏感性较差。

在临床应用中,CT 肺动脉造影应结合患者临床可能性评分进行判断。低危患者如果 CT 结果正常,即可排除 PE;对临床评分为高危的患者,CT 肺动脉造影结果阴性并不能除外单发的亚段 PE。如 CT 显示段或段以上血栓,能确诊 PE,但对可疑亚段或以远血栓,则需进一步结合下肢静脉超声、肺通气灌注扫描或肺动脉造影等检查明确诊断。

CT 静脉造影被认为是诊断疑似 PE 患者 DVT 的简易方法,因为可与 CT 肺动脉造影同时完成,仅需注射一次造影剂。联合 CT 静脉和肺动脉造影使 PE 诊断的敏感度由 83% 增加至 90%。但 CT 静脉造影明显增加放射剂量,对于年轻女性需慎重。加压静脉超声成像(CUS)与 CT 静脉造影对 DVT 患者的诊断价值相似,因此建议采用超声代替 CT 静脉造影。

(7)放射性核素肺通气灌注扫描:典型征象是与通气显像不匹配的肺段分布灌注缺损。其诊断 PE 的敏感度为 92%,特异度为 87%,且不受肺动脉直径的影响,尤其在诊断亚段以远 PE 中具有特殊意义。但任何引起肺血流或通气受损的因素如肺部炎症、肺部肿瘤、慢性阻塞性肺疾病等均可造成局部通气血流失调,因此单凭此项检查可能造成误诊,部分有基础心肺疾病的患者和老年患者由于不耐受等因素也使其临床应用受限。此检查可同时行双下肢静脉显像,与胸部 X 线平片、CT 肺动脉造影相结合,可显著提高诊断的特异度和敏感度。

(8)磁共振肺动脉造影(MRPA):在单次屏气 20 秒内完成 MRPA 扫描,可确保肺动脉内较高信号强度,直接显示肺动脉内栓子及 PE 所致的低灌注区。既往认为该法对肺段以上肺动脉内血栓诊断的敏感度和特异度均较高,适用于碘造影剂过敏者。但近期两项大规模临床研究结果(IRM-EP、PIOPEDⅢ)表明,其敏感度较低,尚不能作为单独的检查用于排除 PE,目前国际上正在进行多中心临床试验探讨 MRPA 联合 CUS 排除 PE 的可行性。

(9)肺动脉造影:是诊断 PE 的金标准,其敏感度为 98%,特异度为 95%~98%。PE 的直接征象有肺动脉内造影剂充盈缺损,伴或不伴"轨道征"的血流阻断;间接征象有肺动脉造影剂流动缓慢,局部低灌注,静脉回流延迟,在其他检查难以肯定诊断时,如无禁忌证,可进行造影检查。对于疑诊急性冠状动脉综合征(ACS)直接送往导管室的血流动力学不稳定患者,在排除 ACS 后,可以考虑肺动脉造影,且可同时行经皮导管介入治疗。

(10)下肢深静脉检查:PE 和 DVT 为 VTE 的不同临床表现形式,90% 的 PE 患者栓子来源于下肢 DVT,70% 的 PE 患者合并 DVT。由于 PE 和 DVT 关系密切,且下肢静脉超声操作简便易行,因此下肢静脉超声在 PE 诊断中有一定价值,对怀疑 PE 患者应检测有无下肢 DVT 形成。除常规下肢静脉超声外,对可疑患者推荐行 CUS 检查,即通过探头压迫静脉观察等技术诊断 DVT,静脉不能被压陷或静脉腔内无血流信号为 DVT 的特定征象。CUS 诊断近端血栓的敏感度为 90%,特异度为 95%。

2.临床可能性评估

常用的临床评估标准有加拿大 Wells 评分和修正的 Geneva 评分。这两种评分标准简单易懂,所需的临床资料易于获得,适合在基层医院普及。最近,Wells 和 Geneva 法则都进行了简化,更增加了临床实用性,其有效性也得到证实。

(二)危险分层

对急性 PE 的严重程度进行初始危险分层以评估 PE 的早期死亡风险(包括住院病死率或 30 天病死率)。初始危险分层主要根据患者当前的临床状态,只要存在休克或者持续低血压即为高危 PE,休克或者持续低血压是指收缩压<90mmHg 或收缩压下降≥40mmHg 并持续 15 分钟以上,排除新发心律失常、血容量下降、脓毒血症。如无则为非高危 PE。此分层方法对诊断和治疗策略都具有非常重要的意义,由此决定下一步诊疗策略。

1.伴休克或低血压的可疑 PE

临床可能性评估分值通常很高,属可疑高危 PE,随时危及生命,首选 CT 肺动脉造影明确诊断,鉴别诊断包括急性血管功能障碍、心脏压塞、急性冠状动脉综合征和主动脉夹层。如患者和医院因条件所限无法行 CT 肺动脉造影,首选床旁超声心动图检查,以发现急性肺高压和右心室功能障碍的证据。对于病情不稳定不能行 CT 肺动脉造影者,超声心动图证实右心室功能障碍足以立即启动再灌注治疗,无须进一步检查,如果发现右心血栓则更强化 PE 诊断。床旁辅助影像学检查还推荐 CUS,如果经胸超声心动图检查时声窗不理想,还可选择经食管超声心动图,以查找静脉或肺动脉血栓,进一步支持 PE 诊断。患者病情一旦得到稳定,应考虑 CT 肺动脉造影最终确定诊断。对于疑诊 ACS 直接送往导管室的不稳定患者,在排除 ACS 后,如考虑 PE 可能,可行肺动脉造影。

2.不伴休克或低血压的可疑 PE

首先进行临床可能性评估,在此基础上决定下一步诊断策略。对于临床概率为低、中或 PE 可能性小的患者,进行血浆 D-二聚体检测,以减少不必要的影像学检查和辐射,建议使用高敏法检测。临床概率为低或 PE 可能性小的患者,如高敏或中敏法检测 D-二聚体水平正常,可排除 PE;临床概率为中患者,如中敏法检测 D-二聚体阴性,需进一步检查;临床概率为高的患者,需行 CT 肺动脉造影明确诊断。

四、治疗

1.一般处理

对于疑诊或者确诊 PTE 的患者,应该严密监护呼吸、心率、血压、心电图以及动脉血气分析的变化,患者保持绝对卧床休息,避免用力和情绪激动,保持大便通畅,适当给予止痛、镇咳、镇静等对症处理。

2.呼吸循环支持治疗

采用经鼻导管或者面罩吸氧以纠正低氧血症,合并严重呼吸衰竭时可使用无创或者有创机械通气,但是不主张气管切开。对于右心功能不全、心排血量下降但血压正常的患者,可给予多巴酚丁胺,如果血压下降,可以增大剂量或者使用其他血管加压药物,如去甲肾上腺素。但是对于液体负荷疗法需慎重。

3.溶栓治疗

溶栓治疗主要适用于大面积 PTE,也可以介入下对栓塞动脉进行局部溶栓治疗。对于次大面积 PTE 亚型可溶可不溶,对于血压和右室运动均正常的病例不推荐溶栓治疗。PE 溶栓治疗的目的主要是尽早溶解血栓以疏通血管,减轻血管内皮损伤,降低慢性血栓栓塞性肺高压的发生危险。因此,在急性 PE 起病 48 小时内即开始行溶栓治疗,能够取得最大的疗效,但对于那些有症状的急性 PE 患者在 6～14 天内行溶栓治疗仍有一定作用。其主要并发症为出血。我国临床上常用的溶栓药物有尿激酶(UK)和重组组织型纤溶酶原激活剂阿替普酶(rt-PA)两种。

(1)尿激酶:负荷量 4400U/kg,静脉注射 10 分钟,随后 2200U/(kg·h)持续静脉滴注 12 小时或者采用 2 小时溶栓方案:300 万 U 持续静脉滴注 2 小时。2015 中国急性肺栓塞诊断与治疗指南推荐 2 小时溶栓方案。

(2)重组组织型纤溶酶原激活剂阿替普酶:50～100mg 持续静脉滴注 2 小时,体重<65kg 的患者给药总剂量不应超过 1.5mg/kg。

溶栓治疗结束后,应该每 2～4 小时监测凝血酶原时间(PT)和活化部分凝血活酶时间(APTT),当其水平低于正常值的 2 倍,应重新开始规范的肝素治疗。

4.抗凝治疗

常用的抗凝药物主要有普通肝素、低分子肝素和华法林。肝素或者低分子肝素至少应用 5 天,在开始应用后的第 1～3 天加用口服剂华法林。

普通肝素:首先给予负荷剂量 2000～5000U 或按 80U/kg 静脉注射,继之以 18U/(kg·h)持续静脉滴注。在初始 24 小时内需每 4～6 小时测定 APTT 1 次,并根据 APTT 调整普通肝素的剂量,每次调整剂量后 3 小时再测定 APTT,使 APTT 尽快达到并维持于正常值的 1.5～2.5 倍。治疗达到稳定水平后,改为每日测定 APTT 1 次。

低分子量肝素:所有低分子量肝素均应按照体重给药。一般不需常规监测,但在妊娠期间需定期监测抗 X a 因子活性。抗 X a 因子活性的峰值应在最近一次注射后 4 小时测定,谷值则应在下一次注射前测定,每日给药 2 次的抗 X a 因子活性目标范围为 0.6～1.0U/mL,每日给药 1 次的目标范围为 1.0～2.0U/mL。

华法林:初始剂量为 3～5mg/d,与肝素/低分子肝素至少重叠应用 4～5 天,连续 2 天监测国际标准化比值(INR)达到 2.5(2～3)或者 PT 延长至 1.5～2.5 倍时,可停止使用肝素/低分子肝素,单独口服华法林。一般口服华法林的疗程至少为 3～6 个月。

5.手术以及介入治疗

手术以及介入治疗包括肺动脉血栓摘除术、经静脉导管碎解术、抽吸血栓和放置腔静脉滤器等。

五、护理

(一)护理评估

1.病因评估

(1)有深静脉血栓形成史:深静脉血栓是肺栓塞的重要来源,以下肢深静脉血栓最多见,如腘静脉和髂外静脉血栓等。

（2）有长期卧床史：因偏瘫、下肢骨折、手术后、重病等长期卧床者，甚至长时间不活动的健康人，因血流缓慢，血液淤滞形成血栓，引起肺栓塞。血栓发生率与卧床呈正相关。

（3）创伤：创伤（如大手术、烧伤、车祸等）后有 15％的患者发生肺栓塞，因损伤组织释放某些物质损伤血管内皮所致。

（4）心肺血管疾病：慢性心脏疾病，如心肌病、肺源性心脏病、风湿性心脏病等，是损伤血管内皮导致的结果。

（5）肿瘤：癌症可增加肺栓塞的风险性，因癌细胞产生的某些物质（如组蛋白、蛋白酶等）能激活凝血系统，而导致血液呈高凝状态，促进血栓形成。

（6）妊娠和避孕药：孕妇发生肺栓塞的概率高于同龄未婚女子。避孕药可作用于凝血系统，促进血栓形成。

（7）其他：高龄、肥胖、脱水、糖尿病等均易导致肺栓塞。

2.症状及体征评估

（1）不明原因的呼吸困难：多于栓塞后即刻出现，尤在活动后明显，为肺血栓栓塞症最常见的症状。

（2）胸痛：包括胸膜炎性胸痛和心绞痛性胸痛。胸膜炎性胸痛是指当栓塞部位靠近胸膜时，由于胸膜的炎症反应导致的胸痛，呼吸运动可加重胸痛。心绞痛性胸痛是由于冠状动脉血流减少、低氧血症和心肌耗氧量增加引起的，不受呼吸运动影响。

（3）晕厥：有时是肺栓塞的唯一或首发症状，表现为突然发作的一过性意识丧失。

（4）烦躁不安、惊恐甚至濒死感：由严重的呼吸困难和剧烈胸痛引起，为肺血栓栓塞症常见的症状。

（5）咳嗽：早期为干咳或伴有少量白痰。

（6）咯血：常为小量，大咯血少见。当呼吸困难、胸痛和咯血同时出现时称为"肺梗死三联征"，仅见于约 20％的患者。

（7）呼吸系统体征：呼吸急促、发绀；肺部细湿啰音和（或）哮鸣音；合并肺不张和胸腔积液时出现相应的体征。

（8）循环系统体征：心动过速，血压变化，严重时可出现血压下降甚至休克；颈静脉充盈或异常搏动；肺动脉瓣区第二音亢进（$P_2 > A_2$）或分裂，三尖瓣区收缩期杂音。

（9）并发症：评估是否发生急性肺动脉高压、右心衰、循环衰竭、咯血、肺梗死、心源性休克等并发症。

（二）护理措施

1.肺栓塞急性期的护理

（1）卧位与休息。当患者出现呼吸困难、胸痛时立即通知医生，安慰患者，抬高床头或协助患者取半卧位，对于轻中度呼吸困难的患者可采用鼻导管或面罩吸氧，对于严重呼吸困难的患者必要时行机械通气。

（2）保持室内环境安静、空气新鲜，患者应卧床休息，避免用力，以免引起深静脉血栓的脱落。必要时适当给予镇静、止痛、镇咳等对症治疗。

（3）有下肢深静脉血栓形成的患者，患肢应抬高制动，严禁热敷、按摩等，防止静脉血栓脱落而再次发生肺栓塞。

（4）止痛。胸痛轻、能耐受者，可不处理；但对胸痛较重、影响呼吸的患者，应给予止痛处理，以免剧烈胸痛影响患者的呼吸运动。

（5）吸氧。吸氧是一项重要的治疗措施，也是护理的重点之一。护理时要注意保持气道通畅，最好用面罩给氧，流量一般为 $3\sim5L/min$，以改善患者由于缺氧造成的通气过度现象。

（6）监测呼吸状态、意识状态、循环状态、心电活动等的变化。

（7）注意保暖，特别是休克、四肢末梢循环较差的患者。

（8）对高热患者执行高热急救护理。

（9）定期复查血浆 D-二聚体、动脉血气及心电图。血浆 D-二聚体测定可作为肺栓塞的初步筛选指标，但特异性差，若其含量低于 $500\mu g/L$，对肺栓塞有重要的排除诊断价值。肺栓塞患者的血气分析常表现为低氧血症、低碳酸血症，肺泡-动脉血氧分压差 $[P_{(A-a)}O_2]$ 增大。大部分肺栓塞患者可出现非特异性的心电图异常，以窦性心动过速最常见，当有肺动脉及右心室压力升高时，可出现 $V_1\sim V_4$ 导联 ST 段异常和 T 波倒置。

（10）应用抗凝药和溶栓药的患者，注意观察有无出血症状和体征，如皮下穿刺点出血，牙龈出血，痰中带血以及头痛、头晕、恶心、呕吐、神志改变等脑出血症状，如有，应及时报告医生，采取有效措施。

（11）行机械通气者，要做好口腔护理，协助患者翻身，认真做好基础护理，预防并发症的发生。

2.肺栓塞溶栓的护理

（1）溶栓前的护理。①保持环境舒适、安静，并备好急救物品及仪器，如抢救车、止血药、除颤仪等。②建立静脉通道，最好选择较粗、易固定的静脉留置套管针，便于给药。③治疗前测量血压、心率、呼吸次数，描记 18 导联心电图并给予心电监护。④心理护理：急性肺栓塞患者几乎全部有不同程度的恐惧和焦虑，应尽量多地陪伴患者，并采用非语言性沟通技巧，增加患者的安全感。必要时可遵医嘱适当给予镇静、止痛、镇咳等对症治疗措施。

（2）溶栓后的护理。①心理护理：随着溶栓药物的应用，血栓逐渐溶解，肺动脉再通，溶栓后患者自觉症状减轻，最明显的喘憋、气短明显好转，心率减慢，患者均有不同程度的想下床活动的要求。这时要做好解释工作，让患者了解溶栓后仍需卧床休息，以免栓子脱落，造成再栓塞，避免患者由于知识缺乏而导致不良后果。②有效制动：急性肺栓塞溶栓后，下肢静脉血栓松动，极易脱落，患者应绝对卧床 2 周，不能做双下肢用力的动作及双下肢按摩。避免腹压增加的因素，尤其是便秘和上呼吸道感染，要积极治疗，以免排便用力或咳嗽时腹压增大，造成血栓脱落。吸烟者应劝其戒烟。卧床期间做所有的外出检查均要用平车接送。③做好皮肤护理：急性肺栓塞溶栓后，需较长时间卧床，要注意保护患者皮肤，如床垫的软硬度要适中，保持患者皮肤干燥、床单平整。每 2 小时协助患者翻身一次，避免局部皮肤长期受压、破损。④合理营养：急性肺栓塞初起时患者多有食欲缺乏，有些患者惧怕床上排尿排便而不敢进食，应给予患者心理疏导，使其放松。饮食以清淡、易消化、富含维生素为宜，以保证疾病恢复期的营养。

（3）观察用药反应。①溶栓药的护理。密切观察出血征象，如皮肤青紫、血管穿刺处出血过多、血尿、严重头痛、神志变化等。严密观察血压,当血压过高时,及时通知医生适当处理。用尿激酶或链激酶溶栓治疗后应每2～4小时测定一次PT或APTT,当其水平降至正常值的2倍时按医嘱开始应用肝素抗凝。②抗凝药的护理。肝素:在开始治疗后的最初24小时内每4～6小时监测APTT,达稳定治疗水平后,改为每日监测APTT。华法林:在治疗期间应定期监测INR。在INR未达到治疗水平时需每日监测,达到治疗水平后每周监测2～3次,共监测2周,以后延长到每周或更长时间监测一次。

六、健康教育

1.疾病预防

肺栓塞早期发现、早期预防是关键,高危人群要注意以下几点。

(1)改变生活方式。如戒烟,适当运动,控制体重,保持心情愉快,饮食方面宜减少胆固醇的摄入,多进食新鲜蔬菜,适当饮茶。

(2)对存在深静脉血栓形成危险因素的人群,应避免长时间保持坐位(特别是跷二郎腿)、穿束膝长筒袜、长时间站立不活动等。注意保持大便通畅,多吃富含纤维素的食物,必要时可给予缓泻剂或甘油灌肠。

(3)下肢外伤或长期卧床者,应经常按摩下肢或者使用预防血栓形成的药物。将腿抬高至心脏以上水平可促进下肢静脉血液回流。

(4)孕产妇要保持一定的运动量,不要长时间卧床。长期服用避孕药的妇女,服药时间不要超过5年。

(5)曾有静脉血栓史(如腿部疼痛,下肢无力、压痛,皮下静脉曲张,双下肢出现不对称肿胀)的患者最好能定期检查。

(6)经过腹部或胸部大型手术、膝部及髋部置换术者,有髋部骨折、严重创伤或脊柱损伤者,则需要使用抗凝药物和机械性措施来预防深静脉血栓形成,如穿加压弹力抗栓袜,应用下肢间歇序贯加压充气泵,以促进下肢静脉血液回流。

2.出院指导

(1)定期随诊,按时服药,特别是抗凝药,一定要保证按医嘱服用。

(2)积极治疗诱发性疾病,包括慢性心肺疾病(如风湿性心脏病、心肌病、冠状动脉粥样硬化性心脏病、肺源性心脏病)、下肢静脉病变(如炎症、静脉曲张)、骨折等。

(3)服用抗凝药的患者指导其自我观察有无出血现象及注意早期出血症状,如牙龈出血、皮肤伤口流血不止等。合理饮食,避免服用非甾体抗炎药、激素、强心药等,以免影响抗凝药的作用。

(4)遵医嘱定期复查抗凝指标,学会看抗凝指标化验单。

(5)平时要注意活动下肢,有下肢静脉曲张者可穿弹力袜,避免下肢深静脉血液滞留导致血栓复发。

(6)存在相关发病因素的情况下,突然出现胸痛、呼吸困难、咳血痰等表现时,应警惕肺血栓栓塞症的可能性,需及时就诊。

(张晓琴)

第三章 消化系统疾病的护理

第一节 急性上消化道出血

上消化道出血是指十二指肠悬韧带（Treitz 韧带,屈氏韧带）以上的消化道,包括食管、胃、十二指肠或胰、胆等病变引起的出血。大量出血是指在数小时内失血量超出 1000mL 或循环血容量的 20%,其临床表现主要为呕血和（或）黑便,往往伴有血容量减少引起的急性周围循环衰竭,是常见的急症,病死率高达 8%～13.7%。

导致上消化道出血的病因很多,常见的有消化性溃疡、食管-胃底静脉曲张、急性胃黏膜损伤和胃癌等。

一、诊断

1.症状

（1）呕血和（或）黑便是上消化道出血的特征性表现。出血部位在幽门以上者常有呕血和黑便,在幽门以下者可仅表现为黑便。

（2）失血性周围循环衰竭:出血量 400mL 以内可无症状,出血量中等可引起贫血或进行性贫血、头晕、软弱无力,突然站立可发生晕厥、口渴、肢体冷感及血压偏低等。大量出血达全身血量 30%～50% 即可产生休克,表现为烦躁不安或神志不清、面色苍白、四肢湿冷、口唇发绀、呼吸困难、血压下降至难以测出、脉压缩小及脉搏快而弱等,若处理不当,可导致死亡。

（3）氮质血症。

（4）急性大出血后均有失血性贫血,出血早期,血红蛋白浓度、红细胞计数及红细胞比容可无明显变化,一般需要经 3 小时或以上才出现贫血。上消化道大出血 2～5 小时,白细胞计数可明显升高,止血后 2～3 天才恢复正常。但肝硬化和脾功能亢进者,则白细胞计数可不增高。

（5）发热:中度或大量出血病例,于 24 小时内发热,体温多在 38.5℃以下,持续数日至一周不等。

（6）出血情况:重点了解呕血时间、次数、数量、血色,何时发现柏油样便,排便次数及排出量,以估计出血速度及出血量。

2.实验室检查

急性出血后白细胞计数常增高,如增高不明显甚至降低,可见于肝硬化。肝功能检查异常,有助于肝硬化诊断。出血后短期内血胆红素增高,考虑胆道出血、肝硬化、壶腹部肿瘤的可能。

3.辅助检查

(1)纤维或电子胃镜检查:急诊检查可直接观察食管、胃、十二指肠病变性质及出血情况,同时可经内镜行紧急止血治疗。

(2)选择性动脉造影:在出血期进行股动脉插管行腹腔动脉、肠系膜上动脉造影,有助于明确出血部位。活动性出血每分钟超过 0.5mL,造影即可显示。

(3)X 线钡餐检查:出血停止后行钡餐检查,有助于明确上消化道病变部位。

二、急救与治疗

1.急救措施

对出血性休克采取抢救措施,建立良好的静脉输液通道,输注平衡液、生理盐水、血浆代用品等,同时做血型鉴定,交叉配血,准备输血。经输血、补液后,使血压稳定在 13.3kPa(100mmHg),脉率在 100 次/分以下,血红蛋白最好保持在 90～100g/L。

2.止血措施

(1)药物治疗。①近年来治疗消化性溃疡疗效最好的药物是质子泵抑制剂奥美拉唑,H_2 受体拮抗剂西咪替丁或雷尼替丁,雷尼替丁在基层医院也较常用。上述三种药物用药 3～5 日血止后皆改为口服。对消化性溃疡和糜烂性胃炎出血,可用去甲肾上腺素 8mg 加入冰盐水100mL 口服或做鼻胃管滴注,也可使用凝血酶口服应用。凝血酶需临床用时新鲜配制,且服药同时给予 H_2 受体拮抗剂或奥美拉唑以便使药物得以发挥作用。②食管-胃底静脉曲张破裂出血时,垂体后叶素是常用药物,但作用时间短,主张小剂量用药。患高血压病、冠心病或孕妇不宜使用。有主张同时舌下含硝酸甘油或硝酸异山梨醇酯。也有采用生长抑素,对上消化道出血的止血效果较好。短期使用几乎没有严重不良反应,但价格较贵。

(2)内镜局部止血:经内镜对出血灶喷洒止血药,如凝血酶、孟氏液、去甲肾上腺素液或经内镜行电凝止血。对食管静脉曲张破裂出血,可经内镜注射血管硬化剂或采用套扎器结扎曲张静脉止血。

(3)三腔气囊管压迫出血:适用于食管-胃底曲张静脉破裂出血者。

3.病因治疗

(1)胃、十二指肠溃疡出血:年轻人急性溃疡经对症治疗多可好转。下述情况经积极治疗后应争取早期手术:①出血后迅速出现休克或反复呕血,内科治疗无效。②年龄在 50 岁以上伴动脉硬化者。③合并穿孔、幽门梗阻者。④较大溃疡出血,有溃疡恶变可能者。

(2)门静脉高压引起的大出血:视肝功能情况决定处理方法。肝功能差的,宜采用三腔二囊管压迫止血或采用内镜硬化、套扎治疗;肝功能好的可采用手术治疗,如贲门胃底周围血管离断术或分流手术以及经颈内静脉肝内门体分流术。

(3)消化道肿瘤所致:纠正全身情况后尽早手术。

(4)肝内胆道出血:多数可经内科治疗止血,如反复出血,可采用选择性动脉造影明确出血部位,采取栓堵止血或手术治疗。

（5）对出血部位不明的上消化道出血：在积极处理后仍有出血，可行选择性动脉造影。血压、脉搏仍不稳定，应考虑手术探查，明确原因，有效止血。

三、护理

1.护理目标

（1）保持呼吸道通畅，防止窒息。

（2）保障快速补充血容量，维护血流动力学稳定，抢救生命。

（3）保障及时应用止血药物。

（4）保障三腔二囊管压迫止血安全、有效。

（5）维护患者舒适。

2.护理措施

（1）保持呼吸道通畅，防止窒息。发现卧床患者发生大量呕血时，立即帮助其取头高侧卧位，患者取俯卧位呕吐时用手托扶其前额，防止大量血液涌入鼻腔或气道导致窒息。必要时用吸引器及时清除呼吸道、口、鼻咽部的呕吐物和血液。

（2）维护血流动力学和生命体征稳定。①建立有效的静脉通道：立即穿刺体表大静脉，开通两条静脉通道，连接三通接头。根据医嘱输注晶体液生理盐水、林格液等来进行最初的容量补充，同时送血标本检验血型、交叉配血等。待静脉充盈后在近端行留置针穿刺，多条通路补液，有休克者中心静脉置管，尽快补充血容量，纠正低血压休克。输液、输血速度开始要快，待血压回升后，根据血压、中心静脉压、尿量和患者心肺功能而定。大量输血前应加温使低温库存血接近体温时再输入，防止快速大量输入导致患者寒战等不良反应。输液、输血时保持通畅，管道连接处连接紧密，防止脱落。意识不清躁动者应安全约束，防止拔管。②呕血暂停后，嘱患者绝对安静卧床休息，严禁自行下床以防晕厥。给予吸氧，禁饮食。休克患者平卧位，下肢抬高 30°。③监测患者血压、心率、呼吸等生命体征，老年或休克患者进行心电监护、中心静脉压测定。密切观察患者表情、意识，皮肤色泽、温度与湿度。留置导尿，记录 24 小时出入量和每小时出入量。遵医嘱定期抽取标本检测血红蛋白、红细胞、白细胞、血小板计数、肝肾功能、电解质及血氨分析等。④正确估计和记录出血量（呕血及便血）。

一般出现临床症状时失血已超过 500mL；超过 1000mL 的失血导致血压下降和脉速，如由仰卧位到直立位时，收缩压可下降 $10\sim20$mmHg，脉搏增加 20 次/分钟或更多；超过 2000mL 的急性出血常表现为临床休克，患者烦躁不安、面色苍白、脉搏细速，冷汗，收缩压低于 90mmHg。

（3）三腔二囊管（下称三腔管）压迫止血的护理。对出血病因明确，肝硬化门静脉高压致食管-胃底静脉曲张破裂出血者，护士要做好三腔管压迫止血的物品准备，加强护理与观察，保障疗效，杜绝因护理不当而造成的危害和意外。①检查气囊是否完好，有无漏气、偏心。置管后妥善固定，导管贴近鼻翼处要以脱脂棉衬垫，避免压伤局部皮肤。标记刻度，注意检查胃囊及食管囊压力，一般胃囊压力为 $37\sim45$mmHg，食管囊压力为 $22.5\sim30$mmHg。每 12 小时放气

10分钟,防止黏膜压迫坏死。抢救车上备剪刀,以备在胃囊意外滑出时迅速剪断胃管放气,防止堵塞咽喉引起窒息或造成急性食管损伤等意外危险。②观察止血效果。置管后定时抽胃内容物,必要时用生理盐水加止血药灌洗,观察抽出液的颜色,判断止血效果。连续抽出鲜血者,表明止血效果不好,应及时报告医生处理,可增加气囊气量。③保持口腔清洁,每日口腔护理3次。及时吸尽咽喉分泌物,防止吸入性肺炎。三腔管放置时间不宜超过48小时,否则食管、胃底受压迫时间过长发生溃烂、坏死。患者翻身、大小便等活动后注意检查三腔管有无脱出或移位。④如出血已停止,可先排空食管气囊,后排空胃气囊,再观察12～16小时,如再出血可随时再次压迫止血。拔管前,先给患者口服石蜡油15～20mL,然后缓慢慢将管拔出,擦拭面部,帮助患者漱口。

(4)止血药物的应用及护理。①静脉用药:制酸剂应现配现用,保证疗效,使胃内pH＞6为最佳止血效果;垂体后叶素常用于食管-胃底静脉曲张破裂出血,应用时应逐步调整剂量,剂量过大可导致头痛、腹痛、排便次数增加,也可引起心肌缺血诱发心肌梗死等。输液时要加强巡视,并严防药液外渗导致皮肤坏死,一旦发生渗出,立即给予局部封闭治疗;常用降门静脉压的药物善宁、生长抑素,因半衰期短,中断5分钟后即需要再次给予冲击量,因此需用输液泵匀速泵入,防止中断,以免影响疗效和增加患者费用。该类药物用药速度过快、浓度过大可引起恶心、呕吐,诱发再次出血。②胃管用药:冰盐水洗胃或注入孟氏液、凝血酶等止血药物,注意防止呛咳、误吸和窒息。

(5)药物治疗无效时,配合医生做好急诊内镜治疗和手术准备。①术前:向患者及其家属做好解释工作,讲明胃镜下止血的必要性及可能出现的问题。询问患者有无药物过敏史。舌咽部黏膜麻醉,用丁卡因喷咽喉部2～3次。②术中配合:准备冰生理盐水50～60mL加去甲肾上腺素6mg、凝血酶2000U加冰生理盐水20mL,用于经内镜注入胃内。介入治疗过程中,随时严密观察病情,注意生命体征变化。③术后护理:术后应继续观察出血情况。用生理盐水漱口,清洁口腔,去除口腔内积血及麻醉药,防止误吸入气管。禁食、禁饮2小时,防止因口咽部感觉迟钝导致呛咳。2小时后若病情平稳,可进温凉流质饮食。若病情严重,则禁食24～72小时。

(6)预防感染并发症。严格无菌技术操作,中心静脉置管处每日用碘伏消毒,更换无菌敷料,观察局部有无红肿、渗液等。每日更换输液器和三通接头;意识不清者,每2小时翻身1次,防止皮肤损伤,翻身时注意防止胃管等脱出。

(7)维护患者舒适。呕血后帮助患者漱口或做口腔护理,擦净皮肤、地面的血迹,更换被服,及时倾倒容器内的污物,病室通风,保持空气清洁、无异味。帮助患者取舒适的治疗体位。抢救过程中要保持安静,操作准确、轻巧,尽量减少患者痛苦。

(8)心理护理。消化道大出血患者见到大量鲜血会出现紧张、恐惧心理,不利于止血和休克的治疗。护士要陪伴、安抚和支持患者。尽快清除血迹,避免不良刺激。实施检查治疗前,向患者说明目的、过程、配合要点等,尽量减轻因强烈的不确定感带来的恐惧。

第二节　肝性脑病

肝性脑病又称为肝昏迷或门体脑病。它是指发生在严重肝脏疾病伴有肝功能失调或障碍或各种原因导致的门静脉高压伴广泛门体分流的基础上出现的一系列中枢神经功能失调综合征,主要表现为意识障碍、行为失常和昏迷。

一、病因

引起肝性脑病的常见病因分为以下三种。

1.急性肝性肝功能衰竭

如暴发性、各种病毒性肝炎重症、药物性肝炎、化学药品(如四氯化碳或毒覃)引起的中毒性肝炎以及急性妊娠期脂肪肝等。

2.慢性肝脏疾病伴肝功能不全

最常见的病因是各种病因所致的终末期慢性肝病,如终末期肝硬化、晚期肝癌、肝大部分切除术后等。

3.各种原因引起的门静脉高压症或门体分流

如终末期肝硬化、布查综合征、经皮经肝门体静脉分流术(TIPS术)后、外科门体分流手术等。

肝性脑病,尤其是慢性肝脏疾病或门体分流所引起的肝性脑病常有诱因,在慢性肝病时,大约半数病例可发现肝性脑病的诱因。常见的诱因可归纳为三个方面。①增加氨等含氮物质及其他毒物的来源,如进食过量的蛋白质、消化道大出血、肾功能不全等。便秘也是不利的因素,使有毒物质排出减慢。②加重对肝细胞的损害,使肝功能进一步减退,例如手术,肝损伤药物使用不当、感染和缺氧等。③增加血脑屏障的通透性或加重脑细胞对氨及其他毒物的敏感性,如止痛、镇静、麻醉药的使用不当、缺氧等。

二、发病机制

迄今为止,肝性脑病的发病机制仍不甚明了。但动物和临床研究表明肝功能衰竭时,许多有毒物质不能在肝内代谢解毒或由于门-体短路绕开肝脏直接进入体循环,并通过通透性增高的血脑屏障,引起中枢神经系统功能失调,进而导致肝性脑病的发生。这些有害物质包括氨、硫醇、短链脂肪酸、过多的芳香族氨基酸、假性神经递质以及 γ-氨基丁酸等,其中多数为含氮物质。

(一)氨中毒学说

目前氨中毒学说仍是肝性脑病发病机制中研究最多、证据较为充分的学说,在肝性脑病的治疗中有举足轻重的意义。大量临床资料表明,80%～90%的肝性脑病患者,尤其是慢性肝性脑病患者有不同程度的血氨升高;肝硬化患者摄入大量蛋白质后,血氨水平升高,并可诱发肝性脑病;相反,若能有效地降低血氨,病情多有好转。这些事实均表明,肝性脑病的发生与血氨升高有明显关系。但临床上,动脉血氨浓度和肝性脑病的程度并不都平行,血氨过高并不都出现肝性脑病时的脑电图表现,提示除血氨外,可能有其他毒性物质参与肝性脑病的发生。一些研究表明,由肠道细菌产生的硫醇在血内的浓度与肝性脑病的严重程度有关;短链脂肪酸的增加也加重神经症状。很可能是氨、硫醇、短链脂肪酸在肝性脑病的发病中起协同作用。

1.血氨升高的原因和机制

(1)氨的清除不足。①肝脏清除氨的功能减弱:肝脏实质细胞数量减少;肝内鸟氨酸循环的酶系统严重受损;来自肠道的氨绕过肝脏;ATP 供给不足。②氨经肌肉代谢减少:肝功能障碍时,肌肉即成为重要的氨代谢场所。肝硬化患者肌肉明显萎缩,可促进高氨血症。③肾脏排氨减少:肝功能障碍特别是伴有碱中毒时,肾小管上皮细胞分泌氢离子减少,致使肾排氨减少。

(2)产氨增加。肝功能障碍时引起机体产氨增加的原因如下。①肠道内含氮成分增多:肝硬化时,由于门静脉回流受阻,消化道瘀血致使胃肠消化、吸收及排空功能障碍,使肠内积存的蛋白质等含氮成分增多,尤其是高蛋白质饮食或消化道出血后肠道内含氮物质高,导致肠道内氨的生成增多。②尿素的肠肝循环增加:慢性肝病晚期常伴有肾功能不全,由此引起氮质血症,血液中的尿素等非蛋白氮含量增高,弥散到肠腔的尿素大大增加。③肠道瘀血,细菌繁殖增加,分泌的氨基酸氧化酶及尿素酶增多,产氨增加。④肾脏产氨增加:肝硬化腹水患者可发生呼吸性碱中毒或以排钾利尿剂利尿时,可使肾小管上皮细胞排钾增加,氢离子排出减少,尿液酸度降低,因而同氨结合生成的铵也减少,氨弥散入血增加。⑤肌肉产氨增加:肌肉组织中腺苷酸分解是产氨的主要方式之一。当肌肉收缩加强时,这种分解代谢增强,产氨增加。

2.氨对中枢神经系统的毒性作用

血氨增高对中枢神经系统产生毒性作用的机制最主要是干扰脑细胞能量代谢。

(1)干扰脑细胞的能量代谢:进入脑内的氨与 α-酮戊二酸、谷氨酸结合生成毒性较低的谷氨酰胺,但此过程使脑组织 ATP 生成减少、消耗增加,导致大脑能量严重不足,难以维持中枢神经系统的兴奋活动而昏迷。

(2)影响脑内神经递质的平衡:大量氨与 α-酮戊二酸结合生成谷氨酸,后者再与氨结合而生成谷氨酰胺,使兴奋性递质谷氨酸减少,而抑制性递质谷氨酰胺增加。此外,氨能抑制丙酮酸脱羧酶的活性,使乙酰辅酶 A(CoA)生成减少,结果导致兴奋性递质乙酰胆碱合成减少。因此,血氨增高使脑内的神经递质平衡失调,兴奋性递质减少,抑制性递质增多,导致中枢神经系统功能紊乱。

(3)对神经元细胞膜的直接抑制作用:氨对神经细胞膜上的 $Na^+ - K^+ - ATP$ 酶可能有干扰,不仅消耗 ATP,而且影响柠檬酸循环,减少 ATP 的形成,导致脑内能量代谢的障碍。

(二)氨基酸代谢异常和假性神经递质形成

肝脏为芳香族氨基酸(AAA)代谢的主要部位,而支链氨基酸(BCAA)主要在肌肉组织和脂库内代谢。肝功能减退时,血内 AAA 升高,而 BCAA 代谢增快,血胰岛素浓度升高也促进了 BCAA 的降解,故血内 BCAA 浓度下降。暴发性肝衰竭时,血浆支链氨基酸(BCAA)(包括亮氨酸、异亮氨酸和缬氨酸)浓度正常或降低,其余氨基酸浓度增加;慢性肝病时,血浆 BCAA 的浓度下降,而芳香族氨基酸(AAA,包括苯丙氨酸、酪氨酸、色氨酸)的浓度增高。AAA 进入脑内后,竞争性抑制正常神经递质的合成,如苯丙氨酸和酪氨酸作为酪氨酸羟化酶的底物互相竞争,过多的苯丙氨酸抑制了酪氨酸转变成多巴胺和去甲肾上腺素。脑内过量的色氨酸也增加 5-羟色胺的合成,产生神经抑制作用。此外,增多的酪氨酸和苯丙氨酸在肠道内、脑内均可分别变成鲜胺和 β-苯乙醇胺,与正常神经递质的结构十分相似,通过竞争结合于受体部位,但假性神经递质所起的作用仅为正常神经递质的 1%,因此称为假性神经递质,当假性神经递质被脑细胞摄取并取代了突触中的正常递质,则神经传导发生障碍,出现意识障碍与昏迷。

(三)抑制性氨基酸神经递质优势学说

γ-氨基丁酸(GABA)是哺乳动物大脑的主要抑制性神经递质。发生肝性脑病时,肠源性的 GABA 在血中聚集,GABA 血浓度增加,透过异常的血脑屏障,和高敏感度的突触后 GABA 受体结合产生大脑抑制。突触后 GABA 受体与另两种受体蛋白质紧密相连,一为苯二氮 NFDA8 受体,另一为印防己毒素,在神经细胞膜上形成 GABA 超分子复合物。所有这些受体部位均参与调节氯离子通道。任何一个受体与相应物质结合都使氯离子内流入突触后神经元产生神经抑制作用。苯二氮 NFDA8 或巴比妥可增加 GABA 介导的氯离子内流,增加 GABA 介导的神经抑制。

(四)其他

肝性脑病的发病机制错综复杂。很可能上述各有害因子的协同和综合作用导致发病,还可能有未知因子。

三、病理生理

肝性脑病时,不仅中枢神经系统,其他脏器功能也有明显改变。

1.脑病变

暴发性肝衰竭时,81%~99% 的患者有脑水肿。慢性肝功能衰竭时,也可发生脑水肿。这一方面是由于血脑屏障的通透性、渗透性增加,使细胞外液体增多,出现血管性水肿。另一方面由于缺氧和毒素的作用,发生脑细胞水肿。深度昏迷患者,脑水肿加重。持续的时间越长,病变损害越难逆转。

2.心、肺病变

暴发性肝衰竭、慢性肝病晚期时,心率增快,心排出量增加,周围血管阻力低,血压可低于正常。心排出量增加以保证足够的肝动脉血流。但由于肝内微循环的阻塞,使血流在肝内、外形成短路,肝血流量并不代偿性增多。肝内微循环损害、缺氧为肝功能严重减退的可能机制。同时,肝功失代偿时,肝脏不能代谢内源性或外源性的舒缩血管物质。肠血管活性肽(VIP)和 P 物质增加,使血管扩张,周围血管阻力下降,进而反射性刺激交感神经,使血内去甲肾上腺素和肾上腺素增多,导致不合理的血流分布。门静脉与食管周围、纵隔、气管甚至肺静脉可形成交通短路,肺内动、静脉也形成短路,患者常有低氧血症。部分患者的肺血流异常还与高动力的周围循环有关。

3.肾病变

暴发性肝炎、肝硬化晚期,尤其有大量腹水、消化道出血或合并感染时,不少患者发生肾功能衰竭,称为肝肾综合征或肝性肾病。肝肾综合征与急性肾前性肾功能衰竭很相似,两者都存在肾有效灌注下降、尿少、尿钠排出明显下降、氮质血症。肾脏本身无明显组织解剖的异常。但肾前性者对扩容反应好,而肝肾综合征时扩容无效。引起肾灌注不足可能与交感神经兴奋、肾素-血管紧张素系统的参与有关,更可能由于内毒素的作用,使肾血管持续收缩,肾小球滤过率下降。

4.电解质和酸碱平衡紊乱

常见的有低钠、低钾,少尿时出现高钾。此外,还可有低镁。低钠常为稀释性的,机体总的可交换钠增加。近曲小管钠的吸收增加,同时醛固酮增加,都造成水钠潴留。此外,还可能有细胞膜缺损,使钠泵受损,细胞内钾外流,而钠内流,进一步使细胞外钠浓度下降。应用强力利尿剂时,血钠可<110mmol/L。但一般的低钠发展慢,机体可以慢慢适应。除利尿剂引起低血钾外,其他的因素如碱中毒、醛固酮增多、胃肠道丢失钾均可引起血钾下降。肾小管酸中毒和低镁均可导致低钾血症。肝功能衰竭时,利尿剂阻碍 Mg^{2+} 再吸收,导致 Mg^{2+} 丢失。肝功能衰竭时酸碱平衡失调,除呼吸性碱中毒外,低钾时可伴有代谢性碱中毒,出现肾功能衰竭则有代谢性酸中毒,乳酸在肝脏内代谢,肝功能严重减退时,血乳酸浓度增高,故乳酸性酸中毒并非少见。

5.免疫功能

急性和慢性肝功能衰竭时容易并发感染。90%网状内皮系统,包括库普弗细胞,位于肝内。严重的肝脏病变使肝内网状内皮系统功能明显下降。门静脉高压明显或门-腔短路术后,肝外门静脉血内细菌旁开肝脏,直接流入体循环,导致菌血症,进而细菌可入腹水或细菌直接透过肠壁进入腹水,引起原发性腹膜炎。腹腔穿刺、内镜检查、静脉输液、导尿等都容易导致各种感染,使预后凶险。

不少肝性脑病患者如晚期肝硬化或暴发性肝炎肝实质严重损害,使肝功能衰竭,临床上不仅表现为肝性脑病,还有各脏器功能损害,这使临床表现、诊治更为复杂。

四、诊断

(一)临床表现

肝性脑病主要表现为脑病、原发肝脏疾病以及并发症等相关症状。

1.脑病表现

肝性脑病主要表现为意识障碍、智力损害、神经肌肉功能障碍。根据症状、体征轻重可分为四级(表 3-1)。症状可表现为性格、行为改变或异常,定向力和计算能力下降,昏睡、昏迷;神经系统体征表现为肌张力增强、腱反射亢进,可出现踝阵挛、扑击样震颤。随着病情发展,可出现锥体束征。严重时有阵发性惊厥。晚期神经反射消失,全身呈弛缓状态。

表 3-1　肝性脑病的临床分级

级别	症状	体征	脑电图
Ⅰ	轻度性格、行为异常,计算能力下降	-或±	-
Ⅱ	睡眠障碍、精神错乱、行为异常、定向力下降	+	+

续表

级别	症状	体征	脑电图
Ⅲ	昏睡、严重精神错乱	+	+
Ⅳ	昏迷	+	+

肝性脑病如不及时治疗,尤其Ⅲ、Ⅳ级重度患者,神经损害常不可逆,症状、体征则持续存在。脑电图上可出现异常的δ波率,两侧同时出现高电压的慢波。脑电图是一项较敏感的检查方法,但并不特异。

肝性脑病的起病、病程、表现因病因、诱因和病理基础不一而异。暴发性肝炎患者可在数日内进入昏迷,可不经过Ⅰ、Ⅱ级,预后差。肝硬化晚期消化道大出血或伴严重感染时,病情发展也很迅速。而门-腔吻合术后或门体侧支循环广泛形成时,可表现为慢性反复发作性木僵。

2.肝病表现

主要表现为肝功能减退、衰竭,伴有门静脉高压症。前者常表现有消化道和全身症状,黄疸、肝臭、出血倾向等。门静脉高压症表现为门体侧支循环形成和消化道出血、腹水、脾肿大、脾功能亢进。有些患者有门-体吻合术史。

3.其他

包括其他各种基础疾病以及肝病的并发症的表现,后者如食管-胃底曲张静脉破裂出血、原发性腹膜炎、严重的电解质紊乱、肝肾综合征等。它们可以成为肝性脑病的诱因或在肝性脑病中同时出现。

(二)实验室检查和辅助检查

1.血氨

慢性肝脏疾病的基础上发生的肝性脑病和门体分流相关的肝性脑病的症状多半有血氨升高,但急性肝功能衰竭的肝性脑病患者血氨可正常。

2.脑电图

肝性脑病患者脑电图基本节律变慢,有散在θ波,但仍可见α波,随着意识障碍加深,可出现高波幅的δ波及三相波。对于轻微型肝性脑病和Ⅰ级肝性脑病患者脑电图改变特异性变化不强,诊断价值相对较小,但在排除其他可能原因,如低血糖、尿毒症、呼吸衰竭等后,仍具有一定的诊断意义。

3.心理测试

使用各种心理智力测验以测试患者在认知或精确运动方面的细微改变。主要测试方法包括数字连接试验和成人智力量表,WCOG工作小组推荐的主要有4种:NCT-A,NCT-B,数字-符号试验和木块图试验。另外,还有线追踪试验和系列打点试验等。这几种方法相对简便、易行、价廉,但单独应用时敏感性低,应至少采用两种方法,在分析结果时还要注意患者年龄、性别、职业、教育和文化程度差异的影响。其他的测试方法还有计算机辅助神经心理测试,如连续反应时间测定、扫描测验,以及选择反应时间等,这些方法操作简单,不需特殊训练,结果敏感可靠,不受年龄、职业和文化程度的影响。

4.生理神经测试

生理神经测试主要是各种诱发电位的测定,常用的有视觉诱发电位、脑干听觉诱发电位、躯体感觉诱发电位和事件相关电位 P300。其中视觉诱发电位敏感性和特异性相对较低,可作为一种筛选方法;脑干听觉诱发电位比较可靠、客观,灵敏性和特异性相对较好,并且不受教育程度和年龄的影响;躯体感觉诱发电位是刺激出现后潜伏期在 300ms 左右的第一个正向波,是用听觉或视觉刺激引起的大脑皮质信号(听觉诱发电位或视觉诱发电位),对反映轻度认知功能障碍有较高的敏感度,但这些测试对肝性脑病的诊断及分级的价值尚待进一步研究和更精确的评价,如应用计算机辅助技术分析平均优势频率及特殊节律强度等。

5.影像学检查

(1)CT 检查:急性肝性脑病患者进行头部 CT 检查可发现脑水肿;慢性肝性脑病患者可有不同程度的脑萎缩,但其与症状的相关性有待进一步研究。

(2)MRI 检查:MRI 检查显示,80% 以上的肝性脑病患者有不同程度的脑萎缩,特别是额叶,45% 的轻微型肝性脑病患者也有脑萎缩。大多数肝硬化患者可出现双侧苍白球及壳核对称的 T 加权信号增强,这些异常高信号可延至基底节区的其他结构和边缘系统或枕叶白质,这可能与顺磁性物质锰在基底神经节的沉积有关,门体分流及胆汁排泄障碍都会引起锰在脑内的异常沉积。有研究表明肝硬化等慢性肝病患者脑含水量增加。

(3)磁共振波谱(MRS)分析:用质子(H_1)MRS 检测慢性肝病患者能发现脑部的代谢改变,包括谷氨酸或谷氨酰胺增加、肌醇与胆碱减少,因而肌醇与肌酐的比值,胆碱与肌酐的比值降低;而谷氨酸或谷氨酰胺与肌酐的比值增加,但 MRS 与肝性脑病的分级相关性不明显。

(4)正电子发射断层成像:采用不同的示踪剂可反映脑内不同的生理生化过程,以 $^{15}O-H_2O$ 可用来评价脑组织的血流灌注情况。急性肝性脑病时,脑血流量增加;慢性肝性脑病时,脑血流量普遍减低,尤其是额叶、颞叶、顶叶和枕叶等,降低水平与认知障碍程度相关。$^{13}N-NH_3$ 可用来测定氨代谢,肝硬化患者脑内氨代谢率增高,血脑屏障对氨的通透面积增加。

(5)临界视觉闪烁频率检测:测定患者视觉功能的变化,判定视网膜胶质细胞的病变,间接反映大脑胶质星形细胞肿胀和神经传导功能障碍,是发现和监测轻微型肝性脑病的一项敏感、简单而可靠的指标,并可对症状性肝性脑病进行定量诊断。

(三)诊断和鉴别诊断

肝性脑病的诊断缺乏金标准,很难说某种临床表现或某项实验室检查能确定肝性脑病。所以,肝性脑病的诊断是基于进展性肝病或门体分流的基础,有中枢神经系统异常的表现,又除去其他引起类似神经异常的各种病因而做出的。肝性脑病的完整诊断程序包括:①什么情况下应该考虑是否有肝性脑病(即诊断线索)。②明确是否为肝性脑病(即诊断依据和鉴别诊断)。③明确肝性脑病的临床分级、急性或慢性肝性脑病的类型。④进一步调查了解肝性脑病的诱因和肝病的病因,评估肝脏和其他脏器的功能状态。

1.肝性脑病的诊断线索

首先要确定有无脑病存在的可能,临床上对于有以下线索者,宜进一步仔细了解患者近期的表现,详细体检,结合其他检查,以明确是否有肝性脑病的存在。

(1)有较长的肝硬化病史,尤其是肝硬化失代偿期患者出现上消化道大出血、自发性腹膜炎等并发症。

（2）各种原因所致的急慢性肝功能衰竭者。

（3）各种原因所致的门静脉高压症或门体分流者，如 TIPS 术后或外科门体分流术后。

（4）不明原因出现性格行为异常、意识障碍或精神异常，以及神经肌肉的异常表现，尤其是有慢性肝脏病病史、肝功能明显改变或肝硬化失代偿表现者。

对于疑诊患者，则要进一步检查以明确诊断。

2.肝性脑病的诊断依据和鉴别诊断

肝性脑病的诊断没有金标准，其诊断包括两方面：①支持肝性脑病的依据。②排除其他疾病。

肝性脑病的主要诊断依据如下。①严重肝病或有广泛门体侧支循环病史，这是确诊的必须条件。②出现中枢神经功能紊乱的表现，如行为性格异常，精神紊乱、昏睡或昏迷，可有神经体征如扑翼样震颤、腱反射亢进、肌张力、踝阵挛、锥体束征的改变等；但值得注意的是，一些轻微肝性脑病患者的中枢神经功能紊乱的表现轻微而不典型，易被忽视。③肝性脑病的诱因。④明显肝功能严重失调或障碍的临床表现和实验室检查异常或血氨增高。在进行相关辅助检查并排除其他导致精神症状的疾病后，就可诊断。扑翼（击）样震颤和典型的脑电图改变有重要参考价值。对肝硬化患者进行数字连接试验和心理智能测验可发现轻微肝性脑病。

以精神症状为唯一突出表现的肝性脑病易被误诊为精神病，因此凡遇精神错乱患者，应警惕肝性脑病的可能性。另外，某些疾病可能伴有颅内病变，酒精性肝病常伴酒精性脑病，此时宜仔细询问病史，结合体格检查、实验室及辅助检查手段加以鉴别。有肝性脑病还应与可引起昏迷的其他疾病，尤其是某些肝脏疾病患者合并有其他疾病或用药的情况下，如糖尿病、低血糖、尿毒症、脑血管意外、脑部感染和镇静药过量等，若出现嗜睡或昏迷的情况，应进一步追问现病史和既往史，检查有无肝脏疾病的相关体征、神经系统定位体征，结合肝功能、血氨、脑电图等将有助于诊断与鉴别诊断。

该病的诊断在有符合肝性脑病的诊断依据的基础上，排除其他相关的情况，可明确诊断。

3.临床分型

根据世界消化病学大会（WCOG）工作小组出台的《肝性脑病的定义、命名、诊断及定量》，建议将肝性脑病分为三型。

（1）A 型：急性肝衰竭相关的肝性脑病。

（2）B 型：门体分流相关的肝性脑病，无肝细胞实质性病变。

（3）C 型：肝硬化、门静脉高压或门体分流相关的肝性脑病，是发生在慢性肝病、肝硬化基础上的肝性脑病。根据肝性脑病的不同表现、持续时间和特性，C 型又可分为以下三个亚型。

1）C1，发作性肝性脑病，在慢性肝病的基础上在短时间内出现意识障碍或认知改变，不能用先前存在的有关精神失常来解释，可在短期内自行缓解或在药物治疗后缓解。发作性肝性脑病根据有无诱因又可分为三型。①C1-1 诱因型：有明确的、可追踪的诱发因素，如上消化道出血、大量排钾利尿、脱水、大量放腹水、高蛋白饮食、使用镇静催眠药或麻醉药等精神类药物、便秘、尿毒症、外科手术、感染以及电解质（高钾血症、低钾血症或低钠血症和酸碱平衡失调等）紊乱。②C1-2 自发型：无明确的诱发因素。③C1-3 复发型：指 1 年内有 1 次或 1 次以上肝性脑病发作。

2)C2,持续性肝性脑病,在慢性肝病的基础上出现持续性的神经精神异常,包括认知力下降、意识障碍、昏迷甚至死亡。根据患者自制力和自律性受损的严重程度可进一步分为三型。①C2-1轻型:即肝性脑病Ⅰ级。②C2-2重型:即肝性脑病Ⅱ～Ⅳ级。③C2-3治疗依赖型:经药物治疗可迅速缓解,若间断治疗,症状又会加重。

3)C3,轻微肝性脑病,以前曾称为亚临床肝性脑病(SHE),是指某些慢性肝病患者无明显症状性肝性脑病(发作性肝性脑病或持续性肝性脑病)的临床表现和生化异常,但用精细的智力试验或神经电生理检查可见智力、神经精神的异常而诊断的肝性脑病。患者虽无肝性脑病的临床表现,但操作能力和应急反应能力减低,在从事高空作业、机械或驾驶等工作时容易发生意外。由于亚临床肝性脑病这个词有一定的误导性,易被误认为亚临床型肝性脑病发病机制独立于肝性脑病之外或临床意义不大,近年来逐渐改称为轻微肝性脑病,以强调其作为肝性脑病发展过程中的一个特殊阶段。

West Haven精神分级根据患者意识、智力和行为改变,将肝性脑病分为Ⅰ～Ⅳ级。

Ⅰ级:轻微的认识不清、欣快或焦虑、注意力集中时间缩短、数字加减能力减退。

Ⅱ级:嗜睡,定向力和计算力轻度失常、人格改变、行为失常。

Ⅲ级:嗜睡至半昏迷,但可唤醒应答,神志不清,定向力障碍。

Ⅳ级:昏迷,对言语刺激或强烈刺激无反应。

对West HavenⅢ级和Ⅳ级患者,还可采用格拉斯哥昏迷分级以减少测试主观性,主要测试睁眼反应、语言行动反应、运动反应及神经障碍定量。

五、治疗

(一)治疗原则

肝性脑病的治疗应全面考虑,综合治疗,不同病因、不同病情、不同类型的肝性脑病,治疗可能有所不同。对A型肝性脑病患者,宜采取综合治疗措施(如抗病毒治疗、促进肝细胞再生、支持对症治疗等)治疗急性肝衰竭;对B型或C型某些与门体分流相关的自发型肝性脑病患者,临床上可用介入治疗技术(如金属圈、气囊、油剂、无水乙醇)或手术阻断门体侧支循环,以降低肝性脑病的复发率。C型肝性脑病患者宜尽快行肝移植,包括原位肝移植和肝细胞移植。目前的外科和免疫抑制技术的发展使肝移植得以广泛开展,因此,对于有适应证的患者,肝移植是肝性脑病最理想和最根本的治疗手段。

轻微型肝性脑病的预防和治疗,要增强对轻微型肝性脑病重要性的认识,对高危人群及早进行筛查,早期预防和治疗。对从事潜在危险性工作的轻微肝性脑病患者进行教育,治疗上可采用乳果糖、口服非吸收抗生素长程维持治疗,也有口服L-鸟氨酸L-天门冬氨酸(OA)的报道,可以起到改善神经心理测验结果和生活质量以及降低临床型肝性脑病发病率的作用,但由于上述药物治疗轻微肝性脑病的研究均是小样本、短疗程的研究,因此,其效果宜从循证医学角度看,尚需通过大样本、随机对照临床研究来证实。

（二）临床型肝性脑病的治疗

1.严密观察病情变化

肝性脑病常发生于严重或终末期肝脏疾病，病情重，病死率高，故宜严密观察病情变化，包括生命体征、神志、尿量、血清生化学、肝功能、血氨、凝血功能等。

2.去除诱因

多数肝性脑病的发生有明确的诱因，控制或消除这些诱因常可有效地逆转肝性脑病的发展。例如肝功能失调或障碍时，宜严格控制肠道内蛋白质的摄入；防治便秘；维持水电解质和酸碱平衡；食管曲张静脉破裂大出血后常出现肝性脑病，积极止血、清除肠道积血、并纠正贫血、避免输库存血等可以抑制肝性脑病的发生。合并感染时，肝功能恶化，可促发肝性脑病，应尽早发现和给予抗生素治疗。值得重视的是，严重肝脏疾病时，感染的发生率较高，其临床表现可很不典型，且容易被原发病所掩盖，故要警惕。对躁动的患者，主要是治疗肝性脑病，应慎用镇静剂，尤其是苯巴比妥类药物，以免加重病情。

3.营养支持治疗

肝性脑病患者往往食欲缺乏或已处于昏迷状态，进食少，甚至不能进食，仅靠一般的静脉输液远远不能满足机体的需要。

（1）饮食：每日热量<6000kJ，应以碳水化合物为主，每日葡萄糖总量可达300～400g。蛋白质摄入的控制取决于病情轻重和基础病，肝性脑病发作时，严格控制肠道内蛋白质摄入（可经静脉适当补给蛋白质）（尤其是急性肝功能衰竭诱发的肝性脑病），但禁食蛋白质食物不宜过长时间（<4天）；待病情改善后，每日经胃肠道摄入蛋白质量宜控制在1～1.5g/(kg·d)，选择植物蛋白质和奶制蛋白质为佳，因其有较高的产热量和提供食物纤维，有利于胃肠正常菌群和酸化肠道。可少量多次鼻饲或必要时经中心静脉予肠道外营养。

（2）维持水电解质和酸碱平衡：记录每日液体出入量，定期查血钾、血钠、血氯、二氧化碳结合力、血尿素氮、血细胞比容、尿钾、尿钠等。每日入量应量出而入，一般为2000mL左右，不宜超过2500mL。有腹水、水肿、脑水肿者，应减少入液量，并限钠，氯化钠量<3g/d。如水潴留和低钠血症同时存在，多为稀释性低钠血症，应同时限制水，不主张补给高钠液体。但如重度缺钠，水中毒对机体造成威胁，尤其是可能出现脑水肿时，可酌情补给适量高渗盐水，同时严格限水（每日700～1000mL）。血钠水平纠正到120mmol/L以上即为安全范围。此外，透析治疗可用于纠正严重的低钠，以除去过多的水。对缺钠性低钠、低钾血症，以补钾为主，补钠为辅。进食困难者，要静脉补钾，每日给氯化钾3g，低钾碱中毒时，补钾量还要增加。如伴有低镁血症，也应予以补镁。

肝性脑病患者如出现肝肾综合征，预后很差。要注意有无引起急性肾前性肾功能衰竭的各种因素。可试给右旋糖酐-40、白蛋白扩容，并在此基础上，再给多巴胺以增加肾小球灌注，然后静脉推注100～200mg呋塞米。应严格限制入量（1000～1500mL/d或以前一天尿量加上1000mL为当天输液总量）。也有主张应用血透或腹膜透析，但疗效较差。

对肝功能衰竭时的各类酸碱失衡，主要针对原发病因处理。

（3）维生素和能量合剂：宜给予各种维生素，如维生素B、维生素C、维生素K，此外还有维生素A、维生素D、叶酸。有学者认为不宜给维生素B_6，因为它使周围神经的多巴转变成多巴胺,影响多巴进入脑部,因而减少中枢神经系统内神经递质的形成。此外,可给 ATP 20mg,每日 1～2 次,肌内注射或静脉滴注;辅酶 A 50U,每日 1～2 次,肌内注射或静脉滴注。可酌情补给锌剂。

(4)加强支持治疗:酌情输全血、血浆及白蛋白;胃肠道大出血或放腹水引起肝性脑病时,可输全血、血浆及白蛋白,维持胶体渗透压。补充白蛋白对肝细胞的修复和提高机体免疫力也有利。

4.抗感染治疗

感染是Ⅲ、Ⅳ级和部分Ⅱ级肝性脑病患者的常见并发症。最常见的病原体为革兰阳性菌(金黄色葡萄球菌和链球菌)和革兰阴性菌。30％的患者可发生真菌感染,主要是念珠菌属。严密监测,包括每日进行血、尿培养和摄胸片,早发现早治疗,对改善预后非常重要。避免不必要的静脉置管。

抗生素运用有三种方法。①预防性运用:联合注射和口服抗生素的预防方案未能改善预后或生存率,不推荐常规运用。②治疗:有细菌培养的药物敏感试验结果或胸片异常。③超前治疗:当临床病情恶化,如肝性脑病加重或出现全身炎症反应综合征(SIRS),即使没有培养结果也应采用抗生素治疗,宜选用广谱抗生素。SIRS 还可反映因细胞因子释放和激活产生的全身炎症表现。

5.降低血氨浓度或拮抗氨及其他有害物质,改善脑细胞功能

(1)减少肠道内氨及其他有害物质的生成和吸收:清洁肠道,口服缓泻剂,如乳果糖、乳梨醇、20％甘露醇、50％硫酸镁及大黄等,维持稀软大便 2～4 次/天(不能口服或意识障碍时进行清洁灌肠),使肠内保持酸性环境,减少氨的吸收(其中乳果糖口服或灌肠是目前国内外认为最有效的治疗)。

1)导泻或灌肠:清除肠道内积食或积血,减少氨、含氮物质及其他有害物质的来源,是重要的辅助治疗。如无上消化道出血,可口服 50％硫酸镁 40mL 导泻。肝硬化患者上消化道大出血后合并肝性脑病时,口服 20％甘露醇 100～200mL,能使血 NH_3 和氨基酸浓度迅速下降。

2)口服不吸收的双糖。

乳果糖:是人工合成的双糖(乳糖和果糖),人类小肠细胞的微绒毛无分解乳果糖的双糖酶,所以乳果糖不被小肠吸收。起效的初始部位在结肠,乳果糖被结肠菌丛酵解,能增加大便次数,从而减少肠道谷氨酰胺转换成氨或 α-酮戊二酸的能力,从而减少氨负荷,降低血氨水平。乳果糖有糖浆剂和粉剂,每日 30～100mL 或 30～100g 分 3 次口服,宜从小剂量开始,调节至每日 2～3 次软便,大便 pH 5～6。有研究显示,乳果糖减少肠道需氧菌数量,降低大便 pH,降低血氨浓度,能有效改善肝性脑病患者的心理智力测试结果。有学者建议对 TIPS 术后患者和门静脉高压的肝硬化患者预防性地常规应用乳果糖。但近年来,对乳果糖治疗肝性脑病的疗效有一定的争议。另外,乳果糖引起腹胀等不良反应有不少报道。

乳梨醇:是乳果糖的衍生物,作用机制与乳果糖相似,口服更易被吸收。应用乳梨醇后厌氧菌和乳酸杆菌占肠道细菌总量的比例增加,产氨的细菌和需氧菌占肠道细菌总量的比例减小。同时,肠道 pH 下降,排便次数增加,大便多为软便,患者血氨浓度下降,精神状态改善,扑翼样震颤减轻,且因乳梨醇的口感更好,不良反应更少,易于携带,故更易耐受。剂量均遵从个

体化,以保持每日 2 次软便为宜。

3)口服抗生素:轻度肝性脑病患者可口服一些不吸收的抗生素,是一种与口服不吸收双糖制剂一样有效的治疗肝性脑病的措施。口服新霉素、卡那霉素、庆大霉素、甲硝唑或替硝唑、氟喹诺酮类、利福昔明等曾被应用于肝性脑病的治疗,以减少细菌对蛋白质的分解,从而减少氨和内毒素的产生(但这些药物都有一定的不良反应,有可能造成菌群失调),也可使用乳酸杆菌、双歧杆菌等对肠道有益的活菌制剂,抑制肠道有害菌群的繁殖,减少氨的生成,但新霉素等氨基糖苷类药物由于其潜在的肾脏毒性已渐渐被弃用;而甲硝唑引起的胃肠道反应大,近年来临床应用越来越少。近年来,喹诺酮类药物防治肝性脑病的报道越来越多。另外,利福昔明的报道也逐渐引起人们的重视,利福昔明是利福霉素的衍生物,抑制细菌 RNA 的合成。口服给药实际上不吸收,仅作用于胃肠道局部。临床试验证明利福昔明治疗肝性脑病至少与乳果糖和新霉素作用同样有效,同时耐受性更好。在不耐受新霉素和肾功能损害的患者,利福昔明是首选的抗生素。有研究发现,利福昔明联合乳果糖治疗肝性脑病更能有效控制患者症状、体征,且耐受性良好,无不良反应发生。在减少产氨菌群方面,两药合用有协同作用。在需接受长时间治疗的肝性脑病患者,利福昔明和双糖联合使用因其有效性和耐受性良好应首先考虑。

4)其他:如粪肠球菌(SF68),SF68 是通过发酵乳酸而产生的一种尿素酶阴性的细菌,对几种肠道抗生素均耐药。它能抑制其他肠道细菌的复制。有研究发现 SF68 对慢性肝性脑病患者的治疗作用至少与乳果糖同样有效,且无不良反应,治疗中断 2 周也不会失去其有效作用。

(2)增加氨等毒性物质的排除。

1)L-鸟氨酸-L-天门冬氨酸(OA):OA 通过刺激谷氨酰胺合成而降氨。OA 是安全、有效、耐受良好的治疗肝硬化伴肝性脑病的药物。OA 在临床上开始应用,初步证实是安全有效的,OA 中的鸟氨酸为鸟氨酸循环的底物,并能增加氨基甲酰磷酸合成酶的活性,天冬氨酸能促进谷氨酰胺的形成,从而达到促进氨的转化与尿素合成的目的,降低血氨水平,减轻脑水肿(这是目前认为可以较为有效地降低血氨的静脉用药物)。

2)苯甲酸盐:苯甲酸盐与氨结合后以马尿酸盐的形式排泄而使血氨下降。但其疗效有待进一步研究。临床上常用的有谷氨酸钠、谷氨酸钾、门冬氨酸钾镁及盐酸精氨酸等。但均为经验用药,其确切疗效仍有争议(谷氨酸钠与谷氨酸钾可与氨结合形成谷氨酰胺,但可导致或加重碱中毒,并且在腹水、少尿和水肿时限制了钾盐和钠盐的使用)。盐酸精氨酸在理论上可促进鸟氨酸循环,但对于 A 型肝性脑病患者,由于肝衰竭时缺乏鸟氨酸氨基甲酰转移酶和精氨酸酶而导致效果较差;B 型疗效可能较好(因精氨酸为酸性,适用于碱中毒者)。

3)其他:如补充锌,动物实验证实脑中锌含量下降与肝性脑病的神经抑制有关,肝性脑病患者在限制蛋白质摄入的同时也限制了锌的摄入,蔬菜又阻碍了锌的吸收,而尿素循环中有两种酶依赖锌,故理论上认为给予乙酸锌可改善症状。但在两项大样本研究中,发现口服锌(200mg,每日 3 次)能提高血浆锌浓度,但不能改善精神现状检查(PSE)指数。L-卡尼汀能显著降低血液和脑内的氨水平,对氨中毒导致的肝性脑病有明显的保护作用,故有学者将其应用于各型肝性脑病的治疗。

(3)基于假性神经递质的治疗:主要使用支链氨基酸。有研究显示,支链氨基酸治疗肝性脑病,可能有助于患者的症状、体征好转,摄入足量富含支链氨基酸的混合液对恢复患者的正氮平衡是有效和安全的。但支链氨基酸用于预防和治疗慢性肝性脑病,在权威著作中存在意见分歧。目前临床上支链氨基酸预防和治疗肝性脑病,仅用于不耐受蛋白质的进展期肝硬化患者。

(4)基于假性神经递质和"GABA/BZ 复合受体"假说的治疗:针对假性神经递质学说和 GABA/BZ 复合受体学说,许多研究者进行了相关的探索,如左旋多巴、多巴胺受体激动剂——溴隐亭、苯二氮䓬受体拮抗剂——氟马西尼、阿片受体拮抗剂——纳洛酮等,但实际疗效有差异,评价不一,临床工作中不做常规推荐。氟马西尼对 70% 的肝性脑病患者可产生短暂而明显的改善,氟马西尼口服吸收达高峰浓度需 20~90 分钟,静脉应用 20 分钟遍布全身,因起效快,排泄快,故多用静脉注射。

6.防治脑水肿和其他并发症,积极治疗原发病

(1)防治脑水肿:对严重肝昏迷(HE)的脑水肿处理仍有争议。①Ⅲ、Ⅳ级肝性脑病者,若动脉血氨>150μmol/L,有发生脑疝的危险,若>200μmol/L,有高度危险性。降低血氨水平的手段有限,但可用透析治疗,正如在儿童尿素环化酶缺乏症中的应用。②建议行 CT 扫描排除其他颅内病变,但对脑水肿的发现敏感性差。③颅内压(ICP)监测仍有争议。其引起颅内出血的危险性在近来的急性肝衰竭(ALF)学组系列中已降至 10%,20 世纪 90 年代早期为 22%。可能永远无法进行 ICP 监测的随机对照研究。使用与未用 ICP 对肝移植预后影响的研究发现,两组在移植后生存率上相似,用 ICP 监测的患者治疗脑水肿的频率更多。颅内压>60mmHg 造成的神经系统损伤可能在移植后数月才表现出来。ALF 学组将对此进行前瞻性研究。脑水肿在 ALF 出现以下情况的患者中更为显著:有快速临床恶化的患者如对乙酰氨基酚诱导的肝损伤,严重高血氨症(>200μg/dL),血钠低于 125mmol/L(潜在的高血氨诱导的脑水肿)和获得性感染者。在肝移植候选者中,ICP 监测可能有助于对无益处的肝移植及时决定终止和手术中管理 ICP。大多数中心避免在没有肝移植可能的患者中用此方法。处理时基础措施很重要:患者应置于安静的环境,30°半卧位,避免过度扩容。发热可加重高颅压,应及时处理。输注高张盐水被认为可防止高颅压的发展。甘露醇以 0.5mg/kg 剂量快速输注,可升高脑部血管的渗透压,是治疗高 ICP 的主要方法。应监测血清渗透压。因为可以引起动脉低血压,巴比妥盐冬眠法极少使用。治疗目标为 ICP<20mmHg 和维持大脑灌注压(CPP)在 50~80mmHg,此基于对其他疾病高 ICP 的研究结果而制定。但 CPP<40mmHg 时也有成功施行肝移植的报道,此应视为特例。CPP<40mmHg 超过 2 小时或严重的难治的持续高颅压(>40mmHg)是凶险的征兆。

(2)凝血机制异常:肝性脑病患者常有明显的凝血机制异常,由凝血物质合成功能低下(如维生素 K 依赖性因子)、血小板功能异常和纤溶活跃所造成,但是罕见明显的出血。现有的凝血异常检测方法往往不能恰当反映肝硬化患者的出血危险性。主要的出血发生于侵袭性操作或诊断性检查中的皮肤组织穿刺伤,通常用新鲜冰冻血浆预防。

(3)预防与治疗胃肠道出血:首选质子泵抑制剂,也可使用 H_2 受体拮抗剂。

(4)肾功能衰竭:肝性脑病患者常发生肾功能衰竭,缘于感染和(或)肝衰竭本身导致的严重动脉血管扩张,临床表现为急性肾小管坏死。通过中央静脉导管可以评估血管内容量,但可

能需更多的 ICU 内特异检测来辅助。Swan-Ganz 导管的安全性日益受到质疑,已很少用于 ALF 处理。现在,对抗动脉血管扩张的缩血管疗法不推荐用于肾功能衰竭。特利加压素已越来越多地用于肝硬化和肝肾综合征,但发现可增加颅内压力,即使没有动脉压力增高时也是如此。动物实验也发现血管升压素通过 V_2 受体诱导脑部充血,加重脑水肿。严重肝性脑病患者脑血管自我调节功能丧失,所以那些可以增加动脉压力的药物都有可能增加脑血流量,加重脑水肿。出现尿毒症、容量超负荷和其他代谢紊乱(酸中毒、高钾血症)的肾功能衰竭,人工肾疗法是标准措施。推荐使用连续血液透析,如持续静脉/静脉血滤(CV/VH),相比较于间歇性血透更加安全,可以使 ICP 上升减少、心血管系统更为稳定和脑部灌注更好。若要清除血氨更倾向于用连续性静-静脉血液透析(CVVHD)。近年来血管升压素在防治肝肾综合征方面有一定的效果。

(5)循环衰竭:循环衰竭是动脉血管扩张状况的更晚期表现,预后凶险。平均动脉压(MAP)明显下降(<65mmHg)可影响大脑灌注,大脑灌注压(CPP)=MAP-ICP,当 CPP<40mmHg 时极可能导致大脑缺血。应当排除肾上腺功能不足引起的心血管功能衰竭,补充氢化可的松可改善对去甲肾上腺素的反应,后者通常用于治疗此类循环功能不全。

7.人工肝支持系统

人工肝支持系统包括机械人工肝支持系统和生物人工肝支持系统。临床上常用的机械人工肝支持系统包括血浆置换、血液透析、血液灌流、分子吸附再循环系统等,主要用于 A 型肝性脑病患者,主要是通过清除血液中的氨和其他毒性物质,并可补充蛋白质及凝血因子,纠正水电解质紊乱及酸碱平衡失调。实际工作中要针对患者的具体情况,选择不同的方法,以达到最佳效果。其疗效有待进一步验证。

8.肝移植和肝细胞移植

肝性脑病常发生于终末期肝脏疾病或严重肝功能衰竭患者,肝脏移植和肝细胞移植是最终治疗肝性脑病的重要而且非常有效的治疗手段,尤其对于终末期肝脏疾病患者,有条件的应尽快行肝脏移植或肝细胞移植。

(1)肝细胞移植:前期研究表明肝细胞能移植、扩增,可以对慢性肝功能不全的患者提供代谢支持。

(2)原位肝移植:近年来,随着肝移植的开展,肝脏移植手术在技术上趋于成熟,手术成功率和生存率越来越高,对于许多目前尚无其他满意治疗方法可以逆转的慢性肝性脑病,肝移植是一种有效的治疗方法。肝移植的成功为肝硬化并发症如肝性脑病等的治疗提供了新的解决思路,但供体不足仍然是目前的主要困难之一。

9.门体分流栓塞术

门体分流栓塞术主要用于门体分流性肝性脑病的治疗。门体分流栓塞术常用的途径有经皮逆行经腔静脉栓塞术、经皮经肝门静脉栓塞术。栓塞材料可为不锈钢螺栓或乳胶气囊。研究发现,栓塞术后分流消失且血氨下降、脑电图改善者未再发生肝性脑病。门体分流栓塞术的并发症有发热、一过性胸腔积液、腹水和轻微的食管静脉曲张,对于轻微的食管静脉曲张无严重后果不需治疗。另有学者提出,TIPS 术后患者用乳胶气囊能栓塞分流,并改善脑病的症状、体征。然而,患者依然有发生门静脉高压并发症的危险。

六、护理

(一)护理评估

1.病因评估

是否长期使用损肝药物或嗜酒;有无上消化道出血、感染、使用镇静药等;有无大量利尿和放腹水;是否进行过外科手术等。各型肝硬化,特别是肝炎后肝硬化是引起肝性脑病最常见的病因。

2.症状及体征评估

(1)一般状况:评估患者的意识状态和一般身体状况,注意观察患者的性格和行为表现,对时间、地点、人物的理解力是否正常,定向力是否正常,有无幻觉及意识障碍。评估患者的身高、体重、血压、体温及全身营养状况。

(2)一般根据意识障碍程度、神经系统体征和脑电图改变,将肝性脑病的主要症状分为5期。

0期(潜伏期):又称轻微肝性脑病,无行为、性格的异常,无神经系统病理征,脑电图正常,只在心理测试或智力测试时有轻微异常。

1期(前驱期):轻度性格改变和行为异常。反应和回答问题尚可,但有时吐字不清,动作缓慢等。此期一般无神经体征,脑电图无明显异常。

2期(昏迷前期):以意识错乱、睡眠障碍、行为异常为主要表现。定向力和理解力下降,语言不清,书写障碍,举止反常(如循衣摸床、手舞足蹈),有时有幻觉、狂躁,类似于轻微精神病表现。常出现扑翼样震颤,腱反射亢进,肌张力增高,锥体束征阳性。脑电图常出现异常的慢波。

3期(昏睡期):以昏睡和精神错乱为主。患者大部分时间处在昏睡中,呼之可醒,然后又入睡,答话不准、有幻觉。如患者合作,可引出扑翼样震颤,各种神经病理征陆续出现。脑电图有异常波形。

4期(昏迷期):神志完全丧失,呼之不醒,对疼痛刺激尚有反应。浅昏迷时腱反射亢进,肌张力增高,对体格检查不合作,不能引出扑翼样震颤。进入深昏迷,各种反射消失,对各种刺激无反应,瞳孔散大,过度换气,脑电图明显异常。

(3)实验室检查及其他检查:评估血氨变化;有无电解质和酸碱平衡失调;肝功能有无异常;凝血功能有无异常;脑电图检查有无异常;简易智力测验结果有无异常。

(4)有无出现脑水肿,消化道出血,肾功能不全,水电解质、酸碱平衡失调及感染等并发症。

(5)心理状态:鉴别患者是因疾病所产生的心理问题还是出现精神障碍的表现。评估患者及其家属对疾病的认识程度。患者出现意识障碍时,主要了解其家属对其目前身体状况的看法、应对能力等。

(二)护理措施

1.对症护理

(1)脑水肿患者,用冰帽降低颅内温度,以减少能量消耗,保护脑细胞功能;遵医嘱静脉滴注高渗葡萄糖、甘露醇等脱水药,注意严格控制滴速,并观察尿量。

（2）兴奋、烦躁不安或抽搐患者，注意安全保护，取出患者的义齿，加床挡，必要时使用约束带，防止坠床及撞伤的发生。

（3）若患者出现呕血、便血或大便，呕吐物潜血阳性，应按照消化道出血急救护理处理，及时清除肠道内积血，但禁用碱性液（如肥皂水）灌肠。

（4）乙型肝炎后肝硬化患者若同时处于肝炎活动期（乙型肝炎表面抗原、e抗原、核心抗体阳性者），则应实施隔离措施。

（5）昏迷患者的护理：①患者取仰卧位，头偏向一侧，防止舌后坠堵塞气道。②保持气道通畅，必要时气管插管或切开以排痰，保证氧气供给。③做好生活护理，防止压疮。④尿潴留患者留置导尿管，观察尿液的颜色、性质、量。⑤给患者肢体做被动运动，防止静脉血栓形成及肌肉萎缩。

2.病情观察

观察患者疾病发展处于哪一阶段，尽早发现肝性脑病的早期征象，密切观察患者神志及一般状况，观察患者思维和认知的改变，监测生命体征及血、尿、便常规，血电解质，肝肾功能等指标的变化。认真记录24小时出入量。应用利尿剂者尤其要注意用药后的反应。

3.饮食护理

减少饮食中蛋白质的供给量，因食物中的蛋白质可被肠菌的氨基酸氧化酶分解产生氨，故肝性脑病患者应限制蛋白质的摄入。蛋白质摄入原则：①急性期禁食蛋白，供给足够的热量和维生素，昏迷患者可鼻饲25%葡萄糖注射液供给能量。②慢性肝性脑病患者无禁食蛋白质的必要。③神志恢复后逐渐增加蛋白质摄入量，由 $0.5g/(kg \cdot d)$ 渐增量至 $1.0g/(kg \cdot d)$。④植物和奶制品蛋白优于动物蛋白。⑤不宜用维生素 B_6。

4.去除和避免诱发因素

①清除胃肠道内积血，减少氨的吸收。可用生理盐水或弱酸性溶液清洁灌肠。②避免快速利尿和大量放腹水。③慎用镇静药及损伤肝功能的药物，当患者烦躁不安或抽搐时，禁用吗啡、水合氯醛、哌替啶及巴比妥类，必要时使用地西泮、东莨菪碱，并减少给药次数。④防止及控制感染。⑤保持排便通畅，防止便秘。

5.基础护理

保持床单位清洁、平整、无渣屑。注意皮肤护理，预防压疮。口腔护理每日2次。留置尿管者，注意无菌操作、冲洗会阴，观察有无会阴部水肿。患者若有阴囊水肿，可用吊带将阴囊托起，以免阴囊与双腿摩擦损伤局部皮肤。患者有腹水时协助其取半卧位。保持大便通畅，防止便秘。患者下肢水肿严重时，协助其抬高下肢，减轻水肿。

6.心理护理

随着病情的发展，患者逐渐丧失工作和自理能力。长期治疗会给家庭带来沉重的经济负担，患者及其家属会出现各种心理问题，应密切注意其心理状态，尤其应鉴别患者是因疾病产生的心理问题还是出现精神障碍的表现。此外，应重视患者家属的心理护理，与患者家属建立良好的关系，给予患者家属情感上的支持，并与其一起讨论患者的护理，制订切实可行的照顾计划，将各种需照顾的内容和方法对患者家属进行讲解和示范。

7.用药护理

肝硬化患者应严格遵医嘱用药。将药物对肝脏的影响减到最小。有食管-胃底静脉曲张者,应将药物碾碎服用,以防划破曲张变薄的静脉。肝功能不全或有肝性脑病前期症状出现时,不能随意使用镇静药、麻醉药及四环素类药。

七、健康教育

(1)向患者及其家属讲解本病的发生、发展过程及治疗、预后,使他们认识到疾病的严重性和自我保健的重要性。

(2)鼓励患者树立战胜疾病的信心,保持乐观的情绪,配合医生积极治疗,家属应给予患者精神支持和生活方面的照顾。

(3)坚持合理的饮食,以高糖、低脂及严格控制蛋白质为原则。有黄疸及皮肤瘙痒的患者,应注意个人卫生,勤洗澡,勤换内衣。经常用温水擦洗全身,不要搔抓及使用碱性肥皂,以免抓破感染和碱性肥皂刺激皮肤。

(4)指导患者及其家属认识肝性脑病的各种诱发因素。注意保暖,防止受凉和感染。避免使用镇静催眠及含氮类药物,不滥用对肝功能有损害的药物。避免大量排钾利尿和放腹水,限制蛋白质的摄入。保持大便通畅。预防低血糖的发生,戒烟酒等。

(5)教会患者及其家属识别肝性脑病的早期征象。如出现性格行为异常、睡眠异常等,需要及时到医院就诊。

(6)指导患者按医嘱规定的药物及其剂量、用法服药,了解药物的不良反应,定期随访复诊。

第三节　急性胰腺炎

急性胰腺炎(AP)是指多种病因引起胰酶激活,继以胰腺局部炎症反应为主要特征,病情较重者可发生全身炎症反应综合征(SIRS)并可伴有器官功能障碍的疾病。急性胰腺炎是临床常见的急腹症之一,有着病情重、进展快、病死率高等特点。轻度急性胰腺炎以胰腺水肿为主,往往有自限性,预后良好;而重度胰腺炎则严重威胁患者的生命,具有病死率和并发症发生率较高的特点,给临床救治带来了很大困难。近些年来,随着重症医学、医学影像学和微创技术的发展,重度急性胰腺炎的病死率较之前已有显著降低,治疗策略逐步达成共识。

一、病因

AP的病因很多,包括胆源性、特发性、酒精性以及高脂血症等多种。AP在发达国家以胆源性和酒精性为主,而在我国以胆源性为多见,随着生活水平的提高,我国现在酒精性及高脂血症性胰腺炎也呈逐渐增多的趋势。

1.胆源性因素

由于胆道系统结石,胆道蛔虫、十二指肠乳头缩窄等导致胆汁反流。无论是在国内还是国外,胆源性都是急性胰腺炎的主要病因。

2.酒精性因素

酒精性 AP 在西方国家是 AP 的主要病因之一,在我国,酒精性胰腺炎比例明显低于国外,与我国人均饮酒量明显少于欧美国家有关。近年我国成人饮酒量也呈增加趋势。

3.高脂血症性因素

由于我国生活水平的提高、饮食结构的改变,高三酰甘油血症已经成为 AP 的常见原因之一。目前认为高三酰甘油血症是 AP 的重要病因,高胆固醇血症不会引起 AP 的发作。原发性高三酰甘油血症的病因包括Ⅰ型、Ⅳ型和Ⅴ型家族性高脂血症,继发性因素包括饮食、酗酒、糖尿病、肥胖、口服避孕药、妊娠、甲状腺功能减退症等。如同时存在高三酰甘油血症的继发性因素或其他家族性脂蛋白异常,有助于诊断。研究发现血三酰甘油水平和 AP 的严重度之间并无关系。在 AP 急性期有 50% 的患者血脂水平升高且高于正常,但不会明显地升高。因此,需要谨慎判断,重复检验。

4.高钙血症

高钙血症多发生在甲状旁腺功能亢进、恶性疾病、结节病、维生素 D 中毒、过量补钙等。引起 AP 的机制为钙沉积在胰管内引起阻塞或钙引起胰蛋白酶原的活化。所有 AP 患者入院时应常规行血钙检测,而且因为 AP 时常伴有血钙的下降,推荐康复后复查血钙。

5.手术和创伤

手术和创伤包括经内镜逆行胆胰管成像(ERCP)术后、腹部手术、腹部外伤等。因为挤压胰腺实质、胰管内压力过高、短暂术中低血压或手术操作中胰腺损伤引起 AP。AP 是逆行胰胆管造影(ERCP)的常见并发症,约占 5%,诊断依靠 ERCP 术后持续腹痛和血清淀粉酶或脂肪酶至少升高 3 倍。体外震波碎石术或射频治疗可造成肾及周围组织损伤,经皮胰腺穿刺活检、体外肾脏碎石术或射频治疗可引起 AP。腹部钝伤或贯通伤均可导致 AP,因胰腺是腹膜后器官,发生率不高。

6.特发性因素

经临床与影像、生化等检查,不能确定病因者称为特发性,随着病因的深入研究和超声内镜等技术的应用,可以明确部分特发性的病因如小结石病、奥狄括约肌功能障碍、胰腺分裂等。

7.其他因素

(1)奥狄括约肌功能障碍,包括奥狄括约肌狭窄和奥狄括约肌运动障碍,使胆汁、胰液排出受阻,诊断依靠 ERCP 和内镜下奥狄括约肌测压。

(2)胰腺分裂是胰腺发育过程中腹侧、背侧胰管未完全融合的先天解剖变异,由于胰液引流不畅易导致 AP,诊断依靠分泌素刺激的磁共振胆胰管成像(MRCP)或 ERCP。

(3)十二指肠乳头旁憩室,胆总管囊肿,胰腺或壶腹肿瘤,自身免疫性疾病(系统性红斑狼疮,干燥综合征),遗传性因素(胰蛋白酶原基因 PRSS1、丝氨酸蛋白酶抑制剂 SPINK1、囊性纤维化跨膜转运调节基因 CFTR 的突变)等均可引起 AP。

二、病理生理

AP 的发病机制是复杂、多因素参与的病理生理过程,这些因素相互作用、相互影响,至今尚未完全阐明。众多学说中,胰酶自身消化学说是 AP 最基本的发病机制,炎性因子学说也被广泛接受。近年来氧化应激、肠道细菌易位、胰腺腺泡内钙超载等学说也受到了重视。胰酶自身消化学说认为胰蛋白酶催化胰酶系统、激活补体和激肽系统,进而引起胰腺局部炎症反应,严重的导致全身的病理生理改变,包括白细胞趋化、活性物质释放、氧化应激、微循环障碍、细菌易位等。

三、临床表现

1.症状

主要症状多为急性发作的持续性上腹部剧烈疼痛,常向背部放射,常伴有腹胀及恶心、呕吐。临床体征轻症者仅表现为轻压痛,重症者可出现腹膜刺激征。发热常源于急性炎症、胰腺坏死组织继发细菌或真菌感染,发热伴黄疸者多为胆源性胰腺炎。急性重症胰腺炎常发生低血压或休克,主要是有效循环血容量不足。

2.体征

体征与病情严重程度相关,轻症胰腺炎腹部体征较轻,可有上腹部轻压痛,多无腹肌紧张、反跳痛。重症胰腺炎往往表现为腹部压痛、肌紧张,可有明显的腹胀、肠鸣音消失或减弱,血液、胰酶及坏死组织穿过筋膜与肌层,渗入腹壁时,可表现为格雷-特纳征或卡伦征。并发假性囊肿或脓肿时可在腹部扪及肿块。肿大的胰头压迫胆总管或胆源性胰腺炎还可引起梗阻性黄疸。

3.并发症

并发症包括全身并发症和局部并发症。①全身并发症:AP 病程进展过程中可引发全身性并发症,包括 SIRS、脓毒症、多器官功能障碍综合征(MODS)、多器官功能衰竭及腹腔间隔室综合征(ACS)等。②局部并发症:主要包括急性胰周液体积聚(APFC);急性坏死物积聚(ANC);胰腺假性囊肿;包裹性坏死(WON)。其他并发症有胸腔积液、消化道功能紊乱、消化道瘘、腹腔出血、脾静脉及门静脉血栓、坏死性结肠炎等。

四、诊治思路及措施

(一)AP 的诊断

对于 AP 的诊断,符合下列三项指标中两项即可:①临床症状表现为上腹部疼痛。②血清脂肪酶或淀粉酶>3 倍正常值上限。③有特征性的影像学表现。多数患者通过前两项即可确诊,如患者有上腹部疼痛而血清脂肪酶或淀粉酶不高于正常值上限的 3 倍,则需要增强 CT 或 MRI 检查来明确诊断。

将 AP 按病情严重程度分为轻症、中度重症及重症 3 类。轻症 AP(MAP)定义为不伴有器官功能衰竭以及局部和全身并发症。中度重症 AP(MSAP)定义为伴有一过性器官功能衰竭(持续时间<48 小时),合并有局部或全身并发症。重症 AP(SAP)定义为伴有持续性器官功能衰竭(持续时间>48 小时)。器官功能衰竭定义为修订版的 Marshall 评分系统中 3 个器官系统中任一器官功能评分≥2 分。呼吸衰竭主要包括急性呼吸窘迫综合征(ARDS),循环衰竭主要包括心动过速、低血压或休克,肾功能衰竭主要包括少尿、无尿和血清肌酐升高。

(二)AP 的治疗

轻症急性 AP 症状轻,不伴有器官功能衰竭以及局部和全身并发症,通常在 1～2 周内恢复正常,治疗效果良好。而重症急性 AP 病情复杂多变,凶险且难以控制,其治疗方案虽经多次纠正,目前其病死率仍高达 14%～25%。近年来随着人们对其病理生理特性的不断深入了解,AP 的治疗观点发生了质的改变,从以内科治疗为主逐渐转变为多学科共同参与的系统化综合治疗,根据不同病因、不同严重程度、不同病程时期、不同合并症选择不同的治疗方式,个体化治疗观点已经贯穿于整个 AP 治疗的全过程。

1.针对病因的治疗

(1)胆源性 AP:胆石症是目前国内急性胰腺炎的主要致病因素,凡有胆道结石梗阻者需要及时解除梗阻,治疗方式包括经内镜或手术治疗。有胆囊结石的轻症急性胰腺炎患者,应在病情控制后尽早行胆囊切除术;而坏死性胰腺炎患者可在后期行坏死组织清除术时一并处理或病情控制后择期处理。

(2)高血脂性 AP:AP 并静脉乳糜状血或血三酰甘油>11.3mmol/L 可明确诊断,需要短时间降低三酰甘油水平,尽量降至 5.65mmol/L 以下。这类患者要限用脂肪乳剂,避免应用可能升高血脂的药物。治疗上可以采用小剂量低分子肝素和胰岛素或血脂吸附和血浆置换快速降脂。

(3)其他病因引起的 AP:高钙血症性胰腺炎多与甲状旁腺功能亢进有关,需要做降钙治疗。胰腺解剖和生理异常、药物、胰腺肿瘤等原因引起者予以对应处理。

2.非手术治疗

(1)一般治疗:包括禁食、胃肠减压,药物治疗包括解痉、止痛、抑酸和胰酶抑制治疗,如生长抑素及其类似物或蛋白酶抑制剂等。

(2)液体复苏及重症监护治疗:液体复苏、维持水电解质平衡和加强监护治疗是早期治疗的重点,由于 SIRS 引起毛细血管渗漏综合征(CLS),导致血液成分大量渗出,造成血容量丢失与血液浓缩。复苏液首选乳酸林格液,对于需要快速复苏的患者可适量选用代血浆制剂。扩容治疗需避免液体复苏不足或过度,可通过动态监测 CVP/PWCP、心率、血压、尿量、红细胞压积及混合静脉血氧饱和度等作为指导。

(3)器官功能的维护治疗。①针对呼吸衰竭的治疗:给予鼻导管或面罩吸氧,维持氧饱和度在 95% 以上,动态监测血气分析结果,必要时应用机械通气。②针对急性肾功能衰竭的治疗:早期预防急性肾功能衰竭主要是容量复苏等支持治疗,稳定血流动力学;治疗急性肾功能衰竭主要是连续肾脏替代疗法(CRRT)。③其他器官功能的支持:如出现肝功能异常时可予以保肝药物,急性胃黏膜损伤需应用质子泵抑制剂或 H_2 受体拮抗剂。

(4)肠功能恢复前,可酌情选用肠外营养;一旦肠功能恢复,就要尽早进行肠内营养。采用鼻空肠管或鼻胃管输注法,注意营养制剂的配方、温度、浓度和输注速度,并依据耐受情况进行调整。

(5)抗生素应用:AP 患者不推荐静脉使用抗生素以预防感染。针对部分易感人群(如胆源性、高龄、免疫低下等)可能发生的肠源性革兰阴性杆菌易位,可选择的抗生素包括喹诺酮类、头孢菌素、碳青霉烯类及甲硝唑等进行预防感染治疗。

(6)中药治疗:可以使用中医药治疗以促进胃肠功能恢复及胰腺炎症的吸收,包括理气攻下的中药内服、外敷或灌肠等。

3.手术治疗

外科治疗主要针对胰腺局部并发症继发感染或产生压迫症状,如消化道梗阻、胆道梗阻等以及胰瘘、消化道瘘、假性动脉瘤破裂出血等其他并发症。胰腺及胰周无菌性坏死积液无症状者无须手术治疗。

(1)胰腺、胰周感染性坏死的手术指征:临床上出现脓毒血症,CT检查出现气泡征,细针穿刺抽吸物涂片或培养找到细菌或真菌者,可诊断为感染性坏死,需考虑手术治疗。手术治疗应遵循延期原则,一旦判断坏死感染可立即行针对性抗生素治疗,严密观察抗感染的疗效,稳定者可延缓手术。B超或CT引导下经皮穿刺引流(PCD)引流胰腺、胰周感染的脓液,缓解中毒症状,可作为手术前的过渡治疗。研究表明,早期手术治疗显著增加手术次数、术后并发症发生率及病死率。

(2)胰腺、胰周感染性坏死的手术方式:胰腺感染性坏死的手术方式可分为PCD、内镜、微创手术和开放手术。微创手术主要包括小切口手术、视频辅助手术(腹腔镜、肾镜等)。开放手术包括经腹或经腹膜后途径的胰腺坏死组织清除并置管引流。对于有胆道结石的患者,可考虑加做胆囊切除或胆总管切开取石,建议术中放置空肠营养管。胰腺感染性坏死病情复杂多样,各种手术方式须遵循个体化原则单独或联合应用。

(3)局部并发症的治疗原则。APFC:无症状者,无须手术治疗。症状明显,出现胃肠道压迫症状,影响肠内营养或进食者或继发感染者,可在B超或CT引导下行PCD治疗,感染或压迫症状不缓解需进一步手术处理。WON:无菌性WON,原则上无须手术治疗,随访观察。发生感染时,可行PCD或手术治疗。ANC:继发感染者治疗与WON相同,无症状者不做处理,随访观察;若体积增大出现压迫症状则需外科治疗。外科治疗方法以内引流手术为主,内引流手术可在腹腔镜下手术或开腹手术。

(4)其他并发症的治疗:胰瘘多由胰腺炎症、坏死、感染导致胰管破裂引起。胰瘘的治疗包括通畅引流和抑制胰腺分泌以及内镜和外科手术治疗。腹腔大出血时,条件具备的首选血管造影检查明确出血部位,如为动脉性(假性动脉瘤)出血则行栓塞术。未明确出血部位或栓塞失败者可考虑积极手术止血或填塞止血。同时做好凝血机制的监测和纠正。消化道瘘可来源于AP本身,但也可能与手术操作有关,以结肠瘘最为常见。治疗与肠瘘治疗原则相同,包括通畅引流及造口转流手术。

五、护理

1.护理目标

(1)维持生命体征稳定,降低病死率。

(2)减轻患者身体痛苦,提高舒适度。

(3)帮助预防并发症。

（4）减轻心理痛苦。

2.护理措施

在 AP 发病早期，尤其在发病 72 小时内，生命体征监护和生命支持是护理工作的主要内容，重点应放在有效循环和呼吸通气方面，纠正循环障碍，改善呼吸功能。

（1）维持有效循环的护理：AP 早期由于大量炎性递质释放、液体渗出、频繁呕吐等导致有效循环量严重不足。

1）密切观察生命体征及意识变化，持续监护心电图、血压、中心静脉压；严格记录 24 小时出入量，持续导尿，观察每小时尿量（尿量应≥30mL/h），根据监测结果调节输液速度及液体成分，快速有效地补充体液。

2）保持有效的静脉通道，深、浅静脉置管，连接三通接头，预留一通道作抢救用药专用。应用输液泵，保证特殊用药安全和最佳效果。静脉置管处严格无菌操作，每日碘伏消毒，更换肤贴，保持清洁干燥，输液器每 12 小时更换 1 次。观察置管处局部有无红肿、压痛等。

3）维持呼吸功能的护理，SAP 时 ARDS 发生率高达 60%，病死率极高。应早期给予呼吸支持、机械通气等措施。护理措施包括：①密切观察患者呼吸频率、节律、形态、呼吸困难、发绀的程度，动态观察脉搏、血氧饱和度、动脉血气分析结果，出现变化及时报告医生处理。②轻者面罩给氧，流量 4～6L/min，重者随时协助医生进行气管插管，正压机械通气，每 30 分钟抽血做 1 次血气分析，根据监测结果及时调整通气方式、通气量和吸氧浓度，病情稳定后改为每日测定 1 次或 2 次。③维持呼吸道通畅，及时清除气道分泌物，鼓励患者主动排痰，雾化吸入湿化呼吸道；帮助患者每小时变换体位 1 次，有助于改善通气和血流灌注，利于痰液排出，对治疗 ARDS 及预防肺部感染均有益。

（2）维持其他重要器官功能的护理：AP 时可发生急性肝、肾功能损害，胃肠道出血、胰性脑病等。①除密切监测生命体征变化外，还应注意监测血糖、血常规、肝肾功能、电解质（尤其是钾、钙离子）的变化情况。观察皮肤黏膜黄染情况。②注意呕吐物、排泄物的颜色、性状和量；持续胃肠减压者，观察引流物色、性质和量；动态观察腹部体征和肠鸣音改变。注意胃肠道出血、麻痹性肠梗阻的征象。③密切观察患者意识、瞳孔变化，及时发现患者早期神志改变及神经系统的阳性体征。注意有无烦躁不安、情绪反常、谵妄、狂躁、情感异常及反应迟钝等，警惕胰性脑病发生。发现异常立即报告医生并配合做相应急救和处理。意识障碍患者要防止意外坠床或其他伤害。

（3）药物治疗护理：AP 非手术治疗措施复杂，用药种类繁多，包括镇痛药、抗炎症递质药物、抗生素、抑制胰腺外分泌药物和胰酶抑制剂、血管活性物质等。护士要熟知药物的作用、剂量、给药方式、正确配制和输入方法、药物不良反应，观察患者对各种药物治疗的反应。对可能发生的不良反应有预见性，及时采取护理措施或报告医生处理。注意生长抑素及其类似物如奥曲肽等应用时现配现用，用输液泵持续、准确给药，如果中断给药超过 5 分钟必须再次给予冲击量 1 次，确保药物疗效。

（4）营养支持疗法的护理。①AP 早期需禁食，先施行肠外营养，待病情缓解后再经鼻饲肠内营养，可辅以肠外营养，并观察患者的反应，如能耐受，则逐渐加大剂量。②进行肠内营养时，可先试探性滴注生理盐水 0.5～1.0L/d，1～2 天后症状无加重，可给予要素膳或半要素膳，每日最好有 4~6 小时肠道休息时间。输注肠内营养液时掌握好浓度、速度、温度。应注意腹痛、肠麻痹、腹部压痛等胰腺炎症状和体征是否加重,并定期复查电解质、血脂、血糖、总胆红素、血清白蛋白水平、血常规及肾功能等,评价机体代谢状况,调整肠内营养的剂量。③患者腹痛、腹胀减轻或消失,肠道动力恢复或部分恢复时可以考虑开放饮食,不以血清淀粉酶活性高低作为开放饮食的必要条件。食物开始以糖类为主,逐步过渡至低脂饮食。

(5)腹痛的护理:剧烈腹痛是 AP 突出的症状,导致患者不适及有焦虑、恐惧情绪。护士帮助患者取舒适体位,安抚鼓励患者,疼痛剧烈时遵医嘱给予镇痛治疗,在严密观察下可注射盐酸哌替啶,不应用吗啡或胆碱能受体拮抗剂,如阿托品、山莨菪碱(654-2)等,因前者会收缩奥狄括约肌,后者则会诱发或加重肠麻痹。

(6)发热的护理:根据病情定时测量体温,观察体温变化及伴随症状。遵医嘱给予冰袋、温水擦浴或降温药物。每日进行皮肤清洁护理,及时擦干汗液,更换衣被,保持干燥舒适。

(7)基础护理:禁食,高热患者每日口腔清洁护理 2 次,保持口唇湿润,协助患者改变卧位姿势、翻身、拍背、按摩背部,增加舒适感。指导有效咳嗽及深呼吸,及时排出呼吸道分泌物,避免肺不张与坠积性肺炎。病房保持适宜的温度、湿度。保持床面平整干燥,防止压疮。

(8)心理护理:由于本病重危并且容易反复波动,病痛剧烈,疗程长、治疗费用高,患者心理压力大,心理问题多见。主要表现为情绪不稳定、绝望、焦虑或抑郁。心理护理要适时、恰当,向患者介绍疾病的知识,解释及澄清其疑问,鼓励患者表达其担心及害怕的事情,提供舒适温馨的环境,安排亲属探视。指导患者亲属做好精神支持。

六、健康教育

使患者及其家属了解 AP 基本诱因。如暴饮暴食、酗酒,帮助患者制订食谱和戒酒计划。指导患者掌握饮食卫生的基本知识;帮助患者掌握观察病情的方法;告知出院后定期复诊、随时复诊指征及联系电话;发现有胰腺和十二指肠疾病应及时治疗,避免急性胰腺炎复发。

第四节　急性肠梗阻

急性肠梗阻是一种常见的外科急腹症。由于引起肠梗阻的病因复杂、形式多变,常给临床医师的诊断和治疗带来许多困惑;然而其发病急、变化快,需要早期做出诊断和处理。诊治延误可使病情发展、加重,甚至造成肠管缺血坏死等严重情况,如果处理不当,往往造成严重后果,甚至危及患者生命。

一、病因

(一)机械性肠梗阻

1.肠外因素

(1)粘连与粘连带的压迫。粘连可引起肠折叠、扭转,因而造成梗阻。先天性粘连带较多见于小儿,因腹部手术和腹腔炎症产生的粘连则多见于成人。

(2)嵌顿性外疝或内疝。

(3)肠外肿瘤或腹块的压迫。

(4)肠扭转,常由于粘连所致。

2.肠管本身的原因

(1)先天性狭窄和闭孔畸型。

(2)炎症、肿瘤、吻合手术及其他因素所致的狭窄,例如炎症性肠病、肠结核、放射性损伤、肠肿瘤、肠吻合等。

(3)肠套叠。成人较少见,常因息肉或其他病变引起。

3.肠腔内原因

由于成团的蛔虫、胆石、粪块和异物引起,均不常见。

(二)动力性肠梗阻

腹部大手术后、腹膜炎、腹部外伤、腹膜后出血、麻醉药、肺炎、脓胸、低钾血症等全身性代谢紊乱均可引起肠壁肌肉活动紊乱,导致肠内容物不能通过而出现肠梗阻。

(三)血运性肠梗阻

肠系膜动脉栓塞或血栓形成和肠系膜静脉血栓形成是主要原因。肠假性梗阻是一种有肠梗阻症状和体征,但无机械性梗阻证据的综合征,可以是急性或是慢性的,近年来日益受到重视,一般认为是肠肌肉神经变性的结果。结缔组织疾病、原发性肌病、某些内分泌疾病、神经系统疾病及一些药物可引起继发性肠假性梗阻。原发性肠假性梗阻的原因还不十分明确。

二、病理生理

肠梗阻可引起局部和全身性的病理和生理变化,慢性不完全性肠梗阻的局部主要改变是梗阻近端肠壁肥厚和肠腔膨胀,远端肠管变细、肠壁变薄。继发于肠管疾病的病理性肠梗阻,梗阻部位还具有原发疾病的改变如结核、克罗恩病等。营养不良以及因营养不良而引起器官与代谢改变是主要的改变。急性肠梗阻随梗阻的类型及梗阻的程度而有不同的改变,概括起来有下列几方面。

(一)全身性病理生理改变

1.水电解质和酸碱失衡

肠梗阻时,吸收功能发生障碍,胃肠道分泌的液体不能被吸收返回全身循环系统而积存在肠腔内。同时,肠梗阻时,肠壁继续有液体向肠腔内渗出,导致了体液在第三间隙的丢失。如为高位小肠梗阻,出现大量呕吐更易出现脱水,并随丧失水电解质而出现水电解质紊乱与酸碱失衡。胆汁及肠液均为碱性,损失的 Na^+、K^+ 较 Cl^- 为多,再加之组织灌注不良,禁食而易有代谢性酸中毒,但在高位小肠梗阻时,胃液的丧失多于小肠液,则有可能出现代谢性碱中毒。K^+ 的丢失可引起肠壁肌张力减退,引起肠腔膨胀。

2.休克

肠梗阻如未得到及时适当的治疗,大量失水、失电解质可引起低血容量休克。在手术前由于体内代偿性的调节,血压与脉搏的改变不明显,但在麻醉后,机体失去调节的功能,休克的症状可迅速表现出来。另外,由于肠梗阻引起了肠黏膜屏障功能障碍,肠道内细菌、内毒素易位至门静脉和淋巴系统,继而发生腹腔内感染或全身性感染,也可因肠壁坏死、穿孔而有腹膜炎与感染性休克。在绞窄性肠梗阻时,常是静脉回流障碍先于动脉阻断,致动脉血仍不断流向肠壁、肠腔,还因有血流障碍而迅速发生肠坏死,出现感染和低血容量休克。

3.脓毒症

肠梗阻时,肠内容物淤积,细菌繁殖,因而产生大量毒素,可直接透过肠壁进入腹腔,致使肠内细菌易位引起腹腔内感染与脓毒症,在低位肠梗阻或结肠梗阻时更明显,因肠腔内有较多的细菌,在梗阻未解除时,因静脉回流有障碍,肠内毒素被吸收较少,但一旦梗阻被解除、血液循环恢复后,毒素大量被吸收而出现脓毒症、中毒性休克。因此,在解决梗阻前应先清除肠内积存的感染性肠液。

4.呼吸功能和心脏功能障碍

肠腔膨胀时腹压增高,膈肌上升,腹式呼吸减弱,可影响肺内气体交换,同时,血容量不足、下腔静脉被压而下肢静脉血回流量减少,均可使心输出量减少。腹腔内压力>20mmHg,可产生系列腹腔间室综合征累及心、肺、肾与循环障碍。

(二)局部性病理生理改变

1.肠腔积气、积液

由于吸收功能降低,水电解质积存在肠腔内,24小时后不但吸收减少而且分泌增加。

2.肠蠕动增加

正常时肠管蠕动受到自主神经系统、肠管本身的肌电活动和多肽类激素的调节控制。在发生肠梗阻时,各种刺激增强而使肠管活动增加。在高位肠梗阻频率较快,每3~5分钟即可有1次,低位肠梗阻间隔时间较长,可10~15分钟1次,但如梗阻长时间不解除,肠蠕动又可逐渐变弱甚至消失,出现肠麻痹。

3.肠壁充血水肿、通透性增加

在肠内压增加时,肠壁静脉回流受阻,毛细血管及淋巴管淤积,引起肠壁充血水肿,液体外渗。同时由于缺氧,细胞能量代谢障碍,致使肠壁通透性增加,液体可自肠腔渗透至腹腔,在闭袢型肠梗阻中,肠内压可增加至更高点,使小动脉血流受阻,引起点状坏死和穿孔。概括起来,高位小肠梗阻易有水电解质与酸碱失衡。低位肠梗阻容易出现肠腔膨胀、感染及中毒。绞窄性肠梗阻易引起休克。结肠梗阻或闭袢型肠梗阻则易出现肠穿孔、腹膜炎。

三、临床表现

单纯性肠梗阻早期,患者全身情况多无明显改变。严重缺水或绞窄性肠梗阻患者可出现脉搏细数、血压下降、面色苍白、四肢发凉等中毒和休克征象。梗阻晚期可表现为唇干舌燥、眼窝内陷、皮肤弹性消失、尿少或无尿等明显脱水征。尽管由于肠梗阻的病因、部位、病变程度、发病急缓不同,可有不同的临床表现,但肠内容物不能顺利通过肠腔则具有一致性,其共同表现是腹痛、呕吐、腹胀及停止排气、排便。

(一)腹痛

机械性肠梗阻多为阵发痉挛性肠绞痛,它是由梗阻以上的肠管蠕动加剧所引起的。其疼痛的特点是:开始疼痛较轻,逐渐加重至高峰,然后逐渐减轻直至消失,经过一段时间后再次发作。间歇期疼痛完全消失者,称阵发性腹痛;间歇期仍有腹痛,称持续性痛阵发性加剧。若痛在脐周,病变多在小肠;痛在左上,病变可能在空肠上段;痛在右下腹,病变可能在末段回肠;痛在左下腹,除小肠外,还要考虑乙状结肠病变。嵌顿性外疝时,多有该侧腹股沟附近痛,全小肠扭转可因牵扯肠系膜根部引起后腰痛。麻痹性肠梗阻为持续性腹痛伴有阵发性加剧,绞痛发作快,消失也快,但在阵发性绞痛过后常有持续性钝痛,甚至为剧烈的持续性腹痛。

(二)呕吐

多在腹痛后出现,梗阻早期呈反射性呕吐,吐出食物和胃液,以后则根据梗阻部位的不同各有特点。在肠梗阻早期即可出现反射性呕吐,吐出物为食物或胃液;进食或饮水均可引起呕吐。此后,呕吐随梗阻部位高低而有所不同,一般是梗阻部位越高,呕吐出现越早、越频繁。高位肠梗阻时呕吐频繁,吐出物主要为胃十二指肠内容物及胆汁;低位肠梗阻时,呕吐出现迟而次数少,吐出物为带臭味的粪样物。结肠梗阻时呕吐到晚期才出现。如呕吐物呈棕褐色或血性,是肠管血运障碍的表现。麻痹性肠梗阻时,呕吐多呈溢出性。

(三)停止排气排便

完全性肠梗阻发生后,患者多不再排气排便;但梗阻早期,尤其是高位肠梗阻,可因梗阻以下肠内尚残存的粪便和气体,仍可自行或在灌肠后排出,不能因此而否定肠梗阻的存在。某些绞窄性肠梗阻,如肠套叠、肠系膜血管栓塞或血栓形成,则可自肛门排出血性黏液或果酱样便。

(四)腹胀

腹胀是肠梗阻的后期症状,高位肠梗阻由于频繁呕吐,故腹胀较轻,但有时可见胃型;低位肠梗阻则呈全腹膨胀,呈均匀性隆起,如腹胀不均匀隆起,可能为小肠扭转或其他闭袢性肠梗阻(内疝),如乙状结肠扭转;结肠梗阻因回盲瓣关闭良好,梗阻以上结肠至盲肠可成为闭袢,腹胀以脐周显著,且有压痛,说明有肠管血运障碍。

四、诊治思路及措施

(一)诊断

1.腹部检查

在机械性肠梗阻中,常可见肠型和蠕动波;肠扭转时腹胀多不对称;麻痹性肠梗阻则腹胀均匀;单纯性肠梗阻因肠管膨胀,可有轻度压痛,但无腹膜刺激征;绞窄性肠梗阻时腹腔有渗液,移动性浊音可呈阳性。听诊有肠鸣音亢进,有气过水声或金属音,为机械性肠梗阻表现;麻痹性肠梗阻时,肠鸣音减弱或消失。

2.直肠指检

应作为常规检查,不能忽略。如触及肿块,可能为直肠肿瘤所引起的结肠梗阻或极度发展的肠套叠或低位肠腔外肿瘤。

3.实验室检查

血红蛋白及血细胞比容可因脱水、血液浓缩而升高。白细胞计数和中性粒细胞百分比明显增加,多见于绞窄性肠梗阻。全血二氧化碳结合力和血清 Na^+、K^+、Cl^- 的变化,可反映酸碱平衡失调和水电解质紊乱的状况。呕吐物和大便检查,有大量红细胞或隐血试验阳性,应考虑肠管有血运障碍。

4.X线检查

一般在肠梗阻发生4~6小时后即显示出肠腔内气体,立位或侧卧位透视或摄片,可见多数液平面及胀气肠袢。但无上述征象,也不能完全排除肠梗阻的可能。

5.CT检查

CT检查可明显提高绞窄性肠梗阻的诊断率,而多层螺旋CT(MSCT)处理技术的应用可以清晰显示肠道解剖结构与周围组织结构的相对关系,在诊断肠梗阻的部位及原因方面有较大优势,术前也可较全面评价肠梗阻,对指导临床诊疗有较大帮助。

6.螺旋CT

计算机体层血管成像(CTA)诊断:CTA不仅能够明确小肠梗阻的部位、程度、并发症,还可以明确小肠梗阻的病因。不同病因小肠梗阻的肠系膜血管CTA有一定的特征性临床表现,其对小肠扭转的确诊率高,而且对小肠内疝和肠系膜血栓引起的肠梗阻也有一定的诊断价值。

(二)肠梗阻的治疗

1.保守治疗

肠血运良好,肠管没有出现绞窄、坏死时可采取保守治疗。其方法包括:禁食;有效的胃肠减压;纠正水电解质紊乱与酸碱平衡失调;使用有效抗生素,预防感染;加强营养支持以及保护重要脏器等措施。

2.手术治疗

对于急性肠梗阻除及时正确诊断和术前处理外,应该把握手术时机,选择合理术式,采取积极的术后治疗措施。采取这些治疗措施可有效改善预后。

手术时机:把握适宜的手术时机至关重要。若手术过早常使本来应当采用保守疗法即可治愈的患者遭受不必要的手术打击;过晚则造成肠血运障碍,甚至肠坏死,令行肠切除术的机会明显增加。因此,要求临床医师抓住适宜的手术时机,在肠管绞窄坏死前予以手术。对于绞窄性或绞窄性可能性很大的肠梗阻,一般经短期术前准备,补足血容量后尽早手术;但若伴有休克,则需待休克纠正或好转后手术比较安全,而休克一时难以纠正,则一边抗休克,一边手术,只有将坏死肠段切除,休克才会好转。对于单纯性机械性肠梗阻,若其梗阻原因不能为非手术解除者,也宜经短时期准备后尽早手术。

手术方式应根据梗阻的原因、部位、性质、病程早晚及全身情况来决定手术方式,当梗阻原因解除后,判断肠管生机对决定手术方式至关重要。若解除梗阻原因后对肠管生机难以确定时,贸然做肠切除或放回腹腔都是不妥的。可以将肠管暂时外置,经观察确定已坏死则做切除,若生机恢复则放回腹腔。手术方式大致可归纳为四种。

(1)解决引起梗阻的原因,如肠粘连松解、肠扭转或肠套叠复位、嵌顿疝行疝环松解及疝内容物还纳术、肠切开取出异物等。

(2)肠切除再吻合术,如肠管局部失活坏死、炎症性狭窄或肠道肿瘤,需做肠切除肠吻合术。

（3）肠造瘘或肠外置术：如患者情况较差，不能耐受复杂或长时间的手术，可用这种术式解除梗阻。

（4）短路手术：当引起梗阻的原因不能简单解除，如晚期肿瘤无法切除，则可做梗阻近端与远端肠袢的短路吻合术。

五、护理

1.护理目标

（1）严密观察病情变化，使患者迅速进入诊断、治疗程序。

（2）维持有效的胃肠减压。

（3）减轻疼痛、腹胀、呼吸困难等症状。

（4）加强基础护理，增加患者的舒适感。

（5）做好水电解质管理。

（6）预防各种并发症，提高救治成功率。

（7）加强心理护理，增强患者战胜疾病的信心。

（8）帮助患者及其家属掌握自我护理知识，为患者回归正常生活做准备。

2.护理措施

（1）密切观察病情变化。①意识变化能够反映中枢神经系统血液灌注情况。意识由清醒变模糊或昏迷提示病情加重。②监测患者血压、脉搏、呼吸、体温，每15～30分钟1次，记录尿量，观察腹痛、腹胀、呕吐、排气排便情况。如果患者有口渴、尿量减少、脉率增快、脉压缩小、烦躁不安、面色苍白等表现，为早期休克征象，应加快输液速度，配合医生进行抢救。早期单纯性肠梗阻患者，全身情况无明显变化，后因呕吐，水电解质紊乱，可出现脉搏细速、血压下降、面色苍白、眼球凹陷、皮肤弹性减退、四肢发凉等中毒和休克征象，尤以绞窄性肠梗阻更为严重。③注意有无突发的剧烈腹痛、腹胀明显加重等异常情况。若出现持续剧烈的腹痛、频繁的呕吐，非手术治疗疗效不明显，有明显的腹膜炎表现以及呕血、便血等症状为绞窄性肠梗阻，应尽早配合医生行手术治疗。④密切观察患者术后一般情况，应30～60分钟测血压、脉搏1次，平稳后可根据医嘱延长测定时间。对重症患者进行心电监护，预防中毒性休克。如发现异常情况要及时通知医生，做好抢救工作。⑤保持各引流管通畅，妥善固定，防止挤压扭曲，同时密切观察引流液的性状，如量、颜色、气味等。

（2）胃肠减压的护理。①肠梗阻的急性期须禁食，并保持有效的胃肠减压。胃肠减压可吸出肠道内气体和液体，减轻腹胀，降低肠腔内压力，改善肠壁血液循环，有利于改善局部病变及全身情况。关心安慰患者，讲解胃肠减压的作用及重要性，使患者重视胃肠减压的作用。②妥善固定胃管，每2小时抽吸1次，避免折曲或脱出，保持引流通畅，若引流不畅时可用等渗盐水冲洗胃管，观察引出物的色、质、量并记录。③避免胃内存留大量的液体和气体影响药物的保存和吸收。注药操作时，动作要轻柔，避免牵拉胃管引起患者不适，注射完毕，一定要夹紧胃管2～3小时，以利于药物吸收及进入肠道。④动态观察胃肠吸出物的颜色及量。若吸出物减少及颜色变清，肠鸣音恢复，表示梗阻正在缓解；若吸出物的量较多，有粪臭味或呈血性，表示肠梗阻未解除,促使细菌繁殖或者引起肠管血运障碍,应及早通知医生,采取合理手术治疗。⑤术后更应加强胃肠减压的护理。每日记录胃液量,便于医生参考补液治疗。注意胃液性质,发现有大量血性液体引出时,应及时报告医生处理。

(3)体位和活动的护理。①非手术患者卧床休息。在血压稳定的情况下,可采取半卧位,以减轻腹痛、腹胀,并有利于呼吸。②术后待生命体征平稳后采用半卧位,以利于腹腔内渗出液流向盆腔而利于吸收(盆腔内腹膜吸收能力较强),使感染局限化,减少膈下感染,减轻腹部张力,减轻切口疼痛,有利于切口愈合。有造瘘口者应向造瘘口侧侧卧,以防肠内大便或肠液流出污染腹部切口或从造瘘口基底部刀口流入肠腔而致感染。护理人员应经常协助患者维持好半卧位。③指导和协助患者活动。术后 6 小时血压平稳后可在床上翻身,动作宜小且轻缓,术后第一天可协助坐起并拍背促进排痰。同时鼓励患者早期下床活动,有利于肠蠕动恢复,防止肠粘连,促进生理功能和体力的恢复,防止肺不张。④被动、主动活动双下肢,防止下肢静脉血栓形成。瘦、弱、年老的患者要特别注意骶尾部的皮肤护理,防止因受压过久发生压疮。

(4)腹痛的护理。①患者主诉疼痛时应立即采取相应的处理措施,如给予舒适的体位,同情安慰患者,让患者做深呼吸。但在明确诊断前禁用强镇痛药物。②禁食,保持有效的胃肠减压。③观察腹痛的部位、性质、程度、进展情况。单纯性机械性肠梗阻一般为阵发性剧烈绞痛;绞窄性肠梗阻腹痛往往为持续性腹痛伴有阵发性加重,疼痛也较剧烈;麻痹性肠梗阻腹痛往往不明显,阵发性绞痛尤为少见;结肠梗阻一般为胀痛。要观察生命体征变化,判断有无绞窄性肠梗阻及休克的发生,为治疗时机选择提供依据。

(5)呕吐的观察及护理。①呕吐时,协助患者坐起或使其头偏向一边,及时清理呕吐物,防止窒息和引起吸入性肺炎。②呕吐后用温开水漱口,保持口腔清洁,清洁颜面部,并观察记录呕吐时间、次数、性质、量等。维持口腔清洁卫生,口腔护理每日 2 次,防止口腔感染。③若留置胃肠减压后仍出现呕吐,应考虑是否存在引流不畅,检查胃管的深度是否移位或脱出,管道是否打折、扭曲,管腔是否堵塞,应及时给予相应的处理。

(6)腹部体征的观察及护理。①评估、记录腹胀的程度,观察病情变化。观察腹部外形,每小时听诊肠鸣音 1 次,腹胀伴有阵发性腹绞痛,肠鸣音亢进,甚至有气过水声或金属音,应严密观察。麻痹性肠梗阻时全腹膨胀显著,但不伴有肠型;闭袢性肠梗阻可以出现局部膨胀;结肠梗阻因回盲瓣关闭可以显示腹部高度膨胀,而且往往不对称。②动态观察是否有排气、排便。③减轻腹胀的措施有胃管引流、保持有效负压吸引、热敷或按摩腹部。如无绞窄性肠梗阻,可从胃管注入石蜡油,每次 20～30mL,促进排气、排便。

(7)加强水电解质管理。①准确记录 24 小时出入量、每小时尿量,作为调整输液量的参考指标。②遵医嘱尽快补充水和电解质的丢失。应科学、合理地安排补液顺序。危及生命的电解质紊乱,如低钾血症,要优先补给。③维持有效的静脉通道,必要时建立中心静脉通道。加强局部护理。

(8)预防感染的护理。①为患者执行各项治疗、操作时严格遵守无菌技术原则。接触患者前后均用流水洗手,防止交叉感染。②有引流管者,应每日更换引流袋,保持引流通畅。③禁食和胃肠减压期间应用生理盐水或漱口液口腔护理,每日 3 次,防止口腔炎的发生。④留置导尿管者应用 0.1% 苯扎溴铵消毒尿道口或抹洗外阴,每日 3 次。⑤加强皮肤护理,及时擦干汗液、清理呕吐物、更换衣被。每2小时变换体位1次,按摩骨突部位,防止压疮的发生。

(9)引流管的护理。①术后如因病情需要放置腹腔引流管,护士应明确引流管的放置位置及作用,注意引流管是否固定牢固,有无扭曲、阻塞等。②术后每30分钟挤压1次引流管,以避免管腔被血块堵塞,保持引流管通畅。③注意观察引流液的量及性质,及时准确地向医生报告病情。④在操作过程中注意无菌操作,防止逆行感染。

(10)饮食护理。待胃肠功能恢复,肛门排气后给患者少量流质饮食。肠切除者,应在排气后1~2天后才能开始进食流质饮食。进食后如无不适,逐渐过渡至半流食、软食、普通饮食。给予无刺激、易消化、营养丰富及富含纤维素的食物。有造瘘口者避免进食产气、产酸和刺激性食物如蛋、洋葱、芹菜、蒜或含糖高的食物,以免产生臭气。随着病情恢复、造瘘口功能的健全,2周左右可进容易消化的少渣普食及含纤维素高的食物,不但可使大便成形,便于护理,而且起到扩张造瘘口的作用。

(11)心理护理。肠梗阻发病急,疼痛剧烈,患者一般有紧张、恐惧、焦虑等不良情绪,入院后急于得到治疗,缓解疼痛。护士耐心安慰解释,与家属做好沟通工作,共同鼓励、关心患者。①介绍环境及负责医生、护士,协助患者适应新环境。为患者提供安静、整洁、舒适的环境,避免不良刺激。②治疗操作前简单解释,操作轻柔,尽量减少引起患者恐惧的医源性因素。③用浅显的语言向患者解释疾病的原因、治疗措施、手术需要的配合。④对患者的感受表示理解,耐心倾听,鼓励其说出自己心中的感受,给予帮助。⑤避免在与医生、患者家属充分沟通前,直接与患者谈论病情的严重性。

六、健康教育

(1)养成良好的生活习惯,如生活起居要有规律,每日定时排便,排便时集中精力,即使无便意也要做排便动作,保持大便通畅。

(2)饱餐后不宜剧烈运动和劳动,防止发生肠扭转。

(3)定期复诊。有腹胀、腹痛等不适时,及时到医院检查。及早发现引起肠梗阻的因素,早诊断、早治疗。

第五节　急性腹膜炎

急性腹膜炎是由细菌感染、化学刺激或腹膜腔损伤所引起的一种外科常见的严重疾病。多数是继发性腹膜炎,源于腹腔的脏器感染、坏死穿孔、外伤等。严重时可致血压下降和全身中毒反应,如未能及时治疗可死于中毒性休克。

一、病因及分类

1.根据腹膜炎的发病机制分类

(1)原发性腹膜炎:较少见,是指腹腔内无原发病灶,病原菌由血液、淋巴途径或女性生殖系统等而感染腹腔所致。

（2）继发性腹膜炎：是最常见的急性腹膜炎,继发于腹腔内的脏器穿孔、脏器的损伤破裂、炎症和手术污染。

2.根据病变范围分类

根据病变范围分为局限性腹膜炎、弥散性腹膜炎。弥散性腹膜炎临床症状较重,若治疗不及时可造成严重后果。

3.根据炎症性质分类

根据炎症性质分为化学性腹膜炎、细菌性腹膜炎。

二、临床表现

急性腹膜炎的主要临床表现,早期为腹膜刺激症状（如腹痛、压痛、腹肌紧张和反跳痛等）、恶心、呕吐。腹式呼吸减弱或消失,并伴有明显腹胀。后期由于感染和毒素吸收,常出现高热、大汗、脉快、呼吸浅促、表情淡漠、面容憔悴、眼窝凹陷、口唇发绀、肢体冰冷、脉搏细弱、体温剧烈升高或下降、血压下降等全身感染中毒症状和休克表现。若病情继续恶化,终因肝肾功能衰竭及呼吸循环衰竭而死亡。

三、治疗

治疗原则是消除病因,彻底消除腹腔内的脓液和渗出液或促使渗出液尽快吸收、局限。

1.非手术治疗

非手术治疗应在严密观察及做好手术准备的情况下进行。适用于：①原发性腹膜炎或盆腔器官感染引起的腹膜炎。②急性腹膜炎初期尚未遍及全腹。③炎症已局限、临床症状轻、全身情况较好、腹腔积液不多者,可暂时不手术,进行非手术观察、治疗。

非手术治疗方法：①体位无休克时取半卧位。②禁食。③胃肠减压。④补液、补充热量与营养。⑤应用抗生素。⑥镇痛等对症处理。

2.手术治疗

手术治疗通常适用于病情严重、非手术疗法无效者。适用于：①腹腔内原发病灶严重者。②弥散性腹膜炎较重而无局限趋势者。③患者一般情况差,腹腔积液多,肠麻痹重或中毒症状明显,尤其是有休克者。④经保守治疗（一般不超过12小时）,症状与体征不缓解或反而加重者。⑤原发病必须手术解决的。

手术治疗的重点是：①处理病灶,清除腹膜炎的病因。②清理腹腔。③引流,防止发生腹腔脓肿。

四、护理

1.护理目标

（1）严密观察病情变化,使患者迅速进入诊断、治疗程序。

（2）减轻疼痛、呼吸困难等症状。

（3）加强心理护理,减轻心理压力。

（4）使患者水电解质处于平衡状态。

（5）预防各种并发症，提高抢救成功率，挽救患者生命。

（6）增加患者舒适感：如体位、皮肤护理、饮食等。

（7）术后禁食、禁水和持续胃肠减压。

（8）老年患者的心、肺功能维护。

（9）帮助患者及其家属了解疾病，掌握自护知识，为患者回归正常生活做准备。

2.护理措施

（1）严密观察病情变化。①意识变化能够反映中枢神经系统及血液灌注情况。②监测患者血压、脉搏、呼吸，每 15～30 分钟 1 次，注意有无突发的剧烈腹痛、腹胀明显加重等异常情况。③预防出血的发生，严密观察，记录患者呕血、便血、伤口出血的色、量，协助医师积极处理。给予输液、止血、输血治疗，观察止血药物的疗效。④观察患者末梢循环情况。⑤保持各引流管通畅，妥善固定，防止挤压扭曲，同时密切观察引流液的性状，如量、颜色、气味等。

（2）急性腹膜炎患者疼痛一般都很剧烈，不能忍受，且呈持续性。深呼吸、咳嗽、转动身体时都可加剧疼痛。所以，应及时采取相应的护理措施，缓解患者的痛苦。①患者主诉疼痛时应立即采取相应的处理措施，如给予舒适的体位、同情安慰患者、让患者做深呼吸。②禁食，保持有效的胃肠减压。③观察生命体征变化，以及腹痛的部位、性质、程度、进展情况。④解释疼痛的原因，寻找缓解疼痛的方法。⑤按医嘱使用抗生素，预防和控制感染。⑥严密观察病情变化，尽早确诊，积极完善术前准备，有异常情况及时通知医师处理，但在明确诊断前禁用强镇痛药物。

（3）心理护理。腹膜炎患者多为急诊入院，多无思想准备，入院后应进行心理疏导，与之建立良好的护患关系，要引导患者使其心理状态稳定，适应环境，正确对待疾病，并调动其积极性，同时取得家属的协助。①介绍环境及负责医生、护士，协助患者尽快进入角色。②提供安静、整洁、舒适的环境，避免各种不良刺激。③操作轻柔，尽量减少引起患者恐惧的医源性因素。④用浅显易懂的语言向患者解释该病的原因、临床表现及手术和术后情况，解释各种检查、治疗的目的，指导手术配合知识。⑤做好家属的思想工作，取得配合。⑥对患者的恐惧表示理解和同情，鼓励其说出自己心中的感受，并耐心倾听，给予帮助。

（4）使水电解质处于平衡状态。①按医嘱合理安排液体的输入。②密切观察患者血压、脉搏、呼吸，是否有心律失常、腹胀。③准确记录出入量，作为调整输液量的参考指标。

（5）预防感染的发生。①为患者执行各项治疗、操作时严格遵守无菌技术。②接触患者前、后注意消毒隔离，防止交叉感染。③保持敷料清洁、无渗出、无脱落及移位。有引流管者，应每日更换引流袋，防止管道扭曲、受压，保持引流通畅。④禁食、发热、持续胃肠减压者，应用生理盐水或漱口液做口腔护理，每日 3 次，防止口腔炎的发生。⑤协助翻身叩背、雾化吸入，鼓励有效咳嗽、咳痰及床上运动。病情许可的情况下，适当进行室内活动，做深呼吸，防止坠积性肺炎、下肢静脉血栓形成。⑥留置导尿管者应常规消毒尿道口。⑦加强皮肤护理，多汗者及时擦干汗液、更换衣被，经常变换体位，按摩骨突部位，防止压疮的发生。⑧按医嘱使用抗生素。⑨监测体温，每日 3 次，发热者应增加测量次数并及时给予降温处理。

（6）采取适当的体位。①化脓性腹膜炎或手术后的患者宜取半卧位，可避免大腹腔的感染液流存于膈下区或流存于小腹腔形成脓肿。②尽量减少搬动患者,保持适宜体位,防止窒息或加重休克。③如患者有出血倾向,嘱患者绝对卧床休息。④术后根据麻醉种类的不同、病情的轻重程度而采取不同的体位,硬膜外麻醉者术后可以不去枕,腰麻者术后去枕平卧 6～8 小时,全麻者清醒后如生命体征平稳可取半坐卧位。手术后 6～8 小时取半坐位,24～48 小时进行床上或下床活动,以预防肠粘连。

(7)术后禁食、禁水和持续胃肠减压,可减轻肠道胀气和改善肠壁的血液循环,有利于切口愈合,如胃内食物残渣多或黏稠时,可用生理盐水 200～300mL 从胃管末端注入,稀释胃内容物或降低黏稠度,以达到有效减压的目的。能进食者由流食→半流食→软食。

(8)引起老年急性腹膜炎患者死亡的常见原因为一些重要脏器功能的衰竭,尤以心、肺功能的维护更为重要。

1)心功能的护理:护士应熟悉影响老年人心功能的一些常见疾病,如高血压、冠心病、心律失常等,合并急性腹膜炎时,严重感染常导致缺氧和酸中毒,心肌收缩必然受到影响。

护理中应重点关注心功能的微小变化以及影响心功能的各种因素,密切监测血压的变化,尤其是有高血压病史者,麻醉过程中和术后有血压剧升,常给予降压药调控血压,一般以血压维持在 140mmHg/90mmHg 左右为宜。

护理中要根据血压的情况调整降压药的滴数,尤其应避免滴数过快所致的血压骤降。

疑有冠心病或已确诊为冠心病的患者,护理的关键为注意心肌供氧和需氧之间的平衡,防止心肌梗死的发生。

监测生命体征、血氧饱和度以及心电图的可疑改变。

当有心力衰竭(心衰)出现时,不仅应继续监测心电图、血压、血氧、尿量、中心静脉压的改变,还应注意心衰所致的各种并发症,随时与心内科、麻醉科等联系。

2)肺功能的护理:老年患者肺功能多减退,常伴有程度不等的肺疾患,加之急性腹膜炎时行剖腹探查术,特别容易发生肺不张、肺部感染等并发症,应加强防治。

护理中首先要保持呼吸道通畅,防止误吸,及时变换体位和进行深呼吸运动,有规律地叩打胸壁,呼气时压迫腹壁,扶持切口助咳,鼓励自主性咳嗽。

定时行雾化吸入,已行气管切开者做好气管切开护理。

发生呼吸衰竭时,常需呼吸机辅助呼吸,并保证充分的吸入气湿化。

加强口腔护理,遵医嘱合理使用抗生素。

五、健康教育

1.术前健康教育

(1)在护理过程中,首先要做好患者的心理护理,向患者讲解疾病有关知识、注意事项、治疗方法和治疗效果,解除患者的恐惧感,提高患者战胜疾病的信心。

(2)通过健康教育使者了解各项检查的目的、意义和注意事项,配合做好血常规、凝血常规、肝功能、心电图等术前检查,了解脏器受累情况。

(3)加强基础护理,密切观察病情,急性腹膜炎患者的观察、护理,必须在医护人员的监护下进行,家属要积极配合,不要擅自处理,以免贻误病情。

(4)观察期间不宜用吗啡类止痛剂,以免掩盖病情。禁止灌肠,以免消化道内容物自穿孔处向腹腔内广泛扩散,加重腹腔污染。

(5)通过宣教,患者及其家属能了解口腔护理的重要性。勤用棉棒蘸温开水湿润口唇,口唇干裂时用石蜡油湿润,呕吐后用冷开水漱口。

(6)对伴有高血压、心脏病、糖尿病的患者,还要做好相关疾病知识的健康教育。

(7)采取合理的体位,减少毒素的吸收、膈下脓肿的形成。

2.术后健康教育

(1)饮食指导:待胃肠功能恢复、排气后,嘱患者开始进食少量流食,进食后如无不适,逐渐过渡至半流食、软食、普通饮食。指导患者合理进食,掌握由少到多、由稀到稠、少量多次的原则,避免吃生冷、刺激性食物,饮食要有规律。

(2)活动指导:指导患者术后6小时血压平稳后可在床上翻身,动作宜小且轻缓,术后第一天可协助坐起并拍背促进排痰,有引流管者可取半卧位以利于腹腔充分引流,减轻切口疼痛,利于切口愈合。同时鼓励患者早期下床活动,有利于肠蠕动恢复,防止肠粘连的发生。通过宣教,患者能主动积极配合术后早期活动。

(3)老年体弱患者要勤做双下肢活动和经常翻身,避免局部受压,并进行按摩,防止下肢静脉栓塞和压疮发生。

(4)恢复期针对不同的病因及个体差异做必要的康复护理。

3.出院指导

(1)养成良好的生活习惯,如生活起居要有规律,进食应少量多餐,避免吃生冷、刺激性食物,饮食要有规律,保持大便通畅。

(2)避免重体力劳动。

(3)定期查体,有腹胀、腹痛等不适时,应及时到医院检查。

(4)嘱患者要精神愉快,心情舒畅,保持乐观的情绪。

(张晓琴)

第四章 循环系统疾病的护理

第一节 急性心肌梗死

一、流行病学

急性心肌梗死(MI)是北美及欧洲导致死亡的主要疾病之一。每年,估计有 785 000 名美国人会出现新发心肌梗死,另有 47 000 人会出现再发心肌梗死。每 25 秒就会有一个美国人出现急性心肌梗死,每一分钟就会有人死于心肌梗死。在 2007 年,每 6 个死亡的患者中就会有一个是冠心病引起的死亡。近 30 年急性心肌梗死的发病率和病死率已急剧下降,这归功于冠心病监护病房、溶栓治疗、导管为基础的再灌注和他汀类药物的问世。随着经济发展,人口老龄化及糖尿病和肥胖的全球发病率增加,在未来会有更多动脉粥样硬化性心脏病的出现。

二、病理生理

对大多数患者来说,冠状动脉斑块破裂是急性心肌梗死的始发因素。冠状动脉粥样硬化的纤维帽破裂使得内皮底层下的基质暴露于循环血液的有形成分中,从而导致血小板活化、凝血酶产生和血栓形成。没有破裂但有侵蚀的冠状动脉斑块也可导致血栓形成,并造成高达 25％的心肌梗死。急性冠脉综合征(ACS)是一个动态的过程,包括血管的完全闭塞、血管部分闭塞及再灌注。没有显著侧支的血管闭塞性血栓最经常导致急性 ST 段抬高型心肌梗死(STEMI)。STEMI 和非 ST 段抬高型心肌梗死(NSTEMI)病理生理学特征是相似的,这可解释它们在 ACS 中的最终结果相似、坏死程度和病死率相近。对 ST 段抬高的识别显得尤为重要,因为它通常需要紧急再灌注治疗。

三、定义

欧洲心脏病学会(ESC)、美国心脏病学会基金会(ACCF)、美国心脏学会(AHA)和世界心脏联盟(WHF)等组织联合发布专家共识,对急性心肌梗死进行了重新定义:心肌肌钙蛋白水平升高和(或)降低超过参考值上限(URL)99 百分位值,检测采用的变异系数＜10％,同时有缺血的证据。缺血被定义为任何缺血的症状,心电图变化提示新发的缺血,心电图(ECG)上出现进展的病理性 Q 波或梗死的影像学证据。心肌梗死定义中还包括:心源性猝死(SCD)伴心肌缺血的证据[新 ST 段抬高、左束支传导阻滞(LBBB)或冠状动脉血栓];经皮冠状动脉介入治疗(PCI)后患者的生物标志物升高＞3 倍 URL 及冠状动脉旁路移植术(CABG 后)的患者生物标志物升高＞5 倍 URL;经证实的支架内血栓形成也被列在这个新定义中。传统的心肌梗死被定义为满足以下任何一个条件:系列心电图发现新的病理性 Q 波,影像学有心肌梗死的证据或发现心肌梗死愈合或正在愈合的病理学证据。

四、临床诊断

对于任何有胸痛病史并怀疑心源性原因的患者,都应该在 10 分钟内检查心电图,并及时决定是否需要再灌注治疗。如果心电图显示有急性 ST 段抬高或新出现的 LBBB,表示应进行直接 PCI 或溶栓再灌注的紧急治疗。在评估期间,应同时进行有针对性的病史采集和体格检查。如果患者的病史支持心肌缺血但心电图并不符合再灌注治疗的条件,那么患者有可能是不稳定型心绞痛或 NSTEMI。

(一)症状和体征

(1)典型症状是严重的,胸骨后的压迫样疼痛,被形容为压榨或压缩样的感觉,并常会放射到左臂,常有濒死感。类似于心绞痛,但通常是更严重的,持续时间较长(通常＞20 分钟),而且不能通过休息或含化硝酸甘油缓解。心肌梗死的疼痛程度不会瞬间达峰值,如果是那样,更有可能是肺栓塞或主动脉夹层。①胸部不适感可放射至颈部、下颌、背部、肩膀、右臂和上腹部。疼痛仅出现在上述部位并不伴有胸痛也是可能的。定位于上腹部的心肌缺血性疼痛常被误诊为消化不良。急性心肌梗死也可以没有胸部疼痛,尤其是那些手术后的患者、老年人和伴有糖尿病的患者。②如果为突发性疼痛,放射到背部,并被描述为撕裂或刀割样疼痛,应考虑主动脉夹层的可能性。

(2)相关症状可能包括出汗、呼吸困难、乏力、头晕、心悸、急性意识障碍、消化不良、恶心或呕吐。胃肠道症状常发生在下壁心肌梗死的患者。

(二)体格检查

在一般情况下,体格检查并不能明显增加急性心肌梗死的诊出率。但是,体格检查能够有助于排除其他类似急性心肌梗死的诊断,在危险分层和判断可能发生的心力衰竭中是极为重要的,并且这种基础检查有助于监测急性心肌梗死可能出现的机械并发症。

1.危险分层

有助于治疗决策的制订并可以给患者及其家属提供有益的建议,包括但不限于年龄、心率、就诊时的血压及是否存在肺水肿及第三心音。

2.机械并发症

新出现的收缩期杂音通常预示有二尖瓣关闭不全或室间隔穿孔的机械并发症。这些并发症的早期诊断依赖于就诊时早期基础查体的认真记录。

五、鉴别诊断

ST 段抬高心肌梗死的鉴别诊断包括:累及根部的急性主动脉夹层,也可以有缺血的状况;伴有 ST 段抬高,但没有缺血的疾病,如左心室(LV)肥大或早期复极异常;有胸痛症状,但没有缺血的疾病,如心包炎、心肌炎。

(一)心包炎

心包炎典型的胸痛是仰卧时加重,而在坐直或稍向前倾时症状减轻。在诊断心包炎时必须注意除外急性心肌梗死,但心包炎可以与急性心肌梗死同时出现。急性心包炎的心电图异常也可能与急性心肌梗死相混淆。弥散性 ST 段抬高是急性心包炎的标志,但这种心电图表现也可能出现在冠心病左主干或大的前降支病变导致的急性心肌梗死。PR 段压低,T 波高尖或心电图异常与临床症状不符可能有利于心包炎的诊断。心包炎的 ST 段抬高往往呈弓背向下的图形,而急性心肌梗死的 ST 段抬高通常是弓背向上的。心包炎除了在 aVR 和 V_1 导联,不会出现对应导联 ST 段压低。早期 T 波倒置不是急性心包炎的特征。超声心动图不仅可以评价心肌梗死或心包炎导致心包积液的渗出情况,而且可以发现急性心包炎患者虽有持续性疼痛和 ST 段抬高但缺乏室壁运动异常。

(二)心肌炎

与心包炎相似,心肌炎的症状和心电图可以与急性心肌梗死相似。超声心动图在区分这种综合征与急性心肌梗死时用处不大,因为节段性左心室运动障碍可能在两种疾病中都出现。完整的病史常可提示更隐匿的起病过程及与心肌炎有关的病毒综合征情况。

(三)急性主动脉夹层

典型主动脉夹层的疼痛为尖锐、胸部撕裂样疼痛,并放射到胸背部。如有这种类型的疼痛及放射形式,则应在给予抗凝、抗血小板或溶栓的治疗前彻底排除夹层可能。近端的夹层延展至冠状动脉开口也可以导致急性心肌梗死。胸部 X 线片可显示纵隔增宽。经胸超声心动图可显示在近端升主动脉夹层撕裂的内膜。如果不能明确诊断,可进一步行食管超声心动图(TEE)、计算机断层扫描(CT)或磁共振成像(MRI)检查。

(四)肺栓塞

气短并伴有胸膜性的疼痛,但没有肺水肿的证据,表明有肺栓塞可能。超声心动图检查有助于排除室壁运动异常,并可以识别肺栓塞导致的右心室(RV)扩张和功能障碍。

(五)食管疾病

胃食管反流疾病、食管运动功能紊乱和食管痛觉过敏可以引起胸痛,这种疼痛与心脏缺血性疼痛非常类似。这些疾病也常可以与冠状动脉疾病同时存在,由此导致诊断的复杂性增加。在处理冠脉病变前应先评估有无食管疾病。有些症状可能提示但不能诊断食管源性胸痛,例如症状出现于餐后、抗酸药有效和缺乏放射性疼痛。

(六)急性胆囊炎

急性胆囊炎可以与急性下壁心肌梗死有类似的症状和心电图表现,两种疾病也可以共存。右上腹压痛、发热和白细胞计数升高提示胆囊炎可能,可进一步通过肝胆亚氨基二乙酸(HIDA)的核医学扫描来进行诊断。

六、实验室检查

(一)肌钙蛋白

由于肌钙蛋白 T 和肌钙蛋白 I 具有高度的敏感性,可床旁快速检测,所以是检出不稳定型心绞痛和 NSTEMI 非常有用的指标,并被广泛应用。目前,从血管闭塞到血清标志物能够被监测出来会有一定的延迟时间,这影响了它们在急性 STEMI 中的诊断作用;然而,高敏肌钙蛋白 T 测定法的发展使得临床能够更快地检测出心肌梗死。此外,数据表明,单次测定 72 小时后的急性心肌梗死的肌钙蛋白 T 浓度可以预测梗死面积的大小,且与再灌注无关。没有缺血性心脏疾病的肌钙蛋白升高可以出现在充血性心力衰竭(CHF)、主动脉夹层、肥厚型心肌病、肺栓塞、急性神经系统疾病、心肌挫伤或药物中毒的患者。

(二)肌酸激酶(CK)

CK 水平升高对诊断急性 ST 段抬高型心肌梗死的价值较小。因为通常需要 4～6 小时才能看出有明显的 CK 水平升高,初始正常值并不能排除有血管最新的完全闭塞。心包炎和心肌炎也可导致 CK 和肌酸激酶同工酶(CK-MB)水平升高,并且可以出现广泛的 ST 段抬高。CK 水平在衡量急性心肌梗死的面积大小和判断梗死时间上要比诊断方面更加有用。CK 峰值水平出现在 24 小时,但在接受成功再灌注的患者中会出现峰值提前。CK 的假阳性可以出现在多种情况,包括骨骼肌疾病或外伤(如横纹肌溶解)。

(三)肌红蛋白

受损的心肌细胞迅速释放肌红蛋白进入血流。峰值水平出现在 1 小时和 4 小时,使得急性心肌梗死的早期诊断成为可能。但是,肌红蛋白缺乏心脏特异性,从而限制了它的临床应用。有研究表明,它可能在再灌注治疗中发挥风险分层的作用。

七、辅助检查

(一)心电图

1.明确的心电图诊断 ST 段抬高型心肌梗死

要求连续 2 个或更多的导联 ST 段抬高 1mm 以上,在对应导联上常出现 ST 段的压低。在 $V_2 \sim V_3$ 导联,诊断要求男性患者 ST 段抬高 2mm 以上,女性患者抬高 1.5mm 以上。

2.心电图分类

ST 段升高可以进一步分为亚组情况,可与梗死相关动脉和死亡风险相关。

3.左束支传导阻滞(LBBB)

(1)新出现的 LBBB 并伴有持续症状的急性心肌梗死可能会提示广泛的急性前壁心肌梗死,累及近端左冠状动脉前降支,应按照急性 STEMI 进行管理。

(2)如果基线条件下有 LBBB 或者缺乏既往心电图,诊断急性 STEMI 如满足条件可以达到＞90％的特异度。

(3)右束支传导阻滞(RBBB)可能会使心电图 $V_1 \sim V_3$ ST 段抬高的解释有些复杂。但应该说 RBBB 不会掩盖 ST 段抬高。

(二)超声心动图

超声心动图检查如果缺乏阶段性室壁运动异常,会提示那些有 LBBB 并有持续性症状的患者不一定存在急性心肌梗死。但值得注意的是,LBBB 的患者即使没有缺血的情况,也可能存在间隔的运动异常。

八、治疗

(一)再灌注前

1.使用阿司匹林

所有急性心肌梗死的患者均应即刻服用阿司匹林,除非有真正明确的阿司匹林过敏(不是不耐受)的病史。阿司匹林治疗会和链激酶(SK)治疗一样带来降低病死率的获益,联合使用还可带来额外获益。服用剂量为4片81mg的咀嚼片(可以更快地吸收)或1片325mg的非咀嚼片。如果不能口服给药,还可以通过直肠栓剂的方法给药。如果确实有阿司匹林过敏出现,用氯吡格雷单药治疗是最好的替代选择。在STEMI接受PCI治疗的患者,阿司匹林应该无限期使用。根据ACCF/AHA/SCAI PCI指南,PCI术后使用81mg阿司匹林是合理的而不是更高的维持剂量。

2.给氧

所有疑似MI的患者均可给予鼻导管吸氧。对于严重肺水肿或心源性休克的患者可进一步通过面罩或气管内插管供氧。

3.给予硝酸甘油

可给予硝酸甘油(0.4mg)舌下含服,来判定ST段抬高是否为冠状动脉痉挛因素所致,从而决定是否启动再灌注治疗方案。应询问患者最近是否使用过磷酸二酯酶阻滞剂(PDE),这是因为在服用PDE 24小时内使用硝酸甘油可能会导致危及生命的低血压。一项Meta分析研究表明,在常规再灌注治疗前给予静脉硝酸甘油可使病死率降低,但在近期两个大规模随机研究中未见MI后常规口服硝酸酯类药物能够带来获益。硝酸甘油能够对急性心肌梗死合并心力衰竭、有持续症状或伴有高血压病的患者产生获益。静脉给药($10\sim20\mu g/min$,并根据情况每$5\sim10$分钟以$5\sim10\mu g/min$的剂量上调)可使收缩压降低30%。静脉治疗可以持续$24\sim48$小时,此后如患者有心力衰竭或残余缺血症状,建议过渡到口服或局部的硝酸酯类药物治疗,并注意保留硝酸酯类药物的空白间隔时间,以避免耐药的出现。

4.给予血小板P_2Y_{12}受体拮抗药

不论是否进行PCI操作,血小板P_2Y_{12}受体拮抗药应该常规用于所有STEMI患者。目前,三种药物可用于治疗STEMI,分别是氯吡格雷、普拉格雷和替格瑞洛。氯吡格雷和普拉格雷是噻吩并吡啶类药物,不可逆地抑制血小板二磷酸腺苷P_2Y_{12}受体;而替格瑞洛是直接、可逆地抑制P_2Y_{12}受体的药物。计划行PCI的患者,应在PCI前或介入时给予负荷剂量。氯吡格雷的推荐负荷剂量为600mg。这主要是基于一项Meta分析的研究结果,该研究对超过25 000名进行PCI的患者分析显示,氯吡格雷负荷剂量600mg比300mg减少主要心血管不良事件(MACE)而不增加大出血的风险。普拉格雷的推荐负荷剂量是60mg。普拉格雷在起效时间和抑制血小板的强度方面被认为要优于氯吡格雷,此外,它的代谢不受细胞色素P450基因多态性的影响。TRITON-TIMI 38研究比较了中、高风险ACS接受PCI治疗的患者,使用普拉格雷与氯吡格雷的有效性和安全性。主要终点是心血管死亡、非致死性心肌梗死或非致死性卒中。接受普拉格雷的患者比氯吡格雷组的患者显著降低主要终点[9.9% vs. 12.1%;

风险比(HR)0.81;95%置信区间(CI),0.73~0.90;P<0.001]。这种差别获益主要是来自非致死性心肌梗死减少(普拉格雷 7.3% vs. 氯吡格雷 9.5%;HR 0.76;95% CI 0.67~0.85;P<0.001)。虽然根据包括全因病死率、缺血性事件和大出血事件净临床获益终点的结果都倾向使用普拉格雷,但也应看到使用普拉格雷的患者心肌梗死溶栓疗法(TIMI)严重出血的风险较高(2.4% vs. 1.8%;HR 132;95% CI 1.03~1.68;P=0.03)。亚组分析显示,糖尿病患者服用普拉格雷与氯吡格雷相比有更好的获益,而同时回顾性分析表明,75 岁以上的老年人或体重<60kg 的患者服用普拉格雷没有临床净获益。回顾性分析还显示,有短暂性缺血发作或卒中病史的患者服用普拉格雷有害。因此,普拉格雷应避免在这些患者中使用。替格瑞洛的负荷剂量为 180mg。与氯吡格雷相比较,替格瑞洛对血小板抑制作用起效更快,作用更强。PLATO 研究中对替格瑞洛和氯吡格雷疗效和安全性进行了比较。在一年时,替格瑞洛组的患者显著降低了与血管有关的复合终点:如心肌梗死或卒中的发生,而不增加主要的出血风险。值得注意的是,服用替格瑞洛的患者不宜用高剂量的阿司匹林,因为同时服用高剂量阿司匹林的患者相对而言会预后不佳。目前,除非是已接受溶栓治疗的患者,指南没有指出哪种药物要优于其他药物。对于溶栓患者,可选择噻吩吡啶类药物氯吡格雷。如果在实施溶栓治疗 24 小时内,可给予 300mg 的氯吡格雷进行负荷。这是基于 CLARITY-TIMI 28 研究的结果,显示对于溶栓治疗的患者,用氯吡格雷进行预处理是有效并且安全的,不增加溶栓治疗患者的出血风险,并且此研究中还有许多患者(57%)接受了后续的 PCI 治疗。氯吡格雷预处理使得心血管死亡、再梗死或血供重建的复合终点由 14.1% 降低至 11.6%(P=0.03)。在接受支架的患者[裸金属支架或药物洗脱支架(DES)],噻吩并吡啶类药物的治疗应持续至少 1 年。氯吡格雷和普拉格雷的维持剂量分别是每日 75mg 及 10mg;替格瑞洛的维持剂量是 90mg,每日 2 次。医师需要特别关注该类药物增加外科手术的主要出血风险。对于需要 CABG 手术的患者,目前推荐氯吡格雷和替格瑞洛需在术前 5 天停药。除非需要紧急血供重建的获益远远超过潜在的出血风险。

5.使用肠外抗凝血药

除非有禁忌证,所有的 STEMI 患者均应接受抗凝治疗。通常会使用普通肝素(UFH)。普通肝素的负荷剂量为 60U/kg(最大 4000U),进行弹丸注射,之后使用 12U/(kg·h)(最大 1000U/h)输注进行维持,使部分凝血酶时间控制在 45~65 秒。基于 GUSTO I 的研究,使用阿替普酶溶栓的患者应使用肝素作为辅助治疗,但对于链激酶治疗的患者则不推荐使用,除非患者有反复发作的缺血或有其他需要抗凝的指征。使用 UFH 作为瑞替普酶和替奈普酶(TNK)的辅助治疗,已经分别被 GUSTO III 和 ASSENT 2 研究证实。低分子肝素(LMWH)是普通肝素的备选方案,可用于溶栓治疗的患者。ASSENT 3 研究评估了不同抗凝方案与根据体重调整的 TNK 共同治疗的疗效。结果显示 TNK 加依诺肝素优于 TNK 加 UFH,加依诺肝素的方案减少了死亡、院内再梗死或院内反复缺血的复合终点。同样,ExTRACT-TIMI 25 研究将进行溶栓的 STEMI 患者随机分为住院期间全程使用依诺肝素组或使用 UFH 48 小时组,主要终点是 30 天的死亡和非致死性心肌梗死。依诺肝素组显著减少了主要终点的发生,其中大部分是由于明显减少了再梗死(3.0% vs. 4.5%)的发生率,依诺肝素组需紧急血供重建的发生率也较低(2.1% vs. 2.8%)。值得注意的是,虽然肝素只使用 48 小时,低分子肝素治疗持续平均 7 天,但两治疗组间差异是持续存在的。患者使用 LMWH 处理后,接受 PCI 时可能需要在心脏导管室追加额外的剂量,这取决于最后剂量给药的时间。如果最后一次剂量距介入 8 小时内,就无须追加额外的依诺肝素;如果最后一次剂量距介入8～12小时,则应静脉内给予 0.3mg/kg 的追加剂量;如果最后一次给药距介入已经>12 小时,则应皮下给予额外的 1mg/kg 的剂量。对于 > 75 岁的或显著肾功能不全的患者应避免使用 LMWH。HORIZONS-AMI 研究对 3600 例患者在 PCI 前随机使用比伐卢定和临时的糖蛋白(GP)Ⅱb/Ⅲa 受体拮抗药或 UFH 和计划的 GPⅡb/Ⅲa 受体阻滞剂,主要终点是 30 天时发生的净不良临床事件联合终点,包括大出血、死亡、再梗死、靶血管血运重建(TVR)和脑卒中。比伐卢定组可显著减少主要终点[9.2% vs. 12.1%;相对危险度(RR)0.76;95% CI 0.63～0.92;$P=$ 0.005],主要是减少了大出血(4.9% vs. 8.3%;$P=0.001$),这种获益可以维持到 1 年。磺达肝癸钠是合成的戊糖因子Ⅹa 阻滞剂,也已开展了在急性心肌梗死中的研究。OASIS-6 研究显示,溶栓患者使用磺达肝癸钠比使用安慰剂/UFH 能够在 30 天时死亡和再梗死方面带来获益(9.7% vs. 11.2%;HR 为 0.86;95% CI 0.77～0.98;$P=0.008$),并且不增加出血风险。然而,在 PCI 的亚组分析中,却没有见到获益,并明显增加了导管血栓形成的风险,这限制了它的广泛使用。因此,当前的 ACC/AHA 指南推荐使用磺达肝癸钠治疗的患者应在进行 PCI 之前同时加用额外的拮抗Ⅱa 因子的抗凝药物。

(二)再灌注治疗

处理急性心肌梗死的主要目的是尽可能快地进行再灌注治疗。所有发病就诊在 12 小时以内或 24 小时内的 ST 段抬高或新发 LBBB 的心肌梗死并有持续性症状的患者,都应考虑给予即刻再灌注治疗。12 小时后仍有持续缺血症状的患者,可能提示冠状动脉处于闭塞、自发的再灌注和再闭塞的动态过程中,这种情况的早期治疗能够带来长期获益。

1.获益

多项研究均显示,不论年龄、性别及基线特征,再灌注治疗都能够给急性心肌梗死的患者带来获益。当然,获益最大的还是那些治疗最早、风险最高(如前壁心肌梗死)的患者。

2.治疗的时间窗至关重要

在第一个小时内接受治疗的患者能够最大程度减少死亡风险。开始接受治疗的时间与存活获益之间呈负相关。通过溶栓治疗的时间获益关系比直接 PCI 治疗更加明显。即便就诊大于 12 小时的患者仍有持续性症状,溶栓治疗也很少会有净获益。PCI 的治疗窗超过溶栓治疗,但也并不是无限的。闭塞动脉研究(OAT)的结果表明,闭塞梗死相关血管超过 72 小时后再置入支架将不产生获益,并且可能是有害的。目前,美国心脏协会对于 STEMI 后>24 小时的患者,如果患者血流动力学稳定,并且没有严重缺血的迹象,不建议进行 PCI 治疗。

3.溶栓与直接 PCI 的比较

在确定患者需要进行再灌注治疗后,就应迅速决定是采用溶栓治疗还是直接 PCI 治疗。

(1)如果首次就诊时能够在 90 分钟内开展冠状动脉造影及 PCI 治疗,应首选介入治疗。几个大型的研究数据显示,接受血管成形术能够显著减少短期病死率(22%)。而且这种获益是持续的,长期随访显示,介入治疗可以显著减少死亡的发生风险、非致死性心肌梗死和再发的缺血。PCI 与溶栓治疗相比,还可减少颅内出血的发病风险。

（2）如果不能接受即刻的冠状动脉造影和直接 PCI，则应给予溶栓治疗，除非有禁忌证，否则溶栓应在首次医疗接触的 30 分钟内开始。有关给予 PCI 治疗但延长了转运时间的问题目前还存在一些争议。几项研究，包括 DANAMI-2，这些研究比较了原地溶栓和转运至三级医院进行 PCI 的获益。研究显示，患者被转运至有条件进行直接 PCI 的医院能够带来临床获益，即便考虑到患者转运引起时间增加的情况。例如，DANAMI-2 研究中转运 PCI 可显著降低 30 天的死亡、心肌梗死或卒中风险（8.5% vs. 14.3%，$P=0.002$），尽管从随机到球囊扩张的中位时间达到 112 分钟。根据目前的指南，如果 STEMI 的患者就诊首次医疗接触的医院能够在 90 分钟内进行 PCI 手术，则 PCI 是首选的方法。相反，如果患者就诊的医院没有 PCI 的能力，并且不能在首次医疗接触的 120 分钟内接受 PCI 治疗，而且患者没有溶栓禁忌证，则应在就诊的 30 分钟内开展溶栓治疗。

（3）如果存在溶栓禁忌证或诊断上的一些问题，则应安排转运患者到能够行 PCI 的中心进一步治疗。

（4）对于心源性休克或者既往旁路移植手术后的患者，由于缺乏溶栓治疗的获益证据，所以此类患者宜选择直接 PCI。

4.直接 PCI

一旦决定实施直接 PCI 再灌注治疗，患者应尽快转移至心脏导管室实施血管造影。在确认罪犯血管后，应按照标准 PCI 技术实现再灌注治疗。

（1）使用血小板糖蛋白 Ⅱb/Ⅲa 受体阻滞剂：包括 RAPPORT 在内的一些临床研究均证实，对接受直接 PCI 的 STEMI 患者，无论其是否置入支架，阿昔单抗均改善了临床预后。即使有这些研究，强效血小板 ADP P_2Y_{12} 受体阻滞剂的出现还是引发了关于接受双联抗血小板治疗的 STEMI 患者中糖蛋白 Ⅱb/Ⅲa 的受益程度的讨论。有三项临床研究评价了接受双联抗血小板治疗的 STEMI 患者中使用糖蛋白 Ⅱb/Ⅲa 的有效性。BRAVE-3 研究了 800 例接受阿司匹林及 600mg 氯吡格雷的 STEMI 患者，让他们在 PCI 过程中接受阿昔单抗或安慰剂，主要终点为出院前通过单光子发射计算机断层成像评估梗死面积。本试验同时比较了两组间 30 天的 MACE 事件。与安慰剂组相比，阿昔单抗未能减少梗死面积或 MACE 事件。ON-TIME 2 是一项欧洲随机对照试验，它比较服用阿司匹林及 600mg 氯吡格雷的 STEMI 患者在接受 PCI 治疗时接受高剂量替罗非班或安慰剂的预后差异，接受高剂量替罗非班的患者 1 小时内 ST 段回落更明显，但是 TIMI 3 级血流或 30 天 MACE 事件均无显著性差异。在最近的 HORIZONS-AMI 试验中，接受直接 PCI 的 STEMI 患者随机分为普通肝素＋糖蛋白 Ⅱb/Ⅲa 受体阻滞剂组或比伐卢定＋临时的糖蛋白 Ⅱb/Ⅲa 受体阻滞剂治疗组，全部患者均于 PCI 前接受阿司匹林及噻吩并吡啶类药物治疗。30 天时，接受糖蛋白 Ⅱb/Ⅲa 受体阻滞剂的患者组的净不良临床事件发生率更高，主要表现为出血事件的增加。

对于糖蛋白 Ⅱb/Ⅲa 受体阻滞剂的治疗时机也有争议。FINFSSE 研究比较了接受 PCI 治疗的 STEMI 患者应用阿昔单抗联合半剂量瑞替普酶、单独阿昔单抗或安慰剂（直接 PCI）的区别。尽管应用溶栓联合糖蛋白 Ⅱb/Ⅲa 受体阻滞剂治疗使更多的患者在到达心脏导管室时血管已开通，但包括死亡或 90 天内心肌梗死并发症在内的主要终点事件在不同治疗方案中未显示显著差异（半剂量溶栓剂＋糖蛋白 Ⅱb/Ⅲa 受体阻滞剂 9.8%，单独糖蛋白 Ⅱb/Ⅲa 受体阻滞剂 10.5%,安慰剂 10.7%;$P=NS$),这也提示上游糖蛋白Ⅱb/Ⅲa治疗未能获益。此外,半剂量溶栓＋糖蛋白Ⅱb/Ⅲa受体阻滞剂组出血发生率较高。

Meta 分析研究比较了接受 PCI 的 STFMI 患者应用小分子糖蛋白Ⅱb/Ⅲa受体阻滞剂与阿昔单抗的有效性。结果显示对于 30 天内的病死率、再发梗死、大出血、TIMI 3 级血流或 ST 段回落方面,埃替非巴肽、替罗非班及阿昔单抗治疗相比均无显著性统计学差异。

基于已有数据,如果患者无双联抗血小板禁忌证,在冠状动脉解剖学明确前暂缓使用糖蛋白Ⅱb/Ⅲa受体阻滞剂治疗是合理的。目前 ACC/AHA 指南体现了这种说法,即 PCI 过程中应用糖蛋白Ⅱb/Ⅲa受体阻滞剂注射为Ⅱa类推荐,而上游常规应用则为Ⅲ类推荐。同样根据现有指南,阿昔单抗、替罗非班及埃替非巴肽可作为 STEMI 患者接受 PCI 治疗时应用糖蛋白Ⅱb/Ⅲa受体阻滞剂治疗的同等选择。

(2)血栓抽吸:导管抽吸可改善 ST 段回落、心肌再灌注,近期研究同时显示其可改善临床预后。TAPAS 研究为单中心随机临床试验,它比较了 STEMI 患者 PCI 前行人工血栓抽吸或行传统球囊血管成形术后支架置入的治疗。除非有禁忌证,所有患者均接受阿司匹林及 600mg 氯吡格雷、普通肝素及阿昔单抗治疗。接受血栓抽吸的患者相对于接受传统球囊血管成形术及 PCI 的患者 ST 段完全回落者更多(56.6% vs. 44.2%;$P<0.001$)。此外,在接受血栓抽吸的患者中心肌灌注血流 TIMI 0 或 1 级发生率为 17.1%,而接受传统 PCI 治疗的患者发生率为 26.3%($P<0.001$)。尽管 30 天内死亡、再发心肌梗死及靶血管血供重建(TVR)均无差异,但血栓抽吸组 1 年心血管病死率(3.6% vs. 6.7%;$P=0.02$)及心血管死亡或非致死性再发心肌梗死(5.6% vs. 9.9%;$P=0.009$)却有显著下降。基于现有指南,对于血栓负荷重且缺血时间短的 STEMI 患者 PCI 时进行血栓抽吸是合理的。

(3)采用远端栓塞保护装置(EPD):在多项试验中均未显示获益甚至可能增大梗死面积。这些研究的主要弊端为排除了血栓负荷重的患者。尽管如此,这种装置不常规推荐用于冠状动脉的急诊 PCI 治疗。但如果罪犯血管为大隐静脉桥血管,则需使用 EPD,因为证据显示其可减少 30 天时包括死亡、心肌梗死、急诊 CABG 及靶病变血管重建(TLR)的复合结果。

(4)置入冠状动脉支架:血管成形术比溶栓的早期获益随着随访延长而逐渐衰减。GUSTO Ⅱb 扩大前期试验对比了应用加速组织纤溶酶原激活物(tPA)及单纯血管成形术(经皮冠状动脉成形术,PTCA)的差异,后者 30 天死亡及非致死性心肌梗死发生比例均减少(tPA 13.7% vs. PTCA 9.6%)。至 6 个月时,差异(tPA 16.1% vs. PTCA 14.1%)的统计学意义消失。造成这种获益损失的可能原因至少部分为经血管成形术治疗的靶病变的再狭窄。尽管冠状动脉支架在择期 PCI 中可减少再狭窄,但由于支架内血栓的风险,支架曾一度被认为不应被置入血栓负荷重的病变中,例如那些与心肌梗死相关的病变。然而,临床试验显示,充足的抗血小板治疗可保障支架的安全。STENT-PAMI 研究证实,冠状动脉支架可显著减少 6 个月靶血管血供重建(7.7% vs. 17.0%;$P<0.001$)。CADILLAC 研究也证实了上述结论,同时证实冠状动脉支架可独立于阿昔单抗的使用显著减少 6 个月时再狭窄发生率(40.8% vs. 22.2%;$P<0.0001$)。多项 Meta 分析结果显示,药物涂层支架及金属裸支架在病死率、心肌梗死、支架内再狭窄等方面均无差异。然而,药物涂层支架的靶血管血运重建减少。HORIZONS-AMI 试验随机选取>3000 例患者,接受药物涂层支架和金属裸支架的比例约为 3∶1,同样证实了上述结论。12个月时,包括病死率、再发心肌梗死、卒中及支架血栓的复合终点无差异。然而,接受药物涂层支架患者的缺血所致靶血管血供重建及靶病变血管再狭窄的比例下降(分别为5.8% vs. 8.7%及4.5% vs. 7.5%)。因此,具有支架内再狭窄高风险的患者,比如糖尿病及病变直径小且长的患者,均可通过药物涂层支架有更大的获益。ACC/AHA指南更新包含了对于直接PCI的STEMI患者,药物涂层支架可作为金属裸支架的替代。正如ACC/AHA撰写组成员所介绍,确定是否给STEMI患者使用药物涂层支架的最大的挑战在于紧急情况下判定患者是否可长期服用双联抗血小板治疗。对于双联抗血小板治疗,理想的药物涂层支架入选不应存在社会或经济障碍,1年内不应有外科操作安排,同时为低危的出血患者。

5.溶栓治疗

从GISSI 1试验开始,目前已经很明确早期溶栓治疗能够带来生存获益。大量数据显示,溶栓治疗能够使相对病死率减少18%,并且绝对病死率减少近2%。更多的长期病死率的获益可能是保护正常左心室功能的结果。

(1)禁忌证:如前所述,溶栓治疗的绝对禁忌证仅有近期的脑血管事件(CVA)、出血性脑血管事件、颅内肿瘤、活动性内出血及疑似主动脉夹层。存在一个绝对禁忌证或一个及多个相对禁忌证应首选PCI,即使这意味着再灌注的延迟。

(2)药物选择。

1)阿替普酶(tPA):GUSTO Ⅰ前期扩大研究显示,与链激酶联合皮下或静脉注射肝素相比,应用快速阿替普酶可明显减少30天病死率达15%,这种病死率的降低与90分钟TIMI 3级血流比例比链激酶组明显升高相关(54% vs. 31%;$P<0.001$),这种获益受到的挑战为阿替普酶(每例心肌梗死患者接近2200美元)比链激酶(接近300美元)的治疗成本高。对于阿替普酶来说,这就相当于每年需花费32 678美元来挽救生命,少于普遍接受的终末期肾病血液透析的标准。阿替普酶的获益在所有亚组中均可发现,但是高危的患者得到更大的获益。快速JH药方案为单次静脉注射15mg负荷随后给予0.75mg/kg(直至50mg)持续30分钟以上,然后给予0.5mg/kg持续超过60分钟。阿替普酶被认为是纤维蛋白特异性药品,因为它可相对选择性地结合纤维蛋白凝块。

2)瑞替普酶:在美国作为第三代溶栓药物中第一个被批准应用的瑞替普酶,是阿替普酶的变异,具有较低的纤维蛋白特异性。瑞替普酶比阿替普酶的半衰期长,并且可给予2次弹丸剂量(每次10mg,间隔30分钟)。GUSTOⅢ研究没有显示瑞替普酶比阿替普酶有病死率的获益,但是它使用方便,并可能减少用药时间。

3)替奈普酶:它作为另一种第三代溶栓药物,以提高纤维蛋白特异性为特征,加强了对血纤维蛋白溶酶原激活抑制物1的免疫,并且降低了血浆清除率。这些特性使它可以单剂量弹丸注射。ASSENT 2试验发现应用替奈普酶或阿替普酶30天病死率组间无差异。然而,瑞奈普酶明显减少非脑出血的发生,而且改善了超过4小时来就诊患者的病死率。TNK需根据体重调整的剂量,范围为30~40mg(ASSENT 1)。

4)链激酶:它是第一代非纤维蛋白特异性溶栓药物,在新型药物无法获得或因经济原因等不能应用时,可作为第二、第三代药物的合理备选。由于可能会产生抗体,所以链激酶不可应用于既往曾接受过本药治疗的患者。因为总颅内出血风险链激酶(0.5%)比阿替普酶(0.7%)

低,一些心脏病专家主张它可用于高危患者,例如,既往有脑血管事件或严重高血压的老年患者。链激酶作为一种非纤维蛋白特异性药物,可将循环及纤维蛋白原凝块溶解为纤维蛋白溶酶。这个过程导致大量的系统性纤维蛋白原溶解、纤维蛋白原血症及纤维蛋白降解产物的增多。

(3)溶栓后的出血性并发症:溶栓治疗最严重的并发症为颅内出血,占接受治疗患者的0.5%~0.7%。颅内出血的主要危险因素包括年龄(>75岁)、高血压、低体重、女性及凝血功能障碍(如之前应用香豆素类药物)。如果患者出现剧烈头痛、视力障碍、新发神经系统缺陷、急性精神混乱状态或癫痫均应考虑此诊断。如果临床高度怀疑,则溶栓、抗凝及抗血小板治疗均应终止,同时行急诊 CT 或 MRI,并且请神经外科会诊。外科干预可能挽救生命,但即使迅速识别及治疗,病死率仍超过 60%,老年患者(>75 岁)病死率超过 90%。对于老年患者接受溶栓治疗的风险仍有争论。一项美国老年人医疗保险数据库的观察研究发现,超过 75 岁的患者接受溶栓治疗后 30 天死亡风险升高(RR 1.38;95% CI 为 1.12~1.71;P=0.003)。然而,更近期的一项研究对 9 个随机试验进行 Meta 分析发现,超过 75 岁的患者接受溶栓治疗的风险减少了 16%(OR 0.84;95% CI 为 0.72~0.98,P<0.05),显示老年患者于溶栓治疗中获益有所减少,但对于生命的保护是绝对获益的。唯一一项随机研究显示,老年 STEM1 接受 PCI 治疗的患者 30 天及 1 年病死率明显低于接受溶栓治疗的患者。然而,更近期的 ExTRACT-TIMI 25 研究表明,如果减少伊诺肝素的用量,溶栓治疗对于老年患者可能是安全的。胃肠道、腹膜后及穿刺通路出血可能使溶栓治疗复杂化,但如果能够迅速识别并处理,通常不会危及生命。无论如何,患有急性 STEMI 的老年患者最好的治疗应是直接 PCI。

(4)院前溶栓:急救中心如能提供更早的溶栓治疗,可能减少梗死面积,但这缺乏可靠的随机试验数据来促进它的常规开展。院前溶栓可提前治疗开始时间,但并没有降低病死率。尽管一项院前溶栓的 Meta 分析显示住院病死率下降了 17%,但这项措施在临床实践中是否可提高远期预后仍然有待观察。

6.联合溶栓治疗及糖蛋白Ⅱb/Ⅲa 受体阻滞剂(无 PCI)

(1)基本原理:接受溶栓治疗的患者中仅有 25% 获得了持续性组织水平再灌注。血小板是血管再闭塞的重要递质,它在溶栓治疗后活性反常性升高。阿司匹林因其途径的特异所以为一种相对较弱的抗血小板药物。而糖蛋白Ⅱb/Ⅲa 受体阻滞剂因其作用于血小板聚集的最终共同途径而成为一种强有力的抗血小板药物。正因如此,将其和半剂量的纤维蛋白溶解药联合使用,加以研究。

(2)临床研究:GUSTOV 发现与全量瑞替普酶相比,阿昔单抗联合半剂量瑞替普酶没有减少 30 天或 1 年的病死率,但是它减少了心肌梗死后再梗死及并发症的发生。ASSENT 3 同样发现联合半剂量替奈普酶及阿昔单抗在减少再梗死发生方面是具有比较意义的。

(3)禁忌证:GUSTOV 发现联合治疗致老年患者(75 岁以上)颅内出血的比例几乎为标准溶栓治疗的 2 倍(2.1% vs. 1.1%;P=0.07)。ASSENT 3 确认了这一发现。因此,应额外禁止 75 岁以上老年患者使用联合溶栓疗法。年轻患者的颅内出血比例未见升高。

7.补救性经皮血管再通

它被定义为当溶栓治疗失败后再进行 PCI 治疗。尽管溶栓治疗已被证明有病死率方面的获益,仍有超过30%的溶栓治疗患者在90分钟为TIMI血流0~1级,而90分钟的血管开放与长期生存率相关。如果开始溶栓治疗后90分钟无明确证据证明实现再灌注,特别是对于大面积急性心肌梗死的患者,那么应立即实施急诊血管造影并进行机械再灌注。溶栓治疗后出现心源性休克、严重心力衰竭或恶性心律失常的患者也应行即刻冠状动脉造影,不应等待再灌注的临床评估。

(1)成功再灌注的临床判定:临床上判断接受溶栓治疗的患者是否已实现再灌注并非易事。用胸痛缓解评价再灌注是不准确的,因为这种疼痛可能因麻醉镇痛药或部分失神经支配(可出现在心肌梗死患者中)而变得迟钝。连续评估12导联心电图是再灌注更可靠的标志,尽管它也不是最理想的选择。加速性室性自主心律(AIVR)是评价再灌注的特异性标志,但加速性心室自主心律之外其他类型的心律失常不是可靠指标,因为心肌梗死相关动脉未得到再灌注的患者也可能出现多种类型的室性或室上性心律失常。胸痛的完全缓解及心电图变化(定义为ST段回落>70%),同时伴随加速性室性自主心律的出现,是成功再灌注的高特异性指标。但是它在接受溶栓治疗的患者中发生率<10%。ST段回落>70%与有效组织再灌注相关,这与更好的临床预后及血管造影再灌注相对应。

(2)获益:RESCUE研究已证实前壁心肌梗死且溶栓未成功的患者(TIMI血流0或1级)在补救性血管成形术中获益明显。此外,冠心病治疗早期快速处理(REACT)研究也显示,在接受溶栓治疗却未能再灌注的患者中,那些接受补救性血管成形术的患者无论是否行PCI术,出现死亡、心肌再梗死、卒中和严重心力衰竭事件的比例降低了50%。GRACIAI研究对已经接受溶栓治疗的STEMI患者,进行了早期有创策略(24小时内)和按照缺血指南进行治疗的对比。这项研究显示,早期有创方法可降低再血管化事件的发生,也有降低死亡和再次梗死的倾向。基于以上数据,可能也会将早期血管造影术(24小时内)作为一个合理选择,用于接受溶栓疗法的所有患者。但也需注意,应将本方法与后文所述的易化PCI策略区分开来。

8.易化PCI

易化PCI指实行计划PCI前,使用初始的药物疗法来改善血管通畅率。这一方法已被建议用于管理入院后24小时内未接受导管操作的急性MI患者。多种易化PCI策略均被提议,包括:高剂量肝素、早期GPⅡb/Ⅲa受体阻滞剂、全量或减量纤溶药物、联合使用纤溶药物和GPⅡb/Ⅲa受体阻滞剂。理论上的优势包括:在更早的时间进行再灌注、改善血流动力学稳定性、减小梗死面积、更高的手术成功率及改善存活率。但也存在出血并发症增多的风险。先前扩大规模的ASSENT 4 PCI研究是比较仅直接PCI和使用全量纤维蛋白溶解疗法(TNK)并进行PCI治疗两种治疗方法的最大规模研究。这项研究提前终止了,因为全量溶栓加PCI组较仅用直接PCI组,院内病死率更高(6% vs. 3%;$P=0.01$),主要复合终点也更高(90天内出现死亡、休克和心力衰竭)(18.6% vs. 13.4%;$P=0.0045$)。正如先前讨论的,FINESSE研究将接受PCI的STEMI患者随机分组,分别为半量瑞替普酶联用阿昔单抗组、阿昔单抗组、安慰剂组(直接PCI)。尽管在联合使用溶纤维蛋白药和GPⅡb/Ⅲa受体阻滞剂的患者中,更多人接受导管检查时动脉开通,但90天时死亡或MI并发症的主要复合终点并无差异(9.8%半量溶纤维蛋白药和GPⅡb/Ⅲa受体阻滞剂并用组、10.5%GPⅡb/Ⅲa受体阻滞剂组、10.7%安慰剂组;$P=$NS),而且半量溶纤维蛋白药和GPⅡb/Ⅲa受体阻滞剂并用组的出血率甚至更高。最终,对多种小规模试验的大型 Meta 分析证实,直接 PCI 优于易化 PCI。

9.药物联合介入策略

对所有在转运 PCI 之前接受常规溶栓治疗(易化 PCI)的急性心肌梗死患者会产生不良后果,但对未能接受 PCI 的患者来说,溶栓治疗仍是获得早期再灌注的必要措施。近期更多数据显示,接受纤维蛋白溶解疗法的高危患者,从直接转运 PCI 中受益良好。CARESS-in-AMI 研究将未能接受 PCI 治疗并使用半量纤维蛋白溶解药和阿昔单抗疗法的患者随机分成两组,即直接转运 PCI 组和补救性 PCI 组。直接转运 PCI 组患者,在 30 天的死亡、心肌再梗死或反复缺血的主要终点出现显著降低。此外,TRANSFER-AMI 研究表明,高危患者从这种药物联合介入策略中受益良好。这项试验对 1059 例症状发作 12 小时内未能接受 PCI 疗法的 STEMI 高危患者进行了观察。全部患者均使用 TNK 进行纤溶,随机分成直接转运 PCI 组或按照持续性胸痛、ST 段抬高回落少于 50% 或血流动力学不稳定性的指征开展治疗的补救性 PCI 组。主要终点包括 30 天时首次出现死亡、心肌梗死、缺血复发、新发心力衰竭或心力衰竭加重、心源性休克事件。药物联合介入策略组中的主要终点远比补救性 PCI 组的要少见(11% vs. 17.2%;RR 0.64;95% CI 0.47~0.87;$P = 0.004$)。根据 CARESS-in-AMI 和 TRANSFER-AMI 两项研究,美国心脏病学会(ACC)/美国心脏协会(AHA)建议摒弃术语"易化"和"补救性"的使用,而是根据患者危险级别决定是否实行转运 PCI。对于使用溶栓为主要再灌注策略的高危患者应尽快转入可实施 PCI 的医院。然后可直接或视需要实施 PCI。对于低危患者,本管理策略属于Ⅱb级建议。

10.晚期开放动脉假说

假设可以通过晚期开放梗死动脉来改善心室功能、增强电稳定性、侧支循环供应。然而,OAT 研究未显示血管成形术能通过再通心肌梗死后 3~28 天的晚期完全闭塞病变获益。也有对该研究的批评,认为未将高危患者纳入,包括纽约心脏协会(NYHA)Ⅲ级或Ⅳ级心力衰竭、静止性心绞痛、临床不稳定性心绞痛、多支血管病变(左主干或三支病变)或运动试验显示的严重缺血病变。尽管存在这些疑问,但该研究还是提出对于无上述高危标准 ST 段抬高型心肌梗死,动脉完全闭塞超过 24 小时的无症状患者,实施 PCI 为Ⅲ级建议。

11.紧急冠状动脉旁路移植手术

对于想选择直接或补救性经皮介入再灌注治疗,但发现有严重左主干病变或三支冠脉病变而无法实施经皮血供重建术的患者,可能是一个治疗选择。有关这种治疗策略的研究结果令人鼓舞,特别是对那些能够在心肌梗死早期实施手术,避免了严重心肌坏死的患者。右心室梗死使手术的心肺支持变得复杂,因此是旁路移植手术的相对禁忌证。

12.无外科支持的院内 PCI

C-PORT 研究发现,在随机分为直接 PCI 组和溶栓治疗组的急性心肌梗死患者中,即使实施院内 PCI 时没有外科支持,6 个月时直接 PCI 组也比溶栓治疗组减少了死亡、心肌梗死、卒中的复合终点事件(12.4% vs. 19.9%;$P = 0.03$)。本研究中参与的所有社区医院均参与了正式的"PCI 发展项目"。根据当前 PCI 指南,对于能够快速转运至其他有能力实施心脏外科手术的医院,即使该医院本身没有外科支持,也可实施直接 PCI。转运预案必须具备在转运过程中能使用血流动力学支持(如有需要)的能力。

（三）辅助治疗

1.β 受体阻滞剂

再灌注治疗出现之前有大量数据证实 β 受体阻滞剂可有效降低复发性缺血、心律失常和病死率。溶栓再灌注时代开展的一些小规模随机试验，证实了其在抗缺血和抑制心律失常中的疗效，尽管短期病死率并未改善。因此，此前的建议已推荐，所有患者在出现急性心肌梗死的前 24 小时内，均应给予 β 受体阻滞剂进行治疗，除非患者患有严重反应性呼吸道疾病、低血压、心动过缓或心源性休克等禁忌证。然而，PCI 时代发现的更多新数据表明，使用 β 受体阻滞剂在病死率方面并无差异，死亡、心肌再梗死、室颤性停搏的复合终点事件也无差异。COMMIT/CCS-2 大规模（$n = 22\ 929$）随机对照研究发现，美托洛尔组出现室颤性停搏（2.5% vs. 3.0%；$P = 0.001$）和休克的（5.0% vs. 3.9%；$P < 0.001$）事件更多。心功能Ⅱ级和Ⅲ级心力衰竭患者中，休克的发生率最为突出。这使指南做出了更改，应避免在心力衰竭、低心排血量、心源性休克等严重病症或其他相关禁忌证的患者中早期（24 小时以内）使用 β 受体阻滞剂。

出现持续性缺血并伴有心动过速或高血压时，快速评估心室功能后，可通过静脉注射给予美托洛尔（每 5 分钟给药 5mg，直至达到目标血压和脉搏）。对可耐受静脉负荷的患者，可开始给予中等剂量口服药物（12.5～50mg 美托洛尔，每日 2～4 次）。剂量应逐步上调滴定至最大或耐受剂量（200mg 的缓释美托洛尔，每日 1 次）。β 受体阻滞剂应避免在不明原因的心动过速患者中使用，因为这会使代偿性心动过速患者发生心力衰竭。

2.血管紧张素转化酶阻滞剂（ACEI）

可在最初 24 小时内口服，用于无低血压、急性肾功能衰竭或其他禁忌证的所有患者中。GISSI 3 试验和 ISIS 4 研究已经表明，这些药物可以降低病死率。出现左心室功能异常或临床上充血性心力衰竭的患者，应无限期地使用血管紧张素转化酶阻滞剂，以降低病死率。此外，HOPE 研究发现，高危患者（含既往患有心肌梗死但左心室功能正常的患者）仍可从雷米普利中长期受益。这些药剂配方不可用于静脉注射，因为还未证实其获益，反而可能会增加病死率。建议逐渐滴定至靶剂量。血管紧张素受体阻滞剂仍是不耐受血管紧张素转化酶阻滞剂患者的选择。

3.钙通道阻滞剂

有证据表明，急性心肌梗死患者使用钙通道阻滞剂可能会使病死率升高，因此使钙通道阻滞剂的使用受到限制。钙通道阻滞剂适用于室上性心律失常、可卡因诱发的心肌梗死或对 β 受体阻滞剂无效的心肌梗死后心绞痛患者。其他情况下应避免使用。硝苯地平等短效药应禁止使用，因为其能反射性激活交感神经。左心室功能不全或充血性心力衰竭患者应避免使用维拉帕米和地尔硫䓬。氨氯地平可有效拮抗心绞痛症状，可在充血性心力衰竭患者中安全使用。

4.镁

曾经有段时间，人们非常热衷于把静脉镁剂作为心肌梗死患者的常规疗法。这是因为LIMIT 2 观察到，与对照安慰剂相比，静脉镁剂降低了 24% 的病死率。然而更大规模的 ISIS 4和 MAGIC 研究未能成功复制这个结果。随之这股热情也消退了。有推测称，ISIS 4 中疗效不足是由于延迟给药或对照组的病死率低。现在,镁已不做常规使用,除非血清镁水平低于 $2.0\mu g/dL$ 或处理尖端扭转性室速(5分钟以上使用 $1\sim2g$)时使用。

5.醛固酮拮抗剂

醛固酮拮抗剂被证明能够使心肌梗死后患者获益。RALES研究发现,在缺血性心肌病及伴有 NYHA Ⅲ级或Ⅳ级心力衰竭患者中,使用螺内酯降低了全因病死率。EPHESUS研究是涉及此药在ST段抬高型心肌梗死后心室功能障碍患者中使用情况的唯一随机化研究。这项研究发现,依普利酮可减少死亡、心血管死亡和心力衰竭住院的风险。

6.糖尿病控制

DIGAMI研究发现,对于住院期间接受静脉注射胰岛素并序贯多次皮下注射胰岛素从而积极控制血糖的糖尿病患者,1年病死率较标准疗法明显下降(8.6% vs. 18.0%; $P=0.020$)。然而,一项小型试验(OASIS-6GIK)和一项大型($>20\ 000$ 例患者)随机化试验(CREATE-EL-CA)显示,葡萄糖-钾-胰岛素(GIK)输液疗法未能产生任何疗效。结果是,我们似乎应谨慎地制订良好的血糖控制方案,但没必要过度追求GIK输液疗法中的血糖控制。目前的指南建议采用胰岛素疗法,以获取和维持血糖水平 $<180mg/dL$,同时还应避免低血糖的发生。

7.抗心律失常药物

使用利多卡因或其他抗心律失常药物,并不能确保对室性心动过速(VT)和心室颤动的预防。虽然利多卡因可减少快速性心律失常,但无生存获益。甚至有证据显示,随着心动过缓和心脏停搏发生率的增多,病死率也可随之升高。还有证据显示,大剂量胺碘酮可导致病死率上升。

8.主动脉内球囊反搏泵(IABP)

在对心源性休克患者的治疗中,IABP反搏泵是增加收缩压的优选方法,这是由于IABP可降低后负荷和氧需,同时增加冠状动脉舒张期血流。出现明显主动脉瓣反流的患者则忌用IABP,因为它可加重反流,并快速引起血流动力学恶化。

9.正性肌力药物

通常来说,应尽可能避免使用正性肌力药物,因为它可增加心肌耗氧量,并有心动过速和心律失常的风险。若IABP反搏泵的疗效不足,则可考虑加用静脉正性肌力药物。但在给药时,如有可能应尽量采用肺动脉导管进行监测。

(1)对于低血压并伴有肺毛细血管楔压(PCWP) $<15mmHg$ 的患者,治疗应采用快速推注标准生理盐水的方法,这与下壁心肌梗死伴有RV梗死患者的疗法相同。

(2)血管内容量充足并且PCWP $>15mmHg$ 后,若低血压或心力衰竭症状仍然持续,可给予多巴胺,给药剂量最高可达 $20\mu g/(kg\cdot min)$ 。去甲肾上腺素可作为二线治疗使用。收缩力的提升,可使脑和全身灌注压得到改善,但血管收缩也会导致更高的后负荷和心肌耗氧量的增加。

(3)多巴酚丁胺对于PCWP $>18mmHg$,同时有轻度至中度($70\sim90mmHg$)低血压或者因担心低血压风险导致无法使用硝酸甘油或硝普钠者,会有疗效。PDE类药物(如米利农)同时具有血管扩张和正性肌力的作用。但使用中有增加心律失常的倾向,并可增加心肌耗氧量。

若其他疗法无效,使用这些药物以维持充足血压和心排血量是可接受的。但应减少它们的绝对剂量和给药期。

10.置入型心律转复除颤器(ICD)

ICD 旨在降低由急性心肌梗死引发的猝死风险,DINAMIT 研究中,ICD 对于心室功能下降和自主神经功能障碍患者的常规置入时间是出现心肌梗死事件后平均 18 天。虽然心血管疾病死亡率下降,此研究却未能证明全因病死率有任何下降。多中心自动除颤器置入试验 Ⅱ (MADIT Ⅱ)评估了既往心肌梗死患者延迟置入 ICD 的疗效。研究招募了至少于招募 1 个月前有心肌梗死病史(如果接受过心脏旁路移植手术,则至少 90 天)且左心室射血分数(LVEF)≤30% 的 1232 例患者。患者随机分组为预防性 ICD 置入组和标准药物治疗组。平均随访 20 个月,预防性 ICD 置入组的全因病死率显著下降(14.2% 对比标准疗法的 19.8%;HR 0.69;95% CI 0.51~0.93;$P=0.016$)。根据现行的 ACC/AHA 指南,应对急性心肌梗死病发 48 小时后出现心室颤动或血流动力学显著障碍的持续性室性心动过速的患者,且没有复发性缺血或再次心肌梗死的情况下,实施 ICD 置入治疗。心肌梗死后至少 40 天,患者 LVEF≤35% 且 NYHA Ⅱ 或 Ⅲ 级心力衰竭的患者,应接受 ICD 治疗。此外,MI 发病后 40 天 NYHA Ⅰ 级心力衰竭和 LVEF≤30% 的患者,也应作为 ICD 置入治疗的候选患者。最后,任何既往 MI、非持续性 VT、LVEF≤40% 及电生理可诱导的心室颤动或持续性 VT 的患者应使用 ICD 治疗。已进行 CABG 治疗的患者应于手术后 90 天,对 LVEF 和 NYHA 的功能级别进行重新评估,以确定是否需要置入 ICD。

11.穿戴式心律转复除颤器

存在心源性猝死(SCD)风险但不满足上述标准的患者,例如,在 CABG 后等待重新评估 LVEF 的患者,可选择使用穿戴式心律转复除颤器,用于等待 ICD 置入手术的桥接治疗或 LVEF 有可能恢复的患者。WEARIT 和 BIROAD 研究评估了穿戴式心律转复除颤器的效果。WEARIT 研究招募了 LVEF<30% 和 NYHA Ⅲ 级或 Ⅳ 级心力衰竭的 177 例患者。B1ROAD 研究招募了近期心肌梗死或 CABG 术后儿被认为是 SCD 高危但没有满足 ICD 置入的标准或拒绝实施 ICD 置入疗法的 112 例患者。在总共 901 例患者月观察期间,有 6 例患者成功除颤,2 例除颤失败。2 例失败的除颤均因错误穿戴设备所致。研究期间,有 6 例 SCD。其中 5 例未穿戴设备,1 例错误地穿戴设备。目前,ACC/AHA 指南尚未认可穿戴式心律转复除颤器,但对于选择性的患者使用能够带来获益。

12.大面积前壁心肌梗死的抗凝治疗

传统教育(并非基于随机化数据)支持对前壁心肌梗死患者进行 6 周的抗凝治疗来预防左心室血栓的出现及发展。然而,在直接 PCI 并放入支架治疗的年代,需要使用阿司匹林、氯吡格雷和华法林,这会使患者的出血风险明显增加。一些临床医师建议,仅当存在超声心动图左心室血栓的客观情况下,方可采用抗凝血治疗。其他临床医师仍然建议经验主义式的抗凝治疗,但可将其国际标准化比值控制在较低水平(1.5~2.0)。

九、护理

(一)专科护理评估

1.身体评估

(1)一般状态:评估患者的神志状况,尤其注意有无面色苍白、表情痛苦、大汗或神志模糊、反应迟钝甚至晕厥等表现。评估患者 BMI、腰围、腹围以及睡眠、排泄物形态有无异常。

(2)生命体征:评估患者体温、心率、心律、呼吸、血压、血氧饱和度有无异常。

2.病史评估

(1)评估患者年龄、性别、职业、饮食习惯、有无烟酒嗜好、家族史及锻炼习惯。

(2)评估患者此次发病有无明显的诱因、胸痛发作的特征,尤其是起病的时间、疼痛程度,是否进行性加重,有无恶心、呕吐、乏力、头晕、呼吸困难等伴随症状,是否有心律失常、休克、心力衰竭的表现。了解患病后的诊治过程,是否规律服药、服药种类以及服药后反应。评估患者对疾病知识及诱因相关知识的掌握程度、合作程度、心理状况(如患者有无焦虑、抑郁等表现)。

(3)评估患者心电图变化。

ST 段抬高性心肌梗死的特征性改变:①面向坏死区的导联 ST 段抬高呈弓背向上型,面向透壁心肌坏死区的导联出现宽而深的 Q 波,面向损伤区的导联上出现 T 波倒置。②在背向心肌坏死区的导联出现相反的改变,即 R 波增高、ST 段压低和 T 波直立并增高。

非 ST 段抬高性心肌梗死的特征性改变:①无病理性 Q 波,有普遍性 ST 段压低≥0.1mV,但 aVR 导联(有时还有 V_1 导联)ST 段抬高或有对称性 T 波倒置。②无病理性 Q 波,也无 ST 段变化,仅有 T 波倒置变化。

ST 段抬高性心肌梗死的心电图演变:①急性期起病数小时内可无异常或出现两支异常高大不对称的 T 波。②急性期起病数小时后,ST 段明显抬高呈弓背向上型,与直立的 T 波连接,形成单相曲线;数小时至 2 天内出现病理性 Q 波,同时 R 波减低。③亚急性期改变若早期不进行干预,抬高的 ST 段可在数天至 2 周内逐渐回到基线水平,T 波逐渐平坦或倒置。④慢性期改变数周至数月后,T 波呈 V 形倒置,两支对称。T 波倒置可永久存在,也可在数月至数年内逐渐恢复。

ST 段抬高性心肌梗死的定位:ST 段抬高性心肌梗死的定位和范围可根据出现特征性改变的导联来判断。

(4)评估心肌损伤标志物变化。①心肌肌钙蛋白 I(cTnI)或 T(cTnT):是诊断心肌坏死最特异和敏感的首选指标,起病 2~4 小时后升高。cTnI 于 10~24 小时达峰值,7~10 天降至正常;cTnT 于 24~48 小时达峰值,10~14 天降至正常。②CK-MB:对判断心肌坏死的临床特异性较高,在起病后 4 小时内增高,16~24 小时达峰值,3~4 天恢复正常。适用于早期诊断和再发心肌梗死的诊断,还可用于判断溶栓效果。③肌红蛋白:有助于早期诊断,但特异性差,起病后 2 小时即升高,12 小时内达峰值,24~48 小时内恢复正常。

(5)评估患者管路的情况,判断有无管路滑脱的可能。

（二）护理措施

1.急性期的护理

（1）入院后遵医嘱给氧,氧流量为 3～5L/min,可减轻气短、疼痛或焦虑症状,有利于心肌氧合。

（2）心肌梗死早期易发生心律失常、心率和血压波动,立即给予心电监护,同时注意观察患者神志、呼吸、出入量、末梢循环情况等。

（3）立即进行 22 导联心电图检查,初步判断梗死位置并采取相应护理措施。前壁心肌梗死患者应警惕发生心功能不全,注意补液速度,观察有无呼吸困难、咳嗽、咳痰等症状。如前壁梗死面积较大、影响传导系统血供者,也会发生心动过缓,应注意心率变化;下壁、右室心肌梗死患者易发生低血压、心动过缓、呕吐等,密切观察心率、血压变化,遵医嘱调整用药,指导患者恶心时将头偏向一侧,防止误吸。

（4）遵医嘱立即建立静脉通路,及时给予药物治疗并注意用药后反应。

（5）遵医嘱采血,做床旁心肌损伤标志物检查,一般先做肌红蛋白和 cTnI 检测。

（6）遵医嘱给予药物负荷剂量,观察用药后反应,如有呕吐,观察呕吐物性质、颜色及其呕吐物内有无之前已服药物,并通知医生。

（7）如患者疼痛剧烈,遵医嘱给予镇痛药物,如吗啡、硝酸酯类药物,同时观察患者血压变化及有无呼吸抑制的发生。

（8）拟行冠状动脉介入治疗的患者给予双侧腕部及腹股沟区备皮准备,备皮范围为双上肢腕关节上 10cm、从脐下到大腿中上 1/3,两侧至腋中线,包括会阴部。

（9）在患者病情允许的情况下简明扼要地向患者说明手术目的、穿刺麻醉方法、术中出现不适如何告知医生等,避免患者因手术引起进一步紧张、焦虑。

（10）接到导管室通知后,立即将患者转运至导管室,用过床易将患者移至检查床上,避免患者自行挪动加重心肌氧耗。

（11）介入治疗后如患者使用血小板糖蛋白 GPⅡb/Ⅲa 受体阻滞剂(如替罗非班)药物治疗,注射低分子肝素者应注意用量减半,同时应观察患者的皮肤、牙龈、鼻腔黏膜等是否有出血、瘀斑,穿刺点是否不易止血等,必要时通知医生,遵医嘱处理。

（12）遵医嘱根据发病时间定期复查心电图及心肌酶,观察动态变化。

2.一般护理

（1）休息:发病 12 小时内绝对卧床休息、避免活动,并保持环境安静。告知患者及其家属,休息可以降低心肌氧耗量,有利于缓解疼痛,以取得合作。

（2）给氧:遵医嘱鼻导管给氧,2～5L/min,以增加心肌氧供。吸氧过程中避免患者自行摘除吸氧管。

（3）饮食:起病后 4～12 小时内给予流食,以减轻胃扩张。随后遵医嘱过渡到低脂、低胆固醇、高维生素、清淡、易消化的治疗饮食,少量多餐,患者病情允许时告知其治疗饮食的目的和作用。

（4）准备好急救用物。

（5）排泄的护理:及时增加富含纤维素的水果、蔬菜的摄入,按摩腹部以促进肠蠕动;必要时遵医嘱使用缓泻剂;告知患者不要用力排便。

3.病情观察

(1)遵医嘱每日检查心电图,标记胸前导联位置观察心电图的动态变化。患者出现症状时随时进行心电图检查。

(2)给予持续心电监护,密切观察患者心率、心律、血压、血氧饱和度的情况。24 小时更换电极片及粘贴位置,避免影响监护效果,减少粘胶过敏发生。按照护理级别要求定时记录各项指标数值,如有变化及时通知医生。

(3)保证输液通路通畅,观察输液速度,定时观察输液泵工作状态,确保药液准确输注,观察穿刺部位,预防静脉炎及药物渗出。

(4)严格记录患者出入量,防止患者入液过多而增加心脏负荷。

(5)嘱患者呕吐时将头偏向一侧,防止发生误吸。

4.用药护理

(1)应用硝酸甘油时,应注意用法是否正确、胸痛症状是否改善;使用静脉制剂时,遵医嘱严格控制输液速度,观察用药后反应,同时告知患者由于药物扩张血管会导致面部潮红、头部胀痛、心悸等不适,以解除患者顾虑。

(2)应用他汀类药物时,定期监测血清氨基转移酶及肌酸激酶等生化指标。

(3)应用阿司匹林时,建议饭后服用,以减轻恶心、呕吐、上腹部不适或疼痛等胃肠道症状。观察患者是否出现皮疹、皮肤黏膜出血等不良反应,如发生及时通知医生。

(4)应用 β 受体阻滞剂时,监测患者心率、心律、血压变化,同时嘱患者在改变体位时动作应缓慢。

(5)应用低分子肝素等抗凝药物时,注意观察口腔黏膜、皮肤、消化道等部位有无出血情况。

(6)应用吗啡的患者,应观察患者有无呼吸抑制以及使用后疼痛程度改善的情况。

5.并发症护理

(1)猝死急性期:严密进行心电监护,以及时发现心率及心律变化。发现频发室性期前收缩、室性心动过速、多源性或 RonT 现象的室性期前收缩及严重的房室传导阻滞时,应警惕发生室颤或心脏骤停、心源性猝死,需立即通知医生并协助处理,同时遵医嘱监测电解质及酸碱平衡状况,备好急救药物及抢救设备。

(2)心力衰竭:AMI 患者在急性期由于心肌梗死对心功能的影响可发生心力衰竭,特别是急性左心衰。应严密观察患者有无呼吸困难、咳嗽、咳痰、少尿、低血压、心率加快等,严格记录出入量。嘱患者避免情绪激动、饱餐、用力排便。发生心力衰竭时,需立即通知医生并协助处理。

(3)心律失常:心肌梗死后室性异位搏动较常见,一般不需要做特殊处理。应密切观察心电监护变化,如患者有心衰、低血压、胸痛伴有多形性室速、持续性单形室速,应及时通知医生,并监测电解质变化。如发生室颤,应立即协助医生除颤。

(4)心源性休克:密切观察患者心电监护及血流动力学(如中心静脉压、动脉压)监测指标,定时记录数值,遵医嘱给予补液治疗及血管活性药物,并观察给药后效果、患者尿量、血气指标等变化。

6.心理护理

急性心肌梗死患者胸痛程度异常剧烈,有时可有濒死感,患者常表现出紧张不安、焦虑、惊恐心理,应耐心倾听患者主诉,向患者解释各种仪器、监测设备的使用及治疗方法、需要患者配合的注意事项等,以减轻患者的心理压力。

十、健康教育

发生心肌梗死后必须做好二级预防,以预防心肌梗死再发。嘱患者合理膳食,戒烟、限酒,适度运动,保持心态平和,坚持服用抗血小板药物、β受体阻滞剂、他汀类调脂药及 ACEI,控制高血压及糖尿病等危险因素,并定期复查。

除上述二级预防所述各项内容外,在日常生活中还要注意以下几点。

(1)避免过度劳累,逐步恢复日常活动,生活规律。

(2)放松精神,愉快生活,对任何事情要能泰然处之。

(3)不要在饱餐或饥饿的情况下洗澡。洗澡时水温最好与体温相当,时间不宜过长。冠心病程度较严重的患者洗澡时,应在他人帮助下洗澡。

(4)在严寒或强冷空气影响下,冠状动脉可发生痉挛而诱发急性心肌梗死。所以每遇气候恶劣时,冠心病患者要注意保暖或适当防护。

(5)急性心肌梗死患者在排便时,因屏气用力可使心肌耗氧量增加、加重心脏负担,易诱发心搏骤停或室颤甚至致死,因此要保持大便通畅,防止便秘。

(6)要学会识别心肌梗死的先兆症状并能正确处理。心肌梗死患者约 70% 有先兆症状,主要表现为:①既往无心绞痛的患者突然发生心绞痛或原有心绞痛的患者无诱因性发作、发作后症状突然明显加重。②心绞痛性质较以往发生改变、时间延长,使用硝酸甘油不易缓解。③疼痛伴有恶心、呕吐、大汗或明显心动过缓或过速。④心绞痛发作时伴气短、呼吸困难。⑤冠心病患者或老年人突然出现不明原因的心律失常、心力衰竭、休克或晕厥等情况时都应想到心肌梗死的可能性。一旦发生,必须认真对待,患者首先应原地休息,保持安静,避免精神过度紧张,同时舌下含服硝酸甘油或吸入硝酸甘油喷雾剂,若 20 分钟胸痛不缓解或出现严重胸痛伴恶心、呕吐、呼吸困难、晕厥时,应拨打 120。

第二节　急性心力衰竭

急性心力衰竭(AHF)是指心力衰竭急性发作和(或)加重的一种临床综合征,可表现为急性新发或慢性心衰急性失代偿。临床上可分为三型。①急性左心衰:指急性发作或加重的左心功能异常所致的心肌收缩力明显降低、心脏负荷加重,造成急性心排血量骤降、肺循环压力突然升高、周围循环阻力增加,引起肺循环充血而出现急性肺瘀血、肺水肿并可伴组织器官灌注不足和心源性休克的临床综合征。急性左心衰最常见,为本节阐述的重点。②急性右心衰:是指某些原因使右心室心肌收缩力急剧下降或右心室的前后负荷突然加重,从而引起右心排血量急剧减低的临床综合征,常由右心室梗死、急性大面积肺栓塞、右心瓣膜病所致。③非心源性急性心力衰竭:常由高心排血量综合征、严重肾脏疾病(心肾综合征)、严重肺动脉高压等所致。

急性心力衰竭可以突然起病或在原有慢性心力衰竭基础上急性加重。大多数表现为收缩性心力衰竭,也可以表现为舒张性心力衰竭。发病前患者多数合并有器质性心血管疾病。对于在慢性心力衰竭基础上发生的急性心力衰竭,经治疗后病情稳定,不应再称为急性心力衰竭。

一、诊断

1.病因

病史可提供与急性左心衰病因或诱因有关的信息。患者常先有较轻的慢性心力衰竭的症状如劳力性呼吸困难或轻度阵发性夜间呼吸困难或体循环瘀血的征象。常见病因有冠心病、高血压、心肌炎、心瓣膜病、严重心律失常等。常见的诱因有感染、情绪激动、过度体力活动、输液过多过快、贫血与出血、妊娠或分娩等。

2.临床表现

急性肺水肿为急性左心衰的主要表现。从病理生理角度可将肺水肿分为细胞水肿、间质水肿、肺泡水肿、休克和终末期五期,其临床表现随病情的发展也逐渐加重。

(1)细胞内水肿期:常有烦躁、失眠、不安、血压升高等。

(2)间质性肺水肿期:为不同程度的呼吸困难及原有呼吸困难的加重。患者阵发性夜间呼吸困难,呼吸频率浅快,面色苍白,脉速,颈静脉充盈,中心静脉压升高,但肺部仅有哮鸣音而无湿啰音。

(3)肺泡内水肿期:以呼吸困难、咳嗽、咳痰为基本症状。呼吸浅快,频率达 30～40 次/分或以上,临床表现为极度焦虑、口唇发绀、皮肤湿冷、大汗淋漓、端坐呼吸、咳大量白色或粉红色泡沫样痰,可从口腔或鼻腔中喷出。湿啰音始于肺底部,迅速布满全肺,具有突然发生、广泛分布、大中小湿啰音与哮鸣音并存、变化速率快的特点。心音快而弱,心尖部闻及舒张期奔马律,但常被肺内啰音掩盖而不易听到。

(4)心源性休克期:患者意识模糊,可发生阿-斯综合征或心源性休克。

(5)终末期:患者呈昏迷状态,因心肺功能不全、窒息而死亡。

3.辅助检查

(1)心电图检查:有助于了解有无心律失常、急性心肌缺血等表现。

(2)心力衰竭标志物——B 型利钠肽(BNP)及其 N 末端 B 型利钠肽原(NT-proBNP)测定:其浓度增高是诊断心力衰竭的客观指标。如 BNP＞400ng/L 或 NT-proBNP＞1500ng/L,心力衰竭可能性很大,其阳性预测值为 90%。急诊就医的明显气急患者,如 BNP/NT-proBNP 水平正常或偏低,几乎可以除外急性心力衰竭的可能性。

(3)床旁超声心动图检查:左心室舒张末径增大,心室壁运动幅度极度减弱,左心室射血分数明显减低及基础心脏病表现等。

（4）胸部 X 线检查：可显示肺瘀血的程度和肺水肿。

（5）血流动力学监测。

4.临床严重程度分级

Killip 分级适用于评价 AMI 时心力衰竭的严重程度。Ⅰ 期：无心力衰竭的症状与体征。Ⅱ级：有心力衰竭的症状与体征，肺部中下肺野湿性啰音，心脏奔马律，胸片见肺瘀血。Ⅲ级：有严重的心衰症状与体征，严重肺水肿，满肺湿性啰音。Ⅳ级：心源性休克。

二、治疗

急性左心衰时的缺氧和严重呼吸困难是致命的威胁，必须尽快缓解。

1.基本处理

基本处理如下。①体位：允许患者采取最舒适的体位，通常为端坐位，两腿下垂。②氧疗：立即高流量鼻导管吸氧，并可在湿化瓶内加入 20％～40％ 的酒精或有机硅消泡剂。对病情特别严重者应采用无创呼吸机持续加压（CPAP）或双水平气道正压（BiPAP）给氧。③救治准备：至少开放两根静脉通道，并保持通畅。必要时可采用深静脉穿刺置管，以随时满足用药的需要。血管活性药物一般应用微量泵泵入，以维持稳定的速度和正确的剂量。心电监护及经皮血氧饱和度监测等。保持室内适宜的温度、湿度，灯光柔和，环境幽静。

2.药物治疗

（1）吗啡：除给氧外，治疗急性左心衰肺水肿的最有效药物是吗啡。不仅使患者镇静，减少躁动所带来的额外心脏负担，同时也具有舒张小血管的功能而减轻心脏负荷。每次 3～5mg 缓慢静脉注射，必要时每 15 分钟重复 1 次，共 2～3 次；病情不甚危急时，也可以 10mg 皮下或肌内注射，每 3～4 小时可重复给药。吗啡的主要不良反应是低血压与呼吸抑制。伴有神志不清、COPD、呼吸衰竭、肝功能衰竭、颅内出血、低血压休克者禁用，年老体弱者慎用。无吗啡时，可用哌替啶 50～100mg 肌内注射。

（2）袢利尿剂：本品除利尿作用外，还有静脉扩张作用，有利于肺水肿缓解。应采用静脉利尿剂，首选呋塞米，先静脉注射 20～40mg，继以静脉滴注 5～40mg/h，其总剂量在起初 6 小时不超过 80mg，起初 24 小时不超过 200mg。也可应用布美他尼 1～2mg 或托拉塞米 10～20mg 或依他尼酸 25～50mg 静脉注射。袢利尿剂效果不佳，加大剂量仍未见良好反应以及容量负荷过重的急性心衰患者，应加用噻嗪类和（或）醛固酮受体拮抗剂：氢氯噻嗪25～50mg、每日 2 次或螺内酯 20～40mg/d。利尿剂低剂量联合应用，其疗效优于单一利尿剂的大剂量，且不良反应也更少。

（3）氨茶碱：特别适用于伴有支气管痉挛的患者。用法：成人一般用 0.125～0.25g 加入25％葡萄糖注射液 40mL 内，10～20 分钟内缓慢静脉注射；必要时 4～6 小时可以重复 1 次或以0.25～0.5mg/（kg·h）静脉滴注。也可应用二羟丙茶碱 0.25～0.5g 静脉滴注，速度为 25～50mg/h。此类药物不宜用于冠心病如急性心肌梗死或不稳定型心绞痛所致的急性心衰患者，不可用于伴心动过速或心律失常的患者。

（4）血管扩张剂：常用的如下。①硝酸甘油：特别适用于严重呼吸困难，PCWP 显著升高而心排血量与血压正常或接近正常者(收缩压≥100mmHg)。一般采用微量泵输注,从 10μg/min 开始,以后每 5 分钟递增 5～10μg/min,直至急性心力衰竭的症状缓解或收缩压降至 90～100mmHg 或达到最大剂量 100μg/min 为止。病情稳定后逐步减量至停用。②硝普钠:最适用于高血压、急性二尖瓣反流或急性主动脉瓣反流所致的急性左心衰。常使用微量泵输注,输注速度从 10μg/min 开始,以后每 5 分钟递增 5～10μg/min,直至症状缓解、血压由原水平下降 30mmHg 或血压降至 90～100mmHg 时为止,硝普钠常用的维持剂量 3μg/(kg·min),极量为 10μg/(kg·min)。有效剂量维持至病情稳定,以后逐渐减量、停药。用药时间不宜连续超过 24 小时。③重组人脑钠肽(rhBNP):具有扩张血管、利尿、抑制肾素-血管紧张素-醛固酮系统(RAAS)和交感神经活性的作用。用法:先给予负荷剂量 1.5μg/kg,静脉缓慢推注,继以 0.0075～0.015μg/(kg·min)静脉滴注;也可不用负荷剂量而直接静脉滴注。疗程一般为 3 天,不超过 7 天。④乌拉地尔:最适用于高血压所致的急性左心衰。通常静脉注射 25mg,如血压无明显降低可重复注射,然后予 20～50mg 于 100mL 液体中静脉滴注维持,速度为 0.4～2mg/min,根据血压调整速度。

(5)正性肌力药物。①洋地黄类制剂:最适合用于有心房颤动伴有快速心室率并已知有心室扩大伴左心室收缩功能不全者。近 2 周内未用过洋地黄的患者,可选用毛花苷丙 0.4～0.8mg 加入 25%～50%葡萄糖注射液 20～40mL 中缓慢静脉注射;必要时 2 小时后再给0.2～0.4mg。若近期用过洋地黄,但并非洋地黄中毒所致的心力衰竭,仍可应用洋地黄,但应酌情减量。此外风湿性心脏病单纯性二尖瓣狭窄合并急性肺水肿时,如为窦性心律则禁用洋地黄制剂,因洋地黄能增加心肌收缩力,使右室排血量增加,加重肺水肿;但若二尖瓣狭窄合并二尖瓣关闭不全的肺水肿患者,可用洋地黄制剂。②儿茶酚胺类:常用者为多巴胺和多巴酚丁胺,两者常以 2.5～10μg/(kg·min)静脉给予,与血管扩张剂联合使用效果更佳。③磷酸二酯酶抑制剂(PDEI):常用米力农,起始 25～50μg/kg 于 10～20 分钟静脉注射,继以0.25～0.5μg/(kg·min)静脉滴注。④左西孟旦:本品是一种钙增敏剂,通过结合于心肌细胞上的肌钙蛋白 C 促进心肌收缩,还通过介导 ATP 敏感的钾通道而发挥血管舒张作用和轻度抑制磷酸二酯酶的效应。其正性肌力作用独立于 β 肾上腺素能刺激,可用于正接受 β 受体阻滞剂治疗的患者。临床研究表明,急性心力衰竭患者应用本药静脉滴注可明显增加 CO 和每搏量,降低 PCWP、全身血管阻力和肺血管阻力;不会增加冠心病患者病死率。用法:首剂 12～24μg/kg 静脉注射(>10 分钟),继以 0.1μg/(kg·min)静脉滴注,可酌情减半或加倍。对于收缩压<100mmHg 的患者,不需要负荷剂量,可直接用维持剂量,以防止发生低血压。

3.血液净化治疗

出现下列情况之一应考虑采用血液净化治疗。①高容量负荷如肺水肿或严重的外周组织水肿,且对袢利尿剂和噻嗪类利尿剂抵抗。②低钠血症(血钠<110mmol/L)且有相应的临床症状如神志障碍、肌张力减退、腱反射减弱或消失、呕吐以及肺水肿等,在上述两种情况应用单纯血液滤过即可。③肾功能进行性减退,血肌酐>500μmol/L 或符合急性血液透析指征的其他情况。

4.机械通气

急性心力衰竭患者行机械通气的指征:①出现心跳呼吸骤停而进行心肺复苏时。②合并

Ⅰ型或Ⅱ型呼吸衰竭。机械通气的方式有下列两种。

(1)无创呼吸机辅助通气:是一种无须气管插管、经口/鼻面罩给患者供氧、由患者自主呼吸触发的机械通气治疗。分为持续气道正压通气(CPAP)和双相间歇气道正压通气(BiPAP)两种模式。①作用机制:通过气道正压通气可改善患者的通气状况,减轻肺水肿,纠正缺氧和CO_2潴留,从而缓解Ⅰ型或Ⅱ型呼吸衰竭。②适用对象:Ⅰ型或Ⅱ型呼吸衰竭患者经常规吸氧和药物治疗仍不能纠正时应及早应用。主要用于呼吸频率≤25次/分、能配合呼吸机通气的早期呼吸衰竭患者。在下列情况下应用受限:不能耐受和合作的患者、有严重认知障碍和焦虑的患者、呼吸急促(频率>25次/分)、呼吸微弱和呼吸道分泌物多的患者。

(2)气管插管和人工机械通气:应用指征为心肺复苏时、严重呼吸衰竭经常规治疗不能改善者,尤其是出现明显呼吸性和代谢性酸中毒并影响到意识状态的患者。

5.主动脉内球囊反搏(IABP)

IABP是一种有效改善心肌灌注同时又降低心肌耗氧量和增加CO的治疗手段。IABP的适应证:①AMI或严重心肌缺血并发心源性休克,且不能由药物治疗纠正。②伴血流动力学障碍的严重冠心病(如急性心肌梗死伴机械并发症)。③心肌缺血伴顽固性肺水肿。IABP的禁忌证:①存在严重的外周血管疾病。②主动脉瘤。③主动脉瓣关闭不全。④活动性出血或其他抗凝禁忌证。⑤严重血小板缺乏。急性心力衰竭患者的血流动力学稳定后可撤除IABP,撤除的参考指征为:①心脏指数(CI)>2.5L/(min·m²)。②尿量>1mL/(kg·h)。③血管活性药物用量逐渐减少,而同时血压恢复较好。④呼吸稳定,动脉血气分析各项指标正常。⑤降低反搏频率时血流动力学参数仍然稳定。

6.病因和诱因治疗

诱因治疗包括控制感染、纠正贫血与心律失常等,病因治疗如AMI行急诊PCI等。

三、护理

1.护理评估

(1)身体评估:评估患者神志、面色,是否有发绀、大汗、皮肤湿冷等情况;评估体温、心率、呼吸、血压等生命体征变化情况;评估有无水肿及皮肤、出入量情况;评估患者有无静脉管路及其他引流管;评估患者睡眠及饮食营养状况。

(2)病史评估:评估患者呼吸困难的程度、咳嗽、咳痰的情况;评估患者有无急性心衰的诱发因素,如输液过快、入量过多、感染等;评估患者的既往史、家族史、过敏史及相关病史;了解目前治疗用药情况及其效果;评估患者的心理-社会状况,如经济情况、合作程度,有无焦虑、悲观、恐惧情绪等。

2.护理措施

(1)一般护理。①休息:协助患者取坐位,使其双腿下垂,以减少静脉回流。患者烦躁不安时要注意及时拉起床挡,防止发生跌倒、坠床。②吸氧:给予高流量吸氧(6～8L/min)。观察患者的神志,防止患者将面罩或鼻导管摘除,必要时予以保护性约束。病情严重使用无创通气的患者,应指导其如何适应呼吸机,不要张嘴呼吸,并预防性使用减压敷料,以防止无创面罩对鼻面部的压伤。如果患者喉部有痰或出现恶心、呕吐时,要及时为患者摘除面罩,清理痰液及呕吐物,避免发生误吸和窒息。③开通静脉通道:迅速开通两条静脉通道,遵医嘱正确给药,观察疗效和不良反应。注意观察穿刺部位皮肤情况,如出现红肿、疼痛,要重新更换穿刺部位,以防止发生静脉炎或药液渗出,必要时协助医生留置中心静脉导管。④皮肤护理:患者发生急性心衰时常采取强迫端坐位,病情允许时可协助患者改变体位,防止发生骶尾部压疮。抢救时由于各种管路以及导线较多,患者改变体位后要及时观察整理,防止其对皮肤造成损害。

(2)病情观察:密切观察患者心率、心律、血压、呼吸(频率、节律、深浅度)、血氧饱和度,发现异常时及时通知医生,并记录;观察患者皮肤温湿度、色泽及甲床、口唇的变化;观察患者痰液性状及颜色,使用无创呼吸机的患者鼓励患者咳痰,并及时帮助患者清理痰液;观察并控制患者输液、输血的速度(必要时使用输液泵控制输液速度),避免增加心脏负荷,加重心力衰竭的症状;密切观察并准确记录患者的出入量。

(3)用药护理。①吗啡:可使患者镇静、减少躁动,同时扩张小血管而减轻心脏负荷。应用时注意观察患者有无呼吸抑制、心动过缓、血压下降等不良反应。②利尿剂:可以有效降低心脏前负荷。应用时严密观察患者尿量,准确记录出入量,根据尿量和症状的改善状况及时通知医生调整药物剂量。③支气管解痉剂:如氨茶碱等。使用时应注意观察患者心率、心律的变化。④血管扩张剂:包括硝普钠、硝酸甘油、乌拉地尔等。可扩张动静脉,使收缩压降低,减轻心脏负荷,缓解呼吸困难。用药期间严格监测患者的血压变化,根据患者的血压变化和血管活性药物使用的剂量调整测量血压的间隔时间,同时做好护理记录。⑤正性肌力药物:包括洋地黄类、多巴胺、多巴酚丁胺等。可缓解组织低灌注所致的症状,保证重要脏器的血液供应。用药期间注意观察患者心率、心律、血压的变化。

(4)心理护理:发生急性心力衰竭时,患者常有恐惧或焦虑的情绪,可导致交感神经系统兴奋性增高,使呼吸困难加重。医护人员在抢救过程中必须保持镇静,在做各种操作前用简单精练的语言向患者解释其必要性和配合要点,使其能够更好地接受和配合。操作要熟练、合理分工,使患者产生信任与安全感。避免在患者面前讨论病情,以减少误解。同时,医护人员与患者及其家属要保持良好的沟通,提供情感和心理支持。

四、健康教育

(1)向患者讲解心力衰竭的基本症状和体征,使患者了解可反映心衰加重的一些临床表现,如疲乏加重、运动耐力降低、静息心率增加≥20次/分、活动后喘憋加重、水肿(尤其是下肢)重新出现或加重、体重增加等。

(2)嘱咐患者注意下列情况:①避免过度劳累和体力活动,避免情绪激动和精神紧张等。②避免呼吸道感染及其他各种感染。③勿擅自停药、减量,勿擅自加用其他药物,如非甾体抗炎药、激素、抗心律失常药物等。④应低盐饮食。⑤避免液体摄入过多。

(3)嘱咐患者出现下列情况时应及时就诊:心衰症状加重、持续性血压降低或增高(>130/80mmHg)、心率加快或过缓(≤55次/分)、心脏节律显著改变(从规律转为不规律或从不规律转为规律、出现频繁期前收缩且有症状)等。

第三节　急性心包炎

心包炎为心包脏层和壁层的炎症性疾病,常是某种全身疾病累及心包的表现,且常被原发疾病所掩盖,但也可以单独存在。临床上按病程可分为三型。①急性心包炎:病程＜6周,包括纤维素性心包炎和渗出性(浆液性或血性)心包炎。②亚急性心包炎:病程6周～6个月,包括渗出性-缩窄性心包炎和缩窄性心包炎。③慢性心包炎:病程＞6个月。按病因分为感染性、非感染性、过敏性或免疫性三大类。引起心包炎的病因很多,最常见病因为病毒感染。其他包括细菌、自身免疫病、肿瘤侵犯心包、尿毒症、急性心肌梗死后心包炎、主动脉夹层、胸壁外伤及心脏手术后。经检查仍无法明确病因,称为特发性急性心包炎或急性非特异性心包炎。约1/4的患者可复发,少数甚至反复发作。各种病因的心包炎均可能伴有心包积液,最常见的三个原因是肿瘤、特发性心包炎和肾功能衰竭。当心包积液迅速或积液量达到一定程度时,可造成心脏输出量明显下降而产生临床症状,即心脏压塞,其临床特征为贝克三联征:低血压、心音低弱和颈静脉怒张。

一、诊断

1.临床表现特点

临床表现因病因不同而异,轻者无症状或轻微,易被原发病的症状所掩盖。感染性者多有发热、出汗、乏力、食欲减退等全身症状。化脓性者起病急骤,常有寒战、高热、大汗、衰弱等明显中毒症状;结核性者常起病缓慢,常有午后潮热、盗汗、衰弱、消瘦等结核中毒症状,也常有肺结核和其他器官结核的相应症状。而非感染性者全身毒性症状多较轻。心包炎本身的表现依其病理类型不同而不同。

(1)纤维素性心包炎。①胸痛:多数患者出现不同程度的胸痛,疼痛的性质可自轻度不适到剧烈锐痛或沉重的闷痛。疼痛通常局限于心前区、胸骨或剑突下,常放射到左肩、背部、颈部或上腹部,偶向下颌、左前臂和手放射。心前区疼痛常于体位改变、深呼吸、咳嗽、吞咽、卧位尤其当抬腿或左侧卧位时加剧,坐位或前倾位时减轻。病毒性或急性非特异性心包炎疼痛多较严重,有时难以忍受;反之,尿毒症、系统性红斑狼疮、结核性心包炎的胸痛较轻。②心包摩擦音:是急性心包炎最具诊断价值的体征。其是因炎症而变得粗糙的壁层与脏层心包在心脏活动时因相互摩擦产生的声音。呈抓刮样粗糙的高频声音,往往掩盖过心音且有较心音更贴近耳朵的感觉。位于前胸,以胸骨左缘(第3、第4肋间)与胸骨下无胸膜与肺组织遮盖的部位最为显著。身体前倾坐位、深吸气或将听诊器胸件加压后可能听到摩擦音增强。典型的摩擦音可听到与心房收缩、心室收缩和心室舒张相一致的三个成分,称为三相摩擦音;但大多为与心室收缩、舒张相一致的双相摩擦音。心包摩擦音可持续数小时、数天或数周。当渗液出现两层心包完全分开时,心包摩擦音消失,如两层心包有部分粘连,虽有大量心包积液,有时仍可闻及摩擦音。杂音性质多变,可在每次检查时都发生变化。

(2)渗出性心包炎:其临床表现主要是心脏以及邻近脏器受挤压的结果。急剧发生的心脏压塞表现为静脉压上升,动脉压下降,心率加快和心排血量减少而引起的休克等表现。渗液积聚较慢时,则可出现亚急性或慢性心脏压塞,临床表现有类似右心衰的症状。渗液压迫气管、肺、食管和喉返神经则分别引起气促、咳嗽、吞咽困难、声音嘶哑等。呃逆、上腹胀痛和恶心也颇常见。患者常呈急性病容,面色苍白、出汗、烦躁不安,呼吸浅速,发绀,常自动采取前俯坐位,使心包渗液向下及向前移位,以减轻压迫症状。心脏体征有心尖搏动减弱、消失或位于心浊音界左缘的内侧。心脏叩诊心浊音界向两侧扩大,皆为绝对浊音区;心音低而遥远。胸骨下半部出现实音(心肌梗死后综合征)。渗液多时,在胸骨右缘第3~6肋间出现实音,称 Rotch征。少数患者在胸骨左缘第3~4肋间可闻及舒张早期额外音(心包叩击音),此音位于第二心音后0.06~0.12秒,声音较响,呈拍击样,是由于心室舒张时受到心包积液的限制,血液突然中止,形成漩涡和冲击心室壁产生振动所致。大量心包渗液时,心脏向后移位,压迫左侧肺部,可引起左肺下叶不张,左肩胛角下常有浊音区,语颤增强,并可听到支气管呼吸音,称心包积液征(尤尔特征)。大量心包积液影响静脉回流,出现体循环瘀血表现,如颈静脉怒张、肝大、肝颈静脉回流征、腹腔积液及下肢水肿等。

(3)心脏压塞:如果短期内出现大量心包积液可引起急性心脏压塞,表现为窦性心动过速、血压下降、脉压变小和静脉压明显升高。若心排血量显著下降,可造成急性循环衰间歇和休克。若液体积聚较慢,则出现亚急性或慢性心脏压塞,产生体循环瘀血征象,表现为颈静脉怒张、库斯莫尔征,即吸气时颈静脉充盈更明显。还可有奇脉,表现为桡动脉搏动呈吸气性显著减弱或消失、呼气时恢复。若扣诊不够明确,可用测血压的方法来观察奇脉:通常在血压计气袖内充气到收缩压以下 5~10mmHg 处,再进行听诊,可以听到吸气时的脉搏声比呼气时减弱或消失或吸气时收缩血压较呼气时下降>10mmHg 才有诊断价值。

2.辅助检查

(1)X 线检查:当心包渗液量>250mL 时,可出现心影增大,右侧心膈角变锐,心缘的正常轮廓消失,呈水滴状或烧瓶状,心影随体位改变而移动。透视见心脏搏动减弱或消失。X 线摄片显示增大的心影伴清晰的肺野(有助于与心力衰竭鉴别)或短期内几次 X 线片出现心影迅速扩大,常为诊断心包渗液的早期和可靠的线索。

(2)心电图:主要表现如下。①除 aVR 和 V$_1$ 导联以外的所有常规导联可能出现 ST 段呈弓背向下型抬高,T 波高尖。aVR 和 V$_1$ 导联 ST 段压低,这些改变可于数小时至数日后恢复。②一至数日后,随着 ST 段回到基线,逐渐出现 T 波减低、变平、倒置。T 波呈对称型倒置并达最大深度,无对应导联相反的改变(除 aVR 和 V$_1$ 直立外)。可持续数周、数月后恢复正常,也可长期存在。③心包渗液时有 QRS 波低电压。④电交替:P、QRS、T 波全部电交替为大量心包渗液的特征性心电图改变。心脏收缩时有呈螺旋形摆动的倾向,正常时心包对它有限制作用。当大量心包渗液时,心脏似悬浮于液体中,摆动幅度明显增大,如心脏以心率一半的频率做"逆钟向转–然后回复"的反复规律性运动时,引起心脏电轴的交替改变。⑤常有窦性心动过速。

(3)超声心动图:可确诊有无心包积液、判断积液量、协助判断临床血流动力学改变是否由心脏压塞所致,并可行超声引导下心包穿刺、引流。

(4)心包穿刺:心包穿刺的主要指征是心脏压塞,可用于诊断、鉴别积液的性质,确定其病因。

(5)心脏磁共振成像(CMR):CMR能清晰显示心包积液的容量和分布情况,帮助分辨积液性质,可测量心包厚度。延迟增强扫描可见心包强化,对诊断急性心包炎较敏感。

3.诊断注意事项

在心前区听到心包摩擦音,则心包炎的诊断即可确立。在可能并发心包炎的疾病过程中,如出现胸痛、呼吸困难、心动过速和原因不明的体循环静脉瘀血或心影扩大,应考虑心包炎伴有渗液的可能,辅以超声心动图等检查可确诊。临床上,急性非特异性心包炎有剧烈胸痛时,应与急性心肌梗死、主动脉夹层和急性肺栓塞等相鉴别。心包渗液应与引起心脏扩大的心肌病和心肌炎等疾病鉴别。如急性心包炎的疼痛主要在腹部,可能被误诊为急腹症,详细的病史询问和体格检查可以避免误诊。

二、治疗

急性心包炎的治疗包括对症支持治疗、解除心脏压塞和病因治疗。

1.对症支持治疗

患者应卧床休息直至胸痛消失和发热消退。有气急、呼吸困难者吸氧,取半卧位,进流质或半流质饮食。胸痛时给予镇痛剂,必要时可用可待因、哌替啶或吗啡。

2.解除心脏压塞

心包穿刺引流是解除心脏压塞最简单有效的方法,对所有血流动力学不稳定的急性心脏压塞,均应行心包穿刺或外科心包开窗引流,解除心脏压塞。对伴休克者,需扩容治疗,可增加右心房及左心室舒张末期压力。心脏压塞患者抽液 100~200mL,即可明显减轻呼吸困难和改善血流动力学变化,第一次抽液一般不宜超过 1000mL,以免发生急性右室扩张等并发症。对血流动力学稳定的心包积液患者,应设法明确病因,针对原发病治疗。心包切开适用于穿刺失败、脓性积液、渗液反复出现或不能定位者,如外伤性心包积血、化脓性心包炎等。

3.病因治疗

(1)结核性心包炎:应尽早行抗结核治疗,并给予足够的剂量、连续和全程抗结核化疗,总疗程 1~2 年。对于有严重结核毒性症状、心包大量积液者,在积极抗结核治疗的同时,可酌情应用肾上腺皮质激素,如泼尼松 5~10mg,3 次/天(或于心包穿刺抽液后注入地塞米松 1~2mg 或氢化可的松 50~100mg),以减轻中毒症状,促进渗出液吸收或减少粘连。症状改善后,每周递减 5~10mg/d,疗程 6~8 周。

(2)风湿性心包炎:常是风湿性全心炎的一部分,其治疗方法与急性风湿热相同。

(3)化脓性心包炎:应选用足量对致病菌有效的抗生素,并反复心包穿刺抽脓和心包腔内注入抗生素,如疗效不著,即应及早考虑心包切开引流,以防止发展为缩窄性心包炎。感染控制后,应再继续使用抗生素 2 周,以防复发。

(4)急性非特异性心包炎:目前尚无特殊治疗方法,重点是减轻炎症反应,解除疼痛。首选非甾体抗炎药(NSAID),可选用阿司匹林(2~4g/d)或吲哚美辛(75~200mg/d)或布洛芬(600~2400mg/d)分次口服,不同的 NSAID 效果相似,但现多用布洛芬,因其不良反应较小。

近期有心肌梗死史者首选阿司匹林,因其他 NSAID 使瘢痕形成减慢;冠心病患者应避免使用吲哚美辛,因其可使冠脉血流减少。也可单用秋水仙碱(0.5~1mg/d)或与 NSAID 合用。对上述治疗无效或反复发作者,加用泼尼松 40~60mg/d,1~3 周,症状严重者可静脉注射甲泼尼龙。

三、护理

(一)护理评估

1.身体评估

评估患者神志、意识状态、生命体征情况、饮食和营养情况、体重、睡眠情况、排泄物形态、活动耐力,评估患者是否有静脉留置针。

2.病史评估

评估患者本次发病有无胸痛、干咳、肺部啰音、缺氧症状、心脏压塞征,有无水肿。评估有无家族史,既往史(有无风湿史、感染史、结核病史等)。评估患者目前治疗情况、治疗效果,有无药物不良反应。评估患者对自己的病史、病程了解程度,有无思想准备及足够认识。

(二)护理措施

1.一般护理

(1)休息与卧位:保持环境安静,限制探视,注意病室的温度和湿度,避免患者受凉,以免发生呼吸道感染从而加重呼吸困难。衣着应宽松,以免妨碍胸廓运动。指导患者进行活动,防止肌肉萎缩。注意休息,避免劳累。根据病情协助患者采取不同卧位,呼吸困难的患者协助取半卧位或坐位,心脏压塞的患者往往被迫采取前倾坐位,应提供可以依靠的床上小桌,使患者取舒适体位,并协助完成生活护理。告知患者出现胸痛时应卧床休息,勿用力咳嗽、深呼吸或突然改变体位,以免引起疼痛加重,待症状消失后,可逐渐增加活动量。

(2)给氧:对于呼吸困难的患者可遵医嘱给予氧气吸入,在吸氧过程中要告知患者用氧的注意事项,应远离明火,保证用氧的安全。

(3)皮肤护理:卧床患者做好皮肤的护理,避免发生压疮,保持床单位的平整、干燥,避免潮湿。患者变换体位时应避免拖、拉、拽等动作,防止损伤皮肤的完整性,衣着应宽松,避免穿过紧的衣服。对于发热的患者,密切观察体温变化,保持衣服的干爽。

(4)饮食:给予高热量、高蛋白质、高维生素、易消化的饮食,若有心脏压塞或心功能不全,则应注意控制液体和钠盐总量的摄入。

2.病情观察

(1)生命体征:监测患者的生命体征变化,如体温、血压、心率、呼吸等。

(2)关注患者的主诉:观察患者有无胸痛、干咳、声音嘶哑、吞咽困难、食欲缺乏等症状。

(3)出入量:每日准确记录患者的出入量及体重。

3.用药护理

遵医嘱准确用药,注意控制输液速度,防止加重心脏负担。应用抗生素、抗结核、抗肿瘤等药物治疗时,做好相应的观察和护理。应用解热镇痛药时注意观察患者有无胃肠道反应、出血等不良反应。应用吗啡时注意有无呼吸抑制以及观察患者疼痛的缓解情况。

4.并发症的预防与护理

对心包渗出液明显的患者,严密观察心脏受压征象,备好抢救物品。如患者出现呼吸困难、心率加快、面色苍白、血压下降、大汗、奇脉时,应及时报告医生协助处理,必要时配合医生进行心包穿刺。

5.辅助检查的护理

心包穿刺是心包疾病患者主要的辅助检查,在此重点介绍心包穿刺的配合和护理。

(1)术前护理:向患者说明手术的配合方法、意义和必要性,解除患者思想顾虑;开放静脉通路,进行持续心电监测;备齐用物及抢救物品。

(2)术中配合:嘱患者勿活动、剧烈咳嗽或深呼吸,穿刺过程中有任何不适立即告诉医护人员;操作要注意严格无菌,抽液过程中随时夹闭管路,防止空气进入;抽液要缓慢,每次抽液量不超过300mL,以防急性右室扩张,若抽出新鲜血,应立即停止抽液,抽液过程中密切观察患者有无心脏压塞症状;记录抽液量、性质,按要求及时送检;操作结束后密切观察患者的反应并听取患者的主诉,注意观察面色、呼吸、血压、脉搏变化等,如有异常,及时通知医生并协助处理。

(3)术后护理:患者穿刺部位覆盖无菌纱布,用胶布固定;穿刺后嘱患者卧床休息,继续行心电监护,密切观察患者生命体征变化;行心包引流者做好引流管的护理,待每日心包抽液量<25mL时及时拔除导管,留置心包引流管期间如有不适应随时通知医护人员。

6.心理护理

患者入院后,常常精神紧张,需给予解释和安慰,消除不良心理因素,取得患者的配合。在行心包穿刺抽液治疗前,做好解释工作,通过讲解此项治疗的意义、过程、术中配合事项等,减轻患者焦虑不安情绪。

四、健康教育

(1)嘱患者注意休息,避免劳累,劳逸结合,适量活动,预防心力衰竭。

(2)嘱患者注意防寒保暖,增加机体抵抗力,预防各种感染。

(3)嘱咐患者进食高热量、高蛋白质、高维生素、易消化的饮食,并限制钠盐摄入。

(4)指导患者遵医嘱按时服药,不可擅自停药,注意自我观察药物的不良反应,定期检查肝肾功能。

(5)告知患者相关药物的不良反应,教会患者自我监测。

(6)嘱患者定期复查。

第四节　高血压危象

一、概述

(一)流行病学

在美国,患有收缩期高血压的人达500万以上,其中很多人治疗并不达标。这些人中,约

1%的患者进展至危险期,这些病例占高血压危象病例的50%以上。随着高血压相关知识普及率的提高、治疗的进步及公共健康计划的推进,高血压危象的发生率逐渐下降,但是未控制的高血压或血压控制水平未达标的患者仍更容易出现血压的急剧上升。继发性高血压的患者发生高血压危象的风险更高,如果不能正确认识其危险性并予以合理治疗,高血压可进一步引起急性中枢神经系统、肾功能、心血管功能障碍,甚至死亡,而有效、及时的降压治疗能够改善预后。

(二)定义

高血压危象被定义为高血压急症或高血压亚急症。根据美国预防、检测、评估与治疗高血压全国联合委员会(JNC)规定,正常血压被定义为收缩压<120mmHg,舒张压<80mmHg。严重的高血压被定义为收缩压>180mmHg和(或)舒张压>120mmHg。

1.高血压急症

高血压急症被定义为伴有急性终末器官损伤证据的严重高血压状态,该状态下可伴有不同的临床症状。有慢性器官损伤而不具有急性损伤表现不能构成高血压急症。区分高血压急症和亚急症很重要,因为前者往往需要入住重症监护室,并立即静脉用药降低血压来使组织损伤最小化,减少远期并发症。延迟治疗可能导致不可逆的器官损伤甚至死亡。

2.高血压亚急症

高血压亚急症定义为没有急性终末器官损伤的严重高血压。在没有临床症状或急性器官功能不全表现的情况下,严重的高血压在数天至数周内使逐渐降低,而患者可以于门诊接受口服降压药物治疗。

3.假性高血压急症

假性高血压急症是指在生理应激情况下,交感神经兴奋或者儿茶酚胺分泌急剧增多导致的血压急性升高,常见于疼痛、低氧、高碳酸血症、低血糖、惊恐或者发作后状态。这些情况必须与真正的高血压危象区分,因为两者治疗方案大相径庭。这种假性高血压危象的治疗应该针对生理应激因素治疗,一般不用使用降压药物。

二、病理生理

(一)自我调节机制

对自我调节机制的了解是安全治疗高血压危象、把医源性并发症最小化的基石。肾、大脑、眼底及心脏都有各自的自我调节机制,从而使得血压水平在反复波动的情况下,器官的血流保持在一个相对稳定的水平,这种机制保证在高血压和低血压的状态下重要器官的血液供应。心血管系统的情况相当于物理学中欧姆定律($I=U/R$),即血流-压力/阻力。稳定的血流是由压力和阻力的平行变化维持的。血管的内皮质在灌注压升高时通过自我调节机制控制局部血管收缩,在灌注压降低时控制局部血管扩张。自我调节机制是在一定血压波动范围内起作用的。在那些血压正常或降压治疗充分的患者中,这个范围平均动脉压(MAP)大致为60~120mmHg。在既往无慢性高血压病史的患者,自我调节机制的消失解释了在血压水平升高至160/100mmHg即MAP为120mmHg就可出现严重的终末器官损害的现象。这种现象经典的例子有急性肾小球肾炎、先兆子痫和可卡因滥用。然而,在慢性高血压的患者中,无论是未被诊断或是治疗控制不佳,自我调节的血压曲线右移,原因是小动脉平滑肌的肥大。这种平滑肌肥大可以使传导至毛细血管床的压力减小,结果是组织可以耐受更高的血压,但同时让患者在正常血压时存在组织低灌注的风险。在慢性高血压的患者中,血压不应被降低太快,否则会因为相对低血压引起组织的低灌注。血压的逐级降低让右移的自我调节曲线随着小动脉肥大的逐渐缓解而正常化。治疗方案必须适中,因为过快的血压下降可能导致低血压和缺血,可能导致肾的不可逆损伤。既往报道过度的血压下降出现脑血管事件、失明、偏瘫、昏迷、心肌梗死甚至死亡。

(二)血管内皮损伤

高血压急症是由体循环血管阻力(SVR)突然升高导致,而后者是循环中血管收缩因子(如去甲肾上腺素和血管紧张素Ⅱ)的作用。血压的上升导致小动脉纤维蛋白样坏死以及内皮损伤,这种内皮损伤是导致自我调节功能丧失的病因。此外,坏死的纤维蛋白样碎片沉积可致血管腔狭窄甚至阻塞。这两个因素造成靶器官功能失调,进一步促进血管活性物质的释放,导致SVR 的上升,继而升高血压,导致血管和组织损伤。该恶性循环促使高血压急症的发生。

三、病因

高血压危象的患者30%～40%可以找到明确病因,而<5%的首次出现高血压危象的患者找不到确切的病因。对于所有发生高血压危象的患者应该评价有无继发性高血压的病因。

(1)一种常见的情况是患有慢性高血压的患者治疗未达标或者服药依从性差。

(2)高血压危象的危险因素包括:男性、黑种人、社会经济地位低下、吸烟或烟草滥用及口服避孕药。与原发性高血压随年龄的增长而升高不同,高血压危象的最高发病年龄为40～50岁。

(3)潜在的病理状态如肾实质疾病、肾血管性高血压、胶原血管病、硬皮病、嗜铬细胞瘤、血管炎、先兆子痫及神经系统疾病都会参与高血压危象的发生。

(4)很多药物及违禁药物的滥用可以导致收缩压显著上升,最常见的药物有可卡因、口服避孕药、拟交感神经类药物(如减肥药和安非他明)、感冒药(特别是伪麻黄碱)、非甾体抗炎药(NSAID)、三环类抗抑郁药、单胺氧化酶阻滞剂。戒断药物滥用也可有严重高血压出现,如酒精、苯二氮䓬类及可乐定戒断后可出现严重高血压。

四、临床表现

(一)既往史

1.症状

既往史应该着重在已知的终末器官损伤上,如心血管系统、神经系统、泌尿系统及视觉系统。心血管系统症状包括气短和胸痛;神经系统症状包括头痛、视物模糊、嗜睡、精神状态改变、恶心及呕吐;少尿和尿色改变(可能为血尿)可提示泌尿系统损伤;视物模糊或视野改变提示视觉系统受累。

2.症状出现的时间表

在伴有严重高血压的患者中，症状出现的时间顺序及血压难以控制的时间长短应详细了解，因为这些能帮助评估血压控制的程度和速度。

3.高血压病史

大多数发生高血压危象的患者有慢性原发性高血压的病史，但是，相当一部分患者有继发性高血压。高血压发病的年龄及其他可能有继发性高血压的线索应该全面评价。

4.相关用药史

相关用药包括 NSAID、口服避孕药、促红细胞生成素、精神类药物、单胺氧化酶阻滞剂、麻黄碱、环孢素、他克莫司、非处方感冒药及许多其他类药物。对于既往应用可乐定控制血压的高血压患者停药是高血压危象的一个危险因素。对于那些正在服用降压药物的患者，问明其用药病史非常重要，因为对服药依从性不好的患者来说，经常会因为同时用了多种降压药物引起低血压，从而引起潜在的级联反应的并发症。

5.毒品使用史

应用可卡因、安非他明、非处方药（如拟交感神经类减肥药物）和可以提高运动员成绩药物的病史应该详细询问。

6.吸烟史

吸烟者更容易发生严重高血压，可能是由于其破坏血管内皮，使自我调节功能障碍。

（二）体格检查

1.生命体征

应该测量双上肢及双下肢血压以评价是否有主动脉夹层或狭窄或者其他大血管异常。严重高血压应该间隔15～30分钟进行两次血压测量确诊。高血压急症和亚急症没有一个绝对的血压水平区别，两者的区别在于是否有急性终末器官损伤。

2.眼底

眼底检查用来检测视网膜病变，包括渗出、出血或视盘水肿。

3.神经系统评价

神经系统评价包括精神状态的评价及神经系统运动缺失评价。有高血压脑病的患者可以表现为神志不清或者癫痫活动状态。

4.循环系统

循环系统评价包括有无第三心音、第四心音，新的杂音，有无肺水肿。应该评价整体的容量状态，因为某些药物在容量不足的状态下可以引起严重的低血压，而另一些药物在容量负荷过重时药效会减弱。循环系统评价通过脉搏的触诊和杂音听诊来实现，尤其注意肾听诊区杂音。

五、诊断性评价

如果疑诊高血压危象，应该入住重症监护病房，及时静脉用药，不能因为等待进一步检验结果而延迟静脉用药时机。胸痛、呼吸困难、头痛、视物模糊、神志改变、局灶性神经功能缺失、视网膜渗出或出血、爆裂音、第三心音奔马律及脉搏短促都提示高血压急症可能。诊断性试验也可以在治疗开始后进行。

（1）全血细胞计数和血涂片：含有碎裂细胞的贫血应该注意是否有溶血或者微血管源性溶血性贫血存在。

（2）血生化检查：血生化检查可以评价肾功能状况及电解质水平。低钾血症或其他电解质紊乱可以为是否是继发性高血压提供线索（如：原发性醛固酮增多症或库欣综合征）。

（3）尿液检验：可以发现蛋白尿、血尿和管型。血尿和中重度蛋白尿是肾小球损伤的表现。

（4）指尖血糖测试：除外低血糖症，在怀疑高血压脑病的患者，低血糖症可导致神志改变，也可引起假性高血压急症。

（5）心电图检查：评价有无心肌缺血、有无长期高血压导致的左心室肥大的表现。心肌缺血的标志物（肌酸激酶和肌钙蛋白）应该检测，但肌钙蛋白是一个非常敏感的生化标志物，对于严重的高血压患者，其水平有可能比其上限值稍有增高。这种孤立性肌钙蛋白升高并不能被解读为急性终末器官损伤。

（6）胸部 X 线检查：胸部 X 线片可以评价心脏大小，可以验证有无肺水肿，也可以发现是否有纵隔增宽，后者提示可能为主动脉夹层。

（7）头颅 CT 或 MRI 检查：可以评价神经系统功能缺失或神志改变，尤其在怀疑原发性卒中、出血或外伤方面时更为重要。

（8）尿液的药检：应行尿液的毒性药物检查，如能引起严重高血压的可卡因或其他非法药物。

（9）在启动治疗以前，尤其是在高血压亚急症，获取肾素和醛固酮水平以及血浆和尿液的去甲基肾上腺素的样本，用来回顾性分析患者是否有继发性高血压的可能。大多数降血压药物（β受体阻滞剂、利尿剂、血管紧张素转化酶阻滞剂）会妨碍上述检验的结果判断。这些检验不能耽误高血压急症患者的救治。

（10）在对高血压危象合理处置后，应该筛查是否有继发性高血压存在，最常见的是肾血管性高血压。除此之外，原发性醛固酮综合征、主动脉缩窄、睡眠呼吸暂停和库欣综合征经常漏诊，如果患者有相应疾病的线索应仔细排查。

六、治疗

急性终末器官损伤的存在与否，而非单独血压的绝对值，决定是否有高血压急症或者高血压亚急症的存在。这种区分决定了采取哪种治疗方法（静脉或口服）以及在哪里治疗（如重症监护室、病房或门诊）。上述高血压危象的治疗应该个体化，根据有无终末器官损伤、损伤的种类来区别对待。例如，一个血压 130/90mmHg 的患者可能会有主动脉夹层而诊断为高血压急症，而血压为 200/100mmHg 的无症状的慢性高血压患者无终末器官损伤时没有必要急诊静脉用药降压治疗。恰当的诊断性评价和治疗方案也根据不同情况的高血压危象而方案各异。例如，一个先兆子痫的孕妇和急性肺水肿的男性患者，与高血压脑病的高龄患者诊断及药物治疗方案完全不同。

（一）高血压急症

1.治疗目标

治疗目标包括立即但是逐步可控制的平均动脉压（MAP）的降低。降压药物的药动学特点和潜在的不良反应应该深入了解。

（1）患者应该入住 ICU 治疗，在 ICU，临床情况和生命体征可以在动脉内置管条件下持续动态监测。

（2）血压下降应该在可控和可预测模式下进行。推荐初始数分钟至数小时血压下降不超过 MAP 的 25%。在 24 小时后，进一步降低血压要在数天至数周内逐步进行，以使自我调节机制重新设定。但下列情况除外：主动脉夹层、手术后出血、肺水肿，这些都需要积极降压治疗以预防级联的并发症出现。

2.药物治疗

能静脉应用的降压药物众多，可以用来治疗高血压危象。一种理想的降压药应迅速起效，停药后代谢迅速，有一个可预测的剂量反应曲线，不良反应少。

（1）硝普钠是大多数高血压急症的选择。因为它的合理的血流动力学，起效迅速、失效快。硝普钠是一种有效、直接的血管平滑肌舒张药物，可以通过扩张小动脉和增加静脉容量来降低心脏的前后负荷。血流动力学效应包括 MAP、前后负荷的下降，如果心排血量改善，肾血流和肾功能可有所改善。虽然硝普钠能引起脑血管扩张而引起脑血流的反常性增加，但它会被 MAP 的明显下降的效用所抵消。多数有神经系统危险的患者可以耐受硝普钠，并没有神经系统功能不全的恶化表现。与硝酸甘油静脉制剂不同，硝普钠不增加颅内压（ICP），也不会引起头痛。但是，当应用硝普钠后 MAP 下降临床症状加重，仍要警惕硝普钠在理论上是可以增加脑血流情况和颅内压的情况。

1）用法：硝普钠必须在监护病房动脉置管监测血压的情况下持续静脉输注。起效快，在停止注射 3～5 分钟药效消失。

2）不良反应：硝普钠可以通过红细胞和肌肉细胞代谢成氰化物，后者在肝内转化成硫氰酸盐，硫氰酸盐通过尿液排出体外。硫氰酸盐在肾功能不全的患者中浓度升高，而氰化物在有肝脏疾病的患者中可以聚积。硫氰酸盐中毒的症状包括恶心、呕吐、头痛、乏力、谵妄、肌肉痉挛、耳鸣和癫痫。监测有无中毒症状，保持硫氰酸盐的浓度<12mg/dL 情况下可安全应用硝普钠。虽然我们研究所应用硝普钠的病例很多，但硫氰酸盐中毒罕见。

（2）拉贝洛尔：在多数高血压危象治疗中拉贝洛尔都非常有效。主要的不足之处在于其起效相对时间较长。拉贝洛尔是 α 受体阻滞剂和非选择性 β 受体阻滞剂。当持续静脉输注时，β 受体阻滞效应与 α 受体阻滞效应比值为 7∶1。

1）药动学：拉贝洛尔可以降低体循环阻力（SVR）、MAP 和心率，常不致心排血量降低。心排血量经常不受影响，因为 β 受体阻滞作用对每搏排血量的降低被其 α 受体阻滞作用对后负荷的减低所抵消。拉贝洛尔对脑血管几乎没有作用，不增加颅内压（ICP），因此是某些颅内压显著升高的治疗药物选择。拉贝洛尔在 5 分钟内即可使血压下降，在停止输注后 1～3 小时发生作用。

2）禁忌证：拉贝洛尔仅用于失代偿性心力衰竭、心源性休克、心动过缓、二度或三度房室传导阻滞、β受体阻滞剂加重的严重呼吸道疾病。

（3）硝酸甘油是治疗有心肌缺血、急性心肌梗死或急性心源性肺水肿（ACPE）情况的高血压的主要药物。该药主要舒张静脉，在高剂量时有中度降低后负荷的作用。前、后负荷的下降减少了心肌的供氧需求。硝酸甘油同时舒张心肌表面的冠状动脉，抑制血管痉挛，能使心内膜的冠状动脉血流重新分布。硝酸甘油使脑血流增加，可增加颅内压，不能用于初始颅内压高的患者。众所周知，硝酸甘油具有快速耐药性，但是长期应用的血压反弹现象并不常见。头痛是最常见的不良反应。

（4）非诺多泮是选择性外周多巴胺1（DA1）受体激动药，对严重高血压的治疗有效。该药可以舒张动脉，静脉用药起效快，半衰期相对较短。因为该药可以增加肾血流，在肾功能不全的患者中应用有优势。非诺多泮可引起反射性心动过速，可以同时应用β受体阻滞剂使其减轻。该药禁用于青光眼患者，因为它能增加眼内压。它是一种强效血管舒张药，主要被麻醉师用于术中控制血压。

（5）尼卡地平是一种二氢吡啶类钙通道阻滞剂，可以抑制血管平滑肌收缩，但是对心脏房室结和窦房结影响很小或没有影响。尼卡地平在术后高血压和合并神经系统疾病情况下应用很有优势，因为该药不增加ICP并可以直接减轻颅内缺血。该药禁用于高度心脏传导阻滞、急性心肌梗死和肾功能衰竭。应持续静脉用药。氯维地平是可以持续静脉用药的短效二氢吡啶类钙通道阻滞剂，不引起反射性心动过速。与尼卡地平相比，他的优势在于半衰期更短，因此用药后造成的低血压在停药后可迅速好转。

（6）依那普利是一种短效静脉应用的ACEI，可以迅速降低血压。在高血压急症中并没有得到广泛应用，因为该药在容量不足或肾动脉狭窄患者中很容易诱发低血压的发生。ACEI在硬皮病肾危象是一线用药。

（7）肼屈嗪：虽然该药很少应用，静脉应用该药可以治疗先兆子痫和子痫的孕妇的高血压急症。肼屈嗪是一种直接动脉舒张药物，对静脉容量系统无作用。它可以通过子宫胎盘屏障，但是对胎儿作用很小。用法是静脉弹丸注射10～20mg，作用可以持续很长时间。肼屈嗪降低SVR，引起代偿性心动过速，同时也会增加ICP。因其能使心绞痛恶化，禁用于冠状动脉缺血、主动脉夹层和颅内压升高的患者。

（8）可乐定主要用于由可乐定停用引起的高血压急症情况。

（9）一旦静脉用药血压得到控制后，转换成口服用药对患者长期治疗有益，根据不同临床合并情况用药。在慢性高血压患者，推荐至少联合应用两种降压药物。对于依从性差的患者应该增加现有药物的剂量或重新启动降压治疗。

3.对特殊类型高血压急症的治疗

（1）神经系统急症：有神经系统异常的严重高血压的情况处理比较棘手。神经系统急症可能是高血压急症的血压升高所造成的结果或是原发神经系统的病变需要血压显著升高来保持必要的脑灌注。一个关键的鉴别点是因为血压显著升高造成的神经系统改变在血压得到控制后其神经系统症状可以恢复，而原发神经系统病变引起的血压升高在血压控制后神经系统症状并不能得到改善。

1)高血压脑病：当血压显著升高超过大脑的自我调节能力引起脑水肿时会发生高血压脑

病,表现为头痛、易怒和意识状态改变。治疗可以选择硝普钠或拉贝洛尔。应该避免应用抑制感觉中枢和增加颅内压(ICP)的药物(如静脉应用硝酸甘油)。在数小时内血压下降后神志状态可恢复正常。如果在血压得到控制后神志状态仍没有改善,应该考虑是由于神经系统原发病变引起的继发性血压升高。在神经系统检查时,头颅 MRI 可以反映顶枕叶区域脑白质水肿,被称作可逆性后部白质脑病综合征。偶尔,高血压脑病会表现为癫痫。当血压下降后,抗惊厥治疗同时可终止,长期的抗惊厥治疗并不需要,因为降压治疗可以预防癫痫的进一步发生。

2)缺血性卒中:虽然高血压是缺血性卒中的危险因素,在急性脑卒中时降压治疗还是有争议的。血压的升高被认为可以保护围缺血区域血管扩张所造成的低灌注状态。总体来说,如果没有血压＞220/120mmHg 或急性终末器官损伤(如主动脉夹层或心肌缺血)的证据,并不建议降压治疗。此外,可以选择溶栓治疗的患者,要求血压＜185/110mmHg。在第一个 24 小时,血压治疗目标是下降 15% 左右。拉贝洛尔是首选药物,钙通道阻滞剂也是可选治疗药物。

3)颅内出血:颅内出血和蛛网膜下腔出血(SAH)经常和严重的高血压相关。与缺血性卒中类似,血压升高被认为是保护性机制。因为血液被局限在颅骨内,颅内压(ICP)上升。为了在颅内压(ICP)升高的情况下保持必要的颅内灌注压(CCP)在 60～80mmHg,平均动脉压(MAP)升高是非常必要的(CPP＝MAP－ICP)。神经内科会诊及神经系统的影像学检查、颅内压的监测都对降压治疗有指导意义。尼莫地平是蛛网膜下隙出血(SAH)的标准治疗药物,它可以预防血管痉挛。

(2)心血管急症。

1)主动脉夹层:与其他临床情况的高血压危象要求血压逐步下降的要求不同,主动脉夹层的情况要求血压立即降至正常。患有 A 型夹层的患者除非得到快速降压治疗并进行急诊外科手术,在发病 48 小时内每小时的病死率高达 1%。在无并发症的 B 型夹层,降压治疗目的是减少血管阻力和对血管壁的切应力。主动脉夹层通过降低心脏的收缩力和心室壁压力与时间变量比值(dP/dt)来减低血管切应力。因此,在应用血管舒张药之前需要用 β 受体阻滞剂,来预防反射性心动过速和 dP/dt 的增加。即使对于血压正常的患者,血压的迅速下降也是必要的,因为切应力和后负荷需要最大限度的下降以防止夹层扩展和主动脉破裂。治疗目标是把收缩压降至 100～110mmHg,心率降至 50～60 次/分。当降压治疗开始前就表现为低血压就要怀疑血性心脏压塞或主动脉破裂。我们研究所的治疗方案是硝普钠联合静脉 β 受体阻滞剂(美托洛尔)。有时会连续静脉应用拉贝洛尔,因为其能降低心肌收缩力及减小体循环阻力,但是其固定的 β 受体阻滞和 α 受体阻滞作用比值使血压下降有独特的滴定和心率下降具有挑战性。非诺多泮、艾司洛尔和地西泮静脉应用也是可选的。

2)急性心源性肺水肿(ACPE):通常被称为急性肺水肿,因为严重高血压造成的 ACPE,治疗最好的选择是硝普钠或硝酸甘油。因为肺部水肿,常见的治疗反应是应用静脉袢利尿剂,但是这可能对下一步治疗具有恶化作用。接受这个看似相互矛盾的观点需要了解在这种情况下的肺水肿的病理生理学。有 ACPE 风险的患者经常为老年患者,长期高血压或糖尿病,都会损伤血管舒张功能。快速升高的血压使左心室后负荷不匹配,左心室舒张末压忽然上升造成肺静脉压同时上升。在肺毛细血管水平,上升的 Starling 压力使毛细血管渗出,最终造成肺水肿。如果患者在急性血压升高前容量是正常状态,那么肺水肿是因为血管内容量分布不平衡而非总体容量过多所致。静脉应用袢利尿剂可能在开始阶段出现有益的静脉扩张作用,但接下来的容量不足状态可引起血流动力学的不良反应。因此,治疗目标应该是降低急性血压超负荷和后负荷的不匹配,治疗后能使液体按照失代偿的速度重新转移分布。如果不能立即输注硝普钠或硝酸甘油,可以反复舌下含服硝酸甘油片直至达到目标血压。因为 ACPE 经常是由急性的血压超负荷引起,而非缓慢升高的血压造成,在这种情况下把血压降至正常并不会有缺血的风险。严重肺水肿的患者治疗血压下降后呼吸困难和低氧血症的迅速缓解现象并不少见。β 受体阻滞剂和钙通道阻滞剂在失代偿状态禁用,因为收缩力和变时性的破坏可以使后负荷已经过重的心脏状态进一步恶化。

3)心肌缺血:前负荷、后负荷、收缩力和心率决定心肌的氧耗量。血压升高会增加后负荷,因为供氧需求量的增加引起心肌缺血。此外,显著增加的血压水平可以引起冠状动脉稳定斑块破裂,导致心肌梗死。这种情况应该选择硝酸甘油降压治疗。如果需要进一步降低血压可以应用硝普钠。虽然心脏指数正常可能是有益的,但一定不要忽略抗血小板和抗栓治疗是急性冠状动脉综合征治疗的基石。在 ST 段抬高的心肌梗死需要急诊再灌注治疗。在收缩压＞190mmHg 或更高且未被控制时,不能输注肝素,因为颅内出血的风险很高。

4)术后出血:术后从血管缝合线处出血的情况应该迅速把血压降至正常,和主动脉夹层处理原则相同。可以静脉应用硝普钠、尼卡地平或拉贝洛尔。在冠状动脉旁路移植术后,硝酸甘油是首选药物,用来使心肌灌注最大化。

(3)孕妇:在先兆子痫状态除了分娩胎儿和胎盘,静脉应用镁制剂是防止进展成子痫的治疗方法。拉贝洛尔或肼屈嗪,联合应用 β 受体阻滞剂可以预防反射性心动过速,在孕妇应用是安全的。ACEI 和血管紧张素受体阻滞剂禁用。

(4)嗜铬细胞瘤:酚妥拉明是静脉应用的 α 肾上腺素受体阻滞剂,能用于儿茶酚胺分泌过多的嗜铬细胞瘤患者。不能单独应用 β 受体阻滞剂,因为可能引起血压反常升高,不能对抗儿茶酚胺增多所导致的 α 受体的激动作用。

(二)高血压亚急症

大多数诊断为高血压亚急症的患者有严重的慢性高血压,一般不会进展为高血压急症。这些经常是未能合理治疗或依从性差的慢性高血压患者。如前所述,区分高血压急症和亚急症的关键是,是否有急性终末器官损伤的证据。

1.治疗目标

(1)高血压亚急症经常在门诊应用口服药物治疗。终末器官损伤并不突出,如果随访及时,血压数小时内适度下降即可。最大的风险在于过度治疗会引起低血压的并发症。然而,虽然没有急性终末器官功能不全的表现,但下列患者仍需住院治疗:舒张压＞140mmHg 的患者、心血管并发症高风险的患者(有冠心病或卒中既往史)、不能定时门诊随访的患者。

(2)因为过于快速降压治疗会导致高血压亚急症患者病死率升高,降低起始降压药物的剂量对于既往有脑血管疾病或冠状动脉疾病或容量不足的患者很重要。这几类患者对降压治疗反应过大,此外,此类患者对低血压耐受性很差,监测 4～6 小时来判断治疗反应和监测是否有并发症出现是必要的,随诊 24～48 小时是必要的。门诊患者的治疗目标是在 2～3 个月使血压降至正常。

2.药物治疗

在服药依从性好的已经有降压治疗方案的患者,增加药物的剂量通常可以很好地降压。如果应用一种新药,应该选择对患者长期有益的药物,因此,同时存在的疾病应该考虑在内。例如,ACEI对合并糖尿病、慢性肾病或收缩功能障碍的患者是较好的选择。β受体阻滞剂对既往有冠心病或心房颤动的患者较好。虽然利尿剂是慢性高血压的一线用药,利尿剂在单药治疗严重高血压时疗效较差。然而,长效二氢吡啶类钙通道阻滞剂、β受体阻滞剂或ACEI可单独用药。经常用于高血压亚急症的药物包括卡托普利、长效硝苯地平、拉贝洛尔等。

(1)卡托普利:卡托普利是速效口服ACEI。虽然在容量显著不足或肾动脉狭窄的患者中仍有低血压的风险,但小剂量使用卡托普利很少引起低血压。卡托普利在口服15～30分钟起效,作用可持续4～6小时。起始剂量可从6.25mg开始,如果1～2小时没有发生低血压,患者可耐受剂量至12.5～25mg每日3次。

(2)硝苯地平:短效、舌下含服的硝苯地平在高血压亚急症情况下不能应用,因为很容易引起严重的低血压。长效的硝苯地平制剂是一个效用很强的抗高血压药物,门诊患者可以从初始30mg每日1次的剂量逐渐滴定。它不像拉贝洛尔和卡托普利起效快,但是每日1次用药有利于患者的依从性。

(3)拉贝洛尔:有α受体和β受体阻滞剂作用的降压药物。其阻断α受体和β受体的相对强度,口服时为1:3。起始剂量为100mg每日2次,逐渐滴定到理想血压。口服后0.5～2小时起效,作用可持续8～12小时。

七、护理

(一)护理评估

1.病因评估

常见病因为在原发性高血压基础上,由于紧张、劳累、寒冷、突然停服降压药等诱因引起血压急剧升高。

2.症状及体征评估

突然起病,病情凶险,通常表现为剧烈头痛、烦躁、眩晕,并伴有恶心、呕吐、视力障碍和神经方面的异常改变。主要特征如下。

(1)血压显著增高:收缩压升高可达200mmHg以上,严重时舒张压也显著增高,可达140mmHg以上。

(2)自主神经功能失调征象:发热感、多汗、口干、寒战、手足震颤、心悸等。

(3)靶器官急性损害的表现:①视物模糊,视力丧失,眼底检查可见视网膜出血、渗出,视神经乳头水肿等。②胸闷、心绞痛、心悸、气急、咳嗽,甚至咳泡沫痰。③尿频、尿少,血肌酐和尿素氮增高。④一过性感觉障碍、偏瘫、失语,严重者烦躁不安或嗜睡。

3.并发症评估

(1)脑梗死:头晕、头痛、语言障碍等。

（2）颅内及蛛网膜下腔出血：头晕、头痛、呕吐、意识障碍、运动障碍、颈项强直、大小便失禁、失语等。

（3）急性心力衰竭：胸闷、呼吸困难、口唇发绀等。

（4）急性心肌梗死：剧烈难忍的心前区压榨痛、窒息或烧灼样感觉等。

（5）肾功能衰竭：尿少、蛋白尿，进行性血尿素氮、肌酐增高等。

（二）护理措施

1.休息与体位

卧床休息或半卧位，减少搬动，保持环境安静、温暖、舒适，减少探视。

2.病情观察

（1）遵医嘱测量血压并记录。测量血压时，注意做到"四定"（定时间、定部位、定体位、定血压计），以免产生误差。

（2）密切观察患者的意识及瞳孔变化，定时测量生命体征并记录。若出现血压急剧升高、剧烈头痛、恶心、呕吐、烦躁不安、视物模糊、眩晕、惊厥、意识障碍等症状，应立即报告医生。

（3）避免屏气或用力排便，保持大便通畅，必要时使用缓泻剂。

（4）对合并心、脑、肾、眼底并发症的患者应做好并发症的护理。

3.饮食护理

给予低盐、低脂、高维生素饮食。戒烟限酒，肥胖患者应控制体重。

4.安全护理

患者意识不清时加用床挡，抽搐时使用牙垫。

5.药物治疗

在监测血压的前提下选择适宜有效的降压药物静脉给药，采取逐步控制性降压的方式，即开始的 24 小时内血压降低 $20\% \sim 25\%$，48 小时内血压不低于 160/100mmHg，再将血压逐步降到正常水平。常用的降压药物包括硝普钠、硝酸甘油、尼卡地平、地尔硫䓬、拉贝洛尔等。

6.非药物治疗

包括限制钠盐摄入（每日低于 6g），戒烟限酒，适当运动，控制体重。

八、健康教育

（1）向患者讲解高血压危象的临床表现、诱发因素，了解控制血压和终身治疗的必要性，使患者保持良好的心态，避免因情绪激动而诱发血压升高。

（2）告知患者长期服药的重要性以及所服降压药的名称、剂量、用法、作用及不良反应，并告知其不能擅自停药。

（3）根据病情选择合适的运动，如散步、爬楼梯、慢跑、打太极拳、骑单车等。运动量应循序渐进，以不引起疲劳为宜。

（4）宜摄入低盐、低脂、高维生素饮食。戒烟限酒，肥胖患者应控制体重。

（5）教会患者及其家属测量血压的正确方法，自测血压。

第五节 严重心律失常

严重心律失常多发生于冠心病、风湿性心脏瓣膜病、心肌病、高血压性心脏病、心力衰竭、肺心病、先天性心脏病等器质性心脏病患者,也可发生于既往心脏健康者,是临床常见的急危症,各个年龄组人群均可累及。

一、分类

1.快速性心律失常

(1)室上性心动过速(图4-1)。

(2)心房扑动、心房颤动(图4-2、图4-3)。

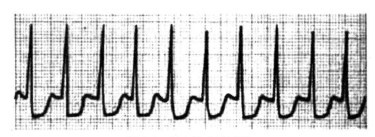

图 4-1 室上性心动过速

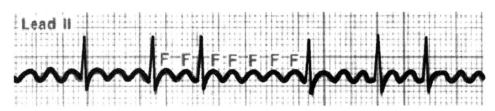

图 4-2 心房扑动

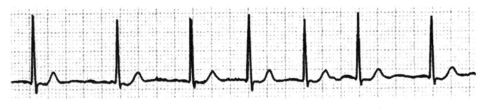

图 4-3 心房颤动

(3)室性心动过速。①特发性室性心动过速。②长 Q -T 间期综合征、心室扑动、心室颤动与尖端扭转型室性心动过速(图4-4～图4-6)。

2.缓慢性心律失常

(1)严重窦性心动过缓。

(2)窦性静止/窦房阻滞。

（3）二度或三度房室传导阻滞（图 4-7）。

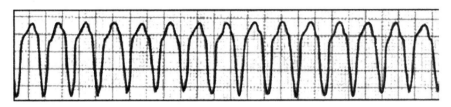

图 4-4 室性心动过速

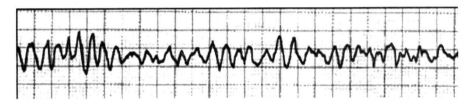

图 4-5 心室颤动

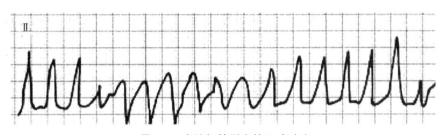

图 4-6 尖端扭转型室性心动过速

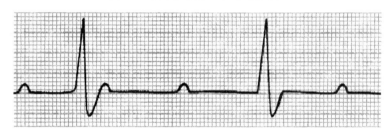

图 4-7 三度房室传导阻滞

二、临床表现

突然发生的规律或不规律的心悸、出汗、乏力、头晕目眩、心前区不适、胸痛、胸闷、呼吸困难、手足发凉，严重者出现黑蒙、晕厥，甚至抽搐、死亡。少部分心律失常患者可无症状，仅有心电图改变。发生猝死的病例中，有 $80\% \sim 90\%$ 的患者死于快速性室性心律失常并发室颤，其余 $10\% \sim 20\%$ 死于缓慢性心律失常和电机械分离。以冠心病为原发疾病者猝死率最高。

三、治疗

1.治疗和处理原则

终止发作，针对病因治疗，查找并解除诱因，如缺血、缺氧、酸中毒、电解质紊乱等，使用药物或安装自动复律除颤器治疗和预防复发。

2.非药物治疗

严重快速性心律失常,在下列情况下首选非药物治疗或在应用药物无效时采用非药物治疗。

(1)伴有急性血流动力学障碍,如低血压、休克、急性心力衰竭,不论是室性、室上性或旁路折返,均应首选电击复律。

(2)伴有快速心室率,药物控制无效的房颤、房扑,无近期动脉栓塞史、血钾不低、无洋地黄过量或伴有急性心力衰竭者即刻电击复律,病情较稳定者可择期进行。

(3)反复发作的恶性室性心律失常,伴有休克或室颤者,电击复律后安装埋藏式自动复律除颤器。除上述情况外,心律失常伴有明显症状者,可选择静脉用抗心律失常药物,如胺碘酮、利多卡因、普鲁卡因胺、普罗帕酮和镁剂等治疗。

3.药物治疗

严重缓慢型心律失常,静脉注射阿托品、异丙肾上腺素等药物治疗,安装临时(或永久)人工心脏起搏器。

四、护理

(一)护理评估

1.病因评估

(1)生理原因:精神兴奋、情绪激动、过度劳累、过量吸烟及饮酒、过量饮用咖啡等。

(2)病理原因:各种器质性心脏病。

(3)药物因素:如洋地黄、奎尼丁、锑剂中毒等。

(4)电解质及酸碱平衡紊乱(低钾血症、高钾血症、低钙血症、酸中毒)、某些特殊的心脏检查(如心导管检查)、心脏手术等。

(5)其他系统疾病(甲状腺功能亢进、胆囊炎、颅内压增高)、多种感染、高热、缺氧、低温、电击等。

2.症状体征评估

(1)室性心动过速伴血流动力学紊乱,出现休克或左心衰者,临床表现为气促、少尿、低血压、晕厥、心绞痛等。

(2)心室颤动患者表现为面色苍白、意识丧失、抽搐、呼吸停止甚至死亡。触诊大动脉搏动消失,听诊心音消失,血压无法测到。

(3)严重房室传导阻滞的患者可出现意识丧失、晕厥和抽搐(阿-斯综合征)。

(4)病态窦房结综合征,轻者乏力、头昏、眼花、失眠、记忆力差、反应迟钝或易激动等,严重者可有短暂黑蒙、近乎晕厥或阿-斯综合征发作。严重心动过速除引起心悸外,还可加重原有心脏病症状,引起心力衰竭或心绞痛。

(二)护理措施

1.对症护理

(1)吸氧,心电监护。

（2）对于无器质性病变的室性期前收缩患者,应做好心理疏导,避免诱发因素。

（3）室性心动过速常发生于各种器质性心脏病患者,最常见的是冠心病,尤其是急性心肌梗死。对持续性室性心动过速并伴有血流动力学障碍的患者应注意观察心率、呼吸、血压、尿量、神志等的变化,并备好除颤仪、抢救药物等。

（4）心室颤动常见于缺血性心脏病、应用抗心律失常药物、严重缺钾、临终前。患者表现为面色苍白、意识丧失、抽搐、呼吸停止甚至死亡。明确心电图检查,按心搏骤停进行抢救。

（5）对严重房室传导阻滞的患者,应注意观察心率、心律、血压、脉压等,备齐抢救药品及器械。如患者心搏突然减慢或暂停、面色苍白、意识丧失、发生晕厥和抽搐,应立即给予吸氧,并遵医嘱用药。

（6）病态窦房结综合征多以心率缓慢所致重要脏器尤其是脑供血不足症状为主。应注意观察患者有无乏力、头晕等症状。

2.药物护理

严格遵医嘱给予抗心律失常药物,注意观察病情及用药后的效果及不良反应。

3.心理护理

做好患者及其家属的精神安慰和解释工作。

五、健康教育

（1）患者应注意劳逸结合,生活规律,保持情绪稳定,戒烟限酒,避免食用刺激性食物。

（2）遵医嘱服用抗心律失常药物,严禁随意增加剂量或擅自停药,告知患者药物可能出现的不良反应,有异常时及时就医。

（3）教会患者及其家属正确测量脉搏的方法,以利于自我监测病情。教会患者及其家属心肺复苏术,以备紧急需要时应用。

（4）嘱患者多食富含纤维素的食物,保持大便通畅,心动过缓患者避免排便时过度用力屏气,以免兴奋迷走神经加重心动过缓。

（5）对安装起搏器的患者,应介绍有关起搏器的知识。

第六节　晕厥

一、概述

（1）晕厥是常见的临床问题,约占住院患者的 6%、急诊就诊患者的 3%。晕厥的定义是突发、短暂的意识丧失并伴姿势性肌张力丧失,自行恢复,不遗留神经缺陷,不需要电转复或药物转复。一般来讲,收缩压低于 70mmHg 或平均动脉压低于 40mmHg 即会导致意识丧失。脑动脉血流通常随年龄而下降,因此老年人是晕厥的高危人群。

（2）多种导致脑动脉血供短暂中断的疾病均可引起晕厥。①积极寻找导致晕厥的病因:明确病因有助于治疗、预防复发、减少评估费用、降低发病率。②心源性晕厥的患者在随访时有更高的病死率和猝死率:识别和治疗心源性猝死有助于改善预后。

二、临床表现

虽然有多种诊断试验可用于评估晕厥,但是完整的病史和体格检查对于明确病因和最佳诊断方法至关重要。完整的病史和体格检查可为 50%的患者诊断提供线索。

(一)症状和体征

(1)病史采集最重要的方面是明确晕厥前的情形(即前驱症状),是否有任何特殊活动、用力或体位改变,晕厥发作频率如何。

(2)最基本的步骤是明确有无结构性心脏病如瓣膜狭窄、心肌病、心肌梗死。上述病因提示室性心动过速等恶性情况可能。

(3)血管迷走性晕厥的症状。有学者报道详细的病史可诊断血管迷走性晕厥,女性(<55岁)出现晕厥恢复期的疲劳,患者有明显的诱发因素、出汗、晕厥前心悸、晕厥后严重疲劳等情况,其血管迷走性晕厥的可能性远大于室性心动过速或完全性心脏传导阻滞。

(4)抽搐晕厥。晕厥时由于脑缺氧偶伴有轻度肌肉震颤。这并非癫痫,医生必须鉴别晕厥和癫痫。晕厥通常无先兆、突然发作,癫痫以严重的抽搐、长时间无意识及事后的严重疲劳为特征(即癫痫发作后状态)。癫痫发作与患者体位无关,而晕厥很少发生在患者躺着时。

(5)其他需鉴别的情况如下:眩晕、短暂脑缺血事件、躯体化障碍(即转换和歇斯底里)、猝倒症、癫痫、跌倒发作。

(6)医生应仔细回顾患者的用药情况及药物之间的相互作用。

(二)体格检查

(1)在患者无法描述晕厥具体情况且没有目击者时,体格检查尤为重要,体格检查的某些发现可为医生诊断提供线索。

(2)综合评估应包括血栓形成的眼底检查,以及颈动脉杂音、心脏评估、卒中或神经病变导致的微小神经系统缺陷、瓣膜异常导致的心脏杂音、额外心音(如肿瘤扑落音)、外周血管病变导致的外周异常波动如锁骨下动脉窃血、结缔组织病或血管炎的皮肤表现。

(3)晕厥患者原因不明确时,应着重测量双上肢血压及直立位血压。临床高度怀疑直立性晕厥时应重复测量直立位血压。

(4)无潜在心脏疾病的晕厥并不增加病死率,这种发作的发生与晕厥事件相关时可能有害。

(三)病原学和病理生理学

1.神经介导性(迷走性)晕厥

神经介导性或迷走性晕厥是晕厥的最常见类型。很多情况都可以导致神经介导性晕厥,如不愉快的气味、突发的疼痛、急性血液丢失、持续站立。血管迷走神经反应通常是心率增快、血压升高,为发病的前奏。

(1)神经心源性晕厥:被认为是自主神经过度反应所致,导致外周血管阻力降低,同时心排血量未明显增加。在易感人群中,机械感受器位于左心室的下壁和后壁,在受牵拉、心脏扩张或快速的收缩时激活,通过无髓鞘 C 纤维传导至髓质的血管舒缩中心引起神经递质释放,导致副交感神经兴奋性增高、交感神经兴奋性降低。交感神经兴奋性降低导致突发心动过缓或低血压。动物实验表明心脏传入纤维可能对于启动缩血管反应不是必须的，其他潜在机制如内源性阿片类物质或一氧化氮的释放抑制交感神经及中枢神经系统活化可能在其中发挥作用。

（2）情境性晕厥：患者通常可回想起环境性晕厥的发作情况，如排尿、排便、咳嗽、吹喇叭。这些动作导致反射性血管扩张（迷走神经介导），如果患者做瓦尔萨尔瓦动作，会减少回心血量，加剧反射性血管扩张。

（3）直立性晕厥：直立性低血压在老年人中的发生率高达 24％。通常当人站立时，收缩压仅下降 5～15mmHg，舒张压轻度升高。在直立性低血压，收缩压下降超过 20mmHg，舒张压下降大于 10mmHg。可能原因如下。①常见原因包括血容量丢失、药物、糖尿病、酒精、感染和静脉曲张。②自主神经失调综合征引起的直立性低血压包含两类：原发性和继发性。原发性自主神经衰竭是特发的，包括：单纯性自主功能衰竭（如 Bradbury-Eggleston 综合征）和多系统萎缩（如夏伊-德拉格综合征）。继发性原因包括：淀粉样变、脊髓结核、多系统硬化、脊髓肿瘤及家族性自主神经功能异常。

（4）颈动脉窦晕厥：小于 1％ 的晕厥患者被诊断为颈动脉窦晕厥。当患者在刮胡子、游泳、转头或穿紧衣领时出现自发症状应考虑，老年人反复晕厥也应考虑。心脏抑制反应（如心动过缓）发生率约为 70％，血管抑制反应（如低血压）发生率约为 10％。其余患者表现为复合型反应（如心动过缓和低血压）。颈动脉窦晕厥可由颈动脉窦按压引出，可用阿托品终止。临床表现结合颈动脉窦高反应性的证据，同时在除外其他潜在原因后可诊断颈动脉窦晕厥。颈动脉窦按摩以再现症状不足以诊断，颈动脉窦试验阳性的标准是心脏停搏 3 秒或以上，收缩压下降大于 50mmHg 或血压下降大于 30mmHg 并有症状。对于近 3 个月内有卒中病史或短暂性脑缺血发作（TIA）的患者应避免颈动脉窦按摩，除非颈动脉超声结果正常。临床检查闻及颈动脉杂音的患者也应避免颈动脉窦按摩。

2.心源性晕厥

（1）机械性原因。

1）晕厥或相关症状常在活动时出现，由左心室流出道受阻引起，见于主动脉狭窄或肥厚性梗阻型心肌病（HOCM）。活动时外周血管阻力降低，但是心排血量恒定，导致低血压。在存在明显机械性原因如主动脉狭窄的患者中，心律失常及异常的压力感受器反应也会导致晕厥的发生。

2）右心室流出道阻塞也会导致晕厥。这种情况下会触发血管减压反应，机制类似于神经心源性晕厥。

3）心肌缺血和梗死、肺栓塞、心脏压塞也可能为病因。晕厥可能是 7％ 的大于 65 岁心肌梗死患者的主诉。

4）肥厚性梗阻型心肌病的患者在非选择性人群中的猝死风险约为每年 1％。晕厥使心脏性猝死的相对风险增加了约 5 倍。其他猝死危险因素的存在与否（如心源性猝死家族史、非持续性室性心动过速、显著的左心室肥大、明显的左心室流出道压力阶差）影响心源性猝死的风险。电生理学（EP）检查在危险分层中作用较小，且目前特异性突变的基因分型在其中的作用也较小。高危患者的治疗通常包括β受体阻滞剂、钙通道阻滞剂、丙吡胺和抗心律失常药及ICD置入。

5)致心律失常性右心室发育不良时心肌被脂肪组织取代或纤维化,导致右心室室性心动过速的发生,进而导致晕厥的发生。最佳显像方法是心脏MRI(通常有脂肪抑制),可显示右心室心肌变薄、室壁瘤、心肌被脂肪组织和纤维组织取代。致心律失常性右心室发育不良被认为是小于35岁年轻患者心源性猝死的常见原因,可能30%～50%的患者为家族性。诊断通常根据心电图,表现为左束支形态的室性期前收缩或持续性室性心动过速。此种情况下晕厥的治疗包括ICD置入,每年ICD的治疗率通常为15%～20%。

6)离子通道异常。①长Q-T间期综合征以Q-T间期延长为特征,校正的QTc>450ms。长Q-T间期综合征实际上是一类异质性疾病,符合不同的遗传缺陷如钾通道异常(LQT1和LAT2)、钠通道异常(LQT3)。值得注意的是钾通道基因突变包括钾通道功能失调,而钠通道基因突变包括部分功能获得。晕厥和心源性猝死的风险随QTc的延长而增加,QTc>500ms时可达50%。晕厥通常是尖端扭转型室性心动过速或自我终止性多源性室性心动过速的表现,提示预后不良。治疗包括β受体阻滞剂和ICD置入,及生活方式改善,包括限制紧张性或竞技性运动、避免使用使Q-T间期延长的药物。②布鲁加达综合征是一种心脏钠通道异常疾病,导致心前区导联一过性ST段下斜性抬高,易致多源性室性心动过速的发生。发生晕厥的布鲁加达综合征患者2年心脏性猝死的风险约为30%,因此可推荐应用置入除颤器进行治疗。

(2)心脏传导系统的原因:室性心动过速、病态窦房结综合征、房室传导阻滞是导致晕厥的最常见的心律失常。其他的包括室上性心动过速、预激综合征、尖端扭转型室性心动过速。心律失常性晕厥预后最差,需全面评估。①心律失常是心脏病患者晕厥的最常见原因,如既往心肌梗死、左心室功能失调或心肌病。②使Q-T间期延长和电解质失衡的药物也可能是心律失常性晕厥的原因。③起搏器置入患者应考虑到起搏器可能的故障。可能的原因是电池耗竭、导线故障、导线移位。应教育置入起搏器或除颤器的患者定期检测。进行过房室结消融的心房颤动患者(其后起搏器依赖)存在这样一个现象,晕厥继发于室性心动过速,其原因可能为RonT。因此,这类患者在房室结消融后4～6周,心率设置在较高水平(至少90/分)。

3.非心血管源性晕厥

(1)神经系统原因:包括卒中、TIA、正常压力脑积水和癫痫。其他原因包括家族性自主神经异常导致的直立性低血压,此诊断需依据病史、神经系统筛查、直立位生命体征。

(2)代谢原因:包括低血糖、低氧、低钾血症导致的心律失常。

(3)精神性原因:包括焦虑性障碍、惊恐性障碍、过度换气、躯体症状、抑郁、歇斯底里晕厥(即血压、脉搏无变化)、转换障碍。

(4)可引起晕厥的药物包括硝酸酯类、ACEI、钙通道阻滞剂、β受体阻滞剂、奎尼丁、普鲁卡因胺、丙吡胺、氟卡尼、胺碘酮、利尿剂、长春新碱、胰岛素、可卡因和地高辛。α受体阻滞剂(如哌唑嗪)是强有力的药物,通常可引起直立性低血压,尤其是老年患者。对于考虑直立性低血压的患者,此药在开始应用时应给予详细指导,应在夜间服用。三环类抗抑郁药及抗帕金森药也会诱发直立性低血压。

4.未知原因晕厥

既往研究表明 33%～50%的晕厥患者原因不明。一项研究发现此类患者各种原因导致的死亡风险较高,其多变量校正 HR 值 1.32(95%的可信区间 1.09～1.60)。其他诊断工具如倾斜试验、事件记录仪、信号平均心电图(SAECG)、EP 研究有助于医生发现既往未知的晕厥原因。

压力测试、脑电图、脑 CT、脑血管造影意义较小,除非患者有外伤、卒中或癫痫的病史。

三、诊断

单靠心电图可以诊断约 5%的病例,心电图可以显示窦性停搏、高度房室传导阻滞、Q-T 间期延长、预激综合征。超声心动图、动态心电图监测、事件记录仪、信号叠加心电图(SAECG),EP 检测、倾斜试验是主要的诊断工具。可以诊断有无潜在的结构性心脏病。

(一)评估

对于晕厥患者的评估,鉴别其有无结构性心脏病至关重要。评估的目的是获取症状和诊断试验异常发现的关系。要点如下。

(1)心源性晕厥病死率高,医师应将任何怀疑心源性晕厥的患者收入院进行评估。

(2)老年患者晕厥的原因常是多方面的(如药物、结构性心脏病、贫血、容量丢失、压力感受器敏感性降低)。

(二)超声心动图

超声心动图对于可疑心脏病的晕厥患者是常规检查。超声心动图可用于诊断瓣膜病变、心肌病变,如主动脉狭窄、心脏肿瘤(如黏液瘤)。一些小型研究和病例报道表明,超声心动图可协助诊断心源性晕厥。然而大型研究表明,超声心动图的诊断率在缺乏临床发现、体格检查或心电图发现时非常低,仅可提示心脏异常。在晕厥、先兆晕厥且体格检查正常的患者,二尖瓣脱垂是最常见的发现。

(三)动态心电图监测

动态心电图或持续的心电监测是评估晕厥的最常用检查之一。心律失常和晕厥的症状相关性仅见于 4%的患者。完全正常或阴性的动态心电图结果可能如捕获的心律失常一样有用。对于心律失常性晕厥而言,心电监测的敏感性和特异性未知,因为缺乏独立于心律失常诊断的异常结果的诊断标准或金标准。难点在于建立心律失常和晕厥间的联系。

(1)有学者回顾了 1512 例患者用于评估晕厥的动态心电图记录;25 例患者(17%)有晕厥或相关症状,其中 30 例患者(2%)有相关心律失常。室性心动过速在晕厥患者中是最主要的,室上性心动过速和窦性心动过速在先兆晕厥患者中常见。室上性心动过速、室性心动过速随年龄增长而增加,但是其与晕厥的关系不清楚。

(2)有专家研究了 80 例结构性心脏病患者,对其进行了动态心电图监测及随后的 EP 研究。学者认为晕厥的临床表现、冠心病的存在、左心室射血分数<30%三者联合较随意的心电图监测标准对于持续性室性心动过速的易感性有更好的阳性预测价值。

(3)研究表明动态心电图监测发现的窦性停搏大于 2 秒、二度房室传导阻滞或完全性房室传导阻滞、非持续性室性心动过速应引起重视。

（4）心电监测的持续时间是一个重要问题。48小时似乎最佳。

（四）事件记录仪

运用得当时事件记录仪可有效匹配心律失常和晕厥。事件记录仪对于频繁复发晕厥的患者意义较大，此类患者可从延长数周到数月的监测中获益。事件记录仪激活后可永久记录之前4～5分钟的节律数据。如果患者苏醒后激活记录仪，记录仪可捕获患者晕厥期间的心律失常。新一代的事件记录仪是类似于起搏器的可置入装置，持续记录单导联ECG。患者在晕厥时或晕厥后激活此装置，即可保存15分钟的心脏节律片段，此外还可设定此装置在心率快或慢时自动激活进行记录。

两项随机临床试验表明置入式事件记录仪（ILR）较传统方法更易于诊断晕厥。在RAST研究中，60例患者被随机分入ILR组和常规检测组。ILR组52％的患者得以诊断，常规检测组仅20％的患者得以诊断（$P=0.012$）。在EaSyAS研究中，210例患者被随机分入ILR组和常规检测组。1LR组33％的患者晕厥的心电图诊断确立，而常规检测组仅4％（$P<0.0001$）。

（五）SAECG

可用于预测EP检测时室性心律失常的可诱导性，尤其是在缺血性心脏病的患者中。但是其对诊断窦性停搏和房室传导阻滞无帮助。有结构性心脏病的大多数晕厥患者，如存在左心室功能失调或冠心病，可能更需要EP检测或起搏器置入。因此，SAECG适用于预测心脏结构正常的患者是否需要EP检测。同时SAECG有助于发现致心律失常性右心室发育不良和浸润性心肌病。

（1）SAECG可收集100～300个QRS波群，然后放大、滤波、平均来发现晚电位。晚电位是指放大的QRS波群终末部分的低幅、高频信号。晚电位似可识别折返存在，可独立预测未来致命性室性心律失常的发生。

（2）晚电位联合射血分数<40％可用于识别室性心动过速高危患者。针对此类患者的研究发现，其预测可诱导性、持续性室性心动过速的敏感度为90％，特异度为95％～100％。

（3）市场上不同的设备使用不同的滤器、导线配置、处理演算法，因此SAECG异常的标准不尽相同。异常的SAECG发现包括QRS时限>114ms、QRS波群终末40ms电压的均方根（RMS40）<20μV或QRS波群终末低频信号持续时间（LAS）>38ms。包括晚电位在内的QRS波群总时限是心脏风险的独立预测。其中，RMS40在这三个指标中可能敏感性、特异性最高。

（4）阳性SAECG发现，提示进一步EP检查的必要性，尤其是在已知有心脏病的患者。

（5）晚电位缺失有较高的阴性预测值（94％）。在SAECG结果阴性的晕厥患者中EP检查并非绝对提示。正常的SAECG结果与EP检查中<5％的可诱导室性心动过速相关。

（6）对束支传导阻滞的患者而言尚无满意的分析方法，因为实际上不可能区分晚电位是传导障碍导致的还是折返导致的。

（六）EP检查

有潜在结构性心脏病的患者或是反复发作晕厥的老年患者应考虑行EP检查。与动态心电图类似，实验室中EP检查时诱导的心律失常并不总是导致晕厥的发生，因此因果关系常是假设的。然而,EP检查对明确心源性晕厥意义较大,尤其是在束支或双束支传导阻滞的患者。

(1)EP检查的适应证一般如下。①已知或可疑的室性心动过速,尤其是用于指导治疗时。②宽QRS波群心动过速起源不明。③有心脏病史的不明原因晕厥患者。④非持续性室性心动过速、左心室功能受损、SAECG显示晚电位的患者,用于评估预后及指导治疗。⑤药物难治性恶性室性心律失常的患者拟行消融治疗。

(2)以下情况可考虑行EP检查寻找晕厥的原因。①持续性单源性室性心动过速。②窦房结恢复时间大于3秒。③自发性或节律诱导的结下性阻滞或希氏束下部阻滞。④基本的His束心室间隔>100ms或应用普鲁卡因胺后明显延长。⑤阵发性室上性心动过速伴症状性低血压。

(3)EP检查对于可诱发的持续性单源性室性心动过速的敏感度和特异度均>90%。然而,对于延长的窦房结恢复时间其敏感度较低(69%),虽然与动态心电图监测相比其特异度高达100%。

(4)对无已知心脏病、射血分数>40%、心电图及动态心电图结果正常、多次晕厥发作(每年多于5次)的患者而言,其EP检查的结果常为阴性。一项关于EP检查阴性患者的3年随访结果表明晕厥复发率为24%,病死率为15%,然而EP检查阳性的3年随访结果表明复发率为32%,病死率更高(61%)。

(5)对于合并冠心病的晕厥患者而言,其左心室功能轻至中度受损(左心室射血分数35%~50%),EP检查发现诱导性室性心动过速的可能性极小,但是考虑到其阳性结果意义较大,因此,行此项检查是恰当的。

(6)稳定性冠心病患者其左心室功能严重受损(<35%)时进行ICD治疗获益较大。因此,多不需行EP检查。

(7)严重的非缺血性扩张型心肌病、NYHA Ⅱ~Ⅲ级的患者(EF<40%)不能从EP检查中获益,同时现有证据不支持在此类患者中应用抗心律失常药物。来自DEFINITE研究和SCD-HeFT研究的证据支持在合并心力衰竭症状的此类患者中置入ICD可降低病死率。对于宽QRS波群(>120ms)、NYHA Ⅱ~Ⅲ级的严重心肌病患者,与接受抗心律失常药物相比,经心脏再同步化治疗(CRT)可改善症状降低病死率。

(8)EP检查的不足和缺点是费用高、侵入性、特异性低(应采用更积极的电触发策略)、对心动过缓和其他无症状的临床重要性未知的心律失常预测性差。

(七)直立倾斜试验

(1)儿茶酚胺大量释放可反常性引起心动过缓和低血压,进而激活心脏压力感受器导致晕厥。通过使易感患者在倾斜试验台上保持直立可诱发血管迷走性晕厥,有或无化学刺激皆可。机制尚不完全清楚,可能与Bezold-Jarisch反射的激活类似。

(2)直立倾斜试验的最佳受试者是不能解释的晕厥反复发作的患者,伴随潜在的心脏疾病且EP检查阴性或无已知的结构性心脏病。回顾不同直立倾斜试验,学者发现49%的患者直立倾斜试验反应阳性,66%的患者应用异丙肾上腺素后直立倾斜试验反应阳性,65%的患者有心脏抑制反应,30%的患者有血管抑制反应。阳性反应的数量随倾斜角度和持续时间的增加而增加。然而,阳性反应和异丙肾上腺素的最大剂量无关联。关于直立倾斜试验敏感度的信息有限,有报道约为70%。应用异丙肾上腺素后特异度在35%~92%。学者报道应用异丙肾上腺素后的假阳性率升高,尤其是在倾斜角度增大时,提示特异性差。

(3)如应用恰当,直立倾斜试验对于诊断既往原因不明的晕厥、预防复发、降低发病率有益。

(八)三磷酸腺苷(ATP)试验

静脉注射ATP有助于诊断不明原因的晕厥。患者弹丸式注射20mgATP并保持仰卧位,同时持续心电监测。心脏停搏持续6秒以上或房室传导阻滞持续10秒以上为异常。在不明原因的晕厥患者,ATP试验可诊断一过性房室传导阻滞引起的晕厥,然而,尚不能重现心脏停搏。

四、治疗

晕厥的治疗应个体化并依据潜在病因进行。

(一)非药物治疗

晕厥治疗的目的是预防复发及降低病死率。神经介导的反射性晕厥可在一定程度上通过行为矫正治疗。减少晕厥发作的基本措施包括:建议患者避免诱发因素,同时应告诫患者避免容量不足。药物如慢性扩血管药物可诱发晕厥,应避免应用。适度运动、倾斜训练、增加钠和电解质摄入是有助于减少血管迷走神经性晕厥发生的基本措施。

小型研究发现倾斜训练和抗压力练习对于预防神经介导性晕厥有益。在倾斜训练中,患者逐渐延长直立时间以使神经血管系统适应对抗重力。在一项纳入42例神经介导性晕厥的晕厥患者小型研究中,倾斜训练消除了36例患者的症状。抗压力练习是等距离的上下肢运动,患者在首次出现晕厥症状时开始练习。这些练习增加了外周血管阻力和血压,可防止晕厥发生。一项关于21例患者的研究中,患者在直立倾斜试验时进行等距腿运动,此练习成功地升高了血压,防止了直立倾斜试验时晕厥的发生,随访10个月,其中的13例患者坚持每日练习。这些措施常作为神经介导性晕厥的一线治疗方法。

(二)药物治疗

大多数应用药物来预防晕厥的长期随机研究发现,包括β受体阻滞剂在内,药物与安慰剂相比并未获益,因此这些治疗多被认为是二线治疗。

(1)如果考虑电解质失衡是心律失常的原因,则必须纠正电解质失衡(如低镁血症和低钙血症导致的Q-T间期延长)。

(2)应特别关注患者的用药情况,因为药物相互作用或致心律失常潜能可引起直立性低血压,非必须的药物应停用。

(三)器械治疗

1.症状性心动过缓和房室传导阻滞需要置入起搏器

(1)H-V间期(即房室结到心室的传导时间)>100ms的患者进展为心脏传导阻滞的风险极高,可能会从起搏器中获益。

(2)虽然起搏模式尚有争议,但是颈动脉窦性晕厥的患者置入频率反应性的双腔起搏器非常有必要。

（3）双腔起搏降低了高度选择的复发性血管迷走神经性晕厥患者短期及长期晕厥的可能性。对复发性血管迷走神经性晕厥患者而言，如其他治疗模式无效，双重起搏的迟滞现象是一选择。

2.抗心律失常治疗

可能降低晕厥的发作频率，然而并未显示出可改善存活率。当患者存在恶性、威胁生命的室性心律失常或可诱发的持续性单形性室性心动过速，根据相关研究置入除颤器是最佳选择，尤其是患者有不明原因的晕厥，并有冠心病病史和严重的左心室功能失调。

（四）手术治疗

（1）由于左心或右心流出道阻塞导致劳累性心源性晕厥的患者，如肥厚性梗阻型心肌病（HOCM），应避免劳累，同时应考虑手术治疗。

（2）外科室间隔切除术是 HOCM 患者的最佳选择；对于手术风险高的患者，可行替代性经皮室间隔酒精消融术。

（3）对于因心肌缺血导致致命性心律失常的患者（如多形性室性心动过速），强烈推荐行冠状动脉旁路移植术或经皮冠状动脉介入治疗。

五、护理

1.护理目标

（1）正确判断病情，争取抢救时机，稳定生命体征，避免生命危险。

（2）防止外伤发生或继续发生，救治外伤。

（3）进行减少晕厥再发的健康教育。

2.护理措施

（1）晕厥发作时的护理：发现患者晕厥时，应积极施救，同时立即通知医生。迅速判断患者意识、心跳、呼吸状态，有心脏呼吸骤停者立即进入心肺复苏程序，室颤时行非同步电除颤。争取抢救时机，挽救生命。

患者出现先兆症状如头晕、心悸、黑蒙、出汗等或发生晕厥时，要上前搀扶，立即将其就地放平，抬高下肢过胸，解开领扣，保持呼吸道通畅，部分患者无需再进行特殊处理即可恢复。描记心电图，判断心律、心率，进行心电、血压、呼吸及血氧饱和度监护，重点监测有无恶性心律失常。选择容易穿刺成功的表浅静脉，迅速建立静脉通道。有抽搐、痉挛者防止舌咬伤。观察晕厥摔倒患者有无头外伤和其他外伤。

观察晕厥的特点，评估病情。阿-斯综合征患者晕厥时常面色灰白或发绀、呼吸深而慢、四肢抽搐；血管迷走性晕厥的患者也有面色苍白，但无发绀及呼吸困难，有易患因素、促发事件，而且数年来反复发作；肺栓塞的患者呼吸困难严重，发绀明显；体位性低血压常常发生于下床或突然起身，特别是正在使用血管扩张剂时；脑血管性晕厥的患者血压突然升高，出现头痛、头晕、恶心、呕吐、随后晕厥。

注意观察晕厥发生时的体位（卧位、坐位、站位）、活动状态（静息、姿势改变、运动中、运动后、排尿中或排尿后即刻、排便、咳嗽或吞咽)、易患因素(环境拥挤、炎热、长时间站立、餐后)、有无促发事件(恐惧、紧张、疼痛、颈部活动)、发作开始的症状、发作时的情况(摔倒的方式:跌倒、跪倒;皮肤颜色:苍白、发绀、潮红)、意识丧失持续时间、呼吸方式(打鼾)、异常活动及其持续时间(强直、阵挛、强直-阵挛、肌阵挛、自动症、咬舌)、摔倒与活动开始的关系、发作结束的情况(恶心、呕吐、冷汗、精神错乱、肌痛、皮肤颜色、损伤、胸痛、心悸、尿便失禁)。询问既往史(心脏病史、神经病史、糖尿病史)、有无猝死或先天性致心律失常性心脏病或昏厥家族史、服药史(抗高血压、抗心绞痛、抗抑郁、抗心律失常药物及利尿剂、延长 Q-T 间期药)。通过细致观察正确地判断病情,为诊断和治疗提供依据。

给予高浓度、高流量氧气吸入。晕厥的本质是脑组织突然供氧减少,缺氧状态下脑组织极易发生功能障碍,吸氧缓解脑缺氧状态。

血压明显下降时,血管收缩、体温低,注意给患者保暖。遵医嘱快速给予生理盐水增加有效循环血量,经上述处理不能回升,给予多巴胺等升压药物。对明显心动过缓者准备阿托品、异丙肾上腺素等药物。高度或三度房室传导阻滞,做好安装临时心脏起搏器的准备。注意意识恢复的时间,观察急救处置效果。

遵医嘱静脉采血急查血常规、血生化,了解有无贫血、低血糖、电解质紊乱、心肌损伤等情况。

(2)晕厥发作后的护理。①晕厥发作后患者常感全身无力、恶心、头晕等,嘱其卧床休息,待生命体征稳定后再下床活动;发作时大量出汗者,更换干燥衣物、被服,能进食的给予含盐饮料口服。②针对不同病因给予相应的护理。对于心源性和脑源性晕厥患者,应对病情做出评价,备好急救药和物品。血管迷走性晕厥、排尿、排便、咳嗽性晕厥,避免相应诱因可减少发作。易发生血管迷走性晕厥的患者在接受各项治疗时尽量安排卧位,各项技术操作应熟练,避免反复操作引起不适和疼痛。直立性低血压晕厥通常出现在体位由卧位变为立位时,告知患者变换体位时勿过急、过猛。服用降压药物的老年患者,在药物加量、改换药物、静脉用降压药时尤应注意防止直立性低血压,患者如有不适随时监测血压。③协助患者做好各项辅助检查,如 X 线胸片、超声心动图、直立倾斜试验、活动平板运动试验、动态心电图、过度换气试验、脑电图、脑血流图、颅脑 CT、MRI 检查等。根据患者病情安排外出检查方法,不能行走的患者,可选用轮椅或平车,并有专人陪同,选择合适路线,避开大角度上下坡道。

六、健康教育

30% 的患者晕厥可能再发,应指导患者正确地应对,提高患者对晕厥的自护能力,减轻不良后果。①向患者及其家属讲解晕厥的发病原因、预防方法,提高患者自我保护意识。指导患者避免晕厥诱因,包括心理方面的因素,如紧张、焦虑、烦躁、恐惧、抑郁等负性情绪;生活方面的因素如劳累、疲劳过度、饥饿、空腹、疼痛等;环境方面的因素如闷热等。颈动脉窦性晕厥患者,不要穿衣领过紧的衣服,防止按压颈部、触摸颈动脉窦,不要转头过猛;排尿性晕厥重在预防,告诉患者不要憋尿时间过长,有反复发作史的患者最好采取坐姿排尿,排尿后最好休息片刻后再站立,有利于避免发生晕厥;咳嗽性晕厥劝患者戒烟,积极治疗呼吸系统疾病,避免剧烈咳嗽;直立性低血压性晕厥发病时立即平卧或采取头脚高位,变化体位速度宜慢,可分两步,第一步先坐起,2～3分钟后无不适再下床。②指导自护措施。神经反射性晕厥的患者,在有先兆症状出现时立即躺下,抬高双腿,做咳嗽动作,有可能避免晕厥发生,并防止高体位时摔倒导致严重外伤;疼痛性晕厥采取缓解疼痛的措施能有效预防疼痛性晕厥的发生;指导发生过心源性晕厥、脑源性晕厥的患者,一旦复发必须立即就医,治疗的根本在于原发疾病的处理。③建立随身健康卡,写明患者的姓名、年龄、家庭住址、联系方式、疾病名称、所服药物等,一旦出现意外情况,便于被救助。嘱患者定期门诊随访,告知来院路线、急救电话号码。

(张晓琴)

第五章 泌尿系统疾病的护理

第一节 慢性肾小球肾炎

慢性肾小球肾炎(简称慢性肾炎,CGN)是由多种病因引起、呈现多种病理类型的一组慢性进行性肾小球疾病。患者常呈现不同程度的水肿、高血压、蛋白尿及血尿,肾功能常逐渐减退直至终末期肾功能衰竭。

一、诊断

(1)多数患者起病缓慢,少数感染后发病者起病急(甚至可呈急性肾炎综合征),病情迁延,逐渐进展。

(2)呈现不同程度的水肿、高血压、蛋白尿(尿蛋白定量常>1g/d,但是<3.5g/d)、血尿(为肾小球源血尿)及管型尿。

(3)逐渐出现肾功能减退(最初肾小球滤过率下降,而后血清肌酐升高),直至进入终末期肾功能衰竭。随肾功能减退,常伴随出现肾性贫血。

(4)B超检查显示双肾大小正常或缩小。

有条件时可做肾穿刺活检以明确病理类型。慢性肾炎可呈现多种病理类型,如系膜增生性肾小球肾炎、膜增生性肾小球肾炎、局灶性节段性肾小球硬化及包括上述各个病理类型的IgA肾病等,另外,也包括少数膜性肾病。不同病理类型疾病的进展速度不同,但是后期均可进展为硬化性肾小球肾炎。

二、治疗

本病的治疗重点,应放在保护残存肾功能、延缓肾损害进展上。

1.一般治疗

(1)饮食:低盐(每日食盐<3g);出现肾功能不全时应限制蛋白质入量。

(2)休息:肾功能正常的轻症患者可适当参加轻工作,重症及肾功能不全患者应休息。

2.对症治疗

(1)利尿:轻者使用噻嗪类利尿剂及保钾利尿剂,重者用袢利尿剂。

(2)降血压:应将血压严格控制在130/80mmHg,能耐受者还能更低,这对尿蛋白>1g/d者尤为重要。但是,对于老年患者或合并慢性脑卒中的患者,应该个体化地制订降压目标,常只宜将血压降至 140/90mmHg。

治疗慢性肾炎高血压,于治疗之初就用降压药物联合治疗,往往选用血管紧张素转换酶抑制剂或血管紧张素 Ⅱ 受体阻滞剂,与双氢吡啶钙通道阻滞剂或(和)利尿剂联合治疗,无效时再联合其他降压药物。

血清肌酐＞265μmol/L(3mg/dL)不是禁用血管紧张素转换酶抑制剂或血管紧张素 Ⅱ 受体阻滞剂的指征,但是必须注意警惕高钾血症发生。

3.延缓肾损害进展治疗

严格控制高血压就是延缓肾损害进展的重要措施,除此而外,还可采用以下治疗。

(1)血管紧张素转换酶抑制剂(ACEI)或血管紧张素 Ⅱ 受体阻滞剂(ARB):无高血压时也可服用,能减少尿蛋白及延缓肾损害进展,宜长期服药。

(2)调血脂药物:以血浆胆固醇增高为主者,应服用羟甲基戊二酰辅酶 A 还原酶抑制剂(他汀类药);以血清三酰甘油增高为主者,应服用纤维酸类衍生物(贝特类药)治疗。

(3)抗血小板药物:常口服双嘧达莫 300mg/d 或服阿司匹林 100mg/d。若无不良反应此两类药可长期服用,但是肾功能不全血小板功能受损时要慎用。

(4)降低血尿酸药物:肾功能不全致肾小球滤过率＜30mL/min 时,增加尿酸排泄的药物已不宜使用,只能应用抑制尿酸合成药物(如别嘌呤醇及非布司他),并需根据肾功能情况酌情调节用药剂量。

除上述药物治疗外,避免一切可能加重肾损害的因素也极为重要,例如不用肾毒性药物(包括西药及中药),预防感染(一旦发生,应及时选用无肾毒性的抗感染药物治疗),避免劳累及妊娠等。

4.糖皮质激素及细胞毒性药物

一般不用。至于尿蛋白较多、肾脏病理显示活动病变(如肾小球细胞增生,小细胞新月体形成及肾间质炎症细胞浸润等)的患者,是否可以酌情考虑应用? 需要个体化地慎重决定。

慢性肾炎如已进展至慢性肾功能不全,则应按慢性肾功能不全非透析疗法处理;如已进入终末期肾功能衰竭,则应进行肾脏替代治疗(透析或肾移植)。

三、护理

(一)护理评估

1.尿液评估

评估患者有无夜尿增多,尿色、尿量、性状有无改变,有无蛋白尿或肉眼血尿。

2.水肿评估

尿少者评估有无水肿及水肿的特点、部位、程度、是否对称等。

3.血压评估

评估患者血压水平,有无头晕、头痛、眼花、恶心、乏力、黑蒙、心率加快等症状,评估患者有无高血压急症、高血压脑病或高血压心脏病发生的危险。

4.血栓及出血评估

询问凝血功能及白蛋白水平,观察有无胸闷、憋气、胸痛、呼吸困难、口渴、烦躁等肺栓塞表现;观察双下肢有无不对称性水肿、浅表静脉曲张、皮肤由暖变冷或苍白等深静脉血栓表现;皮肤黏膜有无出血点、瘀血、瘀斑等表现。

5.肾功能及营养评估

观察患者有无面色、口唇、甲床苍白,有无乏力、头晕、恶心、呕吐等症状,询问血清白蛋白、尿蛋白、血红蛋白、血肌酐、血尿素氮、肾小球滤过率等结果。

(二)护理措施

1.病情观察

监测患者生命体征尤其是血压变化,准确记录出入量及体重;监测患者尿蛋白、电解质、肾功能、血红蛋白、凝血功能等各项指标;密切观察患者尿液变化,如有无血尿、蛋白尿、尿量减少等;水肿者观察患者水肿特点、部位、程度及对称性,有无消长变化;观察患者皮肤黏膜有无颜色苍白、头晕、乏力等贫血症状,观察有无出血点、瘀斑等出血表现;观察患者有无肺栓塞及深静脉血栓的表现。

2.饮食护理

给予患者低盐、低脂、优质低蛋白、低磷饮食,饮食应以高热量、富含维生素及矿物质、易消化食物为主,避免摄入刺激性食物。高蛋白、高脂或高磷饮食会促使肾功能急剧恶化,因此,做好饮食管理可控制患者病情,延缓疾病进展。

3.用药护理

注意观察患者使用利尿剂、降压药物及抗凝药物的疗效,注意有无不良反应,如有异常及时通知医生。

4.并发症的预防及护理

(1)终末期肾病:指导患者避免引起肾损害的各种诱因,如劳累、各种感染、使用肾毒性药物、高脂高磷饮食等,以延缓肾功能减退;注意观察有无终末期肾脏病早期症状,如头痛、嗜睡、食欲缺乏、恶心、呕吐、尿少和出血倾向等;积极治疗感染、高脂血症及高尿酸血症等原发病。

(2)高血压脑病:CGN患者多有血压升高,严密监测神志及血压变化,准确给药,必要时遵医嘱应用静脉降压药物控制血压,预防高血压急症或高血压脑病的发生。观察患者有无头晕、头痛、恶心、呕吐、眼花、视物模糊、黑蒙或抽搐等血压升高表现,如有,及时通知医生,遵医嘱给予处理。

5.其他

女性患者如需妊娠需征求专科医生意见。

四、健康教育

1.避免诱因

指导患者避免劳累、感染、使用肾毒性药物、高脂高磷饮食等诱因,以延缓肾功能减退。

2.疾病预后

告知患者CGN是多种病因、多种表现的慢性病症,病程呈持续进行性进展,严重者最终发展至终末期肾脏病,指导患者控制血压及尿蛋白,避免诱因以延缓疾病进展。

3.自我管理

指导患者进行自我饮食及血压管理,选择低盐、优质低蛋白、低磷食物,控制血压。

4.随访

定期随访,监测肾功能进展情况,积极配合治疗,延缓肾功能减退进程,提高生活质量。

第二节 急进性肾小球肾炎

急进性肾小球肾炎(简称急进性肾炎,RPGN)是临床表现为急性肾炎综合征、肾功能急剧减退、早期出现少尿或无尿的肾小球疾病,病理表现为新月体性肾小球肾炎。此病进展快速,若无有效治疗患者将于几周至几月(一般不超过半年)进入终末期肾功能衰竭。

一、诊断

(1)有前驱感染者常急骤起病,病情迅速进展;可隐匿起病,病初病情相对稳定,至一定时期后才急剧进展。

(2)临床呈现急进性肾炎综合征表现,即出现急性肾炎综合征,肾功能将急剧减退,及早期(数周或数月内)出现少尿(每日尿量少于 400mL)或无尿(每日尿量少于 100mL)。患者常伴随中度贫血。

(3)部分患者(主要为Ⅱ型及Ⅲ型患者)尚伴随肾病综合征。

(4)B 超检查示双肾常增大。

(5)本病确诊必须依靠肾穿刺病理检查,病理类型为新月体性肾小球肾炎(50%以上肾小球的肾小囊内出现大新月体)。

二、分型

急进性肾炎依据免疫病理检查结果可以分成以下三型。

Ⅰ型为抗肾小球基底膜型,IgG 及 C_3 沿肾小球毛细血管壁呈线样沉积。此型好发于青、中年,患者血清抗肾小球基底膜(GBM)抗体阳性,临床呈现典型急进性肾炎综合征,而极少出现肾病综合征。

Ⅱ型为免疫复合物型,IgG 及 C_3 于系膜区及毛细血管壁呈颗粒样沉积。此型好发于中老年,部分患者血清免疫复合物增多,血清补体 C_3 下降。除急进性肾炎综合征外,临床上常见肾病综合征。

Ⅲ型为寡免疫沉积物型,肾小球内无或仅见微量免疫沉积物。此型也好发于中老年,约80%患者血清抗中性白细胞胞质自身抗体(ANCA)阳性。除急进性肾炎综合征外,临床也常见肾病综合征。

三、治疗

本病为肾内科急重症,应分秒必争,尽早开始正规治疗。

1.强化治疗

(1)甲泼尼龙冲击治疗:每次 0.5～1g 静脉点滴,每次滴注时间需超过 1 小时,每日或隔日 1 次,3 次为一疗程,间歇 3～7 天后可行下一疗程,共 1～3 疗程。此治疗适用于Ⅱ、Ⅲ型急进性肾炎,对抗 GBM 抗体致病的Ⅰ型急进性肾炎效差。

(2)强化血浆置换治疗:用离心或膜分离技术分离并弃去患者血浆,用正常人血浆或血浆制品(如白蛋白)置换患者血浆,每次 2～4L,每日或隔日 1 次,直至患者血清致病抗体(抗 GBM 抗体及 ANCA)消失,患者病情好转,一般需置换 10 次以上。适用于各型急进性肾炎,但是主要用于Ⅰ型以及Ⅲ型伴有咯血的患者。

(3)双重血浆置换治疗:分离出的患者血浆不弃去,再用血浆成分分离器作进一步分离,将最终分离出的分子量较大的蛋白(包括抗体及免疫复合物)弃去,而将富含白蛋白的血浆与自体血细胞混合回输。

(4)免疫吸附治疗:分离出的患者血浆不弃去,而用免疫层析吸附柱(如蛋白 A 吸附柱)将其中致病抗体及免疫复合物清除,再将血浆与自体血细胞混合回输。

双重血浆置换与免疫吸附治疗均能达到血浆置换的相同目的(清除致病抗体及免疫复合物),却避免了利用他人大量血浆的弊端。这两个疗法同样适用于各型急进性肾炎,但也主要用于Ⅰ型及Ⅲ型伴有咯血的患者。

在进行上述强化免疫抑制治疗时,尤应注意感染的防治,尚应注意患者病房消毒及口腔清洁卫生(如用复方氯己定漱口液及 5%碳酸氢钠漱口液交替漱口,预防细菌及霉菌感染)。

2.基础治疗

用常规剂量糖皮质激素(常用泼尼松或泼尼松龙)配伍细胞毒性药物(常用环磷酰胺)作为急进性肾炎的基础治疗,任何强化治疗都应在此基础上进行。

3.对症治疗

利尿剂对重症病例疗效甚差,此时可用透析超滤来清除体内水分。

4.透析治疗

利用透析治疗清除体内蓄积的尿毒症毒素,纠正机体水电解质及酸碱紊乱,以维持生命,赢得治疗时间。

四、护理

(一)护理评估

本病发病急、病情重,早期积极治疗及护理对病情转归有重要作用。

1.病史评估

评估患者是否有感染前驱史,有无治疗及用药;有无不明原因的发热、肌痛、关节痛、腹痛等症状,并评估患者疼痛的部位、性质及程度;是否接触有毒物质,如有机化学溶剂、碳氢化合物等;是否吸毒,是否使用丙硫氧嘧啶、肼屈嗪等药物。

2.尿液评估

评估患者排尿特点,有无尿色、尿量、性状变化,有无蛋白尿或肉眼血尿出现,尿少者有无皮肤水肿,评估水肿的特点、部位、程度、对称性、消长情况等。

3.血压评估

评估患者血压水平,注意有无头晕、头痛、眼花、恶心、乏力、视物模糊、心率加快等症状,评估患者有无高血压急症、高血压脑病或高血压心脏病发生的危险。

4.肾功能及营养评估

观察患者有无面色、口唇、甲床苍白,有无乏力、头晕、恶心、呕吐等症状,监测尿蛋白、血红蛋白、血清白蛋白、血肌酐、血尿素氮、肾小球滤过率等,评估肾功能有无减退,有无贫血及营养不良等。

5.风险评估

有透析用中心静脉导管的患者评估其管路滑脱及感染的风险。

(二)护理措施

1.病情观察

监测患者血压变化,密切观察尿液情况,注意如有无血尿、蛋白尿、尿量减少等,准确记录出入量及体重;水肿患者观察水肿特点、部位、程度、对称性及有无消长等;疼痛患者观察疼痛有无缓解;监测尿蛋白、电解质、肾功能、血红蛋白、凝血功能等指标;观察皮肤、黏膜有无出血点、瘀血、瘀斑,以及有无咯血、消化道出血等症状;应用透析用中心静脉导管的患者,注意管路的位置、固定是否良好,伤口有无感染、渗血等。

2.饮食护理

给予患者低盐、优质蛋白、易消化、富含维生素饮食。

3.用药护理

遵医嘱按时按量准确给药,切勿擅自增减药量甚至停药;慎重服用中药或偏方;注意观察患者使用利尿剂、降压药物以及糖皮质激素和细胞毒性药物的疗效,注意有无不良反应,如有异常及时通知医生。对于肾脏病患者,使用糖皮质激素后应特别注意是否发生水钠潴留、血压升高和继发感染。

4.并发症的预防及护理

RPGN 患者病情严重可有消化道出血、感染、急性肾损伤等并发症。

(1)消化道出血。①病情观察:消化道出血的临床表现取决于出血的速度和量,轻者表现为黑便、呕血,重者可出现周围循环衰竭,甚至低血容量性休克,应积极救治。②护理措施:严密监测患者生命体征及神志变化,注意观察有无呕血、腹痛、便血等消化道出血表现;进食易消化的软食,避免摄入生、冷、硬、粗纤维多的蔬菜(如韭菜、芹菜等)、水果以及咖啡、浓茶、辣椒等刺激性食物;对于出现消化道出血的患者,应卧床休息,保持呼吸道通畅,避免呕血时引起误吸,活动性出血期间应遵医嘱禁食。

(2)感染:监测患者体温变化,观察有无寒战、头痛、咳嗽、尿路刺激征,皮肤破溃、红肿等感染表现,如有感染或感染加重应及时通知医生,遵医嘱处理。

(3)急性肾损伤:监测患者肾功能、电解质变化,观察有无少尿甚至无尿、有无心电图改变,有无食欲缺乏、恶心、呕吐、胸闷、气促、呼吸困难等急性肾损伤表现。

5.对症护理

（1）疼痛：有关节痛、肌痛或腹痛患者做好疼痛护理，观察患者疼痛部位、性质及程度；给予患者疼痛部位按摩、热敷；保持病室安静，安抚患者，指导患者通过聊天、阅读、看电视等方式分散对疼痛的注意力；疼痛严重者遵医嘱使用药物，注意观察用药效果及不良反应，如解热镇痛药可引起出血，阿片类药物可引起呼吸抑制等。

（2）贫血。

1）病情观察：观察患者有无消化道、皮肤出血表现，监测血红蛋白、红细胞计数、血清铁蛋白、转铁蛋白饱和度等指标，密切观察患者有无头晕、乏力、面色苍白等症状。

2）护理措施。①指导患者均衡营养，荤素搭配，生长发育期患者避免挑食、偏食，增加食物中铁的摄入（如动物肉类、蛋黄、海带、黑木耳等），烹调时可使用铁制器皿，避免食用抑制铁吸收的食物，如浓茶、牛奶、咖啡等。②服用铁剂患者应与碳酸钙、硫酸镁等抗酸药物分开服用，以免影响铁的吸收。③有消化道溃疡或出血、慢性胃炎、胃肠道感染、长期腹泻、痔疮、月经过多等疾病患者需积极治疗，以预防长期慢性潜在出血所致的贫血。④已贫血患者积极纠正，遵医嘱应用促红细胞生成素及铁剂等，必要时输血治疗，注射药物时注意更换注射部位，观察药物不良反应。

五、健康教育

1.避免诱因

告知患者避免呼吸道感染，戒烟，避免接触有机化学溶剂、碳氢化合物如汽油等。

2.告知疾病预后

告知患者本病预后与其病理类型有关，早期诊断，尽早合理治疗是影响本病预后的重要因素，可使部分患者病情缓解，少数患者可完全恢复。病情缓解后多数患者缓慢发展为慢性肾脏病，指导患者避免诱因，监测肾功能，延缓疾病进展。

3.自我管理

向患者讲解低盐、低脂、优质蛋白饮食的重要性，教会患者选择适合自己病情的食物。指导患者观察尿液变化，监测血压变化，正确测量血压，告知患者所服用药物作用及不良反应，指导患者按时按量服药，慎用或禁用肾毒性药物，如有不适及时就诊。

4.随访

嘱患者定期门诊随访，了解患者出院后用药、饮食等方面依从性，询问患者有无不适，对于依从性差的患者了解其原因并给予相应的健康指导。

第三节　肾病综合征

肾病综合征是肾小球疾病引起的一个临床综合征，包括：①大量蛋白尿。②低蛋白血症。③水肿。④高脂血症。除外系统性疾病导致的继发性肾病综合征后，原发性肾病综合征才能成立。肾病综合征的主要并发症有感染、血栓及肾功能损害（包括肾前性氮质血症及特发性急性肾功能衰竭）等。

一、诊断标准

(1)大量蛋白尿(尿蛋白定量≥3.5g/d)。

(2)低蛋白血症(血浆白蛋白<30g/L)。

(3)水肿(常为明显水肿,并可伴腹水、胸腔积液)。

(4)高脂血症(血清胆固醇和三酰甘油增高)。

上述4条中,前2条为必备条件。因此,具备前2条,再加后2条中1或2条均可确诊肾病综合征。在除外继发性肾病综合征(如狼疮性肾炎、乙肝病毒相关性肾炎及糖尿病肾病等导致的肾病综合征)后原发性肾病综合征才能诊断。

原发性肾病综合征的主要病理类型为微小病变肾病、膜性肾病、非IgA系膜增生性肾小球肾炎、膜增生性肾小球肾炎、局灶节段性肾小球硬化及IgA肾病。由于不同病理类型肾小球疾病所致的肾病综合征的疗效十分不同,故常需进行肾穿刺病理检查,以指导临床进行有区别的个体化治疗。

原发性肾病综合征的主要并发症有感染、血栓及肾功能损害(包括肾前性氮质血症及特发性急性肾功能衰竭)。

二、治疗

应参考病理类型等因素个体化地制订治疗目标。某些病理类型的肾病综合征应力争治疗后消除尿蛋白,使肾病综合征缓解,但是另一些病理类型的肾病综合征很难获得上述疗效,则应以减轻症状,减少尿蛋白排泄,延缓肾损害进展及防治并发症为治疗重点。

1.一般治疗

(1)休息:重症肾病综合征患者应卧床,但应注意在床上活动肢体,以防血栓形成。

(2)饮食:低盐(食盐每日<3g),蛋白质入量以每日0.8~1.0g/kg为妥,不宜采用高蛋白饮食,要保证热量(每日126~147kJ/kg,即每日30~35kcal/kg),并注意维生素及微量元素补充。

2.对症治疗

(1)利尿消肿:有效血容量不足时,可先静脉输注胶体液(如低分子右旋糖酐等血浆代用品,用含糖、不含氯化钠制剂)扩张血容量,然后再予袢利尿剂;无有效血容量不足时,可以直接应用袢利尿剂。袢利尿剂宜静脉给药,首剂给以负荷量,然后持续泵注(如呋塞米首剂40mg从输液小壶给入,然后以每小时5~10mg速度持续泵注,全日量不超过200mg)。袢利尿剂若与作用于远端肾小管或集合管的口服利尿剂(如氢氯噻嗪、美托拉宗、螺内酯及阿米洛利)联用,利尿效果可能更好。利尿消肿以每日减少体重0.5~1.0kg为当。注意不应滥用血浆或白蛋白制剂利尿,因为人血制剂来之不易,不应轻意使用,另外,滥用还可能加重肾脏负担,损伤肾功能。

对于严重水肿(甚至皮肤渗液)或(和)大量胸腔积液、腹水利尿无效的患者,可以考虑用血液净化技术超滤脱水。

（2）减少尿蛋白排泄：可服用血管紧张素转换酶抑制剂或血管紧张素 Ⅱ 受体阻滞剂。服药期间应密切监测血清肌酐变化，如果血清肌酐上升超过基线的 30%，则提示肾缺血（肾病综合征所致的有效血容量不足或过度利尿脱水），应暂时停药。为此，在肾病综合征的利尿期最好不服用这类药物，以免上述情况发生。

（3）降血脂治疗：对具有明显高脂血症的难治性肾病综合征病例应服用调脂药治疗。以血浆胆固醇增高为主者，应服用羟甲基戊二酰辅酶 A 还原酶抑制剂（他汀类药）；以血清三酰甘油增高为主者，应服用纤维酸类衍生物（贝特类药）治疗。

3.糖皮质激素及免疫抑制剂治疗

（1）糖皮质激素：是治疗肾病综合征的主要药物。治疗原则：①足量，起始量要足，常用泼尼松或泼尼松龙每日 1mg/kg 口服，但是最大量一般不超过每日 60mg，服用 1～2 个月（完全缓解病例）至 3～4 个月（未缓解病例）后减量。②慢减，减撤激素要慢，一般每 2～3 周减去前用量的 1/10。③长期维持，以隔日服 20mg 作维持量，服半年或更长时间。

在激素足量治疗 12 周内病情完全缓解，称为激素敏感；激素足量治疗 12 周（原发性局灶节段硬化症无效例外，为 16 周）无效，称为激素免疫；激素治疗有效，但减撤药物过程中 2 周之内复发者，称为激素依赖。

（2）细胞毒性药物：常与激素配伍应用。现多用环磷酰胺，每日 0.1g 口服或隔日 0.2g 静脉注射，累积量达 6～12g 停药。其他细胞毒性药物还有苯丁酸氮芥等。

（3）钙调神经磷酸酶抑制剂：包括环孢素 A 及他克莫司。①环孢素 A：常与糖皮质激素（泼尼松或泼尼松龙起始剂量可减为每日 0.5mg/kg）配伍应用。用法：每日 3～4mg/kg，最多不超过每日 5mg/kg，分早晚 2 次空腹口服，维持血药浓度谷值于 125～175ng/mL，服用 3～6 个月后逐渐减量，共服药 6～12 月。对于肾病综合征部分缓解病例，也可在减量至每日 1～1.5mg/kg 后，维持服药达 1～2 年。②他克莫司：常与激素（泼尼松或泼尼松龙起始剂量可减为每日 0.5mg/kg）配伍应用。用法：每日 0.05～0.1mg/kg，分早晚 2 次空腹口服，持续 6 个月，维持血药浓度谷值于 5～10ng/mL，然后逐渐减量，将血药浓度谷值维持于 3～6ng/mL，再服 6～12 个月。

（4）霉酚酸酯：是一种新型免疫抑制剂，主要用于难治性肾病综合征治疗。也常与激素配伍应用，用量 1.5～2g/d，分 2 次空腹服用，半年后渐减量至 0.5～0.75g/d，然后维持服药 0.5～1 年。

（5）雷公藤多苷：与激素配合应用。用法：每次 10～20mg，每日 3 次口服。

（6）其他：应用雷帕霉素及利妥昔单抗治疗原发性肾病综合征，仅有个例或小样本报道，作为推荐用药目前尚缺证据。

上述各种药物均有不同程度的不良反应，临床医师应熟知，并密切检测以防发生。

4.并发症防治

（1）感染：包括细菌（包括结核菌）、真菌（包括卡氏肺孢子菌）及病毒感染，尤易发生在足量激素及免疫抑制剂初始治疗的前 3 个月内，对感染一定要认真防治。在进行上述免疫抑制治疗前及治疗中应定期给患者检验外周血淋巴细胞总数及 CD_4 细胞数，前者低于 600/mm³ 或（和）后者低于 200/mm³ 时发生感染的概率显著增加，同时还应定期检验血清 IgG。感染一旦发生,即应选用敏感、强效、无肾毒性的抗病原微生物药物及时治疗。反复感染者可试用免疫增强剂(如胸腺肽、丙种球蛋白等)预防感染。

(2)血栓:防治血栓、栓塞并发症的药物如下。①抗血小板药物:肾病综合征未缓解前均应应用。②抗凝药物:当血清白蛋白<20g/L 时立即应用。临床常用肝素钙 5000U,每 12 小时皮下注射一次,维持活化部分凝血活酶时间(APTT)达正常值高限的 1.5~2.0 倍或用低分子肝素如伊诺肝素钠、那屈肝素钙及达肝素钠等,每日 150~200IUAⅩa/kg(IUAⅩa 为抗活化凝血因子Ⅹ国际单位),分成 1~2 次皮下注射,必要时监测Ⅹa 因子活性变化或者口服华法令,将凝血酶原时间国际标准化比值(PT-INR)控制达 2~3。③溶栓药物:一旦血栓形成即应尽早应用溶栓药物(如尿激酶)治疗。

(3)特发性急性肾功能衰竭:常见于老年人、微小病变肾病的肾病综合征复发患者。发病机制不清,部分患者恐与大量血浆蛋白滤过形成管型堵塞肾小管及肾间质高度水肿压迫肾小管,导致"肾内梗阻"相关。因此,主要治疗如下。①血液透析:除维持生命赢得治疗时间外,并可在补充血浆制品后脱水(应脱水至干体重),以减轻肾间质水肿。②甲泼尼龙冲击治疗:促进肾病综合征缓解。③袢利尿剂:促使尿量增加,冲刷掉阻塞肾小管的管型。

三、护理

(一)护理评估

1.尿液评估

询问患者尿液的量、颜色、性状及透明度变化。

2.水肿评估

应详细询问患者水肿的发生时间、部位、程度、特点、消长情况,以及有无胸闷、气促、腹胀等胸腔积液、腹水、心包积液的表现;皮肤有无破损、压疮。

3.血栓栓塞及出血风险评估

观察患者双下肢是否对称,有无胸闷、憋气等栓塞表现,使用抗凝剂的患者评估皮肤、黏膜有无出血,尿色有无变化等。

(二)护理措施

1.病情观察

(1)尿量变化:如发现患者血压突然下降,尿量突然减少,甚至无尿应及时通知医生,警惕循环衰竭或急性肾损伤。

(2)深静脉、肾静脉血栓的观察:每日测量双下肢腿围,询问患者有无一侧肢体突然肿胀,有无浅表静脉曲张,皮肤有无由暖变冷,甚至苍白等深静脉血栓的表现;有无腰痛、肾绞痛、肉眼血尿;有无胸痛、胸闷、呼吸困难,有无口渴、烦躁等情况,警惕肺栓塞的发生。

(3)监测体重变化:指导患者每日正确测量体重,并由护士进行记录。

(4)监测水肿变化:每日观察患者皮肤有无凹陷性水肿以及水肿有无进行性加重,尤其是颜面、下肢、阴囊等处的水肿情况;伴有腹腔积液的患者每日测量腹围;观察患者水肿部位随体位改变而移动的情况有无改变或加重。

(5)观察患者的皮肤有无破溃、感染,有无压疮形成。

2.饮食护理

一般给予正常量的优质蛋白,但当肾功能受损时,应根据肾小球滤过率调整蛋白质的摄入量;供给足够的热量;少食富含饱和脂肪酸的动物脂肪,并增加富含可溶性纤维的食物,以控制高脂血症;注意维生素及铁、钙等的补充;严重水肿患者给予低盐饮食。

3.用药护理

(1)利尿剂:治疗原则是不宜过快过猛。使用利尿剂要预防水电解质紊乱,特别是低钾血症、低钠血症,应当定时监测患者的生化检查中的各项指标变化。严格记录患者出入量及体重,密切观察尿量及血压变化,避免因过度利尿导致血容量不足,加重血液高凝状态。

(2)糖皮质激素:使用原则为起始剂量要足、疗程要长、减药要慢和小剂量维持治疗。长期应用者可出现感染、胃溃疡、骨质疏松、血压和血糖紊乱等并发症,少数患者甚至还可发生股骨头无菌性缺血性坏死。因此,服药期间询问患者有无骨痛、抽搐等症状,遵医嘱及时补充钙剂和活性维生素 D,以防骨质疏松;观察患者有无腹痛及黑便等消化道出血症状;观察患者有无感染征象,监测患者生命体征变化,做好皮肤、口腔护理,预防感染;观察患者血压、血糖、尿糖的变化;嘱患者不得自行增减药量或停药;口服激素的患者应饭后服用,以减少对胃黏膜的刺激;因为长期口服激素的患者常会有"满月脸,水牛背"的改变,护士应耐心向患者讲解药物的不良反应,做好心理辅导。

(3)环磷酰胺:使用该药物的患者易发生胃肠道反应、出血性膀胱炎等症状,所以应密切观察患者尿液颜色,并鼓励患者多饮水,以促进药物从尿中排出,减少出血性膀胱炎的发生;观察患者有无恶心、呕吐、畏食等消化道不适症状以及脱发、皮疹、腹痛等表现;定期监测患者血常规。

(4)抗凝药物:定期检查患者凝血时间、凝血酶原及血小板计数,注意观察有无出血倾向;观察患者有无皮肤瘀斑的表现、有无黑便、尿液颜色有无加深等出血的表现;备用鱼精蛋白等拮抗剂,以对抗因肝素引起的出血。

(5)利妥昔单抗体的应用:该类药物的不良反应主要出现在注射后前几小时,尤其在第1次静脉注射时明显,且与静脉注射速度有关,主要表现为过敏反应(荨麻疹、气管痉挛、呼吸困难、喉头水肿等)、发热、寒战、恶心等,对心血管系统可致高血压或直立性低血压,不良反应大多为轻到中度,减慢输注速度、使用前给予盐酸异丙嗪、地塞米松及苯海拉明等能有效减少不良反应的发生。

4.并发症的预防及护理

(1)感染。①自我检测:指导患者注意自身体温变化,告知患者出现发热、咽痛、咳嗽、胸痛、尿痛等症状大多提示有感染存在。②指导患者养成良好的卫生习惯。加强口腔护理,进餐后、睡前、晨起用生理盐水或氯己定溶液、碳酸氢钠溶液交替漱口,口腔黏膜有溃疡时,可增加漱口次数或遵医嘱用药;保持皮肤清洁,尽量穿柔软宽松的清洁衣裤,勤剪指甲,蚊虫蜇咬时应正确处理,避免抓伤皮肤;预防泌尿系感染,注意个人卫生,勤换内衣裤等。③预防外源性感染:保持病室的整洁、空气清新,开窗通风;每日用紫外线照射;每日用消毒液擦拭家具,地面,叮嘱患者注意保暖,防止受凉;限制探视人数,避免到人群聚集的地方或与有感染迹象的患者接触;严格无菌操作,对白细胞或粒细胞严重低下的患者实行保护性隔离,向患者及其家属解释其必要性,使其自觉配合。

(2)血栓和栓塞:血栓和栓塞是肾病综合征严重的、致死的并发症之一,常见的是肾静脉血栓及其脱落后形成的肺栓塞。①病情观察:观察患者是否有一侧肢体突然肿胀,触摸肢体相关动脉搏动情况,有无深静脉、肾静脉血栓及肺栓塞的表现。②护理措施:每日测量双侧下肢肢体的腿围情况(测量髌骨下缘以下 10cm 处,双侧下肢周径差>1cm 有临床意义)。密切追踪患者血、尿各项检查结果,如尿蛋白突然升高,也应怀疑肾静脉血栓形成的可能。指导患者做床上足踝运动,如屈曲、背屈、旋转,教会患者后指导其主动运动,增加下肢血液循环。患者肢体水肿症状减轻时,在医生准许的情况下可鼓励患者适当下床活动,促进静脉回流,防止血栓形成。根据病情进行双下肢血液循环驱动泵的治疗,以促进血液循环,已存在下肢血栓的患者禁用。

(3)急性肾损伤:监测患者肾功能的变化,如患者无明显诱因出现少尿、无尿,扩容利尿无效,及时通知医生。

5.水肿的护理

①水肿较重的患者应注意衣着柔软、宽松。②长期卧床的患者应协助其经常变换体位,防止发生压疮;胸腔积液者应半卧位,下肢水肿患者应抬高双下肢 30°~40°。③保持皮肤清洁干燥,保持床单位平整、无渣屑,嘱患者勿搔抓皮肤。④注意水肿患者的各项穿刺,如肌内注射时,应先将水肿皮肤推向一侧后进针,拔针后用无菌干棉签按压穿刺部位,以防进针口渗液而发生感染。⑤阴囊水肿患者应两腿自然分开,保持阴囊清洁干燥,必要时用三角巾托起阴囊,避免局部水肿加重及摩擦导致皮肤破损。⑥指导家属及其患者使用芒硝外敷减轻水肿。

四、健康教育

1.疾病知识

肾病综合征较易复发,因此应向患者及其家属讲解本病特点及如何预防并发症,如避免受凉,注意个人卫生、预防感染,并适当活动,以免发生肢体血栓等。

2.用药指导

向患者讲解药物作用、注意事项及不良反应,叮嘱其不可擅自增减药量或停用药物。

3.自我管理

告知患者根据病情合理安排饮食,指导患者控制血压,监测水肿、尿蛋白和肾功能的变化。定期随访。

第四节 糖尿病肾病

糖尿病肾病(DN)是糖尿病常见的并发症,也是糖尿病患者的主要死亡原因之一。DN 早期表现为肾小球内高血压、高灌注、高滤过,进而出现肾小球毛细血管袢基底膜增厚和系膜基质增多,最后肾小球硬化;临床上早期表现为肾小球滤过率升高,随后出现微量白蛋白尿,一旦出现明显蛋白尿,病情将不断进展,直至发展为肾功能衰竭。DN 所致慢性肾功能衰竭的预后明显较其他肾脏疾病所致者差。

一、病因

1.氧化应激与糖代谢紊乱

氧化应激是指过氧化物过量形成或抗氧化防御作用缺陷,致使细胞产生大量活性氧(ROS)。活性氧具有细胞毒作用,其过多积聚对蛋白质、脂肪和核酸均有损害作用。

2.胰岛素免疫

胰岛素免疫是 2 型糖尿病发病的重要原因,在糖尿病肾病的发生中也有重要作用。胰岛素免疫和高胰岛素血症可通过多种途径引起血压增高、影响血管内皮细胞的功能。

3.细胞因子的作用

细胞因子包括转化生长因子 β(TGF-β)、结缔组织生长因子(CTGF)、血管内皮生长因子(VEGF)、胰岛素样生长因子(IGF-Ⅰ)、血小板源性生长因子(PDGF)等。

4.血流动力学改变

肾小球内出现"三高现象",即肾小球内高压力、高灌注、高滤过,这在糖尿病肾病的形成中起关键作用。

5.遗传和环境因素

DN 的发病有遗传因素参与,有家族聚集性,双胞胎中一位患 DN 则另一位患 DN 的危险性显著升高。有研究提示 DN 的发生可能与血管紧张素转换酶(ACE)的基因多态性有关,双缺失基因型者易患 DN。环境或后天因素包括肥胖、高血压、高脂血症、吸烟、男性等,也在疾病的发生和发展过程中起重要作用。

二、病理

在糖尿病早期肾脏体积增大,如血糖控制正常,肾脏体积常可恢复正常。

1.肾小球病变

肾小球病变是 DN 的主要病理改变,包括弥散性肾小球硬化和结节性肾小球硬化,前者常见但无特异性;后者少见却为 DN 较为特异性的病变,但并非 DN 特有,又称为克威结节。沉积的基质呈嗜伊红和过碘酸希夫(PAS)染色阳性。在肾小球硬化的同时尚可见渗出性病变。

2.肾小管-间质病变

肾小管基底膜增厚和间质增多在糖尿病早期即可出现,晚期可见肾小管萎缩和间质纤维化。

3.肾血管病变

常见肾小球入球和出球小动脉管壁透明样物质沉积。

三、临床表现

DN 多起病隐匿,进展缓慢。临床上根据尿液检查、肾功能及病理改变,将 1 型糖尿病肾病分为五期。

1 期：肾小球滤过率（GFR）升高 25%～45%，肾脏体积增大。尿白蛋白排泄率（UAER）和血压正常。上述改变在糖尿病确诊时即已存在，为可逆性，随血糖得到严格控制而恢复。

2 期：GFR 仍升高，UAER 和血压也正常，但病理上出现肾小球基底膜增厚和系膜基质增多。糖尿病起病后 5～15 年进入该期。

3 期：出现微量白蛋白尿，即 UAER 为 30～300mg/24h 或夜间 UAER 为 20～200μg/min，6 个月内不同时间测定 3 次达上述标准。血压多在正常范围但有升高趋势，部分患者血压昼夜节律发生改变。GFR 下降至正常范围。

4 期：尿蛋白量明显增多（UAER＞300mg/24h），选择性变差，并可出现大量蛋白尿。大多数患者出现高血压，GFR 逐渐下降。

5 期：肾功能衰竭期，尽管肾功能衰竭，尿蛋白常无明显减少，高血压常见。

2 型糖尿病肾病的临床表现与 1 型相似，但起病更隐匿。高血压常见且发生早，故就诊时常已存在蛋白尿。由于高血压为胰岛素免疫的临床表现之一，因此在 2 型糖尿病早期高血压并非肾脏病变所致，并在 DN 发生发展中起重要作用。

四、诊断及鉴别诊断

对于确诊的糖尿病，应密切随访尿蛋白尤其是尿微量白蛋白、肾功能和血压等，如病程中逐渐出现微量白蛋白尿、蛋白尿、肾功能减退等，则 DN 的诊断并不困难。但对于糖尿病早期或糖尿病和肾脏病变同时发现时，诊断需要结合糖尿病其他脏器系统的损害如糖尿病眼底病变和外周神经病变等，有肾损害表现但可排除其他病因所致者以及 DN 的一些特点如血尿少见，虽进入肾功能衰竭期但尿蛋白量无明显减少、肾体积增大或缩小程度与肾功能状态不平行（应与肾淀粉样变做鉴别），必要时做肾穿刺活组织检查。

五、治疗

强调早期、严格控制血糖和血压，有效纠正其他危险因素。

（一）控制血糖

控制血糖是预防 DN 发生、延缓 DN 进展最重要的方法。严格控制血糖，能使 1 型糖尿病微量白蛋白尿的发生率下降 39%，临床蛋白尿的发生率下降 54%。对于 2 型糖尿病也能使其微量白蛋白尿的发生率下降 33%。

糖尿病患者尤其是 2 型糖尿病早期，可以通过控制饮食、增加体育运动来控制血糖，最终往往需要口服降糖药和（或）胰岛素治疗。对新诊断的糖尿病患者早期用胰岛素强化控制血糖，可明显减轻高糖毒性，抑制炎症反应，保护胰岛 B 细胞功能，进而缓解病情，降低慢性并发症的发生风险。2 型糖尿病患者肥胖的发生率较高，长期强化胰岛素治疗，可使患者体重增加。胰岛素强化治疗，可能出现的低血糖反应，对 2 型糖尿病患者有更大的危害性。

（二）控制血压

血压升高不仅是加速糖尿病肾病进展的重要因素，而且是决定患者心血管病预后的主要风险因素。严格控制高血压能明显减少糖尿病肾病患者尿蛋白水平,延缓肾功能损害的进展。另外,强化血压控制还可使心血管病终点事件的风险下降 20%～30%。一般来说,糖尿病患者理想的血压水平为 130/80mmHg。当蛋白尿高于 1g/24h 时,血压应控制在 125/75mmHg 以下。循证医学已证实,在糖尿病肾病患者控制高血压、减少蛋白尿、延缓肾功能进展中 ACEI 和 ARB 为首选药物。

1.血管紧张素转换酶抑制剂(ACEI)

ACEI 可抑制血管紧张素生成,使肾小球出球、入球小动脉扩张,且出球小动脉扩张更明显,故肾小球内血压和滤过压下降,因此,ACEI 可纠正肾小球"三高"现象。在用药过程中要注意观察患者肾功能及血钾的变化,对伴有肾动脉狭窄、有效血容量不足包括长期或大量应用利尿剂的患者要慎用和(或)禁用。糖尿病肾病患者对缺血性损伤非常敏感,在使用 ACEI 时应注意观察上述可能的不良反应。

2.血管紧张素Ⅱ受体阻滞剂(ARB)

ARB 也有类似作用,且对 GFR 的影响较小。ARB 的上述不良反应较 ACEI 少见,一般不会引起咳嗽。

3.钙通道阻滞剂(CCB)

因 CCB 不影响胰岛素的敏感性及血脂水平,故在糖尿病肾病高血压时常应用。不同 CCB 对糖尿病肾病患者尿蛋白的影响不同,这主要与它们各自作用的特点有关。地尔硫䓬的作用以扩张出球小动脉为主,因此有较好的减少肾小球内压力和减少蛋白尿的作用。

(三)纠正脂质代谢紊乱

高脂血症是糖尿病代谢紊乱的一个突出表现。积极纠正糖尿病肾病患者体内脂质代谢紊乱,在糖尿病肾病的防治中具有重要意义。根据美国糖尿病学会(ADA)和美国肾脏病基金会(NKF)的推荐,糖尿病肾病患者血低密度脂蛋白(LDL)＞3.38mmol/L(130mg/dL)、三酰甘油(TG)＞2.26mmol/L(200mg/dL),应开始降脂治疗。治疗的目标将 LDL 水平应降至 2.6mmol/L 以下,TG 降至 1.7mmol/L 以下。

(四)限制蛋白质摄入

限制蛋白质摄入可降低肾小球毛细血管内血压和血流量,延缓 DN 进展,这一作用与血糖和全身血压的控制无关。蛋白质摄入量控制在每日 0.6～0.8g/kg 较为合适,以优质蛋白质为主。

(五)雷公藤的应用

雷公藤总苷,每次 20mg,每日 3 次口服,有降尿蛋白作用,可配合激素应用。国内研究显示雷公藤多苷具有抗炎、抑制免疫、抑制肾小球系膜细胞增生的作用,并能改善肾小球滤过膜通透性;雷公藤甲素对足细胞具有直接保护作用。临床试验也证实雷公藤多苷对糖尿病肾病患者大量蛋白尿有显著疗效。主要不良反应为性腺抑制、肝功能损害及外周血白细胞减少等,及时停药后可恢复。

(六)肾脏替代治疗

由于糖尿病肾病出现肾功能不全时,已伴有冠心病、脑血管并发症和外周血管病变等较严重的并发症,尿毒症症状出现较早,故应比非糖尿病肾病提早开始透析治疗。一般透析指征为

内生肌酐清除率在 $15 \sim 20mL/min$。对 DN 引起的慢性肾衰,血液透析和腹膜透析的长期生存率相似,但明显低于非 DN 引起者,主要死亡原因为心血管并发症。肾移植后血糖的控制常成为一个难题,肾-胰联合移植可解决这个问题。

六、护理

(一)护理评估

1.病史评估

询问患者有无糖尿病家族史,有无病毒感染等,有无烦渴、多食、多饮、多尿、腹胀、便秘、腹泻等症状;对糖尿病原有症状加重,伴食欲缺乏、恶心、呕吐、头痛、嗜睡、烦躁者,应警惕酮症酸中毒的发生;对病程长的患者应注意询问患者有无心悸、胸闷及心前区不适感,有无肢体发凉、麻木或疼痛和间歇性跛行,有无视物模糊,有无经常发生尿频、尿急、尿痛、尿失禁、尿潴留及外阴瘙痒等情况。了解疾病对患者生活的影响,了解患者的生活方式、饮食习惯、食量、妊娠次数等。

2.身体评估

评估患者生命体征、精神和神志状态、营养状况等;评估患者皮肤、黏膜有无破溃,肢体感觉有无异常等,有无颜面和下肢水肿等。

(二)护理措施

1.病情观察

①监测血糖变化,DN 患者糖代谢不稳定,易发生高血糖或者是低血糖。应督促患者注射胰岛素后按时进食,防止低血糖的发生。②监测血压变化,DN 患者的血压控制在 130/80mmHg 为宜,当血压 $>145/(90 \sim 95)$ mmHg 时应遵医嘱及时给予降压治疗,但血压不能太低,以免造成肾脏血流灌注不足而加重肾损伤。③对于有透析管路患者,观察管路伤口处有无渗血及渗液。④观察患者有无尿量的改变,避免发生水潴留或水缺乏。

2.饮食护理

DN 患者饮食热量应根据患者的活动量和理想体重来进行调整,各种营养成分的搭配比例合理。一般来说,碳水化合物供应量占总热量的 65% 左右;脂肪约占总入量的 26%,应以植物油为主;蛋白质的供应量应根据患者肾功能及营养状况等而定,应以优质蛋白为主,建议肉类以鱼、鸡肉为主,还应重视植物蛋白的摄入。

3.用药护理

观察各类降糖药的不良反应和注意事项(表 5-1),指导患者正确服用药物,避免低血糖的发生。

表 5-1 各种降糖药物不良反应及注意事项

种类	名称	不良反应	注意事项	慎用或禁用
α 葡萄糖苷酶抑制剂	阿卡波糖 伏格列波糖	胃肠道反应:腹胀、排气;偶见转氨酶升高;单用不引起低血糖	与第一口饭同时服用,嚼碎服用效果更好	

种类	名称	不良反应	注意事项	慎用或禁用
双胍类药物	盐酸二甲双胍	胃肠道反应：主要表现为腹痛、腹泻，发生在服药早期，轻度、短暂、可自行消失，与食物同服或饭后服用可减轻；有肾功能损害的患者可发生乳酸酸中毒	餐中或餐后服药	有酮症酸中毒、缺氧、肝肾功能不全、需使用造影剂、妊娠的患者应禁用或慎用
磺脲类药物	格列苯脲、格列吡嗪、格列齐特、格列喹酮、格列美脲等	最常见、严重的是低血糖、消化道不适，也有皮肤反应、血液系统反应及体重增加等	从小剂量开始，餐前半小时口服；如漏服，不可于下次以大剂量来纠正	
非磺脲类促泌剂	格列奈类（瑞格列奈）	低血糖、胃肠道反应	餐前服用，不进餐不服药	肝肾功能异常者慎用
噻唑烷二酮类	药物罗格列酮、吡格列酮	水肿、体重增加、肝功能受损、LDL-C升高	定期检查肝功能，监测血红蛋白、体重和水肿	心功能分级2级以上、肝功能损害、严重骨质疏松、骨折病史
DPP-4抑制剂	西格列汀（捷诺维）、维格列汀（佳维乐）、沙格列汀（安立泽）	鼻咽炎、上呼吸道感染、头痛、胰腺炎	可与二甲双胍联用，与进食无关	
胰高血糖素样肽1（GLP-1）	诺和力、百泌达	腹胀、腹痛、腹泻、胰腺炎	低剂量起始，与磺脲类、双胍类可合用	糖尿病性胃轻瘫患者不推荐，甲状腺髓样癌家族史患者禁用

4.预防糖尿病足

DN患者发生糖尿病足明显高于未伴发肾脏病的糖尿病患者，是因为DN患者常伴有末梢神经病变，下肢动脉供血不足，从而引起足部感觉异常、溃疡、肢端坏疽等病变，因此，DN患者要注意足部保护。①定期检查患者足部，注意是否有包块、红斑及脚部感觉异常等症状。②经常观察患者足背动脉的搏动、皮肤的色泽及弹性，检查足部皮肤有无破损、水疱。③指导患者趾甲不宜过短，以免损伤甲沟引起感染，每晚用温水洗脚，不穿太紧的鞋，鞋的透气性要好，一旦出现足部病变应及早治疗。

5.预防感染

DN患者由于高血糖和低免疫力等原因，极易并发泌尿系统和皮肤感染，因此，应加强患者的卫生管理，养成良好的卫生习惯。

（1）预防皮肤感染：DN 患者因长期低蛋白血症极易发生水肿，加之由本身血管病变引起营养不良，容易导致患者皮肤受损，甚至发生压疮。因此，严重水肿患者需严格卧床休息并抬高患肢，在卧床期间应每 2 小时更换体位 1 次，避免同一部位长期受压；保持床单位的清洁平整，嘱患者穿宽松舒适的衣物及鞋袜；剪短指甲，避免抓挠皮肤，造成皮肤破损。

（2）预防泌尿系统感染：注意个人卫生，勤换内衣。内衣裤应采用中性肥皂洗涤，并在太阳下暴晒，杀死病原菌，这样可有效防止泌尿系统感染的发生。

七、健康教育

1.血糖管理

出院后必须长期坚持血糖的监测与控制，这样才能延缓病情的进展。指南推荐患者糖化血红蛋白<7%。患者需坚持降糖药物及胰岛素治疗，使用胰岛素治疗时指导患者轮换注射部位，及时更换针头，预防皮肤硬结、瘢痕形成；随身携带糖块或巧克力等食物，以预防低血糖发作。

2.用药指导

遵医嘱按时服用药物，嘱患者不得随意增减药物或停用，嘱患者慎用或禁用肾毒性药物。

3.饮食指导

合理饮食，向患者讲解合理摄入蛋白质、脂肪、碳水化合物等营养物质的重要性，指导患者严格遵从糖尿病肾病的饮食原则，教会患者选择适合自己病情的食物。

4.活动指导

生活规律、戒烟酒，嘱患者运动不宜在空腹时进行，防止低血糖发生，身体不适时应立即停止活动，不可过于劳累，运动时随身携带糖尿病卡，卡上写有本人的姓名、年龄、家庭住址、电话号码和病情以备急需。

5.随访

嘱患者定期门诊随访，了解患者出院后用药、饮食等方面依从性，询问患者有无不适，对于依从性差的患者了解其原因并给予相应的健康指导。指导患者随身携带记录简要病情信息的医疗卡，以应付突发状况。

第五节　过敏性紫癜性肾炎

过敏性紫癜属于系统性小血管炎，主要累及皮肤、关节、胃肠道和肾脏。过敏性紫癜性肾炎（HBN）临床主要表现为尿检异常或急性肾炎综合征，少数表现为肾病综合征或急进性肾炎综合征。肾活检病理表现为系膜增生性病变，伴节段性肾小球毛细血管襻坏死和（或）新月体形成，免疫荧光以 IgA 沉积为特征。过敏性紫癜性肾炎多见于儿童，占儿童继发性肾脏病首位。绝大多数患者预后良好。

一、病因

病因尚不清楚，可能的因素有以下几种。

1.感染

常为细菌、病毒及寄生虫感染引起的变态反应。病原菌包括β溶血性链球菌、金黄色葡萄球菌、结核分枝杆菌、流感嗜血杆菌等。

2.药物过敏

常见者为抗生素、磺胺、异烟肼、巴比妥、奎宁及碘化物等过敏。

3.食物过敏

如乳类、鱼、虾、蛤、蟹等过敏。

4.其他

如预防接种、植物花粉、虫咬、蜂蜇、寒冷刺激等。

二、发病机制

目前认为本病为免疫复合物性疾病。患者血清中可测得循环免疫复合物,主要为 IgA,在感染后 IgA 升高更明显,病变血管及肾小球可检出 IgA、C3 颗粒状沉着。因此,目前大量资料表明,IgA 在 HSN 发病机制中起重要作用。此外,血管内凝血机制参与了发病过程,患者的原纤维蛋白降解产物(FDP)增高,肾小球毛细血管腔内发现血小板聚集和纤维蛋白沉积及血栓形成,提示有微血管内凝血而导致肾脏损伤。近年的研究发现细胞因子在介导血管炎发生中起着重要作用。

三、病理

1.光镜

光镜以肾小球系膜病变为主,病变由轻至重。肾小球的主要病变为系膜细胞增生伴基质增加,可伴有不同程度的多种细胞增殖、小灶状坏死、渗出,毛细血管内血栓形成,不同程度的新月体形成。急性期后肾小球可有局灶节段性瘢痕形成而导致硬化。较严重的病例肾小管及间质出现病变,肾小管上皮细胞肿胀,空泡形成、坏死、萎缩,间质炎症细胞浸润或纤维化。

2.免疫荧光

免疫荧光主要免疫病理特征为 IgA 颗粒样弥散性肾小球沉积。在系膜区有 IgA 或伴 IgG、IgM、C3 弥散性颗粒状或团块状沉积。

3.电镜

电镜可见系膜细胞增生、基质增加。有广泛的系膜区及内皮细胞下不规则电子致密物沉积。

四、临床表现

(一)肾外表现

1.皮肤

绝大多数患者以紫癜为首发症状,这是本病临床诊断的主要依据之一。皮疹常发生在四肢远端伸侧、臀部及下腹部,对称性分布,皮损大小不等,为出血性斑点,突出皮肤,可融合成片,有痒感,不痛,可有一次至多次复发,也可分批出现,1～2周后逐渐消退,也有延缓4～6周消退者。

2.关节症状

1/2～2/3的患者有关节症状,多发生在较大的关节,如膝、踝关节,其次为腕和手指关节,常表现为关节周围触痛和肿胀,但无红、热,不发生畸形。

3.消化系统症状

约2/3的患者有胃肠道症状,以腹部不定位绞痛为多见。体检腹部有压痛,一般无腹肌紧张或反跳痛,伴有恶心、呕吐,胃肠道出血可表现为呕血或黑便。

4.其他表现

有上呼吸道感染史者可有头痛、低热、全身不适等症状。偶尔发生鼻血或咯血,神经系统受累表现为头痛、行为异常及抽搐等。少数患者有心肌炎表现。

(二)肾内表现

1.血尿

肾脏受累最常见临床表现为镜下血尿或肉眼血尿,可持续或间歇出现,儿童患者出现肉眼血尿者较成人为多,且在感染或紫癜发作后加剧。多数病例伴有不同程度的蛋白尿。

2.蛋白尿

大多数病例有不同程度的蛋白尿,蛋白尿大多为中度。部分病例可有肾病综合征范围内蛋白尿。

3.高血压

一般为轻度高血压,明显高血压多预后不良。

4.其他

可有水肿,水肿原因与蛋白尿、胃肠道蛋白丢失及毛细血管通透性变化有关。肾功能一般正常,少数出现血肌酐一过性升高。

五、诊断

HSN必须具备过敏性紫癜和肾炎的特征才能确诊。由于本病有特殊性皮肤、关节、胃肠道及肾脏受累表现,肾脏有以IgA沉着为主的系膜增殖性病理改变,因此确诊并不困难。约有25%的患者肾脏受累表现轻微,反复尿液检查才是检出肾脏受累的主要依据。必要时有待肾脏组织病理学检查才能确诊。血清检查IgA可以升高。

六、治疗

1.一般治疗

急性期或发作期应注意休息和维持水电解质平衡。水肿、大量蛋白尿者可给予低盐、限水和避免摄入高蛋白食物。在有明确的感染或感染灶时选用敏感的抗生素,但应避免盲目地预防性用抗生素。积极寻找并去除可能的过敏原,如药物、食物及其他物质过敏所致者应立即停用。

2.抗组胺药物

常用药物如氯苯那敏、阿司咪唑、赛庚啶等均可使用。10%葡萄糖酸钙 10mL 静脉注射，每日 2 次，连用 7～10 天为 1 疗程。

3.止血药

无明显大出血，一般不用止血药。如出现严重咯血、消化道大出血，可选用止血敏或安络血。

4.皮质类激素

对已经出现肾脏受累者应给予激素治疗。它可以减轻血尿、蛋白尿，改善肾功能。可选择泼尼松口服，剂量为：儿童 $1～2mg/(kg \cdot d)$，成人 $0.6～1.0mg/(kg \cdot d)$，一般服用 4 周后减量。对临床表现为急进性肾炎、肾病综合征或病理呈广泛大新月体形成者，可采用大剂量激素冲击治疗，用甲泼尼龙 0.5g/d，连续 3 天为一疗程，冲击以后改为泼尼松口服维持。在肾脏炎症病变、损害严重的患儿用激素冲击治疗均能取得肾功能改善的良好反应。因此，合理使用激素，积极治疗，可获一定疗效。

5.细胞毒性药物

对重症 HSN 治疗无效者可采用环磷酰胺（CTX）、硫唑嘌呤（AZP）、霉酚酸酯（MMF）、环孢素 A（CsA）等治疗。

（1）环磷酰胺（CTX）：CTX 是国内外最常用的细胞毒性药物，在体内被肝细胞微粒体羟化，产生有烷化作用的代谢产物而具有较强的免疫抑制作用。应用剂量为 $2mg/(kg \cdot d)$，分 1～2 次口服或 200mg，隔日静脉注射。累积剂量达 6～8g。CTX 与激素联合用于治疗重型紫癜性肾炎，临床研究显示有明显疗效。CTX 主要不良反应为骨髓抑制及中毒性肝损害，并可出现性腺毒性反应（尤其是男性）、脱发、胃肠道反应及出血性膀胱炎。

（2）霉酚酸酯（MMF）：在体内代谢为霉酚酸，后者为次黄嘌呤单核苷酸脱氢酶抑制剂，抑制鸟嘌呤单核苷酸的经典合成途径，故而选择性抑制 T、B 淋巴细胞增殖及抗体形成达到治疗目的。临床研究显示，MMF 治疗能有效减少蛋白尿。但 MMF 治疗重型紫癜性肾炎的远期疗效，还须进一步临床研究。常用量为 1.5～2.0g/d，分 1～2 次口服，共用 3～6 个月，减量维持半年。最常见不良反应是胃肠道反应，可出现腹泻、恶心、腹胀和呕吐，另外，还可出现骨髓抑制，肝毒性和肾毒性很小。

（3）硫唑嘌呤（AZA）：AZA 为 6-硫基嘌呤的咪唑衍生物，可产生烷基化作用阻断 SH 组群，抑制核酸的生物合成，防止细胞的增生，主要抑制 T-淋巴细胞增殖而抑制免疫反应。AZA 应用剂量 50mg，每日 3 次口服。不良反应有骨髓抑制、脱发、肝损害及感染，较少见的不良反应有胃肠道症状、巨细胞性贫血和恶性肿瘤发病率增高。孕妇禁用。

（4）其他药物：来氟米特、环孢素 A（CsA）等也有应用，但缺乏对照研究。

6.抗凝治疗

HSN 可有纤维蛋白的沉积、血小板沉积及血管内凝血的表现，故近年来也选用抗凝剂及抗血小板凝集剂治疗。可用肝素 $100～200U/(kg \cdot d)$，静脉滴注，监测控制凝血时间在 20～30 分钟，连续 4 周。也可口服双嘧达莫、华法林等。

7.中西医结合疗法

中药雷公藤及其制剂对 HSN 也有疗效。中医学辨证施治,治法有清热凉血、活血化瘀、健脾益气滋阴等。

8.血浆置换

由于 HSN 属免疫复合物性疾病,对急进性肾炎、肾活检显示有大量新月体形成(＞50％)的紫癜性肾炎,进展至终末期肾功能衰竭风险极大,对这类重型病例应采取更加积极的治疗措施,有人主张采用血浆置换疗法,在激素和细胞毒性药物基础上联合血浆置换或单独应用血浆置换,可减轻肾损害,延缓肾功能衰竭进展的速度。

9.其他治疗

至于晚期肾功能衰竭病例,可进行血液或腹膜透析,择期做肾移植。有报道移植肾本病复发率高达 40％,特别当皮肤及胃肠道等活动性病变者容易出现移植后肾炎复发。因此,一般应在活动性病变静止 1 年以后再做肾移植。

七、护理

(一)护理问题

1.有损伤的危险:出血

与血管壁的通透性和脆性增加有关。

2.舒适的改变:疼痛

与局部过敏性血管炎性病变有关。

3.体液过多

与低蛋白血症致血浆胶体渗透压下降等有关。

4.有感染的危险

与自身免疫反应、长期使用激素等因素有关。

5.潜在并发症

如慢性肾小球肾炎、肾病综合征、慢性肾功能衰竭。

6.知识缺乏

如缺乏疾病的健康知识。

(二)护理目标

(1)避免出血的发生。

(2)疼痛减轻或消失。

(3)水肿减轻或消失。

(4)感染不发生。

(5)患者健康意识增加,能做到病情的自我监测。

(三)护理措施

1.避免诱因

避免接触与本病发病有关的药物或食物。

2.休息

(1)发作期患者应增加卧床休息,避免过早或过多的行走性活动。

(2)疼痛者协助采取舒适卧位,关节肿痛者注意局部关节制动与保暖。

3.饮食指导

除了避免过敏性食物的摄取外,还应保证机体所必需的营养物质和热量的供给,补充丰富的维生素。宜进食清淡、少刺激、易消化的食物,少量多餐。若有消化道出血,应避免过热饮食,必要时禁食。

4.病情观察

密切观察病情的进展与变化,皮肤紫癜的分布有无增多或消退。注意评估疼痛的部位、性质、严重程度、持续时间及伴随症状。观察水肿、尿量、尿色的变化及大便的性质与颜色等。

5.感染的预防

(1)保持环境清洁:保持病室及床单位整洁,减少探视人次,每日进行空气消毒,以防交叉感染。

(2)预防感染指导:协助患者加强皮肤护理,穿宽松棉质衣服,避免使用碱性肥皂;加强其营养和休息;注意防寒保暖,预防上呼吸道感染,注意无菌操作。

(3)监测生命体征,尤其体温、血压的变化;观察有无咳嗽、肺部干/湿啰音等感染征象,如有异常及时报告医生。

6.心理护理

因病程治疗时间较长,患者及其家属容易产生悲观、失望、焦虑情绪,应多与患者及其家属沟通,消除其不良心理影响因素,减轻心理负担,保持乐观情绪,积极配合治疗。

八、健康教育

(1)疾病知识教育:向患者及其家属介绍疾病的性质、原因、临床表现及治疗的主要方法。解释引发疾病的有关因素及避免再次接触的重要性。

(2)注意休息、营养与运动,增强体质,预防呼吸道感染,养成良好的个人卫生习惯,避免接触与发病有关的药物或食物,避免疾病的复发。

(3)用药指导:严格观察用药后的不良反应;强调按医嘱服药的必要性,按时、按量服药,不能自行停药或减量;定期监测血压、血糖、肝肾功能及尿量、尿色的变化等。

(4)自我监测病情:教会患者对出血情况及其伴随症状体征的自我监测,一旦病情加重或复发,及时就医。

(5)重视随访:患者应当尽量避免接触可疑的过敏原(如进食鱼、虾、花粉,接触油漆,使用某些药物),避免感染(呼吸道、肠道)。虽然大多数患者预后良好,但部分病程迁延,少数可发展至慢性肾功能不全,应当注意随访观察,并按规定的疗程服药,不要因尿检好转而停药。

第六节 狼疮性肾炎

系统性红斑狼疮(SLE)为病变累及多系统、多器官、具有多种自身抗体的自身免疫性疾病,好发于育龄女性,发病率女:男为(7～9):1。狼疮性肾炎(LN)是 SLE 的肾损害,是 SLE

最常见和最重要的内脏并发症。在 SLE 发病的第一年内,约 50% 的患者出现肾脏受累的临床表现。也是我国最常见的继发性肾小球疾病,是导致 SLE 患者死亡的主要原因。

一、发病机制

狼疮性肾炎的发病机制尚不十分清楚,可能与以下因素有关。

(1)循环免疫复合物在肾脏沉积:循环免疫复合物生成增加以及基因单核-巨噬细胞系统功能受损而导致清除减少,均可引起循环中免疫复合物水平增高,这可能直接导致其在肾内沉积,造成肾脏损害。

(2)"原位性"免疫复合物形成:肾小球上的抗原或循环中的自由抗原先种植于肾小球基底膜,再吸引循环中的自由抗体,激活补体、释放炎性递质引起肾脏损害。这一机制可能在狼疮性膜肾病的发病中起主要作用。也有研究发现,肾小球细胞异常凋亡及凋亡细胞清除障碍可以引起原位免疫反应。

(3)局部补体激活,产生白细胞趋化因子,造成局部炎症细胞聚集,对肾脏造成损害,此外还可形成膜攻击性补体复合物直接攻击基底膜,造成肾小球通透性增加。

(4)自身抗体的直接作用:一些狼疮性肾炎的患者体内存在抗内皮抗体,这些抗体的作用目前尚不清楚。抗磷脂抗体与肾小球毛细血管血栓形成有一定关系,但目前未发现与狼疮性肾炎的病理分型有关。

(5)T 细胞介导的免疫反应:T 辅助细胞参与调节 B 细胞分泌自身抗体,引起肾脏损伤。在肾间质中已证实存在 T 细胞浸润,但 T 细胞的直接攻击作用还有待进一步研究。

(6)其他因素:激肽、缓激肽系统,单核细胞、巨噬细胞及肾小球本身的细胞在狼疮性肾炎中也起到一定作用。

二、病理

狼疮性肾炎治疗方案的选择需以肾活检病理类型为基础。因此,在治疗前应积极行肾活检明确肾脏病理类型。

(一)病理分型

狼疮性肾炎的病理分型主要根据肾小球光镜组织学、免疫荧光或电镜改变的特征进行划分。WHO 修订的分类法在过去 20 多年一直被广泛应用,国际肾脏病学会/肾脏病理学会(ISN/RPS)再次对狼疮性肾炎分型提出了修改。

目前新的分型已经在临床上得到认可,现将该分型标准详述如下。

Ⅰ型——系膜轻微病变型狼疮性肾炎:光镜下肾小球形态正常,但免疫荧光可见系膜区免疫复合物沉积。

Ⅱ型——系膜增生性狼疮性肾炎:光镜下仅见不同程度系膜细胞增生(指在 $2\mu m$ 厚的切片上单个系膜区系膜细胞数 3 个或 3 个以上)或系膜基质增多,伴有系膜区免疫复合物沉积。电镜或免疫荧光检查除系膜区沉积物外,可存在很少量,孤立的上皮侧或内皮下沉积物。

Ⅲ型——局灶性狼疮性肾炎:累及少于 50% 的肾小球(局灶)。病变可表现为活动或非活动性、节段性或球性、毛细血管内或毛细血管外增殖。通常伴有节段内皮下沉积物,伴或不伴系膜增殖性病变。

Ⅲ(A):活动性病变——局灶增殖性狼疮性肾炎。

Ⅲ(A/C):活动和慢性化病变共存——局灶增殖伴硬化性狼疮性肾炎。

Ⅲ(C):慢性不活动性病变伴肾小球瘢痕形成——局灶硬化性狼疮性肾炎。

Ⅳ型——弥散性狼疮性肾炎:受累肾小球 50% 以上。病变可表现为活动或非活动性、节段性或球性、毛细血管内或毛细血管外增殖。通常伴弥漫内皮下沉积物,伴或不伴系膜增殖性病变。肾小球的病变又分为节段性(S)(指病变范围不超过单个肾小球的 50%)或球性(G)(指病变范围超过单个肾小球的 50%)。当 50% 以上受累的肾小球为节段性病变时,称为弥漫节段狼疮性肾炎(Ⅳ-S),当 50% 以上受累肾小球表现为球性病变时,称为弥散性球性肾小球肾炎(Ⅳ-G)。此型还包括弥散性"白金耳"但不伴明显肾小球增生性病变者。

Ⅳ-S(A):活动性病变——弥漫节段增殖性狼疮性肾炎。

Ⅳ-G(A):活动性病变——弥漫球性增殖性狼疮性肾炎。

Ⅳ-S(A/C):活动和慢性病变并存——弥漫节段增殖伴硬化性狼疮性肾炎。

Ⅳ-G(A/C):活动性病变——弥漫球性增殖伴硬化性狼疮性肾炎。

Ⅳ-S(C):慢性非活动生病变伴瘢痕形成——弥漫节段硬化性狼疮性肾炎。

Ⅳ-G(C):慢性非活动病变伴瘢痕形成——弥漫球性硬化性狼疮性肾炎。

Ⅴ型——膜性狼疮性肾炎:光镜、免疫荧光或电镜检查见大部分肾小球存在弥漫或节段上皮侧免疫复合物沉积,伴或不伴系膜病变。Ⅴ型狼疮性肾炎合并Ⅲ型或Ⅳ型病变,需同时诊断。Ⅴ型可存在节段或球性肾小球硬化(但非肾小球毛细血管祥坏死或新月体导致的肾小球瘢痕)。

Ⅵ型——终末期硬化性狼疮性肾炎:Ⅵ型指 90% 以上肾小球球性硬化,无活动性病变。新的分型强调区分病灶的活动性(A)或是慢性不活动性(C),其次重视病变的范围是弥漫的节段性(S)或是球性(G)。

(二)免疫荧光及超微结构

狼疮性肾炎患者肾小球免疫荧光通常为 IgG 优势沉积,并出现 C4、C1q 与 C3 共沉积。IgG、IgA、IgM 以及 C3、C4、C1q 染色均阳性,称为"满堂亮"。C1q 阳性往往提示狼疮性肾炎的诊断。

免疫复合物在管-间质沉积是狼疮性肾炎的重要特点。各型均可见小管-间质免疫荧光染色阳性(以Ⅳ型最突出)。肾小管沉积物多在间质侧,为颗粒状或短线状,偶见肾小管上皮细胞核阳性。间质毛细血管基底膜也可见沉积物,沉积物以 IgG 为主。有的患者仅见 C3 或 C1q 沉积,而无免疫球蛋白。3.29% 的狼疮性肾炎患者肾小管管周、毛细血管存在 C4d 沉积,标志着患者免疫功能的亢进和补体经典途径的激活。

(三)其他病理改变

狼疮性肾炎除累及肾小球外,肾小管间质和血管也常受累。有间质或血管病变的患者,肾功能损害往往较重,预后较差。因此,在诊断和治疗时应加以识别。

1.肾间质性病变

狼疮性间质病变的轻重通常与肾小球病变和血管病变的严重程度相关。Ⅳ型狼疮性肾炎约 3/4 有间质性损害。无论狼疮性肾炎肾脏病变是否活动,肾间质中 CD4$^+$、CD8$^+$ 细胞数均明显高于正常,有活动病变者比病变不活动者增高更加明显。有间质血管病变者间质 CD8$^+$ 细胞浸润程度明显高于无上述病变者。肾间质 CD4$^+$、CD8$^+$ 和比值与血清肌酐、C3、C4 及抗核抗体(ANA)和抗 dsDNA 抗体滴度之间无明显相关性;但间质有 T 细胞局灶聚集者肾小球硬化、新月体形成和肾功能损害发生率明显高于无 T 细胞局灶聚集的患者。狼疮性肾炎患者肾小管基底膜可见颗粒状免疫球蛋白和补体沉积,偶尔为线状沉积。小管沉积物与间质 CD4$^+$、CD8$^+$ 计数之间无明显相关性。随着病情进展,间质可逐渐出现纤维化等慢性化病变。少数狼疮性肾炎患者在出现小管间质损伤的同时,肾小球病变却很轻微。此类患者易发生急性肾功能不全和肾小管性酸中毒。

2.血管病变

狼疮性肾炎的肾内血管病变可分为血管壁免疫复合物沉积型、栓塞性微血管病变、非炎症坏死性血管病变和狼疮性血管炎等类型。

血管壁免疫复合物沉积是指免疫复合物沉积于血管壁而光镜检查血管形态无明显异常,免疫荧光检查可见 IgG、IgA 或 IgM 和补体成分沉积于血管内皮或中层。如果光镜下见到血管壁坏死,但无炎性细胞浸润,则称为炎症坏死性血管病变。这类血管病变常侵犯入球小动脉,较少影响小叶间动脉,多发生于Ⅳ型狼疮性肾炎,预后比无血管病变者差。

栓塞性微血管病变以内皮损伤和血栓形成为特征,临床表现为微血管病性溶血性贫血、血小板减少、肾功能不全或中枢神经系统损害。光镜下急性期见内皮细胞肿胀、内皮下间隙增宽伴透亮的蓬松物和稀疏免疫复合物沉积,有时伴红细胞碎片或溶解的细胞,管腔明显狭窄或完全闭锁。免疫荧光检查可见纤维蛋白相关抗原和少量免疫球蛋白和(或)补体沉积。慢性期可见血管内膜黏液样水肿和(或)葱皮样改变。狼疮性肾炎伴栓塞性微血管病变者预后最差。

狼疮性肾炎还可出现与微型多血管炎类似的坏死性血管炎,即动脉管壁纤维素样变性或坏死,伴炎性细胞浸润。免疫荧光检查无明显免疫复合物沉积。这类病变发病率很低,但病情重,预后较差。

对患者循环内皮细胞进行测定有助于对血管炎病变的诊断。伴血管病变的患者循环中内皮细胞数显著增高,其增高程度还与血管炎病变的严重性明显相关。

(四)组织学转型

狼疮性肾炎的转型较常见。患者在成功治疗之后,可由增殖性类型转为非增殖性类型。持续不缓解的患者可由非增殖性类型(Ⅱ、Ⅴ)转变为增殖性类型(Ⅲ、Ⅳ)。此类患者一般临床表现为:①出现活动性尿沉渣改变。②尿蛋白明显增加,甚至出现肾病综合征。③血清肌酐增高。在上述情况下,应积极行重复肾活检,明确病理改变,调整治疗方案。

(五)病理分型间的临床联系

Ⅱ型狼疮性肾炎患者肾外症状较为突出,绝大多数以肾外损害为首发症状,病程中面部红斑、关节炎、发热、溶血性贫血发生率在各型中最高,而血清抗 dsDNA 抗体阳性率、低 C4 血症比例最低,除 ANA 阳性外,抗 Sm 抗体常为阳性。肾损害中以少量蛋白尿为主。因此,临床以"皮肤-关节-发热-肾病"为特征。Ⅲ型狼疮性肾炎患者(尤其肾小球病变范围较广者)关节炎、皮肤血管炎和血清抗中性粒细胞胞质抗体(ANCA)阳性率高,肾损害以血尿为主,与小血管炎的临床特征相一致("血管炎"综合征),毛细血管祥内皮细胞损害较为突出。Ⅳ型(包括Ⅴ+Ⅳ)狼疮性肾炎浆膜腔炎、血清抗 dsDNA 抗体和低 C4 血症阳性率最高。肾损害常伴有高血压、血尿或伴肾功能不全。因此临床上以"浆膜腔炎-抗 dsDNA 抗体-低 C4-肾炎"为特征。Ⅴ型狼疮性肾炎患者主要表现为蛋白尿或伴少量血尿,容易发生肾静脉血栓、肺动脉栓塞。临床症状不突出,血清抗 dsDNA 抗体阳性和低 C4 血症比例低,早期临床容易误诊。Ⅴ+Ⅳ型狼疮性肾炎临床和免疫学特点与Ⅳ型狼疮性肾炎类似,但肾病性蛋白尿比例显著提高。Ⅴ+Ⅲ型狼疮性肾炎肾病性蛋白尿比例与Ⅴ型狼疮性肾炎相似,血尿程度与Ⅲ型狼疮性肾炎接近,但 ANCA 阳性率和低 C4 血症发生率比例低于Ⅲ型狼疮性肾炎。

当然,同一病理类型临床和免疫学特征(临床表型)并不一致,不同病理类型也可出现相同临床表现。如部分Ⅳ型狼疮性肾炎患者血清 ANCA 阳性,表现有肉眼血尿或大量镜下血尿,肾活检有肾小球毛细血管祥坏死、新月体或肾间质血管炎;与大量免疫复合物沉积所致Ⅳ型狼疮性肾炎表现不同,也具有血管炎的特征。

三、临床表现

狼疮性肾炎临床表现多样化,程度轻重不一,包括无症状尿检异常、肾病综合征、急性肾炎综合征、慢性肾炎、急进性肾炎和慢性肾功能不全等,其中蛋白尿和血尿发生率最高。部分患者还出现肾小管功能障碍,表现为肾小管性酸中毒及钾代谢紊乱。30%~50%的系统性红斑狼疮患者在疾病早期即出现肾脏损害的临床表现。

1.蛋白尿

蛋白尿是狼疮性肾炎最常见的临床表现。约 25%的患者出现肾病综合征。其中Ⅳ型、Ⅴ型、Ⅴ+Ⅳ型和Ⅴ+Ⅲ型狼疮性肾炎患者肾病综合征发生率较高(20.6%~43.0%)。少部分Ⅱ型和Ⅲ型狼疮性肾炎患者也可表现为肾病综合征(6.3%~9.2%)。

2.血尿

镜下血尿多见,肉眼血尿发生率低(6.4%)。持续肉眼血尿或大量镜下血尿主要见于肾小球出现毛细血管祥坏死、有较多新月体形成的凶险病例。血尿的多少一定程度上反映肾脏病变的活动性。

3.管型尿

1/3 的患者尿液中出现管型,主要为颗粒管型。大量血尿时可出现红细胞管型。

4.高血压

15%~50%的狼疮性肾炎患者存在高血压,且与肾脏损害的严重程度有关。肾内血管病变的患者高血压发生率明显升高,甚至出现恶性高血压。

5.急性肾功能不全

狼疮性肾炎并发急性肾功能不全与下列因素有关:①肾小球弥散性新月体形成。②肾小球毛细血管祥内广泛血栓。③狼疮性肾血管病变,如血栓性微血管病、非炎症性坏死性血管病变。④急性间质性肾炎。⑤肾静脉血栓,偶见肾动脉血栓。肾病综合征、血清抗磷脂抗体阳性者容易并发血栓形成,导致肾功能急剧恶化。

6.慢性肾功能不全

活动性病变未得到有效控制,患者可进入慢性肾功能不全。若病理仍存在活动性病变,给予恰当的免疫抑制治疗,肾功能可得到部分恢复。8%~15%的狼疮性肾炎最终可进展至终末期肾病,以Ⅳ型、Ⅳ型伴Ⅴ型狼疮性肾炎患者最多见。

四、诊断及鉴别诊断

狼疮性肾炎是系统性红斑狼疮的肾脏损害,因此从理论上讲首先确定系统性红斑狼疮的诊断,再加上肾小球疾病的证据就可能诊断为狼疮性肾炎。通常系统性红斑狼疮的诊断都依据美国风湿病学会新拟定的诊断条件,11条中如有4条以上符合诊断就可成立(据报道其敏感度及特异度可达96%),但实际上,临床中大约有10%以上的狼疮性肾炎患者在确诊时未能达到这个标准。

11条标准中有4条属于皮肤黏膜病变,而我国系统性红斑狼疮患者皮肤黏膜的损伤不如西方人多见。因此阳性率明显降低,不少患者以水肿、尿检异常为首发症状,如果是育龄期妇女,自身抗体阳性,往往会怀疑存在狼疮性肾炎,肾活检病理切片提供的资料(大量免疫复合物沉积,"满堂红")、低补体血症等有助于确定诊断。因此狼疮性肾炎的诊断应该强调临床症状、流行病学资料(性别、年龄)、实验室检查(自身抗体、免疫功能),必要时结合肾活检病理资料进行综合判断。

除轻型的狼疮性肾炎在疾病的早期需要与原发性肾小球肾炎的相区分以外,其他自身免疫性疾病所引起的肾脏损害也可以在诊断上引起混淆,如混合性结缔组织病、类风湿性关节炎的肾损害。按照临床表现结合实验室检查及肾活检病理进行综合性分析,一般不难判断。混合性结缔组织病常常呈现抗Ro及抗La抗体阳性,而抗dsDNA抗体为阴性;类风湿关节炎具有关节僵硬畸形及关节影像学变化的证据,类风湿因子常为阳性,可资鉴别。

自身抗体检测对狼疮性肾炎诊断有重要意义。90%以上未治疗的系统性红斑狼疮患者血清ANA阳性,因此ANA抗体阴性时诊断狼疮性肾炎应特别慎重。ANA荧光模型对系统红斑狼疮和其他自身免疫性疾病的鉴别诊断价值不大。抗dsDNA抗体及抗Sm抗体在系统性红斑狼疮患者阳性率低,但特异性较高。未治疗的系统性红斑狼疮患者低补体血症发生率超过75%。患者表现为C3和C4同等程度下降或C4下降更显著。而在感染后肾小球肾炎和特发性膜增生性肾小球肾炎患者中,C3通常下降较明显。

五、治疗

(一)基本原则

1.病理分型不同,治疗方法不一

狼疮性肾炎必须依据肾活检病理制订治疗方案,治疗效果不佳者病情恶化,需要重复肾活检,依据新的情况制订新的方案。

2.制订长期治疗规划

除极轻型病例(如Ⅰ型)外,一般要包括诱导阶段及维持阶段,诱导阶段主要是针对急性严重的活动性病变,往往是在病变的早期,系统性红斑狼疮活动影响了多个系统,此期应迅速控制免疫性炎症及临床症状,调整免疫失衡,减少组织损伤及随后的纤维化。免疫阻滞剂物作用较强,剂量较大,诱导时间一般为6~9个月。维持阶段重在稳定病情,防止复发,用药剂量偏小,力求长期无不良反应,治疗中要有耐心。

3.警惕药物不良反应

免疫抑制剂是狼疮性肾炎治疗中的主要药物,必须警惕药物的不良反应,力求治疗有效,不良反应很少,强调治疗方法的个体化。

4.延缓肾功能不全进展

除免疫抑制剂以外,降压药、对抗局部肾素-血管紧张素系统的药物等对症治疗有助于延缓肾功能不全的进展。

(二)按照病理分型选择治疗方案

狼疮性肾炎的免疫性炎症绝大多数可以应用免疫抑制治疗加以控制,但免疫抑制必然带来生理性免疫功能的紊乱,导致感染或肿瘤的发生,因此,在免疫抑制疗法的应用上不能千篇一律。免疫抑制狼疮药物种类很多,如何选择适当的药物及治疗方案是狼疮性肾炎治疗中的首要问题。

按照早先应用的 WHO 分型或最近的 ISN/RPS 分类法,Ⅰ型及部分Ⅱ型狼疮性肾炎患者无须针对狼疮性肾炎的特殊治疗措施,只需按系统性红斑狼疮的全身治疗原则接受免疫抑制剂或糖皮质激素(简称激素),但对于存在明显尿检异常的患者,仍主张按狼疮性肾炎接受治疗。

(三)狼疮性肾炎免疫抑制治疗

1.一般药物治疗

(1)诱导期常用的药物用法。①糖皮质激素:甲泼尼龙剂量 0.5g/d 静脉滴注,连续 3 天为一个疗程,必要时可重复一个疗程。冲击治疗后,续以泼尼松 0.6~0.8mg/(kg·d)]口服,4 周后逐渐减量,每 2 周减 5mg/d 至 20mg/d,再每 2 周减 2.5mg/d 直到每日 10mg 维持。②霉酚酸酯:诱导治疗起始剂量 1.5~2.0g/d,分 2 次口服。视患者体重、血浆白蛋白和肾功能水平,酌情调整剂量。诱导疗程一般为 6~9 个月。9 个月部分缓解者,诱导治疗可延长至 12 个月。③多靶点疗法(MMF+FK506+Pred):MMF 起始剂量 1.0g/d(体重>50kg,剂量为 0.75g/d),分 2 次,间隔 12 小时口服。FK506 起始剂量 4mg/d(体重<50kg,剂量为 3mg/d),分 2 次,间隔 12 小时口服,要求 FK506 谷浓度在 4~7ng/mL。诱导疗程一般为 6~9 个月。9 个月部分缓解者,诱导治疗可延长至 12 个月。激素用法同上。④环磷酰胺(CTX):CTX 每月静脉滴注 1 次。第 1 个月的剂量为 0.75g/(m² 体表面积),以后每个月剂量为 0.5~1.0g/(m² 体表面积),维持最低白细胞计数在(2.5~4)×10⁹/L(2500~4000mm³)。年龄 60 岁以上或血清肌酐大于 300.6μmol/L(3.4mg/dL)的患者,剂量降低 25%。具体用法为 CTX 置于 250mL 生理盐水内,1 小时以上静脉滴注完;同时进行水化增加尿量,以减轻 CTX 的膀胱毒性作用。总疗程为 6~9 个月,总剂量小于 9.0g。

（2）维持期常用药物用法。①泼尼松：维持期剂量 10mg/d，口服。如果持续缓解，可调整为隔日服用。②雷公藤多苷（TW）：维持期剂量 60mg/d，口服。③硫唑嘌呤（AZA）：维持期剂量 1～2mg/（kg・d），口服。④霉酚酸酯（MMF）：维持期剂量 0.5～0.75g/d，口服。⑤来氟米特（LFM）：维持剂量 20mg/d，口服。

以上方案仅作为用药的参考，临床实践应根据患者的实际情况调整。

2.重型狼疮性肾炎的治疗

（1）Ⅳ型狼疮性肾炎：诱导治疗可以选用激素联合 MMF、激素联合 CTX 或多靶点疗法。激素联合 MMF 诱导完全缓解率可达 70%～80%，疗效较好，推荐使用。药物供应困难者可选用激素联合 CTX 疗法。难治性病例采用多靶点疗法。维持期可选用激素联合 MMF、激素联合雷公藤多苷、激素联合 AZA 或激素联合 LFM 等治疗。

（2）Ⅲ型狼疮性肾炎：诱导治疗可以选用激素联合 MMF 或多靶点疗法。维持期可选用激素联合 MMF、激素联合雷公藤多苷、激素联合 AZA 或激素联合 LFM 等治疗。

（3）Ⅴ＋Ⅳ型和Ⅴ＋Ⅲ型狼疮性肾炎：诱导治疗采用多靶点疗法。维持期可选用激素联合 MMF、激素联合雷公藤多苷、激素联合 AZA 或激素联合 LFM 等治疗。

（4）其他：对一些严重狼疮性肾炎如有大量新月体形成、合并栓塞性微血管病变或抗核抗体/ANCA 高滴度阳性或弥散性肺泡出血者，可采用血浆置换或免疫吸附治疗。

3.Ⅴ型狼疮性肾炎的治疗

对于非肾病综合征型患者，强调非免疫抑制治疗。具体措施包括严格控制血压（＞130/80mmHg）、使用血管紧张素转换酶抑制剂（ACEI）和（或）血管紧张素Ⅱ受体阻滞剂（ARB）减少蛋白尿、给予抗凝剂和降脂治疗预防血栓和心血管并发症。同期给予小剂量泼尼松及雷公藤多苷口服。

对于肾病综合征型患者，尤其是肾病综合征并发症高危患者，除上述非免疫抑制治疗和小剂量泼尼松外，应给予其他免疫抑制剂。具体方案可采用多靶点疗法或 FK506。疗程一般为 6～9 个月，多靶点疗法可延长至 12 个月，但要注意不良反应。维持期可选用激素联合雷公藤多苷、激素联合 FK506、激素联合 AZA 等治疗。

4.狼疮性肾炎的缓解与复发

达到临床完全缓解可以明显改善狼疮性肾炎患者的远期预后。有利于缓解的因素包括血清肌酐低、尿蛋白少、病理改变轻、病变慢性化指数低等。

5.狼疮性肾炎的停药时机

由于持续缓解病例也可能在若干年后复发，所以一般不主张完全停用免疫抑制治疗。通常可以采取小剂量激素维持。对于那些不能遵从长期药物治疗的患者，可以考虑在持续缓解至少 5 年以后再停止药物治疗。但必须密切观察患者尿液检查和免疫学指标变化。如果 GFR 持续稳定、没有蛋白尿和血尿，且免疫学指标正常，则可以继续停药观察。

6.狼疮肾炎患者出现肾功能不全需要积极治疗的情况

对于有下列情况的患者，应用激素和免疫抑制剂治疗，会收到良好疗效。①病情迅速恶化，进展至肾功能衰竭者。肾功能不全不超过 3 个月，有 65% 的患者可望恢复肾功能正常。但同时也有 12% 患者半年内死亡。超过 3 个月，恢复率降低。②血肌酐值不超过 300mmol/L

者,有 80％的希望可恢复。如果超过 600mmol/L,则只有 25％的可能。③影像学显示肾脏仍未有缩小者;肾脏缩小者,肾功能恢复的机会很小。④LN有活动表现者或肾活检病变仅为轻至中度慢性化而活动性指数高者。⑤LN病史未超过 2 年者。

六、护理

(一)护理评估

1.病因评估

询问患者有无与本病相关的病因及诱因,如病毒感染、日光过敏、妊娠、药物、精神刺激等,以及其家族史。

2.病史评估

向患者了解起病时间、病程及病情变化情况。重点了解患者皮疹出现时间及变化情况,有无关节和肌肉疼痛,评估疼痛的部位、性质、特点等。

3.症状及体征评估

注意有无面部蝶形红斑、皮肤丘疹、口腔黏膜溃疡;有无末梢皮肤颜色改变和感觉异常;有无关节畸形和功能障碍,有无肌肉压痛等。

(二)护理措施

1.病情观察

定时监测生命体征、体重,观察患者水肿的程度及尿液情况,监测血清电解质、血肌酐和血尿素氮的动态改变。

2.饮食指导

(1)对于肾功能不全的患者,应给予患者低盐、低脂、优质蛋白饮食,限制水、钠的摄入。

(2)某些含补骨脂素的食物(如芹菜、无花果等)可能增强狼疮患者对紫外线的敏感性;含联胺基因的食物(如烟熏食物、蘑菇等)可诱发狼疮患者发病;菠萝、香蕉、黄花菜、海鲜等易引起皮疹,甚至加重病情,有皮疹的患者忌食。刺激性食物如辣椒、生姜、生葱、生蒜、芥末、咖啡等少吃或不吃。

3.用药护理

LN 常用的免疫抑制治疗方案包括糖皮质激素(如泼尼松)联合各种细胞毒性药物(如环磷酰胺)或其他免疫抑制剂(如硫唑嘌呤、环孢素、来氟米特)等,其中,糖皮质激素是高效的免疫抑制剂,是治疗 LN 的基本药物。

(1)糖皮质激素:有较强的抗炎、抗过敏和免疫抑制的作用,能迅速缓解症状,但可能引起继发感染,易导致向心性肥胖、血压升高、血糖升高、电解质紊乱、消化性溃疡、骨质疏松,也可诱发神经精神异常。在服药期间,应注意补充钙剂和活性维生素 D,定期测量血压,检测血糖、尿糖的变化。按时规律服药,不可擅自减量或停服。做好皮肤和口腔黏膜的护理。

(2)免疫抑制剂:主要不良反应有白细胞减少,应做好感染的预防工作。也可引起胃肠道反应、黏膜溃疡、皮疹、肝肾功能损害、脱发等。环孢素除可导致免疫力低下、高血压、上肢震颤、牙龈增生、高钾血症、高脂血症等,还具有肾毒性、神经毒性等。环磷酰胺还可有出血性膀胱炎、畸胎、肿瘤发生率增加等不良反应,静脉应用环磷酰胺的患者输液后应鼓励其多饮水,观察尿液颜色。育龄妇女服药期间应避孕。

4.皮肤护理

保持皮肤清洁,尽量穿柔软宽松的清洁衣裤。勤剪指甲,蚊虫蜇咬时应正确处理,避免抓伤皮肤。叮嘱患者避免日光或紫外线照射,告知患者外出时可戴宽边帽子,穿长衣及长裤。

5.并发症的预防及护理

主要是预防狼疮脑病。

(1)监测病情:狼疮脑病往往出现在急性期或终末期,少数作为首发症状表现,密切观察患者有无躁动、幻觉、猜疑、妄想、强迫等精神异常的表现。中枢神经受累常见表现有颅内压升高,患者表现为头痛、恶心、呕吐、颈强直等。

(2)狼疮脑病急性期护理:有间断癫痫发作史者,必要时给予保护性约束,床头备有压舌板,避免癫痫发作时舌咬伤,除家属陪伴外,护士应勤巡视,避免一切不安全因素;癫痫大发作时,患者可出现严重角弓反张、昏迷等状况,病情十分危急,需要多位护士与医师密切配合,合理分工,积极救治。抢救时首先要保证呼吸道通畅,应用开口器和舌钳,防止舌咬伤及舌后坠,并及时吸痰、吸氧,最短时间内开放静脉通道,遵医嘱立即应用镇静剂和脱水剂,20%甘露醇必须快速输注或者静脉推注,以确保疗效。

(3)稳定期患者:护士定期巡视,如有异常及时通知医生给予对症处理。

6.预防感染

LN患者大多应用糖皮质激素加免疫抑制剂治疗,增加了患者感染的风险,因此要加强感染的预防。

七、健康教育

1.避免诱因

本病的诱因较为特殊,应教会患者及其家属避免一切可能诱发本病的因素,如阳光照射、妊娠、分娩、药物、感染及手术等,育龄妇女应避孕,病情活动伴有心、肺、肾功能不全者属妊娠禁忌。

2.用药指导

嘱患者坚持严格按医嘱治疗,绝不可擅自改变药物剂量或突然停药,保证治疗计划得到落实。向患者及其家属详细介绍所用药物的名称、剂量、给药时间和方法等,并教会其观察药物疗效和不良反应。

3.饮食指导

合理饮食,对于肾功能不全的患者应根据病情给予低盐、低脂、优质蛋白或低蛋白饮食。另外,应告知患者及其家属按照系统性红斑狼疮的饮食原则正确地选择食物,勿食易引起狼疮发病的食物。

4.活动指导

嘱患者急性期应注意卧床休息,缓解期可逐步增加活动,适当参加社会活动和日常工作,劳逸结合,避免过度劳累。

5.随访

嘱患者定期门诊随访,了解患者出院后用药、饮食等方面依从性,询问患者有无不适,对于依从性差的患者了解其原因并给予相应的健康指导。

第七节 尿路感染

尿路感染(UTI)是指病原体侵犯尿路黏膜或组织引起的尿路急性或慢性炎症。根据感染部位,尿路感染可分为上尿路感染和下尿路感染,前者为肾盂肾炎,后者主要为尿道炎和膀胱炎。多见于育龄女性、老年人或免疫功能低下者。

一、分类

根据有无尿路功能或解剖异常,尿路感染可分为复杂性尿路感染和单纯性尿路感染。复杂性尿路感染是指:①尿路有器质性或功能性异常,引起尿路梗阻,尿流不畅。②尿路有异物,如结石、留置导尿管等。③肾内有梗阻,如在慢性肾实质疾病基础上发生的尿路感染,多数为肾盂肾炎,可引起肾组织损害。长期反复感染或治疗上的不彻底,可发展成为慢性肾功能衰竭。单纯性尿路感染则无上述情况,不经治疗其症状及菌尿可自行消失或成为无症状性菌尿。

二、病因

细菌是最多见的病原体,真菌、病毒、寄生虫等也可引起感染。最常见为肠道革兰阴性杆菌,大肠杆菌尤为常见,占 60%～80%,其次为副大肠杆菌、变形杆菌、肺炎克雷伯杆菌、产气杆菌、产碱杆菌、粪链球菌、葡萄球菌或铜绿假单胞菌。铜绿假单胞菌尿路感染常见于器械检查后,变形杆菌、肺炎克雷伯杆菌则多见于泌尿系结石。金黄色葡萄球菌常为血源性感染。血浆凝固酶阴性的葡萄球菌尿路感染,多与性生活有关。

三、发病机制

1.感染途径

感染途径有上行感染、血行感染、淋巴道感染和直接感染四种方式,上行性感染最为常见。正常情况下,尿道口及其周围是有细菌寄生的,但一般不引起感染。当机体抵抗力下降或尿道黏膜有轻微损伤时或者细菌的毒力大,黏附尿道黏膜和上行的能力强,容易侵袭膀胱和肾脏,造成感染。血行感染是细菌从感染灶侵入血流,到达肾脏,较为少见,不及 10%。当盆腔器官炎症、阑尾炎和结肠炎时,细菌也可从淋巴道感染肾脏,这种感染途径更为少见。外伤或邻近肾脏的脏器有感染时,细菌直接侵入肾脏引起感染则极为罕见。

2.机体抗病能力

细菌虽可进入膀胱但并不引起感染,主要是人体对细菌入侵尿路有自卫能力,表现在以下几个方面。

（1）肾脏不停地生成尿液，由输尿管流入膀胱，在膀胱中起到冲洗和稀释作用。通过膀胱周期性排尿的生理活动，将接种于尿路的细菌机械性地"冲洗"出去，从而防止或减少被感染的机会。

（2）尿路黏膜及其分泌的黏蛋白具有抵制细菌黏附的能力。膀胱可分泌 IgG、IgA 等，并通过吞噬细胞的作用来杀菌。

（3）尿 pH 低、含高浓度尿素和有机酸、尿液过分低张和高张等因素均不利于细菌的生长。

（4）男性前列腺液具有抗革兰阴性肠道菌的作用，其抗菌作用可能与它的锌浓度有关。

3.细菌的致病力

细菌对尿路上皮细胞的吸附能力，是引起尿路感染的重要致病原因，这是发病机制中很重要的环节。在绝大多数情况下，这种黏着乃由致病菌的菌毛所致，而绝大多数革兰阴性杆菌皆有菌毛。

4.易感因素

（1）女性生理解剖缺陷：由于女性尿道远较男性短而宽且尿道口靠近肛门，易被大便污染，故更易致病。尤其在经期、妊娠期、绝经期和性生活后较易发生感染。

（2）尿流不畅或尿液反流：尿路梗阻是诱发尿路感染易于上行感染的重要原因。尿路梗阻者的尿路感染发生率较无阻塞者高 12 倍。由于结石、肿瘤、尿道狭窄、前列腺肥大、膀胱颈梗阻、包茎、膀胱憩室、肾下垂等原因，出现尿流不畅，细菌不易由膀胱排出而大量繁殖，易发生感染。尿路畸形或功能缺陷：如肾脏发育不全、多囊肾、髓质囊性病、马蹄肾、肾盂及输尿管畸形可引起尿流不畅或肾内反流或膀胱输尿管反流（即排尿时，尿液从膀胱逆流至肾盂的反常现象）等，都易发生感染。

（3）使用尿路插入性器械：导尿和做泌尿道器械检查，会损伤尿道黏膜，还可将尿道口的细菌直接带入膀胱。据统计，即使在严格消毒下，一次导尿引起尿路感染的机会为 2% 左右，留置导尿管 4 天以上者，可高达 90%，连续留置导尿管 10 天后，尿路必然受感染。

（4）尿道内或尿道口周围有炎症病灶，妇科炎症、包皮炎及前列腺炎等。

（5）抵抗力下降：全身性疾病，如糖尿病、重症肝病、慢性肾病、晚期肿瘤及长期使用免疫阻滞剂物等，使人体抵抗力下降，易于发生尿路感染。

四、临床表现

（一）膀胱炎

膀胱炎占尿路感染的 60%。起病急骤，每于劳累、受凉、长期憋尿、性生活后发病。主要症状为膀胱刺激症状即尿频、尿急、尿痛及耻骨弓上不适等，多有膀胱区压痛，但一般无全身感染症状。常有白细胞尿，约 30% 有镜下血尿。约 30% 以上的膀胱炎为自限性，可在 7～10 天内自愈。

（二）肾盂肾炎

1.急性肾盂肾炎

急性肾盂肾炎是指肾盂黏膜及肾实质的急性感染。临床表现因炎症程度而各异，多数起病急骤,表现如下。

(1)全身表现:常有寒战、高热,体温可达 39℃以上,全身不适、头痛、乏力、食欲减退,有时有恶心或呕吐等。常伴有血白细胞计数升高和红细胞沉降率增快。轻症患者可无全身表现。

(2)泌尿系统症状:常有尿频、尿急、尿痛等膀胱刺激征。尿液浑浊,偶有血尿。大部分患者有腰痛和(或)下腹部痛。一侧或两侧肾区疼痛,脊肋区有叩击痛及压痛。

(3)并发症:较少,有尿路梗阻或原有糖尿病者合并急性肾盂肾炎,当细菌毒力强而机体抵抗力较弱时,可发生急性肾乳头坏死或肾周脓肿。前者表现为严重全身症状如高热、剧烈腰痛及血尿、脓尿之外,有时由于坏死乳头脱落阻塞输尿管,引起肾绞痛。部分患者还出现少尿或尿闭及急性肾功能衰竭。后者除原有肾盂肾炎症状加重外,常伴有明显单侧腰痛,向健侧弯腰时疼痛加剧。

2.慢性肾盂肾炎

慢性肾盂肾炎指尿路感染病史超过 1 年并有肾盂、肾盏黏膜和间质纤维化瘢痕变形或经治疗后仍有肾小管功能减退者。临床表现复杂,症状多端。患者可有反复发作的尿路刺激症状,也可能仅有腰酸和(或)低热、乏力,而无尿路刺激症状或出现夜尿增多及尿中有少量白细胞和蛋白等。细菌尿可为持续或间歇性。半数以上的慢性肾盂肾炎由急性肾盂肾炎转变而来,若长期不愈、反复发作,最后将会导致慢性肾功能衰竭。

(三)无症状性菌尿

无症状性菌尿又称隐匿型菌尿,指患者无任何尿路感染的症状,但有真性菌尿,多次尿细菌培养阳性。常见于妊娠妇女及老年人。

五、辅助检查

1.尿常规检查

尿白细胞明显增多,白细胞≥5 个/HP,白细胞计数≥8×10⁶/L,白细胞管型提示肾盂肾炎;红细胞增加,多为镜下血尿,肉眼血尿少见;蛋白尿阴性或微量。

2.尿细菌学检查

此检查是确诊尿路感染的重要检查。尿涂片细菌检查阳性率为 80%～90%。清洁中段尿细菌定量培养≥10⁵/mL,为真性菌尿,可确诊尿路感染;10⁴～10⁵/mL 为可疑阳性,须复查;≤10⁴/mL 多为污染。两次中段尿培养≥10⁵/mL 且为同一菌种,即使无症状,也可诊断尿路感染。

3.血液检查

急性肾盂肾炎血常规白细胞增多,中性粒细胞增高,核左移。红细胞沉降率可增快。慢性肾盂肾炎有肾功能受损时可出现肾小球滤过率下降,血尿素氮、血肌酐升高。

4.影像学检查

B 超、X 线腹部平片、静脉肾盂造影(IVP)等,有利于发现尿路结石、梗阻、畸形、反流等导致尿路感染反复发作的因素。

六、诊断

尿路感染诊断不能单纯靠临床表现,必须依靠实验室检查,尤其是细菌学检查。尿路感染诊断以真性菌尿为准绳,凡有真性菌尿即可诊断。真性菌尿定义为膀胱穿刺尿有细菌生长或清洁中段尿培养$\geqslant 10^5/mL$,如无症状,需二次清洁中段尿培养$\geqslant 10^5/mL$,且为同一菌种。有尿频、尿急、尿痛,但无真性菌尿只能称为尿道综合征。

七、治疗

1.一般治疗

急性期有高热者应卧床休息,鼓励多饮水、勤排尿,促使细菌及炎性渗出物迅速排出。尿路刺激症状明显者,可口服碳酸氢钠片。用法:每次 2 片,每日 2 次。

2.抗生素治疗

抗生素治疗为主要治疗环节。常用抗生素有磺胺类、喹诺酮类、半合成青霉素、头孢菌素类、氨基糖苷类。用药原则:选用致病菌敏感的抗生素;选用在尿内和肾内的血药浓度高的抗生素;选用肾毒性小、不良反应少的抗生素;对单一药物治疗失败,感染严重或有混合感染及耐药菌者应联合用药;对类型不同的尿路感染给予不同的治疗疗程。

(1)急性膀胱炎:选用磺胺类、喹诺酮类或头孢类抗生素中的一种,口服,连用 3 日。男性膀胱炎抗生素需用 7 天。

(2)急性肾盂肾炎:首选对革兰阴性菌有效的药物。一般用药 72 小时显效,若无效则按药敏结果更改抗生素。建议使用抗生素治疗 14 天,对于轻症患者使用高效抗生素疗程可缩短至 7 天。轻症者常采用口服喹诺酮类药物治疗,如诺氟沙星 0.1~0.2g/次,3~4 次/d。如果致病菌是革兰阳性菌,可以用羟氨苄青霉素。对于重症病例,应住院治疗,静脉使用喹诺酮类药物或广谱的头孢类抗生素治疗,必要时可联合用药治疗。若病情好转,可参考尿培养结果选用敏感的抗生素口服治疗。在用药期间的方案调整和随访很重要,应每 1~2 周做尿培养,以观察尿菌是否阴转。三次尿细菌定量培养(疗程结束时及停药后第 2、6 周)均为阴性者方可认为治愈。以后最好能每月复查 1 次,共 1 年。

(3)慢性肾盂肾炎:关键是寻找并去除易感因素。慢性肾盂肾炎急发时,按急性肾盂肾炎的治疗原则用药,总疗程不少于 4 周。由于致病菌较为顽固,以 2~3 种抗生素联合应用为佳。当临床症状被控制后,可停药观察,一般每月复查尿常规和尿细菌培养一次,共半年。若尿中仍有细菌,可采用长程低剂量抑菌治疗,具体方法为:每晚睡前排尿后口服单一剂量抗生素,剂量为每日剂量的 1/3~1/2。抗生素可选择 3~4 种为一组循环使用,既可使不良反应降到最低,又可预防耐药性的产生,还可达到较好的抑菌效果。可选用复方新诺明、羟氨苄青霉素、头孢菌素Ⅳ等。疗程尚无定论,可用 4 个月、6 个月,甚至 1 年。

(4)无症状性菌尿:妊娠女性应该在妊娠前 3 个月进行无症状性菌尿的筛查,如为阳性,则有必要治疗。应选用肾毒性较小的抗生素,如青霉素、头孢类等,不宜用喹诺酮类,慎用磺胺类和氨基糖苷类抗生素。停药后 1 周复查尿培养,以后每月复查一次,直到妊娠结束。非妊娠妇女和老年人无症状菌尿,一般不予治疗。

八、护 理

（一）护理问题

1.排尿异常

与膀胱壁出现炎症后尿道及膀胱三角区受到刺激而发生尿频、尿急、尿痛有关。

2.体温过高

与急性肾盂肾炎发作有关。

3.焦虑

与此病易复发,患者常需接受长期药物治疗,同时患者因害怕慢性炎症导致肾脏问题有关。

4.知识缺乏

缺乏疾病发生发展治疗等相关知识。

5.潜在并发症

如肾乳头坏死、肾周脓肿等。

（二）护理目标

（1）尿路刺激症状缓解或消失。

（2）体温得到控制,或体温恢复正常。

（3）焦虑程度减轻。

（4）患者能掌握自我护理的知识和技能,培养良好的生活方式和行为习惯,避免尿路和会阴部感染。

（三）护理措施

1.一般护理

（1）环境与休息:保持环境清洁、安静、光线柔和,维持病室适合的温度和湿度,患者能充分休息。急性期患者应卧床休息,症状减轻后再下床活动。患者心情尽量放松,因过分紧张可加重尿频。指导患者从事感兴趣的活动,如听音乐、看小说、看电视、聊天等分散患者对自身不适的注意力,减轻患者焦虑,缓解尿路刺激征。各项治疗、护理操作宜集中进行,尽量少地干扰患者休息。

（2）饮食护理:患者宜进食清淡、易消化、营养丰富的食物,避免辛辣等刺激性食物。在无禁忌的情况下,指导患者尽量多饮水,每日 2500mL 以上,勤排尿,以达到冲洗尿路的作用。注意饮用水不能由茶水、饮料、咖啡等替代。若有消化道症状明显者可静脉补液。做好口腔护理。

（3）皮肤、黏膜的护理:发热患者出汗后要及时更换衣物和床单。内衣裤应选择吸汗且透气性好的棉质材料,应宽松,要勤更换,保持会阴部的清洁。教会患者正确清洁会阴部的方法,女患者月经期应增加外阴清洁的次数,并采用淋浴的方式,以减少肠道细菌对尿路的感染机会。

（4）密切观察病情:监测体温的变化并做好记录,如高热持续不退或体温进一步升高且出现腰痛加剧等,应考虑是否出现肾周脓肿、肾乳头坏死等并发症,应及时通知医生处理。

(5)发热护理:高热患者可采取冰敷、乙醇擦浴等物理降温措施,并注意观察和记录物理降温的效果。

(6)疼痛护理:指导患者进行膀胱区热敷或按摩,以缓解疼痛。肾区疼痛者因卧床休息,采用屈曲位,减少站立时间,避免加重疼痛。对高热、头痛及腰痛患者可遵医嘱给予退热镇痛剂。

(7)增强体质,提高机体防御能力:加强体育锻炼,增强体质,是预防发生泌尿系统感染的重要方面。在发热、尿检异常的急性期,应卧床休息。恢复期参加适度的体力活动,活动方式可因人而异,但不能过度疲劳,如散步、慢跑、打太极拳等运动,以增强体质。

(8)积极治疗和消除各种诱因:男性尿路感染往往是由尿路梗阻所致,最常见的原因是前列腺炎、前列腺增生,应积极治疗。糖尿病患者应积极控制血糖。

(9)严格掌握尿路器械检查的指征,尽量避免不必要的导尿等操作。若必须留置导尿管(如老年人尿失禁),需严格执行无菌技术,操作手法、力度和角度及操作时间都要严格把握,以免机械性损伤尿道黏膜。保持集尿系统的密闭性,减少分离尿管与尿袋接头的频率,妥善固定导尿管及集尿袋,保持引流通畅,避免扭曲受压;及时评估留置导尿的必要性,在不需要的时候尽早去除留置的导尿管。

(10)老年患者的护理:监测生命体征,观察小便性状,倾听患者主诉,防止病情加重;同时做好老年患者的生活照护,尽可能满足患者需求。

2.心理护理

(1)护理人员在与患者接触和进行语言与非语言的情感交流中,取得患者的信任,鼓励患者表达内心感受。向患者解释病因及预后,减轻患者的紧张、焦虑等不良心理反应。

(2)告知患者情绪与症状之间的关系,教会患者自我放松的方法,以减轻焦虑对生理的影响。

(3)对于慢性患者焦虑严重者,可适当应用抗焦虑药物或进行心理咨询,采取倾诉或暗示疗法减轻患者的焦虑。鼓励患者家属和朋友给予患者关心和支持。

3.用药护理

使用抗生素前,正确留取尿培养并及时送检,进行药敏试验。遵医嘱使用抗生素,口服用药患者应按时、按量、按疗程服药,切勿随意停药,才能达到彻底治疗的目的。向患者解释用药目的及药物的作用、用法、疗程、注意事项,注意观察药物疗效和可能出现的不良反应。①磺胺类药物:口服期间要多饮水,同时服用碳酸氢钠等药物可增强疗效、减少磺胺结晶的形成。②呋喃妥因:可引起恶心、呕吐、食欲缺乏等症状,宜饭后服用,长期服用可并发末梢神经炎,出现肢端麻木、反射减退等。同服维生素C酸化尿液可增强其疗效。③氟哌酸、环丙沙星:可引起皮肤瘙痒,以及轻度恶心、呕吐等消化道反应。④氨基糖苷类抗生素:对肾脏和听神经有一定的毒性作用,可引起耳鸣、听力下降,甚至耳聋及过敏反应等。

4.尿细菌学检查的护理

向患者解释检查的目的、意义和方法,做尿细菌定量培养时,应取清晨第一次(尿液停留膀胱6～8小时以上)的清洁、新鲜中段尿液送检。应注意:①在应用抗生素之前或停用抗生素5天之后留取尿标本,留取标本前避免大量喝水。②留取标本时要严格无菌操作,先充分清洁外阴、男性包皮,消毒尿道口,再用无菌试管留取中段尿后及时送检(在 1 小时内送做细菌培养或冷藏保存)。③尿标本中勿混入消毒药液,女性患者留尿时注意勿混入白带。

九、健康教育

(1)知识宣教:为患者讲解疾病知识,使其了解疾病的病因、发病机制、主要表现及治疗方法。寻找慢性复发的病因,去除发病因素。对反复尿路感染者可遵医嘱口服抗生素,预防复发。

(2)养成良好的生活及卫生习惯:在无禁忌的情况下,即使无泌尿系统感染,平时也需要注意多饮水、勤排尿,这是最实用而有效的预防方法;忌憋尿,每次排尿尽量排空膀胱,以达到冲洗尿路,减少细菌在尿路的停留时间;必要时 2～3 小时排尿一次;注意个人清洁卫生,尤其注意保持会阴部及肛周皮肤的清洁,应用温开水清洗外阴,尽量不要长期使用消毒剂冲洗外阴;排便后最好冲洗外阴,应从前向后冲洗或擦拭;已婚女性注意房事清洁,事后排尿以冲洗尿道。女婴勤换尿布,女性忌盆浴,尤其是月经、妊娠、产褥期更要注意。睡前及性生活后也应注意排尿。

(3)避免劳累:坚持适当的体育锻炼,以提高机体抵抗力。

(4)有膀胱-输尿管返流的患者,要养成"二次排尿"的习惯,即每一次排尿后数分钟再排尿一次。

(5)及时治疗局部炎症:如女性尿道旁腺炎、阴道炎、男性前列腺炎等。若炎症反复发作与性生活有关,要避免不洁性交,注意性生活后即排尿和清洁外阴,并口服抗生素或高锰酸钾坐浴预防尿路感染的发生。

(6)疗效判断:正规用药后 24 小时症状即可有好转,若经 48 小时治疗仍无效,应换药或联合用药。症状消失后再用药 3～5 天。2～3 周内每周行血常规和尿细菌学检查各 1 次;于停用抗生素 1 周和 1 个月分别复查 1 次,两项均正常方可认为临床痊愈。

(7)定期门诊复查,不适时应及时就诊;育龄期妇女在急性期治愈后 1 年内避免妊娠。

第八节　急性肾功能衰竭

急性肾功能衰竭(ARF)是肾脏本身或肾外原因引起肾脏功能短时间(数小时至数天内)急剧降低,以致机体内环境出现严重紊乱的临床综合征。主要表现为少尿或无尿、氮质血症、高钾血症和代谢酸中毒,属临床危重症。

一、分类

1.肾前性 ARF

肾前性 ARF 常见于各型休克早期。由于失血、脱水、创伤、感染、心衰及误用血管收缩药等原因,引起有效循环血量减少和肾血管强烈收缩,导致肾血液灌流量和肾小球滤过率(GFR)显著降低,出现尿量减少和氮质血症等。属于机体对肾脏低灌注的适应性反应,患者肾实质组织结构完好,恢复肾脏血流灌注后,GFR 可有效恢复,故又称功能性急性肾功能衰竭。

2.肾后性 ARF

肾后性 ARF 常见因素有尿路结石、双侧肾盂积液、前列腺肥大和肿瘤等引起的尿路梗阻。肾后性因素多为可逆性,早期及时解除病因常可使肾功能得以恢复。

3.肾实质性 ARF

肾实质性 ARF 由肾实质器质性病变所致,是急性肾功能衰竭的常见类型。从临床和病理学角度可分为肾大血管疾病、肾微血管疾病和肾小球疾病、急性肾小管坏死以及急性肾小管间质病变四大类。急性肾小球肾炎、狼疮性肾炎、肾盂肾炎、恶性高血压、两侧肾动脉血栓形成或栓塞、子痫、结节性多动脉炎等,均可引起弥散性肾实质损害,导致 ARF。因肾缺血和肾毒性引起的急性肾小管坏死是最常见的类型。

急性肾小管坏死(ATN)是由于各种病因引起肾缺血及(或)肾毒性损害导致肾功能急骤、进行性减退而出现的临床综合征。主要表现为肾小球滤过率明显降低所致的进行性氮质血症以及肾小管重吸收和排泄功能低下所致的水电解质和酸碱平衡失调。根据尿量减少与否分为少尿(无尿)型和非少尿型。多数为可逆性,经及时治疗,肾功能可在数周或数月内完全恢复。

二、病因

1.肾缺血和再灌注损伤

各类休克未及时抢救而发生持续肾缺血或休克好转后的再灌注损伤,均可引起肾小管坏死。此时,功能性肾功能衰竭就转变为器质性肾功能衰竭。

2.肾毒物

重金属(汞、砷、锑、铅等)、抗生素(新霉素、卡那霉素、庆大霉素、二甲氧苯青霉素、多黏菌素、先锋霉素等)、磺胺类药物、某些有机化合物(四氯化碳、氯仿、甲醇、酚、甲苯等)、杀虫药、毒蕈、蛇毒、生鱼胆、造影剂、肌红蛋白和血红蛋白及内毒素等均可直接损害肾小管,引起肾小管上皮细胞变性、坏死。

在许多病理条件下,肾缺血与肾毒物常同时或相继发生作用。例如肾毒物时,肾内可出现局部血管痉挛而致肾缺血;反之,肾缺血也常伴毒性代谢产物的堆积。

三、发病机制

急性肾小管坏死的具体发病过程,目前尚未完全明了。它的发生可能与肾血流动力学改变、肾毒素或肾缺血-再灌注所致的肾小管上皮细胞损伤及上皮细胞脱落、管型形成和肾小管腔阻塞有关。

四、病理

肉眼可见肾脏体积增大,质软,切面肾皮质苍白,缺血,髓质呈黯红色。镜下肾小管上皮变平,部分呈浑浊肿胀、变性、脱落,管腔内有管型及渗出物。

五、临床表现

临床表现包括原发病表现、急性肾小管坏死引起的代谢紊乱和并发症三方面。病因不同，起始表现也各异。一般起病多急骤，全身症状明显。根据临床表现和病程的共同规律，可分为三期：少尿期、多尿期、恢复期。

（一）少尿期

一般持续 5～7 天，有时可达 10～14 天。

1.尿量明显减少

大多数在先驱症状 12～24 小时后开始出现少尿或无尿。每日尿量 50～400mL。持续无尿者预后差。少数患者可没有少尿，尿量在 400mL/d 以上，甚至 1000～2000mL，称为非少尿型急性肾功能衰竭。

2.进行性氮质血症

由于 GFR 下降引起少尿或无尿，代谢产物蓄积致血尿素氮（BUN）、肌酐（Scr）等升高，其升高速度与体内蛋白质分解状态有关。在伴有广泛组织创伤、败血症等致机体蛋白质呈高分解状态，每日 BUN 可升高 7.1mmol/L 或以上，Scr 每日可升高176.8μmol/L或以上。促进蛋白分解的原因还有热量供应不足、胃肠出血、感染发热及肾上腺糖皮质激素的应用等。

3.水电解质紊乱、酸碱失衡

其中高钾血症、低钠血症和严重酸中毒最为常见。

（1）水过多：随少尿期延长可出现水平衡失调，产生过多的水潴留，表现为稀释性低钠血症、软组织水肿、体重增加、高血压，严重者导致心力衰竭、肺水肿或脑水肿。

（2）代谢性酸中毒：急性肾功能衰竭时，由于少尿使酸性代谢产物排出减少或合并高分解代谢状态致酸性产物明显增多，患者常有代谢性酸中毒，表现为呼吸深长、疲乏、恶心、呕吐、嗜睡等。酸中毒可加剧电解质紊乱，尤其是高钾血症。

（3）高钾血症和高镁血症：少尿期因尿排钾减少，若体内同时存在高分解状态，如挤压伤引起的肌肉坏死等使细胞内钾大量释放，加之酸中毒使细胞内钾转移至细胞外，可在几小时内发生高钾血症。高钾血症一般无特征性临床表现或恶心、呕吐、四肢麻木等感觉异常，后期可出现各种心律失常，甚至心室颤动。心电图改变可先于临床表现出现，故心电监护高钾血症对心肌的影响甚为重要。高钾血症是少尿期患者死亡的主要原因之一，早期透析可预防其发生。急性肾小管坏死时，血钾与血镁浓度常平行上升，严重高镁血症可引起呼吸抑制和心肌抑制，应予警惕。高钾血症纠正后，心电图仍出现 P-R 间期延长和（或）QRS 增宽时应怀疑高镁血症。

（4）高磷血症和低钙血症：一般不如慢性肾功能衰竭时突出。但若伴广泛组织创伤、横纹肌溶解等高分解状态或有明显代谢性酸中毒时，则高磷血症较明显。低钙血症多由高磷血症引起。

（5）低钠血症和低氯血症：两者常同时存在。低钠血症可由水过多引起稀释性低钠血症或因呕吐、腹泻、利尿剂等致失钠所致。严重低钠血症可引起血渗透压降低，导致细胞内水肿。

临床表现有软弱乏力、恶心呕吐、头痛思睡、肌肉痛性痉挛、神经精神症状和可逆性共济失调等。严重者呈急性脑水肿症状,如抽搐、昏迷和颅内压升高等。低氯血症可出现腹胀、呼吸表浅和抽搐等表现。

4.全身并发症

急性肾功能衰竭无论尿量是否减少,随着肾功能减退,临床上均可出现一系列尿毒症表现。

(1)消化系统:为最早表现,常见症状为厌食、恶心、呕吐、腹胀,上消化道出血也不少见。持续严重的消化道症状常引起严重的电解质紊乱。

(2)心血管系统:包括高血压、心力衰竭和急性肺水肿、心律失常、心包炎等。心力衰竭和急性肺水肿是少尿期常见的死亡原因之一,主要因体液潴留引起,高血压、严重感染、心律失常及酸中毒等均为加重因素。近年来采取纠正缺氧、控制水分和早期透析治疗后发生率明显下降。

(3)神经系统:表现为头痛、嗜睡、肌肉抽搐、昏迷、癫痫等尿毒症脑病症状。神经系统症状与毒素在体内潴留以及水中毒、电解质紊乱和酸碱平衡失调有关。若患者早期即出现意识淡漠、嗜睡或烦躁不安甚至昏迷,提示病情危重,应尽早透析处理。

(4)血液系统:常有正色素正红细胞性贫血。主要原因为水中毒血液稀释和肾功能急剧减退使促红细胞生成素减少。多数不严重。有严重创伤、失血、溶血或严重感染等情况时,贫血可较严重。少数病例由于凝血因子减少,可有出血倾向。

(5)感染:为最常见且严重的并发症,是急性肾功能衰竭的主要死亡原因之一。多见于严重外伤、烧伤等所致的高分解型急性肾功能衰竭,易继发呼吸系统感染。若在急性肾功能衰竭同时或在疾病发展过程中合并多个脏器衰竭,患者的病死率可高达70%。

(二)多尿期

少尿期后尿量逐渐增加,当每日尿量超过500mL时,即进入多尿期,进行性尿量增多是肾功能开始恢复的标志。此时由于致病因素已经解除,肾小管上皮开始新生,但肾脏清除率仍低,体内代谢产物的蓄积仍存在,氮质血症和潴留的代谢产物起渗透性利尿作用,故尿量增多。新生的小管上皮细胞缺乏浓缩尿液的能力,尿比重仍低于1.015。多尿期尿量可逐日成倍增加,最高尿量每日达3000~6000mL。4~5天后,血尿素氮、肌酐等随尿量增多而逐渐下降,尿毒症症状也随之好转。此期常持续1~3周。持续多尿可发生电解质紊乱或失水,应注意多尿期的高峰阶段可能出现的低钾血症、低钠血症或脱水等。此外,此期仍易发生感染、心血管并发症和上消化道出血。

(三)恢复期

尿量逐渐恢复正常,3~12个月肾功能逐渐复原,大部分患者肾功能可恢复到正常水平,只有少数患者转为慢性肾功能衰竭。

六、辅助检查

1.血液检查

红细胞及血红蛋白均下降,白细胞增多,血小板减少。血钾、血镁、血磷增高,血钠正常或略降低,血钙降低,二氧化碳结合力也降低。

2.尿液检查

①尿少,尿量≤17mL/h 或<400mL/d。②尿比重低,<1.015 甚至固定在 1.010 左右,尿呈酸性。③尿渗透浓度低于 350mOsm/(kg·H$_2$O),尿与血渗透浓度之比<1.1。④尿蛋白定性＋~＋＋＋,尿沉渣镜检可见粗大颗粒管型,少数红、白细胞。⑤尿钠排出增多,定量＞30mmol/L。⑥尿/血尿素氮<15(正常尿中尿素氮 200~600mmol/24h,尿/血尿素氮＞20)。⑦尿/血肌酐≤10。⑧肾衰指数[U$_{Na}$/(Ucr/Scr)]＞2。⑨滤过钠排泄分数(FeNa)＝[(U$_{Na}$×Scr)/(S$_{Na}$×Ucr)]×100%,是鉴别肾前性急性肾衰及急性肾小管坏死最敏感的指标。ATN 患者常＞1,肾前性少尿者则<1。

3.肾功能检查

BUN 和 Scr 浓度及每日升高幅度,可反映肾功能损害程度及有无高分解代谢存在,应每日监测。但氮质血症不能单独作为诊断依据,因肾功能正常时消化道大出血患者尿素氮也可升高。血肌酐增高,血尿素氮/血肌酐≤10 是重要诊断指标。

4.血气分析

对危重病例应动态监测动脉血气分析值,以了解有无代谢性酸中毒及低氧血症。

5.尿路影像学检查

尿路 B 超对排除尿路梗阻极有意义。静脉尿路造影应慎用,可加剧肾损害。肾血管病变者可行 CT 或 MRI。

6.肾活检

对任何病因不明,无法解释的急性肾功能衰竭,若无禁忌证,可尽早行肾活检,以便及早实施针对性治疗。

七、诊断

急性肾功能衰竭可以根据原发病史、少尿和尿改变的特点,结合实验室检查做出诊断。各种病因引起的肾功能在短时间内急骤恶化,血肌酐(Scr)水平进行性上升,平均每日增加≥88.4μmol/L者应考虑急性肾功能衰竭。肾活检是重要的诊断手段。在排除肾前性及肾后性病因后,没有明确致病原因的肾性急性肾功能衰竭都应尽早肾活检。

八、治疗

(一)治疗原发病
积极治疗原发病,纠正和去除可逆性病因。

(二)避免额外损伤
如避免治疗过程中血容量不足或过多;禁用肾毒性药物,根据肾功能调整药物剂量或监测药物浓度。

(三)对症治疗和防治并发症
1.少尿期的治疗
常因急性肺水肿、高钾血症、上消化道出血和并发感染而死亡。故治疗重点在调节水电解质、酸碱平衡,控制氮质血症,供给适当的营养等。

(1)卧床休息。

(2)维持水平衡:为防止入量过多,一般采用"量出为入"的原则,每日进水量为一天液体总排出量加 500mL;具体每日进水量计算式为:不可见失水量[(91±141)mL]－内生水[(303±30)mL]－细胞释放水[(124±75)mL]＋可见的失水量(尿、呕吐物、创面分泌物、胃肠或胆道引流量等)。体温每升高 1℃,成人酌加入水量 60～80mL/d。

(3)饮食与营养:能进食者尽量利用胃肠道补充营养,给予清淡流质或半流质饮食。酌情限制水分、钠盐和含钾食物摄入。每日热量应＞147kJ/(kg·d)[35kcal/(kg·d)],主要包括糖类和脂肪,蛋白质摄入量应限制在 0.8g/(kg·d)以下,如有高分解状态或营养不良以及接受透析的患者,蛋白质摄入量可适当放宽。少量多餐,过快、过多补充食物易导致腹泻。重症可给全静脉营养疗法。

(4)注意钾平衡:重点是防止钾过多,严格限制食物及药品中钾的摄入,禁用库存血。彻底清创,防止感染。严密监测血钾浓度,当血钾超过 6.5mmol/L,心电图表现为 T 波高尖、QRS 波明显增宽时,应予以紧急处理:①可用 10％葡萄糖酸钙 10mL,缓慢静脉注射,以拮抗钾离子对心肌及其他组织的毒性作用。②25％葡萄糖注射液 300mL 加普通胰岛素 15U,静脉滴注,以促进糖原合成,使钾离子转入细胞内。③11.2％乳酸钠或 5％碳酸氢钠 100～200mL 静脉滴注,纠正酸中毒,促使细胞外钾向细胞内转移。④钠型离子交换树脂 20～30g 加入 25％山梨醇 100～200mL 做高位保留灌肠,1g 钠型树脂约可交换钾 0.85mmol。⑤重症高钾血症应及时进行血液透析疗法。此外,对其他电解质紊乱也应做相应处理。

(5)纠正代谢性酸中毒:如血浆 HCO_3^- 低于 15mmol/L,应予以 5％碳酸氢钠 100～250mL 静脉滴注,根据心功能情况控制滴速,并动态监测动脉血气分析。严重代谢性酸中毒应及早血液透析治疗。

(6)感染控制:可根据细菌培养和药敏试验选用对肾无毒性或毒性低的药物,并根据内生肌酐清除率调整用药剂量。

(7)利尿:对少尿病例在判断无血容量不足的情况下,早期可试用速尿,有时可达到增加尿量的目的。一般为 200～400mg 静脉滴注,1～2 次后无效即停止继续给药。甘露醇作为渗透性利尿剂可应用于挤压伤病例的强迫性利尿,但对已确诊为少尿(无尿)患者不宜使用甘露醇,以免血容量过多诱发心力衰竭或肺水肿。

(8)透析治疗:早期预防性血液透析或腹膜透析可减少急性肾功能衰竭发生感染、出血、高钾血症、体液潴留和昏迷等威胁生命的并发症。

紧急透析指征:①急性肺水肿或充血性心力衰竭。②严重高钾血症,血钾在 6.5mmol/L 以上或心电图已出现明显异位心律伴 QRS 波增宽。

一般透析指征:①少尿或无尿 2 天以上。②已出现尿毒症症状,如呕吐、神志淡漠、烦躁或嗜睡。③高分解代谢状态。④出现体液潴留现象。⑤血 pH 在 7.25 以下,实际重碳酸氢盐在 15mmol/L 以下或二氧化碳结合力在 13mmol/L 以下。⑥血尿素氮在 17.8mmol/L 以上,除外单纯肾外因素引起或血肌酐在 442μmol/L 以上。⑦非少尿患者出现体液过多、球结膜水肿、心奔马律或中心静脉压高于正常。⑧血钾在 5.5mmol/L 以上,心电图疑有高钾图形者。

以上任何一种情况者应透析治疗。

2.多尿期治疗

多尿期开始时威胁生命的并发症依然存在,治疗重点仍为维持水电解质和酸碱平衡、控制氮质血症、治疗原发病和防止各种并发症。尽可能胃肠补液,以缩短多尿期。已施行透析治疗者仍应继续透析直至血肌酐降至 $265\mu mol/L$ 以下并稳定在此水平。临床一般情况明显改善者可暂停透析观察,病情稳定后停止透析。

3.恢复期治疗

一般无需特殊处理。定期随访肾功能,避免使用对肾脏有损害的药物。

九、护理

(一)护理问题

1.体液过多

与肾小球滤过率降低、摄入过多有关。

2.营养失调,低于机体需要量

与患者食欲缺乏、蛋白质摄入限制、原发疾病及透析的影响有关。

3.焦虑/恐惧

与患者对疾病的恐惧、担心预后有关。

4.潜在并发症

如高钾血症、代谢性酸中毒、急性肺水肿、出血。

5.有感染的危险

与机体抵抗力降低、外伤及侵入性操作有关。

(二)护理目标

(1)维持患者正常液体量,皮下水肿消退,尿量增加。

(2)患者营养状况得到改善或维持。

(3)患者焦虑/恐惧程度减轻,配合治疗及护理。

(4)患者未发生相关并发症或并发症发生后能得到及时治疗与处理。

(5)患者内在抵抗力有所提高,未发生感染并发症。

(三)护理措施

1.体液过多

(1)指导患者绝对卧床休息,可减少代谢产物生成。并适当抬高患者水肿的肢体,可减轻局部水肿。

(2)准确记录 24 小时尿量,并观察尿的颜色,指导患者正确留取尿标本。

(3)严格控制液体入量,每日以前一天的尿量加 500mL 为宜。发热患者在体重不增加的情况下可适当增加液体入量。

(4)遵医嘱使用利尿剂,并观察治疗效果及不良反应。

2.饮食指导

(1)提供足够的蛋白质、热量,以减少内源性蛋白分解,促使伤口愈合,减少感染等并发症。

非透析者,供给热量 35kcal/(kg・d)、蛋白质 0.6g/(kg・d);不能口服者,胃肠外补液以 50％葡萄糖注射液补充热量,每日 200～300g 必需氨基酸;营养不良、透析者,蛋白质 1.0～1.2g/(kg・d),热量 50kcal/kg,胃肠外营养氨基酸 1.0～1.2g/(kg・d)(必需氨基酸＋非必需氨基酸)。

(2)脂肪及维生素和微量营养素的供给:脂肪占总热量的 30％～40％,由于急性肾功能衰竭时,脂蛋白脂酶和肝脏三酰甘油脂酶活性降低,脂肪代谢减慢,所以,应注意高脂血症的发生。

急性肾功能衰竭时应注意补充水溶性维生素、维生素 E、硒及叶酸、维生素 B_1、维生素 B_3 和其他抗氧化剂,因肾功能衰竭体内维生素 A 水平较高,不需补充维生素 A。同时应限制钠盐摄入,根据病情限制高钾食物的摄入。

3.心理护理

(1)介绍急性肾功能衰竭的病因、治疗及预后,提高患者对疾病的认识,减少顾虑。

(2)鼓励患者表达自身感受,保持积极乐观的心态,增强对疾病治疗和生活的信心,提高生活质量。

(3)指导患者家属及亲友多陪护患者,给予患者最大的心理支持。

4.病情观察及护理

(1)动态监测生命体征变化,危重患者应安置床旁心电监护,详细观察并倾听患者的表现及主诉,及早发现有无心力衰竭、呼吸衰竭、肺水肿及消化道出血的发生。

(2)遵医嘱记录每日出入量,尤其是尿量的变化,及时为医生的治疗提供有效数据。

(3)遵医嘱监测血清电解质的变化,观察有无高钾血症、低钙血症的征象,以便及时处理。

(4)观察利尿剂、扩血管药、抗感染药物的使用效果及不良反应。

十、健康教育

(1)预防急性肾功能衰竭的再发生,避免使用肾毒性药物;避免导致肾血流灌注不足的因素(脱水、失血、休克)。积极预防各类感染及食物中毒,避免工业毒物的接触。

(2)少尿期严格限制水、钠、钾的摄入,合理饮食,保证机体代谢需要。

(3)注意个人卫生、避免受凉。适当锻炼,增强体质。恢复期应尽量避免妊娠、手术、外伤等可能导致肾功能受损加重的因素。

(4)加强患者的自我监测及管理意识,要求患者每日测量尿量、定期随访。

第九节　慢性肾功能衰竭

慢性肾脏病(CKD)是指各种原因引起的慢性肾脏结构和功能损害(肾损害≥3 个月),包括伴或不伴肾小球滤过率(GFR)下降的病理异常、血或尿液成分异常及影像学检查异常和不明原因导致 GFR(GFR<60mL/(min・1.73m²))下降超过 3 个月。慢性肾功能衰竭(CRF)是指各种慢性肾脏病进行性进展,引起肾单位和肾功能不可逆性丧失,导致以代谢产物和毒素潴留,水电解质和酸碱平衡紊乱以及某些内分泌功能异常为特征的临床综合征,可进展为终末期

肾功能衰竭(ESRD),终末期肾功能衰竭又被称为尿毒症。

在我国,将慢性肾功能衰竭分为四期:肾功能代偿期、肾功能失代偿期、肾功能衰竭期、尿毒症期。

一、病因

导致慢性肾功能衰竭的病因很多,大致分为三类。①肾脏病变:原发病在肾脏,如各种慢性肾小球肾炎、慢性间质性肾炎(包括慢性肾盂肾炎)、肾结核、遗传性肾病、多囊肾等。②下泌尿系统梗阻:如前列腺增生、前列腺肿瘤、尿道狭窄和结石、神经原性膀胱等。③全身性疾病与中毒:常累及肾脏导致肾功能衰竭,如高血压、糖尿病、心力衰竭、痛风、系统性红斑狼疮、多发性骨髓瘤、各种药物及农药中毒等。近年来,由于生活方式的改变,由此引起的肾病所占比例明显增高,如糖尿病肾病、高血压肾病等。部分患者起病隐匿,就诊时双侧肾脏已固缩,往往不能确定病因。

二、临床表现

慢性肾功能衰竭患者早期常无明显临床症状,仅存在肾小球滤过率降低,而血肌酐和尿素氮正常。但可出现夜间尿量增多、尿渗透压降低等尿浓缩、稀释功能障碍的表现。大多数患者常常由于某些应激状态引起肾功能急剧恶化或直至尿毒症期大部分肾功能丧失后才出现临床症状。尿毒症可累及全身各个脏器和组织,并出现相应的临床表现。

1.消化系统表现

慢性肾功能衰竭早期可表现为食欲减退,晨起恶心、呕吐等。尿毒症期常因唾液中的尿素被分解成为氨,而呼出带有尿味和金属味的口气。肾功能衰竭患者胃黏膜糜烂和消化性溃疡的发生率较正常人高,晚期可合并消化道出血等严重并发症。

2.心血管系统表现

心血管系统疾病是慢性肾脏病患者的主要并发症之一和最常见的死亡原因。慢性肾脏病患者的蛋白尿和肾功能不全是心血管事件的独立危险因素。

(1)高血压和左心室肥厚:高血压是慢性肾功能衰竭最常见的并发症,约95%的终末期肾功能衰竭患者合并高血压。对于血压正常患者应注意失盐性肾病和血容量不足的可能性。造成高血压的主要原因是水钠潴留、肾素-血管紧张素升高、交感神经反射增强及某些血管舒张因子分泌不足等。长期的高血压、贫血和用于血液透析的动静脉内瘘引起心输出量增加,加重左心室负荷,造成左心室肥厚。

(2)充血性心力衰竭:充血性心力衰竭是慢性肾功能衰竭患者最常见的死亡原因。随着肾功能的不断恶化,心力衰竭的患病率明显增加,至尿毒症期可达65%～70%。造成心力衰竭的主要原因有水钠潴留、高血压、贫血、尿毒症心肌病等。在发生急性左心衰时,患者可表现为阵发性呼吸困难、咳粉红色泡沫痰、舒张期奔马律、两肺满布湿啰音等。

(3)动脉粥样硬化:冠状动脉粥样硬化性心脏病是尿毒症患者的主要死亡原因之一。脑动脉、肾动脉和全身周围动脉也可发生粥样硬化病变。造成动脉粥样硬化的主要原因有高血压、高同型半胱氨酸血症、脂代谢异常等。尿毒症患者进行血液透析后,病变往往进展得更加迅速。

(4)尿毒症性心肌病:其病因可能与代谢产物潴留、贫血等因素有关。主要表现为心脏扩大、舒张前期奔马律、低血压及各种心律失常。

(5)心包炎:尿毒症性心包炎的发生率大于 50%,但仅 6%～17% 的患者出现明显症状。该病的发生与尿毒症毒素蓄积、低蛋白血症、血小板功能减退、细菌或病毒感染等有关,多见于透析不充分者。早期可表现为随呼吸加重的心包周围疼痛,常有心包摩擦音和心包摩擦感。如病情进一步进展,可出现大量心包积液甚至心脏压塞,临床表现为血压下降、脉压缩小、奇脉甚至循环衰竭。典型的心电图表现为 P-R 间期缩短和弥散性 ST 段抬高,超声心动图可明确诊断。

3.呼吸系统表现

慢性肾功能衰竭患者肺泡毛细血管通透性增高,易发生肺水肿,低蛋白血症和充血性心力衰竭可加重其发展。临床表现为肺弥散功能障碍和肺活量减少,胸片可见双侧肺门对称性"蝶翼"样阴影,称为"尿毒症肺"。及时利尿或透析可改善上述症状。

15%～20% 的尿毒症患者可发生尿毒症性胸膜炎。单侧或双侧均可发生,早期表现为随呼吸加重的胸前区疼痛和胸膜摩擦音,进而出现漏出性或血性胸腔积液。部分慢性肾功能衰竭患者可因钙、磷代谢障碍而出现肺转移性钙化,临床表现为肺功能减退。

4.血液系统表现

慢性肾功能衰竭患者的血液系统异常主要表现为肾性贫血和出血倾向。

(1)贫血:当 GFR 下降至 30～40mL/min 时,几乎所有慢性肾功能衰竭患者均出现贫血,随着肾功能的减退,贫血进一步恶化。导致贫血的主要原因有:①促红细胞生成素(EPO)减少。②红细胞生存时间缩短。③尿毒症毒素对骨髓的抑制。④铁、叶酸等造血原料摄入不足。⑤抽血化验或血液透析等造成的急慢性失血。

(2)出血倾向:尿毒症患者常有出血倾向,其原因可能与血小板功能降低、凝血因子缺乏有关。轻者表现为皮肤或黏膜出血点、瘀斑,重者可发生消化道出血、脑出血等。血液透析常能纠正出血倾向。

(3)白细胞异常:部分患者可出现中性粒细胞减少。白细胞趋化、吞噬、杀菌能力下降,容易并发感染。

5.神经系统表现

慢性肾功能衰竭患者的神经系统异常较为多见,表现为中枢神经系统功能紊乱(尿毒症性脑病)和周围神经病变。其发生主要与尿毒症毒素、水电解质及酸碱平衡紊乱、感染、药物及精神因素有关。尿毒症脑病早期可表现为疲乏、失眠、注意力不集中等,后期出现性格改变、抑郁、记忆力减退并常有精神异常,严重者可出现癫痫发作和昏迷。尿毒症周围神经病变常有下肢感觉异常,可诉肢体麻木,有时为烧灼感或疼痛感,活动后可减轻,因此患者常不断活动下肢形成"尿毒症不安腿综合征"。初始透析患者可因透析后细胞内外液间渗透压失衡引起颅内压升高发生透析失衡综合征,表现为恶心、呕吐、头痛,严重者可有惊厥。长期透析患者可因铝中毒发生透析后痴呆。慢性肾功能衰竭患者可有神经肌肉兴奋性增加,表现为肌肉颤动、痉挛等。

6.皮肤表现

慢性肾功能衰竭常有皮肤瘙痒,少数可很严重且难以治疗,可能与继发性甲状旁腺功能亢进症有关。尿毒症患者面部皮肤灰黄,有轻度水肿,称为尿毒症面容。

7.骨骼表现

慢性肾功能衰竭所致的骨损害称为肾性骨营养不良或肾性骨病。依常见顺序可包括纤维囊性骨炎、肾性骨软化症、骨质疏松症和肾性骨硬化症。其主要病因为继发性甲状旁腺功能亢进症、骨化三醇缺乏、营养不良、铝中毒及代谢性酸中毒。可表现为骨痛、行走不便和自发性骨折。据统计,透析前患者出现上述症状者不足 10%,骨 X 线异常者约为 30%,而骨活体组织检查发现异常者约为 90%,故早期诊断需依靠骨活检。

8.内分泌代谢紊乱

慢性肾功能衰竭患者常有多种内分泌功能紊乱,其中较为常见者为钙磷代谢异常和 1,25 $(OH)_2D_3$ 缺乏导致的甲状旁腺功能亢进症引起的肾性骨病;促红细胞生成素减少导致的肾性贫血;甲状腺功能减退症临床上可出现低体温、黏液性水肿、基础代谢率低下等表现。由于性腺的激素抵抗和下丘脑垂体功能紊乱,大多数女性患者闭经、不孕,男性患者阳痿、睾丸萎缩、精子发育不良;尿毒症患者一方面外周组织胰岛素抵抗导致糖利用障碍,另一方面肾功能下降对胰岛素清除减少,患者可表现为糖耐量异常。

9.感染

慢性肾功能衰竭患者易并发严重感染,是尿毒症重要的死亡原因。患者易于感染与机体免疫功能低下、白细胞功能异常有关。临床表现为呼吸系统、泌尿系统、动静脉内瘘或静脉置管处感染。由于尿毒症对下丘脑体温调节中枢的影响,感染时体温升高常不明显。

10.水电解质和酸碱平衡失调

(1)水、钠平衡失调:主要表现为水钠潴留,有时也可表现为低血容量和低钠血症。慢性肾功能衰竭患者肾脏对容量过多和钠过多的适应能力下降,临床可出现不同程度的皮下水肿或体腔积液,易发生血压升高、左心功能不全和脑水肿。低血容量的主要表现为低血压和脱水。

(2)钾平衡失调。①高钾血症:慢性肾功能衰竭患者由于肾脏排钾能力下降,当出现钾摄入过多、酸中毒、感染、消化道出血等情况时,易出现高钾血症。可出现心律失常,严重者发生心脏骤停。②低钾血症:患者应用排钾利尿剂、饮食摄入不足、胃肠道丢失过多等原因可导致低钾血症。

(3)钙磷平衡失调:主要表现为钙缺乏和磷过多,血磷浓度由肠道对磷的吸收及肾的排泄来调节。当肾小球滤过率下降,排磷随之减少,血磷浓度逐渐升高。高磷血症会抑制肾脏近曲小管产生骨化三醇,骨化三醇是维持血钙正常的主要因素,加之尿毒症患者饮食中钙剂摄取较差,导致低钙血症的发生。临床常在纠正代谢性酸中毒后发生手足抽搐等低钙血症症状。高磷血症、低钙血症促使甲状旁腺分泌甲状旁腺激素,导致继发性甲状旁腺功能亢进症,是尿毒症患者发生肾性骨病的主要因素。

(4)铝平衡失调:铝蓄积可导致脑病和小细胞性贫血。常与长期摄入含铝制剂和维持性血液透析用水的铝含量过高有关。

（5）代谢性酸中毒：慢性肾功能衰竭患者发生代谢性酸中毒的原因为多种代谢产物，如磷酸、硫酸等酸性物质排泄障碍；肾小管分泌氢离子功能受损；肾小管泌氨能力下降。多数患者能耐受轻度慢性酸中毒，但在内源性或外源性酸负荷过重，过多的碱丢失（如腹泻）时，患者会出现严重的酸碱平衡失调。临床表现为恶心、呕吐、虚弱无力、呼吸深长，严重者可出现昏迷、心力衰竭和血压下降。长期的代谢性酸中毒能加重慢性肾功能衰竭患者的营养不良、肾性骨病及心血管并发症，严重的代谢性酸中毒是慢性肾功能衰竭患者的常见死亡原因之一。

三、实验室检查和辅助检查

1.血常规和凝血功能检查

血红蛋白一般在 80g/L 以下，多数仅有 40～60g/L，多为正细胞、正色素性贫血。血小板计数偏低或正常，凝血时间正常，出血时间延长。

2.尿液检查

（1）尿比重和尿渗透压下降，晨尿比重小于 1.018，尿渗透压小于 450mOsm/L。尿毒症晚期尿比重和尿渗透压固定于 1.010 和 300mOsm/L，称为等比重尿和等渗尿。

（2）尿量减少或尿量正常，但尿中溶质排出减少，导致代谢产物潴留。

（3）尿蛋白量随原发病和尿量多少而不同，肾功能衰竭晚期肾小球大量纤维化尿蛋白反而减少。

（4）尿沉渣可见红细胞、白细胞、上皮细胞和颗粒管型，蜡样管型反映肾小管间质瘢痕形成和肾小管肥大，有助于慢性肾功能衰竭的诊断。

3.肾功能检查

（1）血清尿素氮（BUN）水平受多种因素影响，评估肾小球滤过率的偏差较大。高蛋白饮食、循环血容量不足、发热、甲状腺功能亢进症以及消化道出血可引起 BUN 水平上升，而低蛋白饮食、肝功能受损者，BUN 水平下降。

（2）血清肌酐（Scr）为临床常用指标，应用 Cockcroft-Gault 公式，经性别、年龄和体表面积校正后计算肾小球滤过率是目前推荐的方法（表 5-2）。

表 5-2　Cockcroft-Gault 公式计算肾小球滤过率

Cockcroft-Gault 公式：GFR＝Ccr×体表面积/1.73m²
Ccr＝[(140−年龄)×体重(kg)]×(0.85 女性)/(Scr×72)

注：血清肌酐、尿素氮和白蛋白的单位为 mg/dL。

4.血液生化检查

血清蛋白水平降低，特别是白蛋白降低常较明显，其程度与患者的营养状态相关。血清钙、碳酸氢盐水平降低，血清磷水平升高。高转化性骨病患者血清碱性磷酸酶水平升高。

5.影像学检查

超声检查可以检测肾脏的大小、对称性，区别肾实质性疾病、肾血管性疾病及梗阻性肾病。如发现双肾明显缩小，则支持慢性肾功能衰竭的诊断。

6.肾活检

对于肾脏大小接近正常的肾功能衰竭患者应实施肾活检检查。对明确原发病因、选择治疗方案具有重要意义。

四、诊断及鉴别诊断

(一)诊断

慢性肾功能衰竭诊断通常不难,过去病史不明的,有时需和急性肾功能衰竭相鉴别。应尽可能查出引起慢性肾功能衰竭的基础疾病,必要时可行肾活检。

1.基础疾病的诊断

早期肾功能衰竭的基础疾病诊断较易,这主要是肾影像学检查和肾活检危险性较小,而诊断意义较大。晚期肾功能衰竭基础疾病较难,但仍有必要,一些基础疾病的诊断可能仍有治疗价值,如狼疮性肾炎、肾结核、缺血性肾病、止痛药肾病等。

2.促使肾功能恶化的因素

在确定慢性肾功能衰竭的诊断前以及慢性肾功能衰竭患者出现意外的肾功能恶化时,需寻找肾功能恶化的可逆因素。常见的有以下六种。①肾前性因素:循环血容量不足、心力衰竭、使用血管紧张素转换酶抑制剂(ACEI)。②肾后性因素:尿路梗阻。③肾毒性药物:如使用氨基糖苷类抗生素、造影剂等。④血管性因素:肾血管性疾病(单侧或双侧肾动脉狭窄)、肾静脉血栓形成。⑤感染。⑥应激状态:严重创伤、消化道出血。

(二)鉴别诊断

1.与急性肾功能衰竭的鉴别

有肾炎或肾病综合征的病史、长期夜尿、在无失血的情况下发生严重的贫血。在患者病史欠详时,可借助影像学检查(如B超、CT等)或肾图检查结果进行分析。

2.与症状相应的系统疾病鉴别

慢性肾功能衰竭常存在多系统损害的临床症状和体征。以食欲缺乏、恶心呕吐、消化道出血为主诉时,应与消化系统疾病相鉴别;以头痛、失眠、抽搐、精神症状为主诉时,应与神经精神系统疾病相鉴别;以高血压、水肿、心力衰竭为主诉时,应与高血压心脏病相鉴别;以贫血、出血为主诉时,应与血液系统疾病相鉴别。

五、治疗

(一)治疗基础疾病,去除使慢性肾功能衰竭恶化的因素

有效治疗导致肾功能衰竭的原发疾病和消除引起肾功能恶化的可逆因素,是慢性肾功能衰竭治疗的基础和前提,也是有效延缓肾功能衰竭进展、保护肾脏功能的关键。即使已经透析的患者,如能有效控制原发病、去除加重因素,也可提高透析患者的生活质量和生存率。

(二)慢性肾功能衰竭的一体化治疗

一体化治疗包括两个层次,一是将慢性肾功能衰竭的进程看作一个整体,从早期的预防、延缓其进展,到晚期的肾脏替代治疗,实施一体化系统防治;另一层是慢性肾功能衰竭的防治

是一个包含社会、心理、信息和生物医学的综合防治。慢性肾功能衰竭的一体化治疗是一个对患者进行终身监测、指导和治疗的系列过程,这一过程应是肾脏专科医师主导的多学科、多级别医院(中心医院、基层社区医院)医生和患者及其家属共同参与的过程。一体化治疗的目的在于延缓肾功能损害的进展,减少并发症,提高生存率,生活质量,促进患者回归社会生活。

1.营养治疗

适当改善营养可以延缓健存肾单位的破坏速度,K/DOQI建议,给予低蛋白饮食应个体化考虑,并注意营养指标监测,避免营养不良的发生。

(1)保证足够能量摄入:摄入足够能量能减少蛋白质为提供热量而分解,可使低蛋白饮食的氮等得到充分利用,减少体内蛋白分解。临床上应根据患者代谢水平适当调整,一般认为每日能量摄入量应为126~147kJ。

(2)摄入低蛋白饮食:低蛋白饮食(LPD)可减轻患者尿毒症症状和延缓肾功能进行性恶化。一般认为在高热量的前提下,每日摄入0.6~0.8g/kg蛋白质可满足机体需要,而不至于发生蛋白质营养不良。宜选择高生物效价的动物蛋白(即富含必需氨基酸的蛋白质),如鱼、蛋、瘦肉和牛奶等。但在下列情况下,LPD不能作为慢性肾功能衰竭患者的主要治疗措施:①有严重并发症,如心包炎、周围神经病变、未能控制的严重高血压。②大量蛋白尿。③严重水钠潴留。④终末期肾功能衰竭,消化道症状明显,不能保证足够能量摄入者。⑤患者拒绝或不能耐受LPD时。

(3)LPD加必需氨基酸(EAA)疗法:由于LPD对蛋白质限制过严,不能保证营养需要和正氮平衡,而且可加重慢性肾功能衰竭患者体内氨基酸代谢紊乱,故提出LPD加EAA治疗方案。LPD加EAA可减轻氮质血症,减轻继发性甲状旁腺功能亢进症,改善营养状况,使尿毒症症状得到改善,而且可减轻高滤过、肾小管高代谢及肾间质的异位钙化和脂代谢紊乱,从而延缓慢性肾功能衰竭的进展。

(4)LPD加a-酮酸(a-KA)疗法:a-酮酸是EAA前体,在体内与氨结合成相应的EAA。a-酮酸疗法与EAA有相似疗效,但与之相比有以下优势:①蛋白质代谢产物生成减少,代谢性酸中毒得到改善。②尿素氮生成率及下降率更明显。③可有效降低血磷、碱性磷酸酶和甲状旁腺激素(PTH)水平。④不会导致肾小球滤过率升高和白蛋白排泄率增加。⑤延缓慢性肾功能衰竭恶化作用优于EAA疗法。

目前认为,当患者GFR>60mL/min时,可暂不给予LPD;GFR 25~60mL/min时,蛋白质摄入量为0.6g/kg;GFR 5~25mL/min时,蛋白质摄入量为0.6g/kg或0.3g/kg加EAA或KA;当GFR<60mL/min伴大量蛋白尿时,蛋白质摄入量为0.8g/kg或0.3g/kg加EAA或KA,并补足相应的尿蛋白丢失量。

(5)补充维生素:慢性肾功能衰竭患者由于摄入不足、透析时丢失和本身代谢原因等,可出现水溶性维生素缺乏,故慢性肾功能衰竭患者一般每日应补充适量的水溶性维生素(一般慢性肾功能衰竭患者维生素A水平较高,因而无需补充)。

2.心血管并发症的治疗

(1)高血压:高血压多数为容量依赖性,首先应限制水、钠摄入和使用利尿剂,使患者维持较好的水钠平衡,上述治疗后血压仍高时加用降压药物。高血压控制的靶目标值为130/80~

85mmHg,伴蛋白质(>1g/d)时应为 125/75mmHg。慢性肾功能衰竭患者理想的降压药物应该对肾脏的不良反应小;对左心室肥大有恢复或抑制恶化作用;对肾功能恶化有延缓作用。

1)血管紧张素转换酶抑制剂(ACEI)和血管紧张素Ⅱ受体阻滞剂(ARB):ACEI 可以阻止血管紧张素Ⅰ转化为有活性的血管紧张素Ⅱ,从而能降低全身血压;另外 ACEI 尚可扩张出球小动脉,降低肾小球滤过压,减少尿蛋白,对肾脏具有保护作用,可延缓肾功能损害的进展;对伴有心力衰竭的患者更适合应用 ACEI,它可以有效地逆转左室肥厚,改善症状,延长患者的寿命。临床可供选择的 ACEI 类药物有卡托普利、依那普利、贝那普利、雷米普利及福辛普利等。其不良反应有干咳及高钾血症等。ARB 与 ACEI 有相似作用,但不良反应较小。常用的有氯沙坦和缬沙坦等。肾功能不全患者使用 ARB 或 ACEI 时应定期监测血肌酐及血钾变化,严重肾功能衰竭患者应慎用,双侧肾动脉或移植肾动脉狭窄者禁用。

2)钙通道阻滞剂(CCB):CCB 的特点是舒张血管作用较强,降低组织代谢,减少钙盐沉积及抗氧化作用,对保护肾功能、防止肾小球硬化有益,因而是治疗慢性肾功能衰竭高血压较理想的药物。常用的有硝苯地平、尼群地平、氨氯地平、非洛地平及拉西地平等。常见不良反应有心悸、面部潮红及水肿等。

通常慢性肾功能衰竭时高血压较顽固,一种降压药多不能控制,需多种降压药联合使用。对于严重高血压、高血压脑病或心力衰竭者,可使用二氮嗪、酚妥拉明、硝普钠、阿方那特等静脉滴注。使用上述药物时应严密观察,血压降低不宜太快或过低。

(2)心功能不全:慢性肾功能衰竭心功能不全的预防主要包括:①控制细胞外液容量。②控制高血压。③纠正贫血。④补充肉碱。⑤对于容量因素占主导地位时,可以进行超滤,以达到干体重为目标。已发生心功能不全时的治疗措施包括:①限制水、钠摄入。②使用较大剂量呋塞米利尿。③洋地黄类强心药。④血管扩张剂。⑤ACEI。⑥纠正贫血。⑦纠正电解质紊乱和酸碱平衡失调。

(3)心包炎:最基本的治疗是强化血液透析治疗,5~7 次/周,持续 1~2 周,无效者可考虑血液滤过及腹膜透析。如出现循环衰竭,透析和药物治疗无效时,可行心包穿刺或部分心包切除。

3.肺部并发症的治疗

尿毒症肺炎通过透析治疗能迅速获得疗效。

4.肾性贫血的治疗

维持性透析可使贫血得到一定程度的改善,但大多数患者均需药物治疗才能有效纠正贫血。常用治疗措施包括以下几种。

(1)重组人促红细胞生成素(rHuEPO):初始剂量每周每千克体重 80~120U(通常每周6000U),每周分 2~3 次皮下注射。目标是血红蛋白(Hb)水平每月上升 10~20g/L,2~4 个月达到目标值。若 Hb 水平每月上升小于 10g/L,应增加原周总剂量的 25%;若 Hb 水平每月上升大于 20g/L,应暂时中断治疗或减少周总剂量的 25%~50%。维持治疗阶段,需每周 1~2 个月检测一次 Hb,如果 Hb 水平改变超过 10g/L,应按原有每周总剂量的 25%来逐步调整剂量。rHuEPO 常见不良反应有高血压、癫痫、头痛、高钾血症、血液凝固增加、纯红细胞再生障碍性贫血等。

(2)补充铁剂：接受 rHuEPO 治疗的肾性贫血患者，应补充铁剂。尿毒症由于胃肠道功能紊乱，对口服铁剂吸收很差，故静脉补铁是最佳的补铁途径。蔗糖铁是最安全的静脉补铁形式，其次是葡萄糖酸铁，而静脉注射右旋糖酐铁有引起严重急性过敏反应的危险。

(3)补充叶酸和维生素：每日 5～10mg，分 3 次口服；维生素 E、维生素 C、维生素 B_{12} 适量补充。

(4)贫血治疗不能达到靶目标值的常见原因：铁缺乏；感染和炎症；慢性失血或溶血；甲状旁腺功能亢进症和(或)纤维性骨炎；铝中毒；血红蛋白病；叶酸和维生素 B_{12} 缺乏；多发性骨髓瘤或其他恶性肿瘤；营养不良；透析不充分。

5.肾性骨病的治疗

肾小球滤过率低于 60mL/min 的慢性肾功能衰竭患者，可发生钙、磷代谢紊乱和血浆甲状旁腺激素(PTH)水平升高，进而引起肾性骨病。

(1)控制钙磷代谢失调：慢性肾功能衰竭高磷低钙血症不仅可引起软组织钙化，而且是肾功能恶化的诱因之一，应积极治疗。包括限制饮食中磷的摄入，口服碳酸钙或氢氧化铝凝胶等。

(2)维生素 D 治疗：维生素 D 可增加肠钙吸收，升高血钙，抑制甲状旁腺功能亢进症。严重甲状旁腺功能亢进症伴血钙低于2.75mmol/L或骨软化症者，应使用活性维生素 D_3 制剂，包括维生素 D_2 或维生素 D_3(骨化三醇)或阿法骨化醇。

(3)甲状旁腺次全切除术。如有下列情况之一者应考虑甲状旁腺次全切除：①续性高血钙超过 11.5～12mg/dL。②进行性或症状性异位钙化，血钙磷乘积大于 75。③其他治疗方法无效的患者无法耐受的顽固性瘙痒。④伴皮肤缺血性溃疡或组织坏死。⑤肾移植后其他方法难控制的持续有症状的高钙血症。

6.纠正水电解质及酸碱失衡

(1)水、钠失衡：为防止水钠潴留需适当限制钠摄入量，一般 NaCl 摄入量应不超过 6g/d。有明显水肿、高血压者，NaCl 摄入量 5～7g/d，个别严重病例可限制至 2.5～5g/d。也可根据需要应用袢利尿剂(呋塞米、布美他尼等)，呋塞米 20～200mg/次，每日 2～3 次。噻嗪类利尿剂及保钾利尿剂对 CRF 患者(Scr＞220μmol/L)不宜应用，因此时疗效甚差。对严重肺水肿急性左心衰者，常需及时给予血液透析或持续性血液滤过治疗。

(2)高钾血症：应首先判断该高钾血症是否由于某些加重因素所致，如酸中毒、药物(如螺内酯、血管紧张素转换酶抑制剂、含钾药物等)和(或)钾摄入量过多。如血钾仅轻、中度升高，应首先治疗引起高钾血症的原因并限制摄入量；如果高钾血症高于 6.5mmol/L，出现心电图高钾表现，甚至肌无力，则必须紧急处理。①首先用 10％葡萄糖酸钙 20mL，稀释后缓慢静脉注射。②用 5％碳酸氢钠 100mL 静脉推注，5 分钟注射完。③然后用 50％葡萄糖注射液 50～100mL 加普通胰岛素 6～12U 静脉注射。④静脉注射排钾利尿剂，如呋塞米 60mg。经上述治疗后，立即进行血液透析治疗。

(3)代谢性酸中毒：代谢性酸中毒的处理，主要为口服碳酸氢钠，轻度代谢性酸中毒口服 1.5～3.0g/d即可；中、重度患者口服 3～15g/d，必要时可静脉点滴。对有明显心力衰竭的患者，要防止碳酸氢钠输入量过多、输入速度过快，以免加重心脏负荷；也可根据患者情况同时口服或静脉注射呋塞米 20～200mg/d,以增加尿量,防止钠潴留。

7.控制感染

原则上应根据药物敏感试验选用对细菌敏感、肾毒性小的抗生素,并应依据肾小球滤过率的状况,考虑药物体内代谢过程的改变,调整药物的剂量和给药间隔时间。

8.胃肠道排毒

尿毒症患者每日可经肠道排泄尿素 70g、肌酐 2.5g、尿酸 2.5g 和磷 2g。肠道清除尿毒症代谢产物的基本原理:①利用某些药物刺激肠蠕动增加或增加肠道内渗透压等,促进代谢产物从肠道排除,如甘露醇制剂、大黄制剂等。②利用某种药物口服后能结合肠道内有毒物质,使尿素等毒物从肠道粪便中排出,如包醛氧化淀粉、活性炭等。

9.其他

(1)糖尿病:糖尿病肾功能衰竭患者随 GRF 不断下降,必须相应调整胰岛素用量,一般应逐渐减少。

(2)高尿酸血症:通常不需要药物治疗,但如有痛风,则予以别嘌呤醇 0.1g,每日口服 1～2 次。

(3)神经、精神和肌肉、骨骼症状:可以通过充分透析或加用骨化三醇等改善症状。

(4)皮肤瘙痒:可外用乳化油剂,口服抗组胺药物,控制高磷血症及强化透析。

(5)高脂血症:未开始透析的慢性肾功能衰竭患者治疗原则同一般高脂血症患者;对维持透析患者,高脂血症的标准宜适当放宽为好,血胆固醇 6.5～7.8mmol/L、血三酰甘油 1.7～2.3mmol/L。

10.肾脏替代治疗

当慢性肾功能衰竭患者 GFR 6～10mL/min(Scr>707μmol/L)并有明显尿毒症临床表现,经治疗不能缓解时,则应进行透析治疗。对糖尿病肾病患者可适当体检安排透析(GFR 10～15mL/min)。替代治疗包括血液净化治疗和肾移植两部分。

(1)血液净化治疗:又包括血液透析和腹膜透析,二者的疗效相当,但各有其优缺点,在临床应用上可互为补充。

(2)肾移植:由于血液净化疗法仅可部分替代肾脏的排泄功能(对小分子溶质的清除仅相当于正常肾脏的 10%～15%),而不能替代其内分泌和代谢功能。患者通常应先做一个时期透析,待病情稳定并符合有关条件后,可考虑进行肾移植手术。

六、护 理

(一)护理诊断

(1)体液过多:与肾功能减退、心功能不全等因素有关。

(2)营养失调,低于机体需要量:与长期限制蛋白质摄入、消化吸收功能紊乱等有关。

(3)活动无耐力:与心血管并发症、贫血、水电解质及酸碱平衡紊乱有关。

(4)有皮肤完整性受损的危险:与皮肤水肿、瘙痒和凝血机制障碍等有关。

(5)知识缺乏:缺乏疾病自我管理知识。

(6)潜在并发症:如心力衰竭、感染、水电解质及酸碱失衡等。

(二)护理措施

1.病情观察

(1)密切观察生命体征、精神状态的变化,注意有无心血管系统、血液系统、神经系统等并发症发生。注意观察患者是否发生感染,如体温升高、寒战、疲乏无力、呼吸改变、咳嗽伴脓痰、尿路刺激征、白细胞增高等。有无精神异常、肌肉震颤或抽搐等尿毒症脑病表现。

(2)准确测量并记录24小时出入量及体重,观察患者水肿的部位、范围及程度。当液体入量大于出量时,能及时发现下列体液量过多的症状和体征:短期内体重迅速增加、四肢水肿、血压升高;呼吸短促、心率加快、肺底湿啰音、颈静脉怒张等。

(3)监测电解质及酸碱变化,注意有无深长呼吸及血钾、血钠、血氯、血钙、血磷异常。观察是否出现稀释性低钠血症表现,如恶心、呕吐、腹痛、抽搐等。密切观察高钾血症征象,如脉搏不规则、肌无力及心电图改变等。定期监测反映患者营养状况的指标,如血清白蛋白水平、血红蛋白等,发现上述异常,及时报告医师。

(4)观察患者皮肤上有无抓痕,有无鼻出血、皮肤黏膜出血或胃肠道出血。

2.休息与活动

CRF患者休息与活动的量视病情而定:病情较重有贫血或心力衰竭患者,应卧床休息,协助患者做好各项生活护理。保持病室环境安静,定时通风,保证空气清新,阳光充足。若患者水肿减退、高血压下降、贫血改善,应鼓励患者下床适当活动,但应避免受凉。贫血者坐起、下床时动作宜缓慢,以免发生头晕。活动时要有人陪伴,以不出现心悸、气喘、疲乏为宜。有出血倾向者活动时注意安全,避免皮肤黏膜受损。一旦有不适症状,应重新卧床休息。对长期卧床患者应指导其进行适当的床上主动活动,如屈伸肢体、按摩四肢肌肉等,定时为患者进行被动的肢体运动,避免发生深静脉血栓或肌肉萎缩。

3.饮食护理

CRF患者因肾功能受到破坏,食物所产生的代谢废物无法正常排出体外,因此在饮食上就必须特别注意,既要保证合理营养,又要避免造成肾脏负担。CRF患者的营养供给方案,需根据其肾功能水平、基础病因(如慢性肾炎、高血压肾病、糖尿病肾病等)、营养状况、摄食及消化能力、饮食习惯等制订个体化的方案。基本原则为低蛋白、低磷、高热量、富含维生素饮食。

(1)限制蛋白质:透析前患者应限制蛋白质摄入量,并根据患者肾功能损害程度有所变化。一般 Ccr 20~40mL/min(Scr 176.8~353.6μmol/L)时,蛋白质摄入量为 0.7~0.8g/(kg·d);Ccr 10~20mL/min(Scr 353.6~707.2μmol/L)时,蛋白质摄入量为 0.6~0.7g/(kg·d);Ccr<10mL/min(Scr≥707.2μmol/L)时,蛋白质摄入量为 0.6g/(kg·d)。摄入 0.6~0.8g/(kg·d)的蛋白质可基本维持患者的氮平衡,但饮食中50%以上的蛋白质必须是优质蛋白,如鸡蛋、牛奶、瘦肉等,以保证必需氨基酸的摄入。尽量少食植物蛋白,主食应采用去植物蛋白的麦淀粉。对透析治疗患者则无需严格限制蛋白质,一般应保持在 1.0~1.4g/(kg·d)。在低蛋白饮食时,可补充适量必需氨基酸和(或)α-酮酸,有利于改善蛋白质合成,也可使含氮代谢产物生成减少。α-酮酸是合成氨基酸的原料,在体内可转变为必需氨基酸。应用酮酸的好处在于:酮酸不含氮,不会引起体内含氮代谢物增多,而且 α-酮酸与体内的氨基结合生成必需氨基酸还能使含氮废物再利用,因而优于必需氨基酸。α-酮酸制剂含有钙盐,对纠正钙磷代谢紊乱、减轻继

发性甲状旁腺功能亢进症也有一定的疗效。

（2）热量：患者每日必须摄入足够热量，最好保持在 $126\sim147kJ(30\sim35kcal)/kg$，以保证蛋白质和氨基酸合理利用，减少组织蛋白的分解和体内蛋白库的消耗。其中碳水化合物应占总热量的 70% 左右，脂肪摄入应注意多价不饱和脂肪酸与饱和脂肪酸比值 ≥1，以改善脂代谢、减轻动脉硬化程度。可给予较多的植物油和糖。注意补充水溶性维生素，如维生素 B_6 和叶酸，按病情补充矿物质和微量元素，如铁、锌等。

（3）水和电解质：水分的摄入根据尿量、水肿、血压等情况，采取"宁少勿多，量出为入"的原则。对于尿量较多，又无明显高血压、水肿、心功能不全者可适量饮水，使每日的尿量超过 2000mL，以利于代谢产物排出体外。饮食中注意适当限制钠、钾、磷的摄入。一般 NaCl 摄入量应不超过 6g/天。有明显水肿、高血压者，钠摄入量一般 2~3g/天（NaCl 摄入量 5~6g/天），个别严重病例可限制为 1~2g/天（NaCl 2.5~5g/天）。在尿量 $>1000mL/d$ 者，钾的摄入不予严格限制；中晚期患者肾功能明显减退，出现少尿或无尿者，必须严格含钾高的食物。但切勿使用低钠盐，因低钠盐含高量钾离子。磷摄入量一般 $<600mg/d$，几乎所有食物中均含有磷，烹饪时采取煮、烫的方法可清除部分磷。磷多与蛋白质并存，限制蛋白质即减少了磷的摄入。尽量避免含磷高的食物，如啤酒、巧克力、海带、紫菜、芝麻酱、花生、干豆类、坚果等。

（4）改善患者食欲：注意饮食的色、香、味，少量多餐。尽量选用天然食材，烹调上可多利用白糖、蜂蜜、白醋、葱、姜、蒜、柠檬等调味，增加食物的可口性。加强口腔护理，可用 3% 过氧化氢早晚擦洗口腔，清除口腔尿臊味，改善味觉。给予口香糖、硬糖果可刺激食欲，减轻恶心感。

4.用药护理

CRF 患者用药种类繁多，护士应熟知各种药物的作用、用药的剂量及用法、不良反应，保证患者的用药安全。在用药时，必须根据药物的代谢和排泄途径、肾功能的具体情况（主要是根据肌酐清除率）及透析对清除药物的能力，来调节药物剂量。对有明显心力衰竭的患者，滴注速度宜慢，预防心脏负荷加重。在纠正酸中毒的补碱过程中，由于游离钙的减少，则可发生低钙搐搦，应加以预防，可先推注葡萄糖酸钙再补碱。遵医嘱用促红细胞生成素后，观察用药反应，如头痛、高血压、癫痫发作等。

5.对症护理

（1）恶心、呕吐：在夜间睡前饮水 1~2 次，以防止因夜间脱水引起尿毒素浓度升高而导致早晨恶心、呕吐。及时清除呕吐物，保持口腔清洁、湿润。顽固性呕吐时可按医嘱给予氯丙嗪肌内注射。采用透析疗法清除血液中的代谢废物，可有效减轻上述症状。

（2）皮肤瘙痒：保持病室整洁，温湿度适宜，使皮肤凉爽利于减轻瘙痒感。护理上应给予足够的理解和同情，关心体贴患者。穿柔软宽松的棉质内衣，避免化纤等劣质内衣摩擦刺激皮肤。保持皮肤的清洁，勤擦洗，勤更换衣裤。洗澡时水温在 35~37℃，避免太烫的水，最好不用或少用沐浴液，避免使用碱性强的肥皂，洗澡后可涂保湿乳剂。饮食清淡，避免含磷高的食物，如奶制品、动物内脏、巧克力、花生、杏仁等。瘙痒时切忌搔抓和酒精湿敷，严重时可使用外用药物如炉甘石洗剂、薄荷酚洗剂止痒。全身性瘙痒可在医生指导下口服抗组胺类药物。忌用激素类的止痒药如派瑞松、皮炎平等，对于尿毒症患者的皮肤瘙痒多无治疗作用且不良反应很大。经常应用会引起抗感染能力下降、骨质疏松，甚至骨折等。

（3）抑郁：护士通过与患者进行语言及非语言交流，给予精心照顾，以取得患者信任，建立良好的护患关系；提高患者对疾病的认识，以坦诚、实事求是的态度帮助患者判断健康状况，分析有利条件及可能产生的预后，使患者认识到心理状况对疾病康复的重要性，激发其生存欲望，树立战胜疾病的信心；稳定患者情绪，及时给予心理支持和疏导，主动仔细倾听患者对感受的诉说，进行心理卫生指导，使其掌握自我调节的方法，如听音乐、看书、看电视、闭目养神等，以减轻抑郁、焦虑等负性情绪。

6.预防感染

保持病室空气新鲜，每日通风2次，每日用紫外线或空气喷雾消毒剂消毒1次。严格无菌操作，避免交叉感染，对患者进行保护性隔离，减少探视，避免上呼吸道感染及其他传染病者接触患者。加强生活护理，保持全身皮肤、口腔、外阴等的清洁。水肿部位皮肤避免长期受压而发生压疮。皮肤瘙痒患者将指甲修剪平整并保持清洁，以防患者抓痒时，抓破皮肤造成感染。有皮肤破损时及时外用碘伏，避免感染扩散。有感染征象如发热、咳嗽、尿频、尿急、尿痛等，及时遵医嘱抗感染治疗。

七、健康教育

（1）告诉患者遵医嘱用药，积极治疗原发病，延缓慢性肾功能衰竭的进展。应注意避免各种感染、劳累、饮食不当、滥用药物损害肾脏等使肾功能急剧恶化的诱因。慢性肾功能衰竭的患者应适度减少房事，同时在性生活中应注意卫生，以防感染加重肾损害。女性患者最好听从医生指导，合理避孕，以免妊娠加重肾脏负担。

（2）指导患者及其家属做好家庭护理，如休息、饮食、活动方法及量，控制出入平衡，监测血压、体重、水肿等。特别强调合理饮食对本病的重要性，指导制订及选用优质低蛋白、高热量、高维生素、低磷食谱。

（3）定期门诊复查，监测肾功能。

（4）进入尿毒症期的患者，应做好患者及其家属的思想工作，使其接受透析疗法或肾移植治疗。

第十节 血液透析技术及护理

血液透析主要通过弥散、对流、吸附、超滤的原理在体外清除血液中异常的毒素或毒物，以达到清除体内代谢废物、排出多余水分和纠正水电解质及酸碱失衡的目的。血液透析是慢性肾功能衰竭患者赖以生存的重要肾脏替代治疗手段之一。

一、原理

血液透析是将患者的血液引入体外循环，根据Gibbs-Donnon膜平衡原理，使半透膜两侧溶液中的溶质及水分通过膜孔进行交换，再将净化后的血液回输入体，以达到清除代谢废物、毒物，维持水电解质及酸碱平衡的目的。血液透析治疗的基本原理有弥散、对流、吸附及超滤等。

1.弥散

溶质依靠浓度梯度从高浓度一侧向低浓度一侧的转运称为弥散。透析膜的厚度一般为 $10\sim20\mu m$，膜孔直径平均为 30×10^{-10} m，分子量在 2000Da 以下的中小分子物质（如尿素氮、肌酐、钠、钾等）可以自由通过半透膜，而分子量在 5000Da 以上的大分子物质（如致热原、细菌、病毒）不能通过半透膜。弥散是血液透析进行溶质交换的主要机制，溶质的弥散运动能源来自溶质的分子或微粒自身的不规则运动（布朗运动），并遵循物理学上的菲克定律。溶质的弥散量主要取决于溶质浓度梯度、分子量大小、透析膜的有效弥散面积、透析膜阻力及血液和透析液流速。

2.对流

水分从血液侧向透析液侧或滤液侧移动的同时携带水分中的溶质通过透析膜，即为对流。溶质和溶剂一起移动，是摩擦力作用的结果，不受溶质分子量和其浓度梯度差的影响，跨膜的动力是膜两侧的静水压差，即所谓溶质牵引作用。对流是血液滤过清除溶质的主要机制。

3.吸附

通过正负电荷的相互作用或范德华力、透析膜表面的亲水性基团选择性地吸附血液中某些异常升高的蛋白质、毒物及药物，从而达到治疗的目的，称为吸附。血液透析对与蛋白结合物质的清除一方面取决于血浆中该化合物游离部分所占的比例；另一方面取决于蛋白结合部分解析的快慢程度。目前，一些高分子合成透析膜具有一定的吸附功能，但是透析膜吸附蛋白质后可能使溶质的清除率降低。

4.超滤

液体在压力差作用下从血液侧通过半透膜向透析液侧的移动，称为超滤。血液透析治疗对水分的清除主要依靠超滤作用。跨膜压为超滤的动力，由静水压和渗透压组成。

（1）静水压超滤：透析器血液侧与透析液侧之间的静水压差（AP）决定超滤的速度。透析器中的半透膜对水的通透性高，但变动范围很大，它取决于膜厚度和孔径大小，并可用超滤系数（Kuf）来表示。Kuf 定义为每毫米贡柱压力梯度下平均每小时通过膜转运的液体毫升数，单位为 mL/（h·mmHg）。

（2）渗透超滤：当两种溶液被半透膜隔开，溶液中溶质的颗粒数不等时，分子向溶质颗粒数多的一侧流动，在水分子流动的同时也带着溶质通过半透膜。水分子移动后将使膜两侧的溶质浓度相等，渗透超滤也停止，因此这种超滤是暂时性的。

二、适应证

（1）急性肾功能衰竭：①无尿或少尿 48 小时以上，伴有明显的水潴留、心力衰竭、急性肺水肿时。②用药物难以控制的高钾血症，$K^+\geqslant6.0$mmol/L。③严重的代谢性酸中毒，pH≤7.25，CO_2 结合力（CO_2CP）≤15mmol/L。④有明显的尿毒症临床表现和并发症。

（2）慢性肾功能衰竭：①尿素氮＞28.6mmol/L，血肌酐＞707.2μmol/L 或内生肌酐清除率＜10mL/min（糖尿病肾病＜15mL/min）；②有明显的尿毒症临床表现和并发症，非透析治疗方法无效者;③高钾血症,$K^+ \geqslant 6.0mmol/L$;④严重的代谢性酸中毒,$pH \leqslant 7.25$,CO_2结合力(CO_2CP)$\leqslant 15mmol/L$。⑤有明显的水钠潴留、心力衰竭、急性肺水肿时。

（3）急性药物或毒物中毒。

（4）其他:如免疫相关性疾病、肝硬化顽固性腹水、高热等。

三、禁忌证

血液透析无绝对禁忌证,但下列情况应慎用。

（1）药物难以纠正的严重休克或低血压。

（2）精神障碍不能配合治疗。

（3）严重心肌病变或心律失常不能耐受血液透析治疗。

（4）严重活动性出血或感染。

（5）恶性肿瘤晚期或机体极度衰弱。

四、方法

1.设备与装置

（1）血液透析器:是一个基于微电脑技术的复杂的机电一体化设备,主要由血液循环控制系统、透析液供给控制系统、超滤控制系统三大功能部分构成,保证透析治疗有效和安全地进行。其中血液循环控制系统包括血泵、肝素泵、动静脉压监测和空气监测等;透析液供给系统包括温度控制系统、配液系统、除气系统、电导率监测系统等;超滤控制系统包括超滤监测和漏血监测。新一代血液透析器增加了患者监测系统,包括患者体温、血压、血容量及心电图等监测指标。

（2）透析器:是血液透析治疗时实现溶质交换和水分清除的场所,其特性与透析效率、血液透析即刻并发症及长期并发症等密切相关。透析器主要由透析膜和支撑结构组成。根据支撑结构膜的形状及相互配置关系,将透析器分为平板型、蟠管型和空心纤维型,其中空心纤维型透析器是目前临床使用最多的一类透析器。根据透析膜的材料将透析器分为纤维素膜、纤维素替代膜、合成膜,由于合成膜的转运系数、超率系数高,生物相容性好,目前临床使用广泛。根据透析器的超滤系数又可将透析器分为低通透析器与高通透析器,一般认为高通量透析器$Kuf \geqslant 20mL/(h \cdot mmHg)$,尿素清除率$>100mL/L$。透析器性能评价标准主要有清除率、超滤系数、生物相容性及预充容量、残余血量、顺应性、血流阻力、破膜率等。

（3）透析液:是一类含有多种离子和非离子物质的溶液,具有一定的渗透压,其成分与人体内环境成分相似,通过血液透析器与患者血液进行溶质弥散、渗透和超滤作用,最终达到治疗目的。

（4）水处理系统:水处理的目的是除去自来水中的杂质及各种离子,将透析用水对人体和设备的损害降到最低程度。一套完整的水处理系统一般包含前处理系统、反渗透装置(去离子装置)和后处理系统三部分。透析用水必须定期检测并达到中华人民共和国医药业标准《血液透析和相关治疗用水》(YY 0572-2005)的要求。

2.血管通路

临时或短期血液透析的患者可以选用临时性中心静脉置管作为血管通路,维持性血液透析的患者应选用永久性或半永久性血管通路。

3.透析处方

(1)透析时间与频率:诱导透析期内为避免透析失衡综合征发生,首次透析时间一般为2～3小时,以后逐渐延长至4～5小时。开始透析的第1周可适当增加透析频率,并根据患者情况逐步过渡到维持性透析方案,每周总治疗时间不应少于10小时。

(2)血流量:首次透析血流量不应过快,以150～200mL/min为宜。以后根据患者情况逐渐调整血流速度到200～300mL/min。

(3)抗凝药物的使用:治疗前根据患者凝血状态进行抗凝药物的选择,并结合患者情况个体化调整剂量。血液透析常用抗凝药物有普通肝素、低分子肝素、阿加曲班、枸橼酸等。常用抗凝方式主要有全身肝素化法、体外肝素化法、小剂量肝素化法、无肝素法。

(4)透析器透析膜面积的选择:一般选用透析膜面积为$1.2～1.5m^2$的透析器。为减少透析失衡综合征发生,诱导透析时应选择相对小面积透析器。

(5)透析液流速:一般设定为500mL/min,如果诱导透析过程中有严重的透析失衡表现,可适当调低透析液流速;采用高通量透析时,可提高透析液流速至800mL/min。

(6)超滤量:根据患者的容量状态、残余肾功能及心肺功能等情况确定超滤量。每次透析超滤总量原则上不超过干体重的5%。

五、护理

1.透析前的护理要点

(1)关注患者透析前体重:定期校正体重秤;告知患者测量体重前排空大小便;告知患者每次测体重时所穿衣物应该相对固定,季节变换时,衣物增减要及时通知医生,以免因体重误差造成的脱水不准确。

(2)对于病情危重或生活不能自理的患者,应该由护士、护理员或患者家属陪同至床旁。

2.透析中的护理要点

(1)生活护理:由于透析过程中,患者活动受限,自理能力下降,护士或护理员应协助患者进食、如厕等。

(2)病情观察。①严密观察患者的生命体征,每小时测量血压及心率并记录,及早发现高血压、低血压等心血管系统并发症。发现异常情况后及时通知医生,并做出相应处理。危重患者增加监测频率。②巡视患者血管通路是否通畅、固定胶布有无松动、穿刺针和导管有无脱落、穿刺部位或置管口部位有无渗血等。③观察机器各项参数是否在正常范围并记录,正确排除报警故障;观察透析器及管路有无凝血、漏血、破膜的发生。④紧急情况处理:如遇患者意识丧失、低血压、肌肉痉挛、心脏骤停、低血糖等紧急情况,护士及时通知医生并做出相应处理。

(3)健康宣教:责任护士按照相关健康教育计划单,从疾病知识、用药知识、血管通路注意事项、饮食注意事项、辅助检查及各种化验、自我管理、心理等方面给予指导。

（4）心理护理：加强与患者的沟通，减轻其紧张、焦虑、抑郁情绪。

3.透析结束时的护理要点

（1）关注生命体征：测量患者透析后卧位血压、心率并记录。若患者血压正常，无不适主诉，立于床位旁5分钟测立位血压、心率并记录。若患者血压低，应继续卧床休息，必要时遵医嘱对症处理，血压正常后才能起床离开。

（2）指导患者止血：拔针后用弹性绷带加压包扎或手指按压止血，压迫力度适中，20分钟后缓慢松开，直至无出血。

（3）对于留置导管的患者，指导穿宽松衬衣，保持导管处周围皮肤清洁、干燥，避免过度牵扯，防滑脱。局部出现红、肿、热、痛等现象及时联系医生。

（4）告知患者准确测量透析后体重，并评估脱水情况。

（5）生活不能自理的患者离开时，护士或护理员给予协助，将患者搀扶或轮椅推至透析室门外与家属做好交接。

（6）告知患者透析间期应加强自我管理，限制液体摄入量，控制体重增加，注意血管通路的保护，按时正确服药，适当锻炼。如有不适及时就医。

六、常见并发症及处理

血液透析并发症根据其发生时间分为急性并发症和慢性并发症，急性并发症是指血液透析过程中或血液透析结束后数小时内发生的与透析治疗相关的并发症。慢性并发症是在血液透析数年后出现的，是影响透析患者生存的重要危险因素。以下将分别介绍血液透析急慢性并发症的原因及处理。

（一）急性并发症

1.低血压

（1）原因：①超滤量过多或速度过快引起的血容量下降。②透析前或透析过程中服用大剂量或速效降压药。③透析过程中进食过多、过快，导致胃肠道血管扩张，有效血容量减少。④心脏疾病，包括心包炎、心肌梗死、心律失常等。⑤自主神经功能紊乱。⑥透析膜生物相容性差。⑦醋酸盐透析液不耐受。⑧低蛋白血症、重度贫血、严重感染、失血等。

（2）处理：①立刻停止超滤脱水。②降低血流速。③将患者置于头低脚高位。④补充生理盐水，必要时给予高渗葡萄糖、清蛋白提高血浆渗透压。⑤待患者症状好转，血压回升，生命体征稳定，可逐渐恢复超滤，并密切监测血压变化。⑥如血压仍无好转，应继续给予生理盐水等扩容治疗，必要时使用升压药或结束透析。⑦指导患者严格控制入量，告诉患者透析间期体重增长不应超过干体重的5%，最好控制在3.5%以内，预防透析相关性低血压。⑧对透析中反复发生低血压，可采用可调超滤模式或低温透析，必要时增加透析次数，延长每次透析时间。⑨上述方法无效的患者，建议患者改为腹膜透析。

2.肌肉痉挛

发生痉挛的主要肌肉为下肢腓肠肌、足部或腹部肌肉，多出现在透析的后半程。

（1）原因：与透析中超滤过快或过多、低血压、低血容量及使用低钠透析液有关；电解质紊乱和酸碱失衡也可引起肌肉痉挛,如低钙血症、低钾血症、低镁血症等。

(2)处理:①寻找肌肉痉挛的诱因,并采取相应措施,若是由于低血压引起,可按照低血压处理。②若出现下肢痉挛,护士可让患者脚掌顶住床挡,用力伸展或帮患者按摩痉挛的肌肉,严重者可以协助站立,用力站直;若出现腹部痉挛,可以用热水袋保暖,但要防止烫伤。③适当提高透析液钙浓度,调高透析液温度。④症状严重不能经以上处理缓解者,可根据医嘱终止透析。⑤鼓励患者加强肌肉锻炼。

3.失衡综合征

指在透析中、后期或结束后数小时内出现的与透析相关的以神经系统症状为主的一组综合征,轻者表现为头痛、恶心、呕吐及躁动,重者出现抽搐、惊厥甚至昏迷。多见于首次透析、透前血肌酐和尿素氮高、快速清除毒素(如高效透析)等情况。

(1)原因:目前发生机制尚不清楚,主要与血液透析快速清除溶质,患者血液溶质浓度快速下降,血浆渗透压下降,血液和脑组织液渗透压差增大,水向脑组织快速转移,从而引起颅内压增高、颅内 pH 改变有关。

(2)处理:①对患者进行充分合理的诱导透析是防治的关键。②轻度失衡患者,给予吸氧、减慢血流速度、缩短透析时间;严重失衡患者,立即终止透析,排除脑血管意外并做出鉴别诊断,监测病情变化并采取抢救措施,必要时遵医嘱输注甘露醇。③根据患者个体情况,可适当调整透析方案(包括透析时间、透析频率、使用透析器型号)及血流速。④患者出现恶心、呕吐时,将头偏向一侧,避免呕吐物误入气管内引起窒息。

4.心律失常

患者在透析中或透析结束时表现为心悸、胸闷,部分无症状。

(1)原因:患者原有心脏器质性疾病、严重贫血、电解质紊乱、酸碱失衡、低氧血症、低血压、低碳酸血症、透析导致的血容量改变、心脏负荷增加等均会诱发心律失常。

(2)处理:①积极治疗原发病,除去诱因,纠正电解质紊乱和酸碱失衡。②透析中严密观察患者的生命体征和病情变化,必要时给予心电监护。③轻度患者给予吸氧,减慢血流速,暂停超滤或降低超滤量;严重者终止透析,通知医生并进行处理。

5.溶血

透析中若观察到管路内血液变色为紫红色或患者出现酱油色尿,应高度怀疑急性溶血。发生溶血时,患者常主诉胸闷、呼吸困难、发冷、背部疼痛等,并可能伴有高钾血症,有致死的危险。

(1)原因:①透析机温控系统失灵,透析液温度异常。②血泵和管道内红细胞的机械损伤。③透析液浓度异常。④消毒剂残留超标。⑤透析中异型输血。

(2)处理:①一旦发生溶血反应应立即终止透析,夹闭静脉管路,丢弃管路中血液。②及时纠正贫血,必要时可输新鲜全血。③严密监测血钾,严重高钾血症者纠正溶血原因后可重新开始透析治疗。

6.空气栓塞

(1)原因:与任何可能导致空气进入管路的连接松动、脱落或回血时不慎将空气驱入血中有关。

（2）处理：①立即夹闭静脉管路,停止血泵。②采取左侧卧位,并头低脚高位;给予患者纯氧吸入,有条件者可在高压氧舱内加压给氧;如出现严重心脏排血障碍时,应考虑行右心室穿刺抽气。③严格按照操作规程进行操作,并在透析过程中及时巡视透析管路各连接处有无松动或脱落。

（二）慢性并发症

1.心血管并发症

常见的心血管并发症有高血压、心力衰竭、冠心病、心律失常等,是终末期肾脏病患者最常见的死亡原因。

（1）病因:主要与水钠潴留、动脉壁钙沉积、脂代谢紊乱、微炎症状态、营养不良、贫血等诸多因素有关。

（2）处理:①积极控制血压,严格控制水分摄入,应经常评估干体重,及时进行调整,每次透析间期体重增加应不超过干体重的5%,每日钠摄入应低于2g。②注意动脉粥样硬化的防治,降低高胆固醇食物的摄入,养成良好的生活习惯,忌烟、酒,根据体力安排适宜的锻炼。③积极纠正贫血。④规律充分透析。⑤根据病情可适当改变透析模式。⑥透析过程中护士密切观察病情变化,加强血压、心率、心律的监测。

2.感染

感染是导致终末肾脏病透析患者死亡的第二位病因,仅次于心血管疾病。感染包括血管通路感染、泌尿系统感染、呼吸道感染、消化道感染、血液传播性疾病感染等,其中与透析治疗密切相关的是血管通路感染（包括动静脉内瘘的感染及中心静脉导管的感染）和血液传播性疾病感染（常见的有乙型病毒性肝炎、丙型病毒性肝炎、获得性免疫缺陷综合征等）。

（1）病因:长期透析患者由于合并多种疾病、免疫功能低下、营养不良、贫血等,另外血液透析过程中频繁体外循环和穿刺、消毒隔离不严密、导管护理不当、透析液污染、输血等都是导致感染的因素。

（2）处理。血管通路感染:患者全身出现寒战、高热,内瘘或置管口局部皮肤处出现红、肿、热、痛等表现,有脓性分泌物,血培养阳性,严重者甚至出现败血症。血液传播性疾病感染:①新患者首次透析前应进行感染筛查（包括乙肝、丙肝、艾滋病、梅毒等）,维持性血液透析患者每半年一次感染筛查。血液透析室工作人员应每年一次感染筛查。②对乙型肝炎、丙型肝炎患者应当分区、分机器进行隔离透析,配备专门的透析操作用品车,护理人员相对固定。③严格执行消毒隔离措施,如透析机表面的擦拭、地面消毒、紫外线照射、手卫生的实施等。④尽量减少输血次数,以避免因输血可能带来的感染。⑤医生和护士进行有创性操作时,应该戴工作帽、口罩和无菌手套,期间禁止其他人员陪护和探视。⑥透析器尽量避免重复使用。⑦定期进行空气、物品表面、医护人员手、消毒剂、透析液及反渗水的细菌培养和监测。

3.肾性贫血

肾性贫血是指由各类肾脏疾病造成促红细胞生成素的相对或者绝对不足导致的贫血,以及尿毒症患者血浆中的一些毒性物质通过干扰红细胞的生成和代谢而导致的贫血。当CKD患者进入第5期时贫血已非常普遍。

（1）原因:促红细胞生成素的相对缺乏、红细胞寿命缩短、尿毒症毒素及红细胞生成抑制因子的存在、叶酸和维生素 B_{12} 缺乏、铁缺乏、甲状腺旁腺功能亢进症、铝中毒等。

（2）处理：①及时督促患者进行相关化验并评估患者的贫血情况,血红蛋白每月监测 1 次,血清铁蛋白、转铁蛋白饱和度至少每 3 个月监测 1 次。②对患者进行饮食指导,鼓励患者多吃含铁丰富且促进铁吸收的食物,纠正不良的饮食习惯。③遵医嘱给予铁剂或促红细胞生成素等治疗,责任护士充分掌握所管患者给药频率和剂量并注意观察药物的不良反应;当给药途径改变时,及时观察患者化验结果,并督促医生调整治疗方案。④对于肾性贫血治疗,在病情允许的情况下应尽量避免输血,以减少输血反应的风险。

4.CKD-MBD

CKD-MBD 是描述矿物质紊乱、骨调节激素异常、各种骨病及软组织钙化的广义临床综合征,与患者的心血管钙化、心血管病患病率及病死率的增加密切相关。

（1）原因：主要与钙、磷代谢紊乱和继发性甲状旁腺功能亢进症有关。

（2）处理：①充分规律高通量透析,遵医嘱适当增加透析次数,延长透析时间。②限制高磷食物的摄入,尤其是蛋白质含量丰富的食物,护士要指导患者解决低磷饮食与营养不良之间的矛盾。③指导患者遵医嘱按时服用药物,并监测各项指标,包括血钙水平、血磷水平、钙磷乘积、血清甲状旁腺激素等。④使用钙离子浓度合适的透析液。⑤针对手术方式切除甲状旁腺的患者,注意观察患者术后的各项检查。

5.透析相关性淀粉样变

发生率随患者年龄和透析时间增长而增加。淀粉样物质的主要成分是 β_2 微球蛋白,它沉积于骨关节周围组织、消化道和心脏等部位,引起关节和关节周围组织的病变及器官损害,临床表现为腕管综合征、淀粉样骨关节病、破坏性脊柱关节病、囊性骨损害及内脏淀粉样物质沉积等严重致残性并发症。

（1）病因：其发病机制目前尚不完全清楚。其疾病发展可能与 β_2 微球蛋白的潴留及结构改变、透析因素的参与以及某些可能促使淀粉样纤维物质形成的因素有关。

（2）处理：对透析相关淀粉样变目前尚无特效的药物治疗方法,肾脏移植是缓解症状的最根本方法,此外可选择高通量血液透析、血液滤过等透析方式,增加 β_2 微球蛋白的清除。针对疼痛症状明显的患者,采取心理护理,指导分散患者注意力。

七、常见机器报警原因及护理对策

透析机是血液透析的重要组成部分,血液透析专科护士必须熟悉透析机的各项性能,如出现机器报警或异常,应立即采取措施,查清原因并排除故障,保证透析的安全进行。常见的机器报警原因及护理对策见表 5-3。

表 5-3 报警原因及护理对策

报警	原因	护理对策
动脉压力报警	血管通路出血不畅	针对原因采取对策
	动脉管路受压或扭曲	解除管路受压、扭曲的状态

报警	原因	护理对策
静脉压力高报警	患者体位改变	更换体位
	管路静脉端有凝血	回水并更换管路
	静脉压监测点与回路管路之间的管道受压、扭曲	解除管路受压、扭曲的状态
	血管通路静脉端狭窄或阻塞	溶栓或介入治疗
静脉压力低报警	血管通路出血不畅	针对原因采取对策
	静脉管路断开或有裂缝	紧密连接管路
	血流速过慢	适当增加血流速
	传感器漏气或保护罩阻塞	更换压力传感器
跨膜压高报警	透析器或管路凝血	更换透析器或管路
	透析管路折叠、受压、阻塞	解除管路扭曲或夹闭状态
	有效血流量不足	针对原因采取对策
	透析液管路打折	解除管路受压状态
跨膜压低报警	血流速过低	适当提高血流速
电导度报警	浓缩液吸液管阻塞、漏气或浓缩液吸完	观察吸液管是否吸入浓缩液
	浓缩液型号或成分错误	检查浓缩液是否正确、均匀,更换浓缩液
	水流量不足、水压过低	检查水处理设备
	报警线设置过高或过低	设置适当的报警线
	电导测试系统故障、机器除钙不彻底	通知工程师进行机器维修
漏血报警	透析器破膜	更换管路及透析器
	假报警:透析液内有气体	排出管路内气体
	透析液流速过快	适当降低透析液流速
空气报警	静脉壶内有气泡	充分预冲,除去管壁气泡
	静脉壶液面过低	调整静脉壶液面

（翟丽丽）

第六章　血液系统疾病的护理

第一节　缺铁性贫血

当机体对铁的需求与供给失衡,导致体内储存铁耗尽,继之红细胞内铁缺乏,不能满足正常红细胞生成的需要,最终引起缺铁性贫血(IDA)。缺铁性贫血是铁缺乏症的最终阶段,表现为小细胞低色素性贫血。膳食中铁不足是婴儿及儿童铁缺乏症最常见的病因;月经失血或妊娠是青年妇女铁缺乏症最常见的病因;高龄人群铁缺乏症主要由慢性失血引起。铁缺乏症与缺铁性贫血在全球是最常见的营养性和血液性疾病,全世界受累人群约 20 亿,在育龄妇女及婴幼儿中的发病率很高。在多数发展中国家,约有 2/3 的儿童和育龄期妇女缺铁,其中 1/3 患有缺铁性贫血。发达国家中也有约 20％的育龄妇女和 40％的孕妇患缺铁性贫血。

一、病因和发病机制

铁的吸收和排泄保持动态平衡,如出现负铁平衡的情况则可导致缺铁。缺铁是一个渐进的过程。缺铁早期称为铁耗减阶段,此期的特点是铁储备降低而血清铁正常。如缺铁继续发展则进入隐性缺铁期,其特点为铁储备耗竭,但血红蛋白仍在正常范围。缺铁性贫血是缺铁进展的最终表现。

1.铁摄入不足和需求增加

饮食中的含铁量大致与其所含热量相关。如无吸收障碍或需求增加,饮食因素并非缺铁主因。育龄妇女因月经失血、妊娠及哺乳导致铁需求量增加,每次月经丢失 20～40mg 的铁,胎儿体重每增加 1000g 需母体供给 80mg 的铁,哺乳期每日丢失 0.5～1.0mg 的铁,如饮食供给不足,则易造成缺铁性贫血。婴幼儿生长迅速而铁储备量较少,作为主食的各种乳类(包括乳汁)均含铁甚少,如喂养不合理也易发生缺铁性贫血。

2.铁吸收障碍

饮食中铁的生物利用度变化颇大。除血红素铁外,其他铁形式均需转变为亚铁形式才能被吸收。铁的转变和吸收受诸多因素(如肠道环境、饮食和还原物质)的影响。胃酸有助于二价铁和食物铁的吸收。胃酸缺乏、胃切除术后、慢性萎缩性胃炎及其他胃肠道疾病可造成铁吸收障碍,从而引起缺铁性贫血。

3.铁丢失过多

慢性失血是缺铁性贫血最常见的病因。失血 1mL 丢失铁 0.5mg。慢性失血的原因众多,包括消化道出血、反复鼻出血、月经过多、频繁献血、出血性疾病等。消化道是慢性失血的好发部位，如消化性溃疡、胃肠道恶性肿瘤、胃肠道憩室、痔、肠息肉、溃疡性结肠炎及钩虫病等。消化道慢性失血有时表现隐匿或部位难以确定，应尽力查找。慢性或反复的血管内溶血，如阵发性睡眠性血红蛋白尿症、人造心脏瓣膜和疟疾时，铁随血红蛋白尿排出，从而造成缺铁。缺铁性贫血除血红蛋白合成减少外，铁依赖性酶类的活性也降低。其他微量元素如铜有助于铁的吸收，故铜缺乏可加重缺铁。

二、病理生理

（1）铁为人体必需的微量元素。人体内铁总量为 $3\sim5g$（男性约为 $50mg/kg$，女性约为 $40mg/kg$），其中 62.1% 为血红蛋白铁，31.0% 为储存铁，4% 为肌红蛋白铁。

（2）人体内铁主要来自食物，在十二指肠和空肠上段的黏膜被吸收。食物中的铁只有 10% 被吸收，成人每日应在食物中摄取 $1\sim2mg$ 铁。

（3）黏膜吸收的铁进入血液与转铁蛋白结合，随血液进入骨髓及全身组织以用于细胞活动。

（4）多余的铁以铁蛋白和含铁血黄素形式储存于骨髓、肝和脾的单核-巨噬细胞中以备用。

（5）正常人每日自胃肠道、泌尿道及皮肤上皮细胞丢失的铁约 $1mg$，育龄妇女每日排出铁 $1.5\sim2mg$，妊娠期约丢失铁 $2mg/d$。每 $100g$ 血红蛋白（Hb）约含铁 $340mg$。

（6）成人男性每日铁的需要量约 $1mg$；育龄妇女及发育期青少年铁的需要较多，为 $1.5\sim2mg/d$；哺乳期需增加铁 $0.5\sim1mg/d$；月经周期及量正常的妇女，约需铁 $1.5mg/d$。

（7）每日摄入铁和消耗铁应达到平衡，此平衡丧失可引起缺铁，继之红细胞内铁减少，最终出现 IDA。

三、诊断

（一）临床表现

1.体征

缺铁性贫血的初始症状很隐匿，病程进展缓慢，患者可以很好地适应这种状态，而可能使治疗延误。

（1）贫血的表现：头晕、头痛、面色苍白、乏力、易倦、心悸、活动后气短、眼花及耳鸣等。其中疲劳最常见，即使是潜在的铁缺乏（缺铁但不贫血）也可导致疲劳。

（2）组织缺铁的表现：发育迟缓、体力下降、智力低下、容易兴奋、注意力不集中、烦躁、易怒或淡漠、异食癖和缺铁性吞咽困难（普卢默-文森综合征）。

（3）对生长的影响：铁缺乏可以影响婴儿的生长，纠正后可以恢复。

（4）对神经、肌肉的损害：即使是轻度的缺铁性贫血，也可以影响肌肉的功能。运动最大负荷量、心率、血浆乳酸水平都和贫血的程度成反比。在铁缺乏时，机体抵御寒冷的能力会下降。偶尔有患者有神经痛、麻木感。

（5）对上皮组织的影响：长时间的铁缺乏可以造成上皮组织结构或功能的特征性缺陷，特别是指甲、舌咽、口腔、胃肠。缺铁的患者指甲会变脆、易碎或出现纵脊,这些表现不特异,更具特征性的表现是指甲变扁、变平,最终产生凹面,形成"匙状甲"。口腔改变以舌乳头萎缩最常见,表现为舌灼痛,可自发或者在进食时发生,占舌 2/3 的丝状乳头最先萎缩并完全消失,严重者菌状乳头也可受累,使舌面完全光滑呈白色蜡状。这些通常在给予铁剂治疗 1~2 周后得到逆转;还可出现口角炎,表现为口角溃疡或皲裂,但在缺铁时不太特异,也可发生在维生素 B_2 和维生素 B_6 缺乏时。

(6)免疫和感染:铁缺乏和感染的关系很复杂。铁缺乏至少可以导致免疫应答的两个异常:淋巴细胞介导的免疫缺陷和巨噬细胞吞噬细菌的能力下降。细胞免疫缺陷的证据包括 T 细胞数量下降多达 35%,辅助性 T 细胞和抑制性 T 细胞都受到影响。

(7)异食癖:是铁缺乏的重要症状。

(8)骨骼系统:在长期缺铁性贫血的儿童中可以发现颅骨类似于珠蛋白生成障碍性贫血或慢性溶血性贫血的改变,板障变厚,外板变薄。另外,长骨的改变值得注意,尤其是掌骨和趾骨,髓质扩张,皮质变薄。这种改变可能是由骨发育时红髓扩张导致。

(9)体征:皮肤、黏膜苍白,毛发干燥,指甲扁平、失去光泽、易碎裂,反甲或脾肿大。

2.实验室检查

确诊铁缺乏需依靠多项实验室检查。其中测定血清铁、铁蛋白和总铁结合力最重要,其他检查包括测定骨髓铁、红细胞游离原卟啉和血清转铁蛋白受体。

(1)血常规。①小细胞低色素性贫血[平均红细胞体积(MCV)<80fL,平均红细胞血红蛋白浓度(MCHC)<32%]。②血涂片示红细胞染色浅淡,中心淡染区扩大并和贫血程度成正比,重则为环形,网织红细胞正常,红细胞大小不等,这是铁缺乏的重要早期信号。铁剂治疗效果通过网织红细胞、血红蛋白含量的变化在 4 日内就可以看出来,比血液学的其他指标都要早。网织红细胞正常或轻度增多,网织红细胞的血红蛋白含量是铁缺乏的一个早期敏感指标。③白细胞数量一般正常,但患病时间长者可轻度减少。新近的大出血患者中性粒细胞可轻度增高,偶尔可以在外周血中发现中幼粒细胞。④血小板计数正常,也可增加至正常水平的 2 倍,铁剂治疗后恢复正常。

(2)骨髓象:有核细胞增生明显活跃;幼红细胞增多,早幼红和中幼红比例增高,染色质颗粒致密,胞质少;成熟红细胞中心浅染区扩大;粒细胞、巨核细胞多正常。铁染色:铁粒幼细胞极少或消失,细胞外铁缺少。

(3)血清铁(SI)和总铁结合力(TIBC)测定:血清铁降低,<8.95μmol/L(50μg/dL),总铁结合力增高,>64.44μmol/L(360μg/dL),故转铁蛋白饱和度降低,<15%。

(4)血清铁蛋白(SF)测定:血清铁蛋白降低,<12μg/L。尽管血清铁蛋白并不总是和铁的储备呈线性关系,但血清铁蛋白水平是反映储存铁的单个的最好指标,在无并发症时低于 12μg/L。在感染或炎症性疾病如类风湿关节炎,血清铁蛋白通常较高,但通常低于 60μg/L。所有铁缺乏的血清检验中,血清铁蛋白测定最重要,低血清铁蛋白可以肯定铁缺乏。但此检验灵敏度较低,测出的值在正常范围内并不能排除铁缺乏。

(5)红细胞游离原卟啉(FEP)测定:红细胞游离原卟啉(FEP)增高,>4.5μg/gHb,表示血红素的合成有障碍,见于缺铁或铁利用障碍(如慢性疾病)。

（6）转铁蛋白受体(sTfR)：根据铁需要量调节，与缺铁的程度成正相关，在储存铁耗竭时迅速降低，不受年龄、性别、妊娠、炎症、感染、肝病等的影响，是储存铁耗竭的最敏感指标。对鉴别缺铁性贫血和由慢性疾病引起的贫血很有用。特别是转铁蛋白受体片段和血清铁蛋白的比值大小为 1.5，说明当前铁缺乏，<1.5 极有可能是因为慢性炎症性贫血。

（二）诊断标准

1.国内诊断标准

缺铁可分为三个阶段：储铁缺乏(ID)、缺铁性红细胞生成(IDE)及缺铁性贫血(IDA)，三者总称为铁缺乏症。洛阳全国小儿血液病学术会议通过了小儿缺铁性贫血的诊断标准，而国内成人尚缺乏公认的诊断标准，学者在《血液病诊断及疗效标准》(第 3 版)中综合国内文献制订缺铁性贫血的诊断标准如下。

（1）小细胞低色素贫血，男性 Hb<120g/L，女性 Hb<110g/L，孕妇<100g/L；MCV<80fL，平均红细胞血红蛋白含量(MCH)<27pg，MCHC<0.32；红细胞形态可有明显低色素表现。

（2）有明确的缺铁病因和临床表现。

（3）血清(血浆)铁<8.95μmol/L(50μg/dL)，总铁结合力>64.44μmol/L。国内诊断缺铁的血清铁标准也有采用血清铁<10.7μmol/L，总铁结合力>62.7μmol/L。

（4）运铁蛋白饱和度<0.15。

（5）骨髓铁染色显示骨髓小粒可染铁消失，铁粒幼红细胞<15%。

（6）红细胞游离原卟啉(FEP)>0.9μmol/L 或血液锌原卟啉(ZPP)>0.96μmol/L 或FEP/Hb>4.5μg/gHb。

（7）血清铁蛋白(SF)<12μg/L。国内诊断缺铁的血清铁蛋白标准也有采用<14μg/L 或<16μg/L。但一般都主张将 SF<12μg/L 作为储铁耗尽，<20μg/L 表示储铁减少。

（8）血清可溶性运铁蛋白受体(sTfR)浓度>26.5nmol/L。

（9）铁剂治疗有效。

符合第(1)条和第(2)~(9)之中任何两条以上者，可诊断为缺铁性贫血。

2.国外诊断标准

国外诊断标准都是按照 WHO 制订的标准。

（1）血清铁<8.95μmol/L(50μg/dL)。

（2）运铁蛋白饱和度<0.15。

（3）血清铁蛋白(SF)<12μg/L。

（4）红细胞原卟啉>1.26μmoUL(70μg/dL)。

（三）鉴别诊断

1.珠蛋白生成障碍性贫血

常有家族史；有溶血性贫血表现(黄疸、网织红细胞计数增高)；血涂片示靶形红细胞增多；血清铁、转铁蛋白饱和度增高；骨髓可染色铁增多；血红蛋白电泳常有异常。

2.慢性病贫血

常伴有肿瘤或感染疾病，血清铁蛋白增多，骨髓铁粒幼细胞数量减少，含铁血黄素颗粒增加。

3.铁粒幼细胞贫血

好发于老年人,常为小细胞正色素性贫血,血清铁增高,总铁结合力正常,转铁蛋白饱和度、铁蛋白及骨髓中铁粒幼细胞或环形铁粒幼细胞增多。

四、治疗

1.病因治疗

查明病因治疗原发病极为重要。如妇女月经过多,应调理月经;寄生虫感染者应驱虫治疗;消化性溃疡者应对症治疗。

2.补充铁剂

治疗性铁剂有无机铁和有机铁两类。无机铁以硫酸亚铁为代表,有机铁包括右旋糖酐铁、葡萄糖酸亚铁、富马酸亚铁、山梨醇铁和琥珀酸亚铁等。有机铁的不良反应较无机铁轻。

(1)口服铁剂:口服铁剂方便、安全,是治疗本病首选的方法。成人治疗剂量以每日 150～200mg 元素铁为宜。铁剂种类很多,常用的铁剂如下:硫酸亚铁 0.3～0.6g,每日 3 次,右旋糖酐铁 50mg,每日 2～3 次;富马酸亚铁 0.2～0.4g,每日 3 次;琥珀酸亚铁每日 200～400mg;多糖铁复合物(每胶囊含铁 150mg),每日 1～2 次。对于铁缺乏的儿童,理想剂量为每千克体重 1.5～2.0mg 元素铁。口服铁剂在空腹时更容易吸收,但对胃肠道刺激较大,所以一般嘱患者在餐后立即服用。橘子汁、肉、禽、鱼类可以帮助吸收,谷类、茶、牛奶减缓吸收。口服铁剂治疗有效的表现是外周血网织红细胞增多,高峰出现在 5～10 日,2 周后血红蛋白浓度上升,一般贫血在治疗 2 个月左右恢复正常。铁剂治疗应在血蛋白浓度恢复正常后至少持续 4～6 个月,待铁蛋白正常后停药。如治疗 3 周后无反应,应检查诊断是否正确,有无活动性出血,是否按医嘱服药,有无干扰铁吸收和利用的因素存在(如存在慢性炎症等)。

(2)注射铁剂:有胃肠道疾病、口服铁剂不能耐受或口服铁剂后加重原发病者可选用。常用右旋糖酐铁,为氢氧化铁与右旋糖酐的高分子复合物。国外有制剂可肌内或静脉注射,每毫升含铁 50mg。目前临床上常用蔗糖铁,每次 200mg 静脉滴注,每周 1 次。需补铁量(mg)=[需要达到的血红蛋白浓度(g/L)-患者血红蛋白浓度]×体重(kg)×0.33。

五、护理

(一)护理诊断

1.活动无耐力

与贫血所致的组织缺氧有关。

2.营养失调,低于机体需要量

与铁不足或吸收不良有关。

(二)护理措施

1.病情观察

观察皮肤、黏膜苍白及活动无力的程度,注意有无头晕、头痛、耳鸣、记忆力减退、食欲缺乏等,监测心率、呼吸频率,了解相关的辅助检查结果,以判断病情变化。

2.休息与活动

休息可减少氧的消耗。根据贫血程度、发生速度及既往身体状况,帮助患者制订活动计划,随病情变化增减活动量。教会患者在活动中自测脉搏,若脉搏≥100 次/分,应停止活动。重度贫血的患者应卧床休息,以减轻心脏负荷。

3.饮食护理

应进食高蛋白、高维生素、含铁丰富的食物,如动物肝、瘦肉、动物血、紫菜、海带、香菇、木耳、豆类等,动物食物中的铁较易吸收。含铁量较低的食物有谷类以及部分蔬菜、水果,含铁量最低的是乳类如牛奶等。食用含维生素 C 丰富的食物,有助于铁的吸收。

4.用药护理

(1)常用药物。治疗缺铁性贫血的主要药物是铁剂。首选口服铁剂,常用的有:①硫酸亚铁 0.3g,每日 3 次。②维铁控释片,每次 1 片,每日 3 次。③富马酸亚铁 0.4g,每日 3 次。口服铁剂时可同服维生素 C 100mg,每日 3 次。对消化道吸收障碍、妊娠晚期的患者可给予注射铁剂,常用右旋糖酐铁,成人首剂 50mg,深层肌内注射,如无不适,次日改为每日 100mg,严格掌握注射剂量,防止过量引起中毒。一般口服铁剂后,网织红细胞计数上升,7 天达高峰;2 周后血红蛋白开始上升,平均 2 个月恢复。铁剂治疗在血红蛋白恢复正常后至少持续 4～6 月,待铁蛋白即贮存铁正常后停药。

(2)注意事项。①口服铁剂易引起胃肠道反应,如恶心、呕吐等,故应从小剂量开始,并在饭后服用,以减轻对胃肠道的刺激。口服液体铁剂时,用吸管服用,避免损伤牙釉质。②铁剂避免与浓茶、牛奶、咖啡、磷酸盐等同服,以免影响铁剂的吸收。因茶中含有鞣酸,易与铁形成不易吸收的物质随粪便排出;牛奶含磷较高,影响铁的吸收。此外,应避免同时服用抗酸药及 H_2 受体拮抗剂等,这些药物均可抑制铁的吸收。③注射铁剂会产生局部无菌性脓肿、发热、荨麻疹、头痛、肌肉和关节痛、低血压及过敏性休克等。故注射铁剂时剂量要准确,宜深部肌内注射,经常更换注射部位以减少疼痛、促进吸收;注射时应准备肾上腺素,注射后 10 分钟至 6 小时注意观察局部和全身反应。为避免药液引起皮肤染色,可抽取药液后更换针头或采用"Z"形注射法及留空气注射法。④向患者解释服用铁剂后铁与肠道硫化氢作用,生成黑色的硫化铁,会使大便变成黑色。

六、健康教育

(1)向患者介绍缺铁性贫血的基本知识,说明贫血的病因及积极根治的重要意义,预防肠道钩虫感染,注意个人卫生。及时治疗慢性出血、肠道的慢性炎症等是防治缺铁性贫血的有效措施。本病预后取决于原发病根治情况,若能根治,则贫血可彻底治愈。

(2)在易患人群中开展预防缺铁性贫血的卫生知识教育,合理搭配膳食,妊娠期、哺乳期妇女除多食用含铁丰富的食物外,必要时可每日口服少量的硫酸亚铁 0.2g。

(3)注意保暖,预防感染。建议患者及其家属用铁锅炒菜、煮饭,可增加一定量的无机铁。

第二节 再生障碍性贫血

再生障碍性贫血(AA)是多种病因引起的骨髓造血功能衰竭,简称再障,以全血细胞减少和骨髓造血功能低下为特点,主要表现为贫血、出血及感染,免疫抑制治疗有效。再障在我国发病率不高,每年发病率为 0.74/10 万,占血液病的 13%,其中每年有 0.14/10 万为重型再障。发病率在年龄分布上呈两个峰,15~25 岁和 60 岁以上,发病率无性别上的差别。

一、病因与发病机制

约半数以上的再障患者找不到明确的病因。

1.化学因素

化学因素包括各类可以引起骨髓抑制的药物和工业化学物品苯,还有一些抗生素、磺胺药及杀虫剂等。后者与剂量关系不大,而与个体敏感性有关。

2.物理因素

X 线、镭、放射性核素等可因干扰 DNA 的复制而抑制细胞的有丝分裂,从而使造血干细胞数量减少,干扰骨髓细胞的生成。

3.生物因素

生物因素包括病毒性肝炎及各种严重感染。

关于再障的发病机制,目前尚未有明确、全面的阐明,可能的机制如下:①造血干(祖)细胞数量和功能缺陷。②异常免疫反应损伤造血干(祖)细胞,一般认为 T 细胞功能异常亢进通过细胞毒性 T 细胞直接杀伤,和(或)淋巴因子介导的造血干细胞过度凋亡引起的骨髓衰竭是再障的主要发病机制。③骨髓造血微环境支持功能缺陷。④遗传易感性。

二、病理生理

造血组织包括骨髓、淋巴结和脾。再障的基本病变为骨髓中的红髓容量明显减少,并呈向心性萎缩过程,淋巴结和脾也明显萎缩,致使机体免疫功能低下,骨髓造血功能衰竭,外周血全血细胞减少,临床主要表现为贫血、出血和感染。

1.造血功能异常表现

(1)骨髓增生减低,粒细胞、红细胞、巨核细胞三系造血细胞减少,非造血细胞增多。

(2)骨髓活检增生减低,脂肪细胞和非造血细胞>50%。

(3)造血祖细胞培养,如粒细胞单核细胞集落生成单位(CFU-GM)、爆裂型红细胞集落生成单位(BFU-E)、红细胞集落生成单位(CFU-E)、巨核细胞集落生成单位(CFU-M)、成纤维细胞集落生成单位(CFU-F)均减少。

(4)核素骨髓扫描显示正常造血部位明显减少。

(5)促红细胞生成素(EPO)、粒细胞集落刺激因子(G-CSF)及粒细胞巨噬细胞集落刺激因子(GM-CSF)代偿性增高,而环核苷酸(cAMP)减少。

（6）骨髓超微结构观察到幼稚红细胞呈菊花样改变，异形红细胞明显增多。

（7）红细胞膜蛋白组分异常，与红细胞免疫功能有关的带 3 蛋白减少，与膜完整性有关的带 7 蛋白增加。

（8）血红蛋白 F（HbF）代偿性增高，粪卟啉及粪胆素原增高，提示有"无效性红细胞生成"，^{51}Cr 标记测定红细胞寿命多缩短。

（9）铁摄入（输血等）增加，铁利用减少，红细胞游离原卟啉增加，而铁排出无增加，致血清铁、血清铁蛋白、骨髓细胞内外铁、肝脾等脏器贮存铁明显增加。

2.免疫功能异常表现

（1）皮肤迟发超敏试验，如链激酶-链道酶（SK-SD）、结核菌素试验（OT）反应均显著减低，中性粒细胞减少，提示患者免疫功能低下。

（2）急性再障 T 淋巴细胞及 B 淋巴细胞都严重受累，提示全能造血干细胞受损。慢性再障主要是 B 淋巴细胞受累，说明损害主要在髓系祖细胞阶段。

（3）T 淋巴细胞中 CD8$^+$ 细胞、Tac$^+$ 细胞、HLA-DR$^+$ 细胞及 δTCS$_1$$^+$ 细胞均增高，对造血起抑制作用。

（4）干扰素 γ（IFN-γ）、肿瘤坏死因子 α（TNF-α）、白介素 2（IL-2）、巨噬细胞炎症蛋白（MIP-α）及转化生长因子（TCF-β）等造血负调控因子增高，也对造血功能起抑制作用。

三、诊断

（一）分型

根据患者的病情、血象、骨髓象及预后，再障分为重型和非重型。

从病因上可分为先天性（遗传性）和后天性（获得性）。先天性再障包括范科尼贫血、家族性增生低下性贫血及胰腺功能不全性再障。获得性再障根据是否有明确诱因分为原发性和继发性两型，前者原因不明，可能为免疫介导的，占大多数病例。临床上分为重型再生障碍性贫血（SAA）和慢性再生障碍性贫血（CAA）两种类型，两者的发病机制、免疫功能、临床表现、实验室检查及治疗原则均有不同。

（二）临床表现

1.病史和症状

（1）重型再障：起病急，进展快，病情重，少数可由非重型进展而成，贫血多呈进行性加重，常因严重出血和感染就诊。本型乏力、头晕、心悸和气短等症状明显，感染不易控制，以呼吸道感染最常见，常有高热。多部位出血表现为皮肤出血点、大片瘀斑、口腔黏膜血疱等，深部脏器出血可见呕血、咯血、便血、血尿、阴道出血、眼底出血和颅内出血，常危及患者生命。

（2）慢性再障：多是和贫血相关的非特异性症状，大多数患者在发病初期临床症状轻微，起病和进展较缓慢，病情较重型轻。本型贫血呈慢性过程，常见苍白、乏力、头晕、心悸、活动后气短等，感染相对易控制，上呼吸道感染常见，而肺炎、败血症等重症感染少见。出血倾向较轻，以皮肤、黏膜出血为主，内脏出血少见，女性患者可出现阴道出血。小儿可表现为营养不良、对玩耍缺乏兴趣、嗜睡。

2.体征

皮肤黏膜苍白,可见瘀点、瘀斑。浅表淋巴和肝脾一般不肿大。脾肿大偶见于多次输血后、疾病的晚期、严重感染或肝炎后再障。

(三)实验室检查

1.血象

全血细胞减少,网织红细胞百分比多<0.005且绝对值$<15\times10^9/L$。白细胞总数减低,淋巴细胞比例增高,血小板减低。

2.骨髓象

骨髓增生重度减低,骨髓穿刺物中骨髓小粒很少,脂肪滴明显增多,粒细胞、红细胞、巨核细胞明显减少且形态大致正常。淋巴细胞比例增多,非造血细胞如浆细胞、组织细胞和组织嗜碱细胞增多。

3.骨髓活检

造血组织显著减少,骨髓增生重度减低。

4.其他检查

$CD4^+$：$CD8^+$细胞比值减低,Th1：Th2比值增高;骨髓细胞染色体核型正常,骨髓铁染色示储铁增多,中性粒细胞碱性磷酸酶染色强阳性;溶血检查均阴性。

(四)诊断标准

1.国内诊断标准

国内诊断标准如下:①全血细胞减少,网织红细胞绝对值减少,淋巴细胞相对增多。②骨髓至少1个部位增生减低或重度减低(如增生活跃,须有巨核细胞明显减少及淋巴细胞相对增多),骨髓小粒非造血细胞增多(骨髓活检示造血组织减少,脂肪组织增多)。③可除外引起全血细胞减少的其他疾病,如阵发性睡眠性血红蛋白尿、骨髓增生异常综合征、自身抗体介导的全血细胞减少、急性造血功能停滞、骨髓纤维化、急性白血病、恶性组织细胞病等。

根据以上标准诊断为再障后,再进一步分为急性再障和慢性再障。

(1)急性再障诊断标准。①临床表现:发病急,贫血呈进行性加重,常伴严重感染、内脏出血。②血象除血红蛋白下降较快外,须具备下列诸项中的两项:网织红细胞$<1\%$,绝对值$<15\times10^9/L$;白细胞明显减少,中性粒细胞绝对值$<0.5\times10^9/L$;血小板$<20\times10^9/L$。③骨髓象:多部位增生减低,三系造血细胞明显减少,非造血细胞相对增多,如增生活跃,有淋巴细胞增多;骨髓小粒中非造血细胞及脂肪细胞相对增多。

(2)慢性再障诊断标准。①临床表现:发病缓慢,以贫血表现为主,感染、出血相对较轻。②血象:血红蛋白下降速度较慢,网织红细胞、白细胞、中性粒细胞及血小板减低,但达不到急性再障的程度。③骨髓象:三系或两系造血细胞减少,至少有1个部位增生不良,如增生活跃,则淋巴细胞相对增多,巨核细胞明显减少;骨髓小粒中非造血细胞及脂肪细胞增加。

2.国外诊断标准

国外采用Camitta所提出的标准,将再障分为重型与轻型。

(1)重型再障诊断标准。①骨髓细胞增生程度$<$正常的25%;如$<$正常的50%,则造血细胞应$<30\%$。②血象须具备下列三项中的两项:粒细胞$<0.5\times10^9/L$;网织红细胞$<1\%$;血小

板<20×10⁹/L。若中性粒细胞<0.2×10⁹/L 为极重型再障。

（2）轻型再障诊断标准。①骨髓增生减低。②全血细胞减少。

（五）鉴别诊断

1.骨髓增生异常综合征(MDS)

临床以贫血为主或同时有出血及反复感染体征,周围血可以呈全细胞减少,骨髓象呈增生明显活跃,三系造血细胞有病态造血现象。

2.阵发性睡眠性血红蛋白尿(PNH)

临床上常有反复发作的血红蛋白尿(酱油色尿)及黄疸、脾大。酸溶血试验、糖水试验及尿含铁血黄素试验均为阳性。

3.恶性组织细胞病

多有高热,出血严重,晚期可有肝肿大、黄疸。骨髓中有异常的组织细胞。

4.脾功能亢进

脾肿大,网织红细胞增加,骨髓增生活跃,中性粒细胞减少并可能伴有轻度核左移。

5.骨髓增生异常综合征(MDS)中的难治性贫血(RA)

可有全血细胞减少(或一系或二系细胞减少)。但骨髓增生活跃,呈现典型的病态造血及染色体改变,巨核细胞不减少。

四、治疗

1.一般治疗

去除任何可疑病因,注意个人卫生,预防感染。重型再障隔离护理,住层流洁净病房。成分输血,但如考虑造血干细胞移植,应避免输血。血小板减低且有危及生命的出血时,应输注采自单个供血者的血小板悬液。

2.造血干细胞移植

造血干细胞移植是目前重型再障主要的、疗效最好的治疗方法,对于年龄<45 岁,尤其是<25 岁的年轻急性再障患者,如有 HLA 匹配的相关供髓者,应积极争取进行干细胞移植。

3.免疫抑制剂

（1）抗淋巴细胞球蛋白(ALC)或抗胸腺细胞球蛋白(ATC):目前是一些不适合做造血干细胞移植的重型再障患者的主要治疗措施。

（2）环孢素(CsA):一般剂量为 2～5mg/(kg·d),分 2～3 次口服,6 个月后减量维持。环孢素是一种有效的免疫抑制剂,现已成功用于治疗多种自身免疫性疾病,口服环孢素一般每日2 次,剂量维持在血清水平 100～250ng/mL(放射免疫法测定)。血液学反应需要几周至几个月的时间,一般推荐初步试验 3～6 个月。定期测量血环孢素的水平,以确保充足的免疫抑制,并避免毒性反应。环孢素的不良反应包括高血压、氮质血症、多毛、牙龈肥大。长期使用可导致慢性的、不可逆的肾毒性的发生。环孢素可导致暂时性的免疫缺陷和机会感染的易感性,特别是结合其他药物使用时。

（3）大剂量丙种球蛋白:0.2～0.4g/(kg·d),静脉滴注,连用 5 日。以后每日 1 次,共

4次。

(4)造血细胞生长因子:粒细胞单核集落刺激因子(CM-CSF)或粒细胞集落刺激因子(C-CSF),150～300μg,皮下注射,每日1次或每周2～3次。促红细胞生成素(EPO),3000U,皮下注射,每日1次或每周3次。

(5)雄激素:在再生障碍性贫血的治疗中不起主要作用,可在免疫治疗失败后考虑应用。对慢性再障有一定效果。司坦唑醇2～4mg,每日3次或十一酸睾酮40～80mg,每日3次或丙酸睾酮50～100mg/d,肌内注射。雄激素的治疗有多种不良反应,如男性化、多毛、痤疮、液体潴留和精神改变。肝功能异常一般可在停用雄激素后逆转。儿童可耐受高剂量的雄激量超过1年,并且对生长发育无明显的影响。

五、护理

(一)护理诊断

1.活动无耐力

与全血细胞减少有关。

2.有感染的危险

与粒细胞减少有关。

3.组织完整性受损

与血小板减少引起皮肤、黏膜出血有关。

4.焦虑、恐惧

与心理上不能接受恶性疾病的诊断、恐惧死亡、担忧慢性病迁延不愈、丧失劳动能力有关。

5.自我形象紊乱

与丙酸睾丸酮引起的女性男性化有关。

(二)护理措施

1.休息与活动

(1)注意观察患者对活动能力的耐受情况,及时指导患者休息或调整活动量。

(2)急性型再障患者应卧床休息,可减少内脏出血;慢性型轻中度贫血者应适当休息,避免劳累,减低氧耗;病情稳定后,与患者及其家属共同制订日常活动计划,指导患者适度活动。

2.及时消除各种危险因素,预防或减少出血

(1)血小板低于$20×10^9$/L的患者应卧床休息,禁止头部剧烈活动,以防颅内出血。若出现颅内出血,应置患者于平卧位,头部置冰袋或冰帽,高流量吸氧,保持呼吸道畅通,迅速建立静脉通道,按医嘱用药等。

(2)保持皮肤清洁,避免碰撞和搔抓,禁用手指挖鼻孔,勿用牙签剔牙,以免引起出血。

(3)进行各种护理操作时,动作要轻柔;进行各种注射时,应延长按压针眼的时间。避免进行直肠操作,如灌肠、试肛表等。

3.采取积极的措施,预防感染

(1)定期对病室进行空气消毒,限制探视,有条件者可使用层流室,以预防医院内感染。

（2）进行各项护理操作时，要严格遵守无菌操作原则。

（3）严密观察体温变化，出现发热提示患者合并感染，应按医嘱使用有效抗生素，及时控制感染。

4.病情观察

观察患者皮肤瘀点、瘀斑的增减情况，有无破损或感染征象，并注意患者生命体征、神志、意识、瞳孔的变化。如患者出现头痛、呕吐、视物模糊、意识障碍等颅内出血征兆，应立即报告医师。

5.用药护理

（1）急性型患者常用免疫抑制剂，如抗胸腺细胞球蛋白（ATG）和抗淋巴细胞球蛋白（ALG）等。不良反应是超敏反应、血清病（猩红热样皮疹、关节痛、发热等）和出血加重。用药期间应密切观察药物不良反应，给予保护性隔离，加强支持疗法，防止出血及感染。

（2）慢性型再障患者多用雄激素治疗，如丙酸睾丸酮、司坦唑、达那唑、去羟甲基睾丸酮等。雄激素治疗3～6个月后见效，故应鼓励患者坚持完成疗程。丙酸睾丸酮为油剂，注射局部不易吸收而形成硬块，甚至发生无菌性坏死，故需深部缓慢分层注射，并注意轮换注射部位。雄激素长期使用可出现痤疮、多毛、女性闭经及男性化、肝损害、水肿等不良反应，应加强观察。

六、健康教育

1.病因介绍

加强劳动和生活环境保护，如因职业关系接触影响造血系统的毒物如X线、放射性物质、农药、苯等时，应做好防护工作，严格遵守操作规程，定期体检，注意血象变化。指导患者不能随便用药，如氯霉素、磺胺药、保泰松、阿司匹林、安乃近等，滥用药物常是引起再障的重要原因，需要时应在医生指导下使用。

2.鼓励坚持治疗

说明坚持用药的重要性，让患者认识到疾病治疗的长期性、艰苦性，坚持按医嘱用药。患者出院后要坚持治疗，学会自我护理，如预防出血、感染，定期门诊复查。

3.预后指导

如治疗得当，非重型再障（NSAA）患者多数可缓解甚至治愈，仅少数进展为SAA型。SAA发病急，病情重，以往病死率极高（>90%）。近几十年来，随着治疗方法的改进，SAA的预后明显改善，但仍有约1/3的患者死于感染和出血。

第三节 巨幼细胞贫血

巨幼细胞贫血（MA）是由叶酸、维生素B_{12}缺乏而引起的以贫血为主要临床表现的疾病。其骨髓红细胞及粒细胞、巨核细胞均呈巨幼样变，血象特征为红细胞及血红蛋白减少，成熟红细胞大小不一，形态异常，以大而卵圆形者多见。本病主要病理是各种原因引起叶酸、维生素B_{12}缺乏而导致DNA合成受到阻碍。由于细胞分裂所必需的核内DNA量倍增能力明显下降,核的成熟迟缓,故骨髓内的幼红细胞在形态上出现核大、染色质疏松、核浆发育不平衡的巨大幼红细胞。这种巨幼改变也见于粒细胞和巨核细胞。本病无论任何年龄均可发生,尤其见于婴幼儿和妊娠期妇女。

一、病因与发病机制

(一)病因

主要是叶酸和维生素 B_{12} 缺乏所致。

1.叶酸缺乏的原因

①摄入量不足。②需要量增加。③药物影响,如氨甲蝶呤、乙胺嘧啶、苯妥英钠、苯巴比妥及柳氮磺吡啶均可影响叶酸吸收。

2.维生素 B_{12} 缺乏的原因

多与胃肠道疾病或功能紊乱有关。①摄入减少,绝对素食者和老年人、萎缩性胃炎容易有维生素 B_{12} 摄入减少。②内因子缺乏,主要见于恶性贫血患者和全胃切除术后。③回肠疾病或细菌、寄生虫感染、外科手术后的盲袢综合征等均可影响维生素 B_{12} 的吸收。④其他,如先天性转钴蛋白Ⅱ缺乏可影响维生素 B_{12} 的血浆转运和利用。

(二)发病机制

叶酸和维生素 B_{12} 都是 DNA 合成过程中的重要辅酶,如果缺乏,细胞核中的 DNA 合成速度减慢,胞质内的 RNA 仍继续成熟,RNA 和 DNA 的比例失调,造成细胞核浆发育不平衡,细胞体积大而核发育较幼稚。这种巨幼变也可发生在粒细胞和巨核细胞。巨幼变的细胞大部分在骨髓内未成熟就被破坏,被称为无效性造血。

1.叶酸的代谢

(1)叶酸又称蝶酰谷氨酸,属水溶性 B 族维生素。性质不稳定,易被光、热分解,在空肠近端吸收。叶酸以单谷氨酸形式的 5-甲基四氢叶酸存在于血浆中,半衰期为 3 分钟,以多谷氨酸盐在肝细胞中储存。

(2)人体自身基本上不能合成叶酸,必须通过食物摄入。

(3)人体内叶酸总量 5～20mg,仅能供 4 个月之用,因此容易发生叶酸缺乏。

(4)正常人需叶酸 $(50～100)\mu g/d$,妊娠及哺乳期需 $(300～500)\mu g/d$。

(5)叶酸主要经过肾排泄。胆汁排出的叶酸大部分于空肠再吸收,是为肠-胆循环。

2.维生素 B_{12} 的代谢

(1)维生素 B_{12} 又称氰钴胺,也属水溶性 B 族维生素。

(2)人体主要从动物食品中获得维生素 B_{12}。

(3)食物中维生素 B_{12} 需与胃壁细胞分泌的内因子结合成复合物,才能在回肠末端吸收,与转钴蛋白Ⅱ结合进入门静脉,再随血进入各组织。50％存在于肝细胞。

(4)人体维生素 B_{12} 贮存量为 2～5mg,每日需要量 1～2μg,生长发育或妊娠期需 $(2～5)\mu g/d$。

(5)每日从粪便中排出维生素 B_{12} 0.5～1μg,尿中排出 0～0.25μg,每日从食物中摄取维生素 B_{12} 1μg 即可维持体内平衡。正常人要耗尽储存的维生素 B_{12} 需 3～4 年,不易发生维生素 B_{12} 缺乏。

二、诊断

(一)临床表现

1.贫血

起病大多缓慢,主要有乏力、疲倦、心悸、气促、头晕、眼花、耳鸣等一般贫血的症状。部分患者可有轻度黄疸。

2.胃肠道症状

常有食欲缺乏、腹胀、便秘或腹泻、舌面光滑(镜面舌)、舌质绛红如瘦牛肉样(牛肉舌)等。

3.神经系统症状

如足与手指感觉异常,表现为麻刺感、麻木以及深感觉障碍、共济失调、部分腱反射消失及锥体束征阳性、嗜睡、精神异常等。

(二)实验室检查

血清叶酸和维生素 B_{12} 水平测定是最敏感的方法。对于疑难病例,测定血浆转钴胺蛋白水平及转钴胺饱和度、血清甲基丙二酸水平及红细胞内叶酸水平有助于诊断。测定抗壁细胞抗体、抗内因子抗体和维生素 B_{12} 吸收试验则有助于病因诊断。

1.血常规

属大细胞贫血,MCV 常大于 100fL。重症病例白细胞和血小板减少,可见巨大血小板。血涂片示红细胞大小不一,大卵圆形红细胞增多。中性粒细胞分叶过多,可有六叶或更多分叶,当血中五叶以上的中性粒细胞超过 5% 或找到六叶以上的中性粒细胞,计算 100 个中性粒细胞的核叶平均数超过 3.5,五叶以上和四叶以下中性粒细胞的比例超过 0.17,均具有诊断价值。网织红细胞计数正常或轻度增多。

2.骨髓象

骨髓红细胞增生活跃,各系细胞均可见巨幼变。巨幼红细胞增多,巨幼红细胞占骨髓细胞总数的 30%～50%,其中巨原红细胞及巨早幼红细胞可达半数以上。可见巨大杆状核粒细胞和晚幼粒细胞。巨核细胞体积增大,分叶过多。叶酸缺乏可有环形铁粒幼细胞增多(<15%)。

3.生化检查

血清胆红素可稍增高,血清叶酸及维生素 B_{12} 水平均可下降。正常血清叶酸浓度为 13.6～47.6nmol/L(6～21ng/mL),缺乏者常低于 6.81nmol/L(3ng/mL),正常红细胞叶酸浓度为 362.6～1450.2nmol/L(160～640ng/mL),低于 227nmol/L(100ng/mL)表示缺乏。维生素 B_{12} 正常参考值为 148～664pmol/L(200～900pg/mL),低于 74pmol/L(100ng/mL)即为缺乏。如果怀疑恶性贫血,还应进行内因子抗体测定,如内因子抗体为阳性,还应做维生素 B_{12} 吸收试验。

4.维生素 B_{12} 吸收试验

空腹口服 ^{57}Co(钴)标记的维生素 B_{12} 0.5μg,2 小时后肌内注射未标记的维生素 B_{12} 吸收不良,恶性贫血常在 4% 以下。如吸收不良,间隔 5 日重复上述试验且同时口服 60mg 内因子,如排泄转为正常,则证实为内因子缺乏,否则为肠道吸收不良。如患者服用抗生素后吸收有所改善,提示肠菌过度繁殖与宿主竞争维生素 B_{12} 所致。

(三)诊断要点

根据病史及临床表现,血象呈现大细胞贫血,中性粒细胞分叶过多(五叶者占 5% 以上或有六叶者)就可考虑有巨幼细胞贫血,骨髓细胞呈现典型的"巨幼变"就可肯定诊断。血清叶酸浓度 <6.81nmol/L(3ng/mL),红细胞叶酸浓度 <227nmol/L(100ng/mL)应考虑为叶酸缺乏,血清维生素 B_{12}<74pmol/L(100mg/mL)应考虑维生素 B_{12} 缺乏。另外,血清甲基丙二酸(正常值 70~270μmol/L)升高仅在维生素 B_{12} 缺乏时。

(四)鉴别诊断

本病应与引起全血细胞减少、大细胞贫血及骨髓有巨幼样改变的疾病相鉴别,特别是骨髓增生异常综合征中的难治性贫血、急性非淋巴细胞白血病中的红血病和红白血病、甲状腺功能减退症、肿瘤化疗后及先天性红细胞生成异常性贫血等。

1.溶血性贫血

网织红细胞明显增高时 MCV 可增高,但巨幼细胞贫血网织细胞计数一般不超过 3%,且生化检查叶酸降低。

2.骨髓增生异常综合征

原始及早幼粒细胞比例增加,骨髓中幼红细胞有类巨幼样改变,可见病态造血,如异常小巨核细胞且骨髓活检发现幼稚前体细胞异常定位(ALIP),可与巨幼细胞贫血相鉴别。

三、治疗

(一)病因治疗

治疗基础疾病,去除病因。注意改善饮食,增加新鲜蔬菜、水果的摄入。

(二)补充叶酸和维生素 B_{12}

1.补充叶酸

口服叶酸 5~10mg,每日 3 次。对肠道吸收不良者也可肌内注射亚叶酸钙 5~10mg,每日 1 次,直到血红蛋白恢复正常。妊娠妇女每日至少应给予叶酸 400μg。如伴随有维生素 B_{12} 的缺乏,单独给予叶酸会加重神经系统的表现,应同时联用维生素 B_{12}。如需紧急治疗,可在检测叶酸和维生素 B_{12} 后立即同时给予两种药物。

2.补充维生素 B_{12}

维生素 B_{12} 100μg 肌内注射,每日 1 次,直到血红蛋白恢复正常。对恶性贫血或全胃切除的患者需终生使用维生素 B_{12} 维持治疗(每月注射 1 次)。

(三)其他辅助治疗

合并铁缺乏者及时补充铁剂,同时补充氯化钾。

四、护理

(一)护理问题

1.活动无耐力

与贫血有关。

2.营养失调,低于机体需要量

与叶酸、维生素 B_{12} 缺乏有关。

3.有受伤的危险,如跌伤

与贫血导致的头晕、乏力等有关。

4.知识缺乏

缺乏巨幼细胞贫血的预防、治疗等知识。

(二)护理目标

(1)患者活动能力能够接近正常水平。

(2)患者能够描述合理、正确的膳食结构,选择含叶酸和维生素 B_{12} 丰富的食物。

(3)患者能够采取预防跌伤的措施,未发生跌伤。

(4)患者了解疾病的治疗、预防等相关知识,积极配合治疗、护理。

(三)护理措施

1.一般护理

评估患者贫血的程度,嘱患者适当休息,严重贫血者应绝对卧床休息。更换体位时,动作不宜过快,预防直立性低血压引起晕厥和跌伤。病情观察,观察患者皮肤黏膜变化,有无食欲缺乏、腹胀、腹泻及神经系统症状。

2.饮食指导

给予富含维生素 B_{12} 和叶酸的食物,如新鲜蔬菜、水果、动物肝脏,并及时纠正偏食及挑食的习惯。

3.用药护理

药物治疗期间严密观察血常规变化。使用叶酸治疗之前必须了解有无维生素 B_{12} 缺乏的可能,否则会加重维生素 B_{12} 缺乏所致的神经系统病变。使用维生素 B_{12} 治疗中可出现低钾血症,需严密观察患者缺钾症状,及时补充。输血时严密观察有无输血反应。

4.心理护理

向患者讲解巨幼细胞性贫血的相关知识、治疗目的。告诉患者本病需及时治疗,认真配合治疗,恢复很快,预后良好。鼓励患者表达自身感受,耐心倾听患者诉说,帮助患者建立战胜疾病的信心。鼓励患者家属和朋友给予患者关心和支持。

5.并发症的预防和护理

(1)神经系统并发症:单纯的维生素 B_{12} 缺乏者,不能单用叶酸治疗,否则会加重维生素 B_{12} 缺乏,导致神经系统症状的发生或加重。护理工作中严密观察患者有无外周神经炎及精神症状的发生。患者出现精神症状时尽量减少一切刺激因素,24 小时留人陪伴。

(2)低钾血症:严重贫血、老年及心血管疾病患者、食欲差者在贫血恢复过程中注意监测血钾,及时补充钾盐。尽量口服补钾,不能口服者用静脉补钾。护理工作中严密观察病情变化,有无疲乏、无力、腱反射减弱、腹胀、肠鸣音减弱、心律不齐等症状。口服补钾宜稀释后于餐后服用,避免引起胃部不适。静脉补钾时注意观察患者外周静脉情况,有无渗漏、红肿及疼痛,注意氯化钾的浓度、总量、输液的速度。静脉补钾的注意事项如下。①尿量:见尿补钾,尿量要在 30mL/h 以上。②浓度:氯化钾浓度一般不超过 0.3%,禁止静脉推注。③速度:不可过快,成人静脉滴速不超过 60 滴/分。④总量:每日补钾要准确计算,对一般禁食患者无其他额外损失时,10%氯化钾 30mL/d 为宜;严重缺钾者,不宜超过 6～8g/d。

五、健康教育

嘱患者改善膳食质量,改变烹调习惯,勿将蔬菜烹调时间过长。改变偏食及挑食习惯。对婴幼儿合理喂养。对于胃肠道疾患及素食者,应定时补充维生素 B_{12} 及叶酸,以防巨幼细胞贫血的发生。

第四节　特发性血小板减少性紫癜

特发性血小板减少性紫癜(ITP),又称自身免疫性血小板减少性紫癜,是一组免疫介导的血小板过度破坏所致的出血性疾病。其特点是自发性的广泛皮肤、黏膜或内脏出血;血小板数量减少及生存时间缩短;骨髓内巨核细胞数正常或增多,伴发育成熟障碍;患者血清或血小板表面存在血小板膜糖蛋白特异性自身抗体。

ITP 是最为常见的血小板减少性紫癜。发病率为(5～10)/10 万,65 岁以上老年发病率有升高趋势。临床可分为急性型和慢性型。

一、病因与发病机制

ITP 的病因迄今未明。与发病相关的因素如下。

1.感染

细菌或病毒感染与 ITP 的发病有密切关系,特别是急性 ITP 与多种病毒感染密切相关,约80%的患者在发病前 2 周左右有上呼吸道感染史。慢性 ITP 患者,常因感染而致病情加重。

2.免疫因素

免疫因素可能是 ITP 发病的重要原因。将 ITP 患者血浆输给健康受试者可造成后者一过性血小板减少。50%～70%的 ITP 患者血浆和血小板表面可检测到血小板膜糖蛋白特异性自身抗体(PAIg),大多数为 PAIgG。目前认为自身抗体致敏的血小板被单核-巨噬细胞系统过度吞噬破坏是 ITP 发病的主要机制。抗体不仅导致血小板破坏同时也影响巨核细胞成熟,使血小板生成受损。

3.肝、脾因素

正常血小板平均寿命为 7～11 天,患者发病期间血小板寿命明显缩短(仅为 1～3 天),急性型更短。被抗体结合的血小板主要在脾脏破坏,其次是肝脏。体外培养证实脾也是血小板相关抗体产生的主要部位。患者做脾脏切除后多数血小板计数上升,血小板抗体有所下降,表明脾脏在发病机制中可能起一定作用。

4.其他因素

慢性型多见于育龄女性,妊娠期有时复发,表明雌激素参与 TIP 的发病。可能是由于雌激素抑制血小板生成及刺激单核-巨噬细胞对抗体结合血小板的清除能力所致。毛细血管脆性增高可加重出血。此外,ITP 曾在单精合子的双胞胎和几个家族中被发现,同时还发现在同一家族中有自身抗体产生的倾向,因此,TIP 的发生可能受基因调控,即与遗传因素有关。

二、临床表现

1.急性型

ITP 半数以上发生于儿童,男性女性发病率相近。病程多为自限性,一般为 4～6 周,痊愈后很少复发。

（1）起病方式：多数患者发病前 1～2 周有上呼吸道等感染史,特别是病毒感染史,因此冬、春季发病最多。起病急骤,部分患者可有畏寒、寒战、发热。

（2）出血：①皮肤、黏膜出血：突发广泛而严重的皮肤黏膜瘀点、紫癜,严重者可致皮肤大片瘀斑、血肿。皮肤瘀点多为全身性,以下肢多见,分布均匀。黏膜出血多见于鼻腔、牙龈、口腔,口腔可有血疱。损伤及注射部位可渗血不止或形成大小不等的瘀斑。②内脏出血：当血小板低于 $20\times10^9/L$ 时,可出现内脏出血,如消化道出血或泌尿道出血。颅内出血可危及生命,是本病致死的主要原因。如患者头痛、呕吐、伴急性意识障碍时应警惕颅内出血可能。③其他：出血量过大,可出现程度不等的贫血、血压降低甚至失血性休克。

2.慢性型

主要见于青年女性。发病率为同年龄段男性的 3～4 倍。常反复发作,很少自然缓解,经治疗后能达长期缓解者仅占 10%～15%。

（1）起病方式：起病隐匿、缓慢,多在常规查血时偶然发现。

（2）出血：多数较轻而局限,但易反复发生,每次发作持续数周或数月,患者除出血症状外全身情况良好。出血程度与血小板计数有关。皮肤瘀点、紫癜、瘀斑尤以四肢远端多见,外伤后止血不易,但一般不出现皮下血肿。黏膜出血以鼻腔及牙龈为多见,口腔血疱见于严重血小板减少。严重内脏出血较少见,但女性月经过多较常见,在部分患者可为唯一的临床症状。患者病情可因感染等而骤然加重,出现广泛、严重的皮肤黏膜及内脏出血。

（3）其他：长期月经过多可出现失血性贫血。病程半年以上者,部分可出现轻度脾肿大。

三、辅助检查

1.血液检查

①血小板计数减少,急性型常低于 $20\times10^9/L$,慢性型常在 $(30～80)\times10^9/L$;血小板平均体积偏大。②贫血与失血量成比例,通常是正细胞正色素性贫血。③白细胞计数多正常,急性型常有嗜酸性粒细胞及淋巴细胞增多。

2.骨髓象

①急性型骨髓巨核细胞数量轻度增加或正常,慢性型骨髓象中巨核细胞显著增加。②巨核细胞发育成熟障碍,急性型者尤为明显,表现为巨核细胞体积变小,胞质内颗粒减少,幼稚巨核细胞增加。③有血小板形成的巨核细胞显著减少（<30%）。④红细胞及粒细胞、单核细胞

正常。

3.血小板相关抗体测定

80％的患者血小板相关抗体(PAIg)及血小板相关补体(PAC3)阳性。

4.其他

90％以上的患者血小板生存时间明显缩短,凝血功能异常,如出血时间延长,血块收缩不良,束臂试验阳性。少数可发现自身免疫性溶血的证据(伊文思综合征)。

四、诊断

根据:①广泛出血累及皮肤、黏膜及内脏。②多次检查血小板计数减少。③脾不肿大。④骨髓巨核细胞增多或正常,有成熟障碍。⑤泼尼松或脾切除治疗有效。⑥排除其他继发性血小板减少症如再障、脾功能亢进、白血病、系统性红斑狼疮(SLE)、药物性免疫性血小板减少等即可做出诊断。

五、治疗

1.一般治疗

出血严重者应注意休息。血小板低于 $20 \times 10^9/L$ 者,应严格卧床,避免外伤。应用止血药及局部止血。

2.使用糖皮质激素

一般情况下为首选治疗,近期有效率约为 80％。

(1)作用机制:①减少自身抗体生成及减轻抗原抗体反应。②抑制单核-巨噬细胞系统对血小板的破坏。③改善毛细血管通透性。④刺激骨髓造血及血小板向外周血的释放。

(2)剂量与用法:常用泼尼松 $1mg/(kg \cdot d)$,分次口服或顿服,病情严重者用等效量地塞米松或甲泼尼龙静脉滴注,好转后改口服。待血小板升至正常或接近正常后,逐步减量(每周减 5mg),最后以 $5 \sim 10mg/d$ 维持治疗,持续 $3 \sim 6$ 个月。多数患者用药数天后出血停止,1 周内血小板开始上升。国外学者多认为,ITP 患者如无明显出血倾向,血小板计数 $>30 \times 10^9/L$ 者,可不予治疗。

3.脾切除

脾切除可减少血小板抗体的产生,消除血小板破坏的主要场所,是本病的有效治疗方法之一。

(1)适应证:①正规糖皮质激素治疗无效,病程迁延 $3 \sim 6$ 个月。②糖皮质激素维持量需大于 30mg/d。③有糖皮质激素使用禁忌证。④^{51}Cr 扫描脾区放射指数增高。

(2)禁忌证:①年龄小于 2 岁。②妊娠期。③因其他疾病不能耐受手术。

脾切除治疗的有效率为 70％～90％,无效者对糖皮质激素的需要量也可减少。

4.免疫抑制剂治疗

这种治疗不宜作为首选。

(1)适应证:①糖皮质激素或脾切除疗效不佳者。②有使用糖皮质激素或脾切除禁忌证。

③与糖皮质激素合用以提高疗效及减少糖皮质激素的用量。

（2）主要药物。①长春新碱：为最常用。除具免疫抑制作用外，还可能有促进血小板生成及释放的作用。每次 1mg，每周 1 次，静脉注射，4～6 周为 1 疗程。②环磷酰胺：50～100mg/d，口服，3～6 周为 1 疗程，出现疗效后逐渐减量，维持 4～6 周或 400～600mg/d 静脉注射，每 3～4 周 1 次。③硫唑嘌呤：100～200mg/d，口服，3～6 周为 1 疗程，随后以 25～50mg/d，维持 8～12 周。可致粒细胞缺乏，宜注意。④环孢素：主要用于难治性 ITP 的治疗。250～500mg/d，口服，维持量 50～100mg/d，可持续半年以上。⑤霉酚酸酯（MMF）：难治性 ITP 可试用，0.5～1.0g/d，口服，要注意粒细胞减少的不良反应。⑥利妥昔单克隆抗体：抗 CD20 的人鼠嵌合抗体，375mg/m² 静脉注射，可有效清除体内 B 淋巴细胞，减少自身抗体生成，有学者认为可替代脾切除。

5.其他治疗

（1）达那唑：为合成的雄性激素，300～600mg/d，口服，与糖皮质激素有协同作用。作用机制与免疫调节及抗雌激素有关。

（2）氨肽素：为动物内脏提取的活性物质，有助于血细胞增殖、分化、成熟与释放。1g/d，分次口服。有报道称其有效率可达 40%。

6.急症的处理

适用于：①血小板低于 20×10^9/L 者。②出血严重、广泛者。③疑有或已发生颅内出血者。④近期将实施手术或分娩者。

（1）血小板输注：成人按 10～20 单位/次给予，根据病情可重复使用（从 200mL 循环血中单采所得的血小板为 1 单位血小板）。有条件的地方尽量使用单采血小板。

（2）静脉注射免疫球蛋白：0.4g/kg，静脉滴注，4～5 日为 1 疗程。1 个月后可重复。作用机制与单核-巨噬细胞 Fc 受体封闭、抗体中和及免疫调节等有关。

（3）大剂量甲泼尼龙：可通过抑制单核-巨噬细胞系统而发挥治疗作用。1g/d，静脉注射，3～5 次为 1 疗程。

（4）血浆置换：可清除血浆中血小板抗体。3～5 日内连续置换 3 次以上，每次置换 3000mL 血浆，也有一定的疗效。

六、护理

（一）护理问题

1.有受伤的危险，如出血

与血小板减少、血小板生存时间缩短及抗血小板抗体有关。

2.焦虑

与长期应用激素导致自我形象改变有关。

（二）护理措施

1.出血情况的监测

注意观察患者出血发生、发展和消退情况；特别是出血部位、范围和出血量。还要注意患者的自觉症状、情绪反应、生命体征及神志变化、血小板计数,及时发现新出血或内脏出血。

2.预防或避免加重出血

(1)绝对卧床休息,协助做好各种生活护理,勤剪指甲,避免抓伤皮肤。

(2)禁食过硬、过粗糙的食物。指导患者勿用牙刷刷牙,忌用牙签剔牙,进食时细嚼慢咽。

(3)保持床单平整,衣裤宽大柔软,避免肢体碰撞或外伤。

(4)保持大便通畅,避免情绪激动。

3.用药护理

(1)正确执行医嘱,并注意药物不良反应的观察和预防。

(2)长期使用糖皮质激素会引起身体外形的变化、胃肠道反应或出血、诱发感染等。

(3)静脉注射免疫制剂、大剂量丙种球蛋白时,要注意保护局部血管并密切观察。

4.情感支持

(1)患者家属的态度及护士的言行举止对患者的自我概念变化有着重要影响。

(2)护士应在患者家属的理解和协助下,以尊重和关心的态度与患者多交谈,鼓励患者以各种方式表达形体改变所致的心理感受,确定患者对自身改变的了解程度及这些改变对其生活方式的影响,接受患者交谈中所呈现的焦虑和失落,使患者在表达感受的同时获得情感上的支持。

5.提高适应能力

(1)向患者解释激素水平异常是导致形体改变的原因,治疗后随激素水平恢复至正常或接近正常,形体改变可得到改善或复原,消除患者因形体改变而引起的失望与挫折感以及焦虑与害怕的情绪。

(2)指导患者正确认识疾病所致的形体外观改变,提高对形体改变的认识和适应能力。

6.指导与观察

指导患者改善身体外观的方法,如衣着合体和恰当的修饰等鼓励患者参加正常的社会交往活动。对举止怪异、有自杀倾向者加强观察,防止意外。

七、健康教育

1.疾病知识教育

使患者及其家属了解疾病的成因、主要表现及治疗方法,以积极主动配合治疗和护理。

2.避免诱发或加重出血

指导患者避免人为损伤而诱发或加重出血,不应服用可能引起血小板减少或抑制其功能的药物,特别是非甾体抗炎药,如阿司匹林等。保持充足的睡眠、情绪稳定和大小便通畅,必要时可予以辅助性药物治疗,如镇静剂、安眠药或缓泻剂等。

3.治疗配合指导

服用糖皮质激素者,应告知必须按医嘱、按时、按剂量、按疗程用药,不可自行减量或停药,以免加重病情。为减轻药物不良反应,应饭后服药,必要时可用胃黏膜保护剂或制酸剂;注意预防各种感染。定期复查外周血象,以了解血小板数目的变化,指导疗效的判断和治疗方案的调整。

4.自我检测病情

注意皮肤、黏膜出血情况,如瘀点、瘀斑、牙龈出血、鼻出血等;有无内脏出血的表现,如月经量明显增多、呕血、便血、咯血、血尿、头痛、视力改变等。一旦发现皮肤、黏膜出血加重或内脏出血的表现时,应及时就医。

第五节 过敏性紫癜

过敏性紫癜又称 Schonlein-Henoch 综合征,为一种常见的血管变态反应性疾病,因机体对某些致敏物质产生变态反应,导致毛细血管脆性及通透性增加,血液外渗,产生紫癜、黏膜及某些器官出血。可同时伴发血管神经性水肿、荨麻疹等其他过敏表现。

本病多见于青少年,男性发病略多于女性,春、秋季发病较多。

一、病因

致敏因素较多,与本病发生密切相关的主要因素如下。

(一)感染

1.细菌

主要为 β 溶血性链球菌,以呼吸道感染最为多见。

2.病毒

多见于发疹性病毒感染,如麻疹、水痘、风疹等。

3.其他

寄生虫感染。

(二)食物

由人体对异种蛋白过敏所致,如对鱼、虾、蟹、蛋、鸡、牛奶等过敏。

(三)药物

1.抗生素类

青霉素(包括半合成青霉素如氨苄西林等)及头孢菌素类抗生素等。

2.解热镇痛药

水杨酸类、保泰松、吲哚美辛及奎宁类等。

3.其他药物

磺胺类、阿托品、异烟肼及噻嗪类利尿剂等。

(四)其他

花粉、尘埃、疫苗接种、虫咬及寒冷刺激等。

二、发病机制

目前认为是免疫因素介导的一种全身血管炎症。

1.蛋白质及其他大分子致敏原作为抗原

刺激人体产生抗体(主要为 IgG),后者与抗原结合成抗原抗体复合物,沉积于血管内膜,激活补体,导致中性粒细胞游走、趋化及一系列炎症递质的释放,引起血管炎症反应。此种炎症反应除见于皮肤、黏膜小动脉及毛细血管外,尚可累及肠道、肾及关节腔等部位小血管。

2.小分子致敏原作为半抗原

与人体内某些蛋白质结合构成抗原,刺激机体产生抗体,此类抗体吸附于血管及其周围的肥大细胞,当上述半抗原再度进入体内时,即与肥大细胞上的抗体产生免疫反应,致肥大细胞释放一系列炎症递质,引起血管炎症反应。

三、临床表现

多数患者发病前 1～3 周有全身不适、低热、乏力及上呼吸道感染等前驱症状,随之出现典型临床表现。

1.单纯型过敏性紫癜(紫癜型)

单纯型过敏性紫癜(紫癜型)为最常见的类型。主要表现为皮肤紫癜,局限于四肢,尤其是下肢及臀部,躯干极少累及。紫癜常成批反复发生、对称分布,可同时伴发皮肤水肿、荨麻疹。紫癜大小不等,初呈深红色,按之不退色,可融合成片形成瘀斑,数日内渐变成紫色、黄褐色、淡黄色,经 7～14 日逐渐消退。

2.腹型过敏性紫癜

除皮肤紫癜外,因消化道黏膜及腹膜脏层毛细血管受累而产生一系列消化道症状及体征,如恶心、呕吐、呕血、腹泻及黏液便、便血等。其中腹痛最为常见,常为阵发性绞痛,多位于脐周、下腹或全腹,发作时可因腹肌紧张及明显压痛、肠鸣音亢进而误诊为外科急腹症。在幼儿可因肠壁水肿、蠕动增强等而致肠套叠。腹部症状、体征多与皮肤紫癜同时出现,偶可发生于紫癜之前。

3.关节型过敏性紫癜

除皮肤紫癜外,因关节部位血管受累出现关节肿胀、疼痛、压痛及功能障碍等表现。多发生于膝、踝、肘、腕等大关节,呈游走性、反复性发作,经数日而愈,不遗留关节畸形。

4.肾型过敏性紫癜

过敏性紫癜肾炎的病情最为严重。在皮肤紫癜的基础上,因肾小球毛细血管袢炎症反应而出现血尿、蛋白尿及管型尿,偶见水肿、高血压及肾功能衰竭等表现。肾损害多发生于紫癜出现后 1 周,也可延迟出现。多在 3～4 周内恢复,少数病例因反复发作而演变为慢性肾炎或肾病综合征。

5.混合型过敏性紫癜

皮肤紫癜合并上述两种以上临床表现。

6.其他

少数本病患者还可因病变累及眼部、脑及脑膜血管而出现视神经萎缩、虹膜炎、视网膜出血及水肿,以及中枢神经系统相关症状、体征。

四、实验室检查

1.尿常规检查

肾型或混合型可有血尿、蛋白尿、管型尿。

2.血小板计数、功能及凝血相关检查

除出血时间(BT)可能延长外,其他均为正常。

3.肾功能检查

肾型及合并肾型表现的混合型,可有程度不等的肾功能受损,如血尿素氮升高、内生肌酐清除率下降等。

五、诊断与鉴别诊断

1.诊断要点

①发病前1～3周有低热、咽痛、全身乏力或上呼吸道感染史。②典型四肢皮肤紫癜,可伴腹痛、关节肿痛及血尿。③血小板计数、功能及凝血相关检查正常。④排除其他原因所致的血管炎及紫癜。

2.鉴别诊断

本病需与下列疾病进行鉴别:①遗传性出血性毛细血管扩张症。②单纯性紫癜。③血小板减少性紫癜。④风湿性关节炎。⑤肾小球肾炎、系统性红斑狼疮。⑥外科急腹症等。由于本病的特殊临床表现及绝大多数实验室检查正常,鉴别一般无困难。

六、治疗

1.消除致病因素

防治感染,清除局部病灶(如扁桃体炎等),驱除肠道寄生虫,避免可能致敏的食物及药物等。

2.一般治疗

(1)抗组胺药:盐酸异丙嗪、氯苯那敏、阿司咪唑、去氯羟嗪、西咪替丁及静脉注射钙剂等。

(2)改善血管通透性的药物:维生素 C、曲克芦丁、卡巴克络等。

3.糖皮质激素

糖皮质激素有抑制抗原抗体反应、减轻炎症渗出、改善血管通透性等作用。一般用泼尼松 30mg/d,顿服或分次口服。重症者可用氢化可的松 100～200mg/d 或地塞米松 5～15mg/d,静脉滴注,症状减轻后改口服。糖皮质激素疗程一般不超过 30 天,肾型者可酌情延长。

4.对症治疗

腹痛较重者可予阿托品或山莨菪碱(654-2)口服或皮下注射;关节痛可酌情用止痛药;呕吐严重者可用止吐药;伴发呕血、血便者,可用奥美拉唑等治疗。

5.其他

如上述治疗效果不佳或近期内反复发作者,可酌情使用以下方法。①免疫抑制剂:如硫唑嘌呤、环孢素、环磷酰胺等。②抗凝疗法:适用于肾型患者,初以肝素钠 100～200U/(kg·d)静脉滴注或低分子肝素皮下注射,4 周后改用华法林 4～15mg/d,2 周后改用维持量 2～5mg/d,2～3个月。③中医药:以凉血、解毒、活血化瘀为主,适用于慢性反复发作或肾型患者。

七、护理措施

1.一般护理

急性期卧床休息,以免活动加剧出血。避免情绪波动及精神刺激,向患者及其家属解释本病的病因及治疗方法,消除患者及其家属紧张恐惧心理。防止昆虫叮咬。注意保暖,防止感冒。

2.皮肤护理

应保持皮肤清洁,皮疹有痒感时防擦伤或抓伤,如有破溃及时处理,防止出血和感染。穿柔软、透气性好、宽松的棉质内衣,并经常换洗。保持床单清洁、干燥,避免使用碱性肥皂等过敏原。进行注射治疗时,应避开紫癜部位,防止出血、感染。

3.饮食护理

勿食用致敏性食物,暂时给予无动物蛋白的流质或半流质饮食为主,腹型者食物特别注意无渣。多食富含维生素 C、维生素 K 和含铁的食物。忌食辛辣刺激食品,要注意避免进食粗糙、坚硬和对胃肠道有机械性刺激的食物,以免加重胃肠出血。肾型紫癜患儿,应予低盐饮食,限制饮水量。消化道出血者出血量多时暂禁食,静脉补充营养。

4.监测病情

(1)紫癜型:观察紫癜的形状、数量、分布及消退情况,是否反复出现。

(2)腹型:腹痛者禁止腹部热敷以防肠出血。观察有无腹痛、便血等情况,及时留取呕吐物或大便进行潜血检查,同时注意腹部体征并及时报告和处理。注意有无腹膜刺激征、局部包块及肠鸣音的变化,过敏性紫癜患儿腹痛伴局部扪及腊肠样包块、右下腹空虚感时应警惕肠套叠。若肠鸣音活跃或亢进,多提示肠道渗出增加或有出血,要注意观察患儿面色、脉搏、血压的变化。

(3)关节型:观察关节红、肿、热、痛情况及关节活动度。关节痛患者要注意局部关节的制动和保暖,可给予冷敷止痛,但禁止热敷。必要时可遵医嘱给予止痛药。

(4)肾型:观察尿色、尿量,定期做尿常规检查,若有血尿和蛋白尿,提示紫癜性肾炎,按急性肾炎护理。

八、健康教育

本病常可自愈,但可复发,首次发作严重者,复发率高。一般病程为 4 周,肾型病程最长,长者可达 4 年以上,病死率低于 5%。健康宣教时特别注意如下几点。

(1)向患者及其家属说明本病为过敏性疾病,解释引发该疾病的致敏因素及避免再次接触的重要性。

(2)患病后避免复发措施。①加强营养,增强体质,从而增强机体抵抗力,预防上呼吸道感染。②因食物因素发病者,应终身禁食该类食物。避免过敏性食物,如海鲜、蚕豆、芒果、荔枝和榴莲等。避免花粉接触,尽量穿棉质衣服。③养成良好的卫生习惯,避免寄生虫感染。④患紫癜后 1 年内避免接种疫苗。有关节受累或肾脏损害者应注意休息,避免劳累,短时间内不要参加体育课。

（3）自我病情监测：一旦发现皮肤瘀点或紫癜，有阵发性腹绞痛、关节痛或尿量减少、血尿、泡沫尿、水肿者，提示可能复发或加重，应及时就医。该病肾脏损伤的危险期在发病后的前2～3个月，患者出院后仍需追踪尿检3～6个月，在发病后的前2～3个月内每1～2周检查一次尿常规，危险期过后可以间隔长一点，以便早期发现肾损害。

第六节　血友病

血友病是一组因遗传性凝血活酶生成障碍引起的出血性疾病，包括血友病A、血友病B及遗传性因子Ⅺ缺乏症。其中以血友病A最为常见，除外血管性血友病（vWD），约占先天性出血性疾病的85％。以阳性家族史、幼年发病、自发出血或轻度外伤后出血不止、血肿形成及关节出血为特征。血友病的社会人群发病率为5/10万～10/10万，婴儿发生率约为1/5000。血友病A、血友病B及遗传性因子Ⅺ缺乏症的比较发病率为16：3：1，我国的血友病中，血友病A约占80％，血友病B约占15％，遗传性因子Ⅺ缺乏症则极少见。

一、诊断

（一）临床表现

血友病A和血友病B从临床表现上难以区分。血友病的临床特点是反复发生的异常出血，常见的出血部位有关节、肌肉、皮肤、消化道、泌尿系统等。出血可自幼开始，其诱因可为轻微的创伤、小手术及注射等，也可为自发性出血。

关节腔出血是血友病最具特点的表现及致残的主要原因。在严重的血友病患者中关节腔出血的发生率为70％～80％，其受累关节依次为膝、肘、踝、肩、腕、髋等关节，小关节较少受累。反复关节受累出血引起慢性滑膜炎，逐步侵蚀关节软骨及骨结构，最终导致关节畸形、关节强直而致残。

肌肉出血是血友病的另一特征性表现，见于75％的严重血友病患者，常见受累肌肉依次为腓肠肌、股四头肌、臀肌、臂肌、腰大肌等。出血常引起肌肉肿痛，大的血肿可压迫周围血管、神经及邻近的组织、器官，引起相应的压迫症状。颈部、咽喉部的血肿可迅速引起气道压迫引起窒息。反复、大量肌肉出血可引起肌肉周围软组织囊性肿胀，形成所谓的血友病性假肿瘤。

皮肤、黏膜出血多出现于轻微创伤或拔牙等小手术后，严重时可表现为持续渗血不止。内脏出血可见于消化道、泌尿道及神经系统。颅内出血仍是血友病患者致残和致死的主要原因。

（二）诊断标准

首届中华血液学会全国血栓与止血学术会议修订的诊断标准如下。

1.血友病A

(1)临床表现。①男性患者，有或无家族史，有家族史者符合性连锁隐性遗传规律。女性纯合子型可发病，极少见。②关节、肌肉、深部组织出血，可自发，一般有行走过久、活动用力过强、手术（包括拔牙等小手术）史，关节反复出血引起关节畸形，深部组织反复出血引起假肿瘤

（血囊肿）。

（2）实验室检查。①凝血时间（试管法）：重型延长，中型可正常，轻型、亚临床型正常。②活化部分凝血活酶时间（APTT）：重型明显延长，能被正常新鲜及吸附血浆纠正，轻型稍延长或正常，亚临床型正常。③血小板计数、出血时间、血块收缩正常。④凝血酶原时间（PT）正常。⑤因子Ⅷ促凝活性（FⅧ：C）减少或极少。⑥血管性血友病因子抗原（vWF：Ag）正常，Ⅷ：C/vWF：Ag明显降低。

（3）严重程度分型（表6-1）。

表 6-1　血友病 A 的严重程度分型

分型	FⅧ：C(%)	临床出血特点
重型	<1	关节、肌肉、深部组织出血，关节畸形，假肿瘤
中型	2～5	可有关节、肌肉、深部组织出血，关节畸形，但较轻
轻型	6～25	关节、肌肉出血很少，无关节畸形
亚临床型	26～45	仅在严重创伤或手术后出血

（4）排除因子Ⅷ抗体所致的获得性血友病 A（获得性因子Ⅷ缺乏症）。

2.血友病 B

（1）临床表现同血友病 A。

（2）实验室检查：①凝血时间、血小板计数、出血时间、血块收缩及 PT 同血友病 A。②APTT延长，能被正常血清纠正，但不能被吸附血浆纠正，轻型可正常，亚临床型也正常。③血浆因子Ⅸ：C 测定减少或缺乏。

（三）鉴别诊断

1.其他遗传性凝血因子缺乏症

应与血友病相鉴别的其他遗传性凝血因子缺乏症有因子Ⅴ、Ⅶ、Ⅺ、Ⅹ缺乏症等。后者的遗传方式不同，APTT、PT 及其纠正试验有助于鉴别，但确诊依赖于凝血因子的测定。

2.血管性血友病（vWD）

需与血友病 A 鉴别。前者为常染色体隐性或显性遗传疾病，因子Ⅷ：C 也可降低，但程度不如血友病 A。另外，vWD 的患者出血时间延长、阿司匹林耐量试验阳性、瑞斯托菌素诱导的血小板聚集异常、血管性血友病因子（vWF）抗原减低或正常等，有助于两者的鉴别。

二、治疗

1.止血治疗

（1）补充血小板和相关凝血因子：在紧急情况下，输入新鲜血浆或新鲜冷冻血浆是一种可靠的补充或替代疗法，因其含有除组织因子（TF）、Ca 以外的全部凝血因子。此外，如血小板悬液、纤维蛋白原、凝血酶原复合物、冷沉淀物等，也可根据病情予以补充。

（2）止血药物：目前广泛应用于临床者有以下几类。①收缩血管、增加毛细血管致密度、改善其通透性的药物：如卡巴克洛、曲克芦丁、垂体后叶素、维生素 C、维生素 P 及糖皮质激素等。②合成凝血相关成分所需的药物：如维生素 K_1、维生素 K_3、维生素 K_4 等。③抗纤溶药物：如氨基己酸(EACA)、氨甲苯酸(PAMBA)、氨甲环酸、抑肽酶等。④促进止血因子释放的药物:如去氨加压素,此药可促进血管内皮细胞释放 vWF,从而改善血小板黏附、聚集功能,并有稳定血浆 FⅧ:C 的作用,可提高 FⅧ:C 的水平。⑤局部止血药物:如凝血酶及吸收性明胶海绵等。

(3)促血小板生成的药物:多种细胞因子调节各阶段巨核细胞的增殖、分化和血小板的生成,目前已应用于临床的此类药物包括血小板生成素(TPO)、白介素 11(IL-11)等。

(4)局部处理:包括局部加压包扎、固定及手术结扎局部血管等。

2.替代治疗

目前血友病的治疗仍以替代治疗为主,即补充凝血因子,它是防治血友病出血最重要的措施。主要制剂有新鲜全血、新鲜血浆或新鲜冷冻血浆(所含成分同全血,凝血因子较全血高 1 倍)、冷沉淀物(主要含 FⅧ、X、Ⅲ、vWF 及纤维蛋白原等,但 FⅧ 浓度较血浆提高 5～10 倍)、凝血酶原复合物(含 FX、Ⅸ、Ⅶ、Ⅱ)、FⅧ浓缩制剂或基因重组的纯化 FⅧ等。

FⅧ:C 及 FⅨ 的半衰期分别为 8～12 小时及 18～30 小时,补充 FⅧ需连续静脉滴注或每日 2 次;FⅨ每日 1 次即可。

FⅧ:C 及 FⅨ剂量:按每毫升新鲜血浆含 FⅧ或 FⅨ 1U 计算,每输入 1mL/kg 血浆,可提高患者 FⅧ:C 或 FⅨ水平的 2%。最低止血水平要求 FⅧ:C 或 FⅨ水平达 20%以上,出血严重或欲行中型以上手术者,应使 FⅧ或 FⅨ活性水平达 40%以上。

凝血因子的补充一般可采取下列公式计算:首次输入 FⅧ:C(或 FⅨ)剂量(U)＝体重×所需提高的活性水平(%)÷2。

3.药物治疗

(1)去氨加压素(DDAVP):此药具有促内皮细胞等释放 FⅧ:C 的作用或因促进 vWF 释放而增加 FⅧ:C 的稳定性,使其活性升高。常用剂量为每次 $16～32\mu g$,置于 30mL 生理盐水内快速滴入,每 12 小时 1 次。也可分次皮下注射或鼻腔滴入。

(2)达那唑:300～600mg/d,顿服或分次口服,对轻、中型者疗效较好,作用机制不明。

(3)糖皮质激素:通过改善血管通透性及减少抗 FⅧ:C 抗体的产生而发挥作用。特别是对曾反复接受 FⅧ:C 输注治疗而疗效渐差的患者,效果更佳。

(4)抗纤溶药物:通过保护已形成的纤维蛋白凝块不被溶解而发挥止血作用。

(5)家庭治疗:血友病患者的家庭治疗在国外已广泛应用。除有抗 FⅧ:C 抑制性抗体、病性不稳定、小于 3 岁的患儿外,均可安排家庭治疗。血友病患者及其家属应接受有关疾病的病理、生理、诊断及治疗知识的教育,家庭治疗最初应在专业医师的指导下进行。在某些血液中心,规定每年对血友病患者进行 2～3 次继续教育。教育内容广泛,除传授注射技术外,还包括血液病学、矫形外科、精神学、心理学以及艾滋病防治的有关知识以及病毒性肝炎的预防知识等。

4.外科治疗

有关节出血者应在替代治疗的同时,进行固定及理疗等处理。对反复关节出血而致关节强直及畸形的患者,可在补充足量 FⅧ:C 或 FⅨ 的前提下,行关节成型或置换术。

5.基因治疗

现在在研究将决定FⅧ：C、FⅨ及FⅪ合成的正常基因，通过载体以直接或间接方式转导入患者体内的方法，以纠正血友病的基因缺陷，生成足够的FⅧ：C、FⅨ或FⅪ。

三、护理措施

1.病情观察

(1)观察有无自发性或轻微受伤后出血现象，如皮下大片瘀斑、肢体肿胀、皮肤出血、关节腔出血等。

(2)观察有无深部组织血肿压迫重要器官，如呼吸困难、腹痛、排尿困难等。

(3)密切观察生命体征及神志变化，及早发现内脏及颅内出血。

(4)反复出血者，观察有无关节疼痛、活动受限；关节有无纤维强直、畸形等功能丧失的表现。

(5)观察实验室检查结果，如凝血时间、部分凝血活酶生成试验及纠正试验等。

2.止血护理

(1)局部压迫止血：如皮下出血可行加压包扎止血并用冰袋冷敷，限制其活动；关节出血时，应卧床，用夹板固定肢体，置于功能位，限制运动，可局部冷敷和用弹力绷带缠扎。关节出血停止，肿痛消失后，可做适当的关节活动，以防长时间关节固定造成畸形和僵硬。对因反复出血已致慢性关节损害者，需指导其进行康复锻炼。咽喉部出血或血肿形成者，为避免血肿压迫呼吸道而窒息，应协助患者取侧卧位或把头偏向一侧，必要时用吸引器将血吸出，并做好气管插管或气管切开准备。

(2)遵医嘱尽快输注所缺乏的凝血因子。

3.输注凝血因子及输血的护理

(1)按输血常规操作。输注冷冻血浆或冷沉淀物者，输注前应将其置于37℃温水(水浴箱)中解冻融化，并根据患者情况以可耐受的速度快速输入。凝血酶原复合物制剂，应按说明要求稀释后输注，滴速每分钟不超过10mL。

(2)少数患者输注凝血因子时有发热、寒战、头痛等不良反应，需在输注时密切观察。发现不良反应可酌情减慢输注速度。如遇严重不良反应者，需停止输注，制品及输液器保留。

4.贫血护理

根据贫血的程度制订患者的活动量；合理安排饮食；必要时输血。

5.心理护理

对长久反复出血影响生活质量的患者应做好耐心劝慰，并指导其预防出血的方法，积极配合治疗和护理。为患者提供有关国家血友病社会团体的信息，鼓励患者参加，通过患者间互通信息、相互支持来共同应对疾病给患者带来的困难和烦恼。

四、健康教育

(1)向患者及其家属说明血友病为遗传性疾病，需终身治疗，并应预防出血的发生。患者外出远行时,最好携带填写明确血友病的病历卡,万一出血可及时处理。

(2)做好预防出血的宣教工作。①对活动性出血的患者,应限制其活动范围和活动强度。一般血友病患者,应避免剧烈或易致损伤的活动、运动及工作,减少出血的危险。平日活动量要适中,行走、慢跑、手持重物等活动时间均不可过长。②注意口腔卫生,防止龋病发生,以免拔牙导致出血。③避免各种手术,必要手术时应先补充凝血因子,纠正凝血时间直至伤口愈合。④尽可能采用口服给药,避免或减少肌内注射,必须注射时采用细针头,并延长压迫止血时间。⑤禁服影响血小板功能的药物:如阿司匹林、保太松、消炎痛、潘生丁等。活血化瘀的中药也应避免。

(3)自我病情监测:教会患者及其家属观察出血症状及止血措施,如碰撞后出血皮下深组织血肿或关节腔出血表现、外伤后伤口渗血情况等。一旦发生出血,常规止血效果不好或出现严重出血,应及时就医。

(4)家庭治疗指导:血友病患者及其家属应接受有关疾病的病理、生理、诊断及治疗知识的教育,家庭治疗最初应在专业医师的指导下进行。除传授注射技术外,还包括血液病学、矫形外科、精神学、心理学以及艾滋病、病毒性肝炎的预防知识等。

(5)婚育指导:患者结婚前应去血友病遗传咨询门诊,血友病患者最好不要与血友病携带者婚配,以减少本病的遗传。血友病携带者妊娠早期做遗传学检查,可了解胎儿是否患血友病,从而决定是否终止妊娠。

第七节　弥散性血管内凝血

弥散性血管内凝血(DIC)是在严重原发病基础上,由于凝血系统被激活,导致全身微血栓形成,凝血因子和血小板大量被消耗,并继发纤溶亢进,引起全身出血、栓塞及微循环衰竭的一种临床综合征。DIC不是一个独立的疾病,而是继发于严重疾病的病理状态。大多数DIC起病急骤,病情复杂,发展迅速,预后凶险,如不及时识别及处理,常危及生命。

一、病因

造成DIC的病因很多。大致可分为两大类。

1.血管内皮广泛损伤

(1)感染:感染是最常见的致病因素。各种严重的细菌感染(如金黄色葡萄球菌、革兰阴性杆菌、中毒性菌痢、伤寒等)均可引起DIC。细菌本身及其毒素均可损伤血管内皮细胞,使血管胶原纤维暴露,激活因子Ⅻ,从而激活内源性凝血系统。因子Ⅻ又能引起继发性纤维蛋白溶解。病毒感染(如流行性出血热、重症乙型脑炎等)、原虫、螺旋体、立克次及真菌感染也可引起DIC,其发病的机制与细菌感染大致相似。

(2)抗原-抗体复合物的形成:各种免疫反应及免疫性疾病能损伤血管内皮细胞,激活补体,也能引起血小板聚集及释放反应,激活凝血机制,如系统性红斑狼疮、移植物排斥反应或其他免疫性疾病。

（3）其他：如中暑、酸中毒、休克或持续性低血压、缺氧等均可损伤血管壁内皮细胞。

2.大量促凝物质进入血液循环

（1）恶性肿瘤：肿瘤细胞含有的组织凝血活性物质，激活外源性凝血系统，产生大量凝血酶而促发凝血。肿瘤细胞中的蛋白酶类物质也可以激活凝血因子，起促凝作用。化疗及放疗杀灭肿瘤细胞释出其中促凝物质，DIC更容易发生。多种造血系统肿瘤，以急性早幼粒白血病、淋巴瘤为主；其他实体瘤尤其是肺癌、前列腺癌、胰腺癌、肝癌，广泛转移者更易诱发DIC。

（2）病理产科：见于羊水栓塞、感染性流产、死胎滞留、重症妊娠高血压综合征、子宫破裂、胎盘早剥、前置胎盘等病例，由于羊水、胎盘等释放的组织因子大量进入血循环，激活外源性凝血系统，诱发DIC。

（3）其他：如严重烧伤、广泛性外科手术、挤压综合征、急性血管内溶血、毒蛇咬伤等均可由受损的组织中释放出大量组织因子进入血液，促发凝血。

二、发病机制

正常机体内凝血与抗凝系统保持着动态平衡，DIC的发生是由于体内凝血超过抗凝能力，从而导致全身微血管内凝血。以上各种病因激活内外源性凝血系统，产生大量凝血酶，使血液呈高凝状态，发生广泛的微血栓，造成微循环障碍、红细胞机械性损伤及溶血；当微循环内发生凝血时，大量血小板和凝血因子被消耗，从而使高凝状态转变为低凝状态；体内的继发性纤维蛋白溶解产生大量纤溶酶，除使纤维蛋白溶解外，还可水解其他凝血因子，故造成严重出血。

研究表明，由炎症等导致的单核细胞、血管内皮TF过度表达及释放，某些病态细胞（如恶性肿瘤细胞）及受损伤组织TF的异常表达及释放，是DIC最重要的始动机制。凝血酶与纤溶酶的形成是DIC发生过程中导致血管内微血栓、凝血因子减少及纤溶亢进的两个关键机制。炎症和凝血系统相互作用，炎症因子加重凝血异常，而凝血异常又可加剧炎症反应，形成恶性循环。感染时蛋白C系统严重受损，蛋白C水平降低且激活受抑，使活化蛋白C（APC）水平降低，导致抗凝系统活性降低，加剧了DIC发病过程。

下列因素可促进DIC的发生：①单核-巨噬细胞系统受抑，见于重症肝炎、大剂量使用糖皮质激素等。②纤溶系统活性降低。③高凝状态，如妊娠等。④其他因素如缺氧、酸中毒、脱水、休克等。

三、病理生理

1.微血栓形成

微血栓形成是DIC的基本和特异性病理变化。其发生部位广泛，以肺、心、脑、肝、肾最为多见，并引起相应功能的障碍，乃至衰竭。主要为纤维蛋白血栓及纤维蛋白-血小板血栓。

2.凝血功能异常

凝血功能异常是DIC最常见的病理变化，可分为三个阶段。①高凝期：为DIC的早期改变。②消耗性低凝期：出血倾向，PT显著延长，血小板及多种凝血因子水平低下。此期持续时间较长，常构成DIC的主要临床特点及实验检测异常。③继发性纤溶亢进期：多出现在

DIC 后期,但也可出现在凝血激活的同时,甚至成为某些 DIC 的主要病理过程。

3.微循环衰竭

微循环衰竭与 DIC 互为诱因,是 DIC 最常见的后果。毛细血管微血栓形成、血容量减少、血管舒缩功能失调、心功能受损等因素造成微循环衰竭。

4.微血管病性溶血

微血栓形成造成红细胞机械性损伤及溶血。缺氧、酸中毒使红细胞变形能力降低;败血症及内毒素等使白细胞趋化反应增强,产生大量自由基,使红细胞代谢和结构发生改变,加剧溶血。

四、临床表现

DIC 的临床表现可因原发病,DIC 类型、分期不同而有较大差异。常见有四大临床表现即出血、休克、微血管栓塞和溶血。

1.出血

出血是 DIC 最突出的表现和初发症状,发生率为 84%~95%。特点为自发性、多发性、持续性出血,部位可遍及全身,多见于皮肤、黏膜、伤口及穿刺部位,表现为多部位的瘀点或瘀斑,伤口或穿刺部位渗血不止;其次为某些内脏出血,如咯血、呕血、尿血、便血、阴道出血,严重者可发生颅内出血。

2.休克

休克是诊断 DIC 的主要依据之一,发生率为 30%~80%。其特点为:①突然发生一过性或持续性血压下降。②早期即出现肾、肺、大脑等器官功能不全,表现为肢体湿冷、少尿、呼吸困难、发绀及神志改变等。③休克程度与出血量常不成比例。④顽固性休克,是 DIC 病情严重、预后不良的征兆。

3.微血管栓塞

微血管栓塞分布广泛,是引起多脏器功能衰竭的重要因素,发生率为 40%~70%。可为浅层栓塞,多见于眼睑、四肢、胸背及会阴部,黏膜损伤易发生于口腔、消化道、肛门等部位。表现为皮肤发绀,进而发生灶性坏死,斑块状坏死或溃疡形成。栓塞也常发生于深部器官,多见于肾、肺、脑等脏器,可表现为急性肾功能衰竭、呼吸衰竭、意识障碍、颅内高压综合征等。虽然出血是 DIC 患者最典型的临床表现,但器官功能衰竭在临床上却更为常见。

4.溶血

溶血约见于 25% 的患者。可表现为进行性贫血,贫血程度与出血量不成比例,偶见皮肤、巩膜黄染。DIC 早期溶血较轻,不易察觉,后期易于在外周血发现各种具特殊形态的红细胞畸形。外周血破碎红细胞数大于 2% 对 DIC 有辅助诊断意义。

五、诊断

存在易引起 DIC 的基础疾病,如感染、恶性肿瘤、病理产科、大型手术及创伤等。有下列两项以上临床表现:①多发性出血倾向。②不易用原发病解释的微循环衰竭或休克。③多发性微血管栓塞的症状、体征,如皮肤、皮下、黏膜栓塞性坏死及早期出现的肺、肾、脑等脏器功能衰竭。④抗凝治疗有效。实验室检查:①有消耗性凝血功能障碍(血小板及血浆凝血因子Ⅰ减少并进行性下降)。②纤溶亢进检查 3P 试验阳性或血浆纤维蛋白降解产物(FDP)>20mg/L。一般可做出诊断。

六、治疗

1.消除诱因及治疗基础疾病

如控制感染,处理肿瘤、产科问题及外伤;纠正缺氧、缺血及酸中毒等。

2.抗凝治疗

肝素抗凝治疗是终止 DIC 病理过程、减轻器官损伤,重建凝血及抗凝平衡的重要措施。一般认为,DIC 的抗凝治疗应在处理基础疾病的前提下,与凝血因子补充同步进行。

肝素使用指征:①DIC 早期(高凝期)。②血小板及凝血因子呈进行性下降,微血管栓塞表现(如器官功能衰竭)明显的患者。③消耗性低凝期但病因短期内不能祛除者,在补充凝血因子情况下使用。下列情况应慎用肝素:①手术后或损伤创面未经良好止血者。②近期有大咯血的结核病或有大量出血的活动性消化性溃疡。③蛇毒所致的 DIC。④DIC 晚期,患者有多种凝血因子缺乏及明显纤溶亢进。

肝素监护最常用者为 APTT,正常值为(40±5)秒,肝素治疗使其延长 60%~100%为最佳剂量。如用凝血时间(CT)作为肝素使用的血液学监测指标,不宜超过 30 分钟。肝素过量可用鱼精蛋白中和,鱼精蛋白 1mg 可中和肝素 100U。

其他抗凝治疗包括抗凝血酶 AT-Ⅲ、重组人活化蛋白 C(APC)等药物。

3.抗血小板聚集药物

抗血小板聚集药物适用于轻型 DIC 或高度怀疑 DIC 而未能肯定诊断者。可选用噻氯匹定、双嘧达莫、阿司匹林分次口服,复方丹参注射液或低分子右旋糖酐静脉滴注。

4.补充血小板及凝血因子

补充血小板及凝血因子适用于有明显血小板或凝血因子减少证据和已进行病因及抗凝治疗,DIC 未能得到良好控制者。适当输新鲜全血、新鲜冷冻血浆、纤维蛋白原、血小板悬液、FⅧ及凝血酶原复合物,可补充消耗的凝血因子,改善出血倾向。

5.纤溶抑制物

一般宜与抗凝剂同时应用。适用于 DIC 的基础病因及诱发因素已经去除或控制,并有明显纤溶亢进的临床及实验证据或 DIC 晚期,继发性纤溶亢进已成为迟发性出血主要原因的患者。常用药物有 6-氨基己酸、氨甲苯酸等。

6.溶栓疗法

主要用于 DIC 后期、脏器功能衰竭明显及经上述治疗无效者。可试用尿激酶或组织型纤溶酶原激活物(t-PA)。

7.其他治疗

糖皮质激素不作常规应用,但下列情况可予以考虑:①基础疾病需糖皮质激素治疗者。

②感染中毒性休克并 DIC 已经接受有效抗感染治疗者。③并发肾上腺皮质功能不全者。山莨菪碱有助于改善微循环及纠正休克,DIC 早、中期可应用。

七、护理措施

1.一般护理

患者卧床休息,保持安静,根据病情采取合适体位,给予氧气吸入。必要时禁食、留置导尿管。对急性型 DIC 神志清楚者,做好解释工作,以消除恐惧心理,配合治疗。

2.用药护理

(1)迅速建立两条静脉通路,以保证抢救药物的应用和液体补充。注意维持静脉通路的通畅。

(2)遵医嘱正确配制和应用有关药物,尤其是抗凝药的应用。肝素过量而致出血,可采用鱼精蛋白静脉注射中和肝素。

3.病情观察

(1)定期测量生命体征,观察意识状态、皮肤、黏膜出血范围及有无内脏或颅内出血,记录出入量,做好重症护理记录。

(2)持续、多部位的出血或渗血是 DIC 的重要特征,出血加重常提示病情进展或恶化。及时发现休克或重要器官功能衰竭,观察有无皮肤黏膜和重要器官栓塞的症状和体征,以便紧急抢救。

(3)实验室检查指标的监测是 DIC 救治的重要环节,护士应正确及时采集和送检各种标本,关注检查结果,及时报告医生。使用肝素时应密切观察出血减轻或加重,定期测凝血时间或凝血酶原时间或活化部分凝血酶原时间,以指导用药。

第八节　多发性骨髓瘤

多发性骨髓瘤(MM)是最常见的恶性浆细胞病,以单克隆 IgG、IgA 和(或)轻链大量分泌为特征。其他恶性浆细胞病包括原发性巨球蛋白血症(IgM 异常分泌增多)、重链病和原发性淀粉样变性。多发性骨髓瘤是单克隆浆细胞异常增生的恶性疾病,异常浆细胞(骨髓瘤细胞)浸润骨骼、软组织并产生异常单克隆免疫球蛋白(M 蛋白)或使多肽链亚单位合成增多,引起骨骼破坏、贫血和肾功能损害,而正常免疫球蛋白减少致免疫功能异常。多发性骨髓瘤在欧美等国家的发病率高且有明显增高的特点,在美国其发病率为 3/10 万～9.6/10 万,黑人发病率高,约为白人的 2 倍。在我国,据北京、上海、天津的医院病例统计看,其发病率<1/10 万。本病多发于 40～70 岁的中老年人,98% 的患者年龄在 40 岁以上,男性多于女性,男女发病比例为 1.5∶1。

一、诊断

(一)临床表现

1.由瘤细胞浸润引起的临床表现

主要有骨骼病变及贫血。

（1）骨骼病变：骨质疏松、溶骨病变、骨痛、骨瘤、骨肿块和病理性骨折，多见于胸骨、肋骨、颅骨、腰椎及骨盆。X线片可见骨质疏松、穿凿样溶骨病变、病理性骨折。

（2）贫血和出血倾向：几乎所有患者都有不同程度的贫血，也可有出血倾向，以鼻出血、牙龈出血和皮肤紫癜多见。

2.由 M 蛋白引起的临床表现

可见反复感染、肾损害、高黏滞综合征、淀粉样变性。

（1）由于正常免疫球蛋白合成减少、免疫功能缺陷，患者常发生反复感染，特别是普通荚膜菌感染，如肺炎链球菌肺炎、化脓菌感染及泌尿系统感染甚至败血症。

（2）肾功能损害：75％的患者尿中有单克隆轻链（本周蛋白），并可出现水肿、管型尿，甚至出现肾衰竭。

（3）高黏滞综合征：10％的患者有高黏滞综合征表现，由于广泛的溶骨性病变致高血钙及大量 M 蛋白致高黏滞综合征。患者常出现头晕、眩晕、共济失调、视力障碍、眼花、耳鸣，并可突然发生意识障碍，还可有手指麻木及冠状动脉供血不足、心力衰竭等症状。

（4）淀粉样变性：35％的患者有淀粉样变性表现，如腕管综合征、肾病综合征、吸收不良、巨舌、心肌病。

（二）实验室检查

1.血象

轻、中度贫血，多属正细胞正色素性贫血。血涂片中红细胞呈缗钱状排列，可伴有少数幼粒、幼红细胞。红细胞沉降率显著增快。白细胞、血小板早期正常，晚期有全血细胞减少，如发现骨髓瘤细胞在血中大量出现并超过 $2.0×10^9/L$ 者，称为浆细胞白血病。

2.骨髓象

骨髓瘤细胞的出现为 MM 的主要特征，骨髓瘤细胞至少占非红细胞有核细胞数的 15％。骨髓瘤细胞以原始和幼稚浆细胞为主，大小形态不一，成堆出现。胞质呈灰蓝色，多核（2～3 个核），核内有核仁 1～4 个，核旁淡染区消失，偶见嗜酸性球状包涵体（拉塞尔小体）或大小不等的空泡。

3.骨髓病理

骨髓腔内为灰白色瘤组织所填充，正常造血组织减少。骨小梁破坏，病变可侵犯骨皮质，使骨质疏松，骨皮质变薄或被腐蚀，易发生病理性骨折。当癌组织穿破骨皮质，可浸润骨膜及周围组织。骨髓活检标本在显微镜下观察，按瘤组织多少及分布情况可分为四类。①间质性：有少量瘤细胞散在分布于骨髓间质中。②小片性：骨髓腔内瘤组织呈小片状。③结节性：瘤细胞分布呈结节状。④弥散性：骨髓腔内大量瘤细胞充满骨髓腔。

4.血液生化异常

血清异常球蛋白增多而白蛋白正常或减少，75％的患者血清或尿液在蛋白电泳时可见一浓而密集的染色带，扫描呈基底较窄单峰突起的 M 蛋白。可出现高钙血症，血磷可增高，血清碱性磷酸酶正常或轻度增加，血清 $β_2$ 微球蛋白及血清乳酸脱氢酶活力高于正常。骨髓瘤患者的血清白细胞介素 6(IL-6)和 C 反应蛋白(CRP)呈正相关。尿本周蛋白半数阳性。游离轻链测定对 MM 的诊断，尤其是有早期诊断和疗效判断的意义。血清蛋白酶体水平是 MM 患者预后的独立预测因素。

5.染色体与基因

20％～50％的多发性骨髓瘤患者具有克隆性染色体异常。其中64％为超二倍体数目异常,涉及多种染色体三体。3号染色体三体是其中最常见的一种。13号染色体部分或完全缺失是MM最早发现的染色体异常,在MM中较常见,是重要的预示生存期短的预后指标,但对治疗反应无影响。最近发现,70个基因与多发性骨髓瘤早期死亡有关,30％属于1号染色体。

6.骨骼X线检查

骨骼X线检查可见多发性、溶骨性穿凿样的骨质缺损区、骨质疏松、病理性骨折。少数早期患者可无骨骼X线表现。γ骨显像是近年来检查骨质异常的手段之一,可一次显示周身骨骼,较X线敏感,可早于X线3个月出现异常征象。

(三)诊断标准

(1)骨髓中浆细胞＞15％且有形态异常(骨髓瘤细胞)。

(2)血清中有大量的M蛋白(IgG＞35g/L,IgA＞20g/L,IgM＞15g/L,IgD＞2g/L,IgE＞2g/L)或尿中本周蛋白＞1g/24h。

(3)无其他病因的溶骨性病变或广泛的骨质疏松。

除外反应性浆细胞增多症及意义未明的单克隆免疫球蛋白血症,符合(1)＋(2)＋(3)、(1)＋(3)或(1)＋(2)者即可诊断。

(四)多年来一直沿用Durie和Salmon诊断标准

1.主要标准

(1)浆细胞瘤由组织活检证实。

(2)骨髓中浆细胞＞30％。

(3)单克隆免疫球蛋白IgG＞35g/L或IgA＞20g/L或尿中轻链≥1g/24h(除外淀粉样变性)。

2.次要标准

(1)骨髓中浆细胞占10％～30％。

(2)单克隆免疫球蛋白水平低于上述水平。

(3)有溶骨性病变。

(4)正常免疫球蛋白IgM＜0.5g/L,IgA＜1g/L或IgG＜6g/L。

(五)WHO诊断MM标准

诊断MM要求具有至少一项主要标准和一项次要标准或者具有至少三项次要标准而且其中必须包括(1)项和(2)项。患者应有与诊断标准相关的疾病进展性症状。

1.主要标准

(1)骨髓浆细胞增多(＞30％)。

(2)组织活检证实有浆细胞瘤。

(3)M成分:血清IgG＞35g/L或IgA＞20g/L或本周蛋白尿＞1g/24h。

2.次要标准

(1)骨髓浆细胞增多(10%~30%)。

(2)M 成分存在但水平低于上述水平。

(3)有溶骨性病变。

(4)正常免疫球蛋白减少 50%以上:IgM<0.5g/L,IgA<Ig/L 或 IgG<6g/L。

(六)临床分期

1.Durie 和 Salmon 分期

(1)Ⅰ期:符合以下四项。①血红蛋白>100g/L。②血清钙正常。③X 线检查无异常发现。④M 蛋白水平 IgG<50g/L,IgA<30g/L,尿中轻链<4g/24h。

(2)Ⅱ期:介于Ⅰ期和Ⅲ期之间。

(3)Ⅲ期:符合以下一项或以上。①血红蛋白<85g/L。②高钙血症>2.98mmol/L(12mg/dL)。③进展性溶骨病变。④M 蛋白水平 IgG>70g/L,IgA>50g/L,尿中轻链>12g/24h。

注:每期又分为 A 组和 B 组。A 组肾功能正常;B 组肾功能不正常(血肌酐>176.8μmol/L)。

2.ISS 分期

根据患者的血清 β_2 微球蛋白(β_2-M)和白蛋白(ALB)水平,骨髓瘤的国际分期系统(ISS)将骨髓瘤分为三期。

(1)Ⅰ期:β_2-M<35mg/L,ALB≥35g/L。

(2)Ⅱ期:β_2-M<35mg/L,ALB<35g/L 或 β_2-M 35~55mg/L。

(3)Ⅲ期:β_2-M>55mg/L。

二、治疗

1.支持治疗及对症治疗

主要针对贫血、高钙血症及高尿酸血症、溶骨性骨破坏、肾功能不全及高黏滞综合征等的治疗。这些并发症可严重影响患者的生存与预后,因此,应积极予以处理,以提高患者的生存质量。主要治疗措施如下。

(1)纠正贫血:一般情况下应通过输注红细胞,使血红蛋白维持在 80g/L 以上。应用红细胞生成素(EPO)3000U/次,隔日 1 次或每周 2~3 次,皮下注射,有助于改善贫血。

(2)骨质破坏的治疗:二磷酸盐有抑制破骨细胞的作用,常用帕米磷酸二钠,每月 1 次,60~90mg,静脉滴注,可减少疼痛。部分患者出现骨质修复,从而改善生活质量,因此,对于有骨痛的 MM 患者应常规推荐使用。经常而适当的活动有助于患者改善症状,疼痛严重时可适当服用镇痛药。服用钙剂或维生素 AD 也有助于减轻骨质破坏。放射性核素内照射有控制骨损害、减轻疼痛的疗效。

(3)肾功能损害的防治:保证液体的输入量,有利于轻链、尿酸、钙等物质的排除,及时纠正泌尿系统感染。对急性少尿和急性肾小管坏死的患者应进行血液透析。

(4)高尿酸血症及高钙血症的治疗:黄嘌呤氧化酶抑制剂能够减轻血和尿中的尿酸水平,高尿酸血症者口服别嘌呤醇 300~600mg/d,可有效降低血尿酸水平。高钙血症常合并肾功能不全和脱水,因此,首先要纠正脱水,应充分补液,也可以给予中等剂量的利尿剂,保证每日尿量在 2000mL 以上。

(5)高黏滞综合征:血浆置换可以迅速减轻高黏滞综合征的症状,但血液黏滞度常与临床症状和体征不相平行,因此,要根据体征和眼底检查决定是否应该行血浆置换,而不能根据血液黏度水平决定。

2.化疗

(1)初治可选 MP 方案:美法仑＋泼尼松,有效率为 50%。美法仑 $10mg/(m^2 \cdot d)$,泼尼松 $2mg/(kg \cdot d)$,均口服 4 日。每 4 周重复 1 次,至少 1 年。

(2)M_2 方案:卡莫司汀＋环磷酰胺＋美法仑＋泼尼松＋长春新碱。卡莫司汀 $25mg/m^2$,环磷酰胺 $400mg/m^2$,长春新碱 $1.4mg/m^2$,均第 1 日静脉注射;美法仑 2mg,每日 3 次,泼尼松 40mg,均口服 14 日,21 日为 1 疗程。

(3)初治无效或经 M_2、MP 方案治疗无效的称为难治性 MM,目前多采用挽救方案——VAD 方案(长春新碱＋多柔比星＋地塞米松):长春新碱 0.5mg/d,多柔比星 10mg/d,地塞米松 40mg/d,均第 1~4 日,17~20 日,静脉滴注。

3.免疫治疗

免疫治疗包括细胞因子疗法[如干扰素、白介素 2(IL-2)]的应用和单克隆抗体疗法(抗 IL 与单抗)。干扰素有抗肿瘤作用,单用有效率为 10%~13%;与 MP 或 M_2 合用,有效率可达 80%。

4.造血干细胞移植

化疗无法治愈多发性骨髓瘤,应争取早期行造血干细胞移植治疗。于化疗诱导缓解后进行移植,效果较好。如无合适的供者,则可做自身外周造血干细胞移植,如能进行纯化的自身 $CD34^+$ 细胞移植,则可减少骨髓瘤细胞污染,提高疗效。

5.沙利度胺

沙利度胺有抑制新生血管生长的作用,近年用来治疗多发性骨髓瘤取得了一定疗效。用法为 50~600mg/d,分 2~3 次口服,对部分骨髓瘤患者治疗有效。本品可致畸胎,妊娠期妇女禁用。

6.雷那度胺联合化疗

雷那度胺 25mg/d,口服,第 1~21 日,地塞米松 40mg 第 1~4 日、第 9~12 日、第 17~20 日(第 5 疗程起仅用于第 1~4 日),每 28 日为 1 个疗程。总反应率为 58%。雷那度胺/地塞米松方案对初治 MM 可取得很高的疗效(治疗反应>90%,CR＋很好的 PR 达 38%),对复发或难治性 MM 的疗效显著(30%CR),耐受性好。

7.靶向治疗

(1)蛋白酶体抑制剂硼替佐米(Bz):蛋白酶体抑制剂是一种治疗 MM 的靶向性药物,具有抑制核转录因子 κB 的活性。此外,还能增强 MM 细胞对肾上腺皮质激素或传统细胞毒性药物的敏感性,从而促进这些药物的抗肿瘤活性。硼替佐米是第一个进入临床研究的蛋白酶体抑制剂,在难治和(或)复发 MM 患者中,硼替佐米单药治疗较单用地塞米松可显著延长生存期,且对随后的造血干细胞移植无不良影响。治疗方案为 Bz $1.3mg/m^2$,第 1、第 4、第 8、第 11

日,每3周为1个周期,最多6个周期,2个周期未达到部分缓解(PR)或4个周期未达到完全缓解(CR)的患者口服地塞米松40mg(常规第1～4日,第8～11日,第17～20日),疗效按EBMT标准评价,其主要治疗反应(CR+PR+MR)率为85%。Bz作为诱导治疗不影响随后自体造血干细胞的动员和采集。

(2)其他靶向治疗:针对骨髓瘤细胞与骨髓微环境相互作用相关的细胞因子及其信号通路而设计相应的靶向治疗药物,是当前MM领域研究的主要热点,而且可能为MM的治疗带来新的突破。

8.其他联合治疗

(1)DVD方案:脂质体多柔比星(PLD)40mg/m²,静脉注射,第1日;长春新碱2mg,静脉注射,第1日;地塞米松40mg/d,静脉注射或口服,第1～4日,第9～12日,第17～20日。28日后重复治疗。DVD方案治疗的患者总反应率达82.4%,与传统VAD(多柔比星+长春新碱+地塞米松)方案相比,DVD方案疗效与VAD相当,可以较快达到最大反应,不需要中心静脉置管,降低了感染危险,缩短了化疗所需住院时间。而且不良反应少,尤其表现为心脏毒性小,骨髓抑制作用轻,可以成为MM一线化疗方案。

(2)MPT方案:美法仑0.25mg/(kg·d),泼尼松2mg/(k·d),均口服4日,每6周重复治疗,共12个疗程;沙利度胺100～400mg,口服,每日1次,直到美法仑和泼尼松治疗结束。平均整体存活时间51.6个月,MP组33.2个月,美法仑100mg/m²(MEL 100)组38.3个月。MPT组患者较少出现早期毒性死亡,治疗最初3个月的病死率在MP组为7%,在MPT组为2%,在MEL 100组为9%。但MPT组比MP组有较高的中性粒细胞过低症。

(3)VMDT方案:Bz 1.0mg/m²,第1、第4、第8、第11日,美法仑0.15mg/kg,第1～4日,地塞米松12mg/m²,第1～4日、第17～20日,沙利度胺100mg/d,28日为1个周期。

(4)VMPT方案:Bz 1.3mg/m²,第1、第4、第15、第22日,美法仑6mg/m²,第1～5日,泼尼松60mg/m²,第1～5日,沙利度胺50mg,第1～35日。每35日重复1个疗程。PR 67%,包括43%患者获得了至少较好的部分缓解。VMPT是有效的、缓解率较高的补救治疗措施且神经毒性的发生率很低。

三、护理

(一)护理问题

1.疼痛

与骨髓瘤细胞侵犯骨骼和骨膜有关。

2.活动无耐力

与贫血有关。

3.组织完整性受损

与血小板减少引起的出血倾向有关。

4.排尿异常

与肾功能损害有关。

5.有受伤的危险

与骨质破坏、骨质疏松引起的病理性骨折有关。

6.感染的危险

与机体免疫力下降有关。

7.皮肤完整性受损的危险

与长期卧床,局部皮肤受压过久引起的压疮有关。

(二)护理目标

(1)患者自觉疼痛减轻。

(2)患者能够掌握适度的活动量,活动量增加时,患者自觉无心悸、气促等不适。

(3)患者皮肤组织未见出血或有出血倾向时被及时发现,及时对症处理。

(4)患者肾功能维持正常,每日尿量至少1000mL。

(5)患者未发生受伤及意外事件。

(6)患者能描述引起感染的危险因素,能有效预防并及时发现感染,体温保持在正常范围。

(7)患者未发生压疮。

(三)护理措施

1.病情观察

(1)严密观察骨痛的部位、性质、程度,一般多位于身体负重处,如腰骶部、下背部。准确、全面的疼痛评估应从患者的主诉、生理、行为方面综合评估。

(2)若患者出现食欲缺乏、厌食、恶心、呕吐及多尿,则提示高钙血症的可能,应遵医嘱及时处理。

(3)观察有无贫血及出血的表现,如面色苍白,活动后心悸、气促,皮肤、黏膜可见出血点,牙龈出血,视物模糊等。

(4)密切观察生命体征的变化,注意观察有无发热、咳嗽等症状,密切观察极易发生在口腔、肛周、皮肤等部位的感染征象,反复感染是骨髓抑制的晚期征象,可导致患者免疫力降低。

(5)定期监测肾功能的变化,准确记录24小时出入量,观察患者有无水肿,每日监测体重,注意监测尿常规。

2.休息与活动

(1)根据贫血程度制订日常休息活动的计划,卧床休息时,应注意加强床旁基础护理,保持舒适功能卧位。①轻度贫血患者可参加正常工作,但应避免中、重度体力劳动。②中度贫血患者应该有计划地适量活动。③重度贫血患者以卧床休息为主,保持情绪稳定,协助部分生活护理。④极重度贫血患者应绝对卧床休息,必要时给予吸氧,遵医嘱输入红细胞悬液,做好生活护理,减少探视的人数和次数,使患者得到充分的休息。

(2)平日应睡硬板床加海绵垫,因为硬板床能使患者的骨骼、脊柱等保持平直,以免骨组织受到损伤;海绵垫使支持体重的面积宽而均匀,作用于患者身体上的还压反作用力分布在一个较大的面积上,从而降低在骨隆突部皮肤所受的压力,患者感觉柔软、舒适,还可延长翻身的间隔时间。

(3)不宜做剧烈活动和扭腰、转体等动作。翻动患者时,要轻、稳、准、协调、用力均衡,避免推、拖、拉、拽,并注意上、下身保持在同一平面上,防止骨骼扭曲现象,以免摩擦、磨破患者的皮肤及引起翻身所致的病理性骨折,使体位摆正处于功能位置。

(4)避免长时间站立、久坐或固定一个姿势,防止骨骼负重而发生变形。适度活动,以促使肢体血液循环。外出活动时,护士也要告知患者和家属注意,起床和下地活动时动作轻柔缓慢一些,地面应设有防滑标志,防止滑倒,应有家人陪同以防跌伤。

3.饮食指导

给予患者清淡、易消化饮食,避免油腻、辛辣刺激性强的食物,选择高热量、高维生素、高蛋白质饮食,与患者家属共同制订食谱,可变换食物的品种以增进食欲,并注意饮食卫生,切忌暴饮暴食,应少食多餐,禁食冷饮、冷食,戒除烟酒,不饮浓茶、咖啡等,多摄入粗纤维食物,保持大便通畅,预防便秘。高尿酸血症患者需限制嘌呤的摄入,不能食用动物内脏、海鲜类、豆类等高嘌呤食物,鼓励患者多饮水,以促进尿酸排出。高钙血症患者也应多饮水,使每日尿量达2000mL以上,需限制高钙食物摄入,如奶及奶制品、海带、虾、芝麻酱等。患者适当地注意营养是必要的,但没有必要过分强调营养,要注意均衡饮食。

4.用药护理

(1)双磷酸盐类药物输注的护理:静脉使用该类药物时应该严格掌握输注速度,缓慢输入。同时,帕米磷酸二钠和唑来膦酸有引起颌骨坏死的风险,因此,使用双磷酸盐类药物治疗前应进行口腔检查,慎行口腔侵袭性操作。

(2)硼替佐米皮下注射的护理:由于硼替佐米静脉给药具有较明显的周围神经毒性,同时存在患者对静脉通道的耐受性较差等问题。皮下注射操作方便,可避免反复或长期留置静脉通道,减少治疗费用,患者痛感小,提高了患者治疗的耐受性。研究表明,皮下注射硼替佐米具有不低于传统静脉给药方式的治疗效果,同时具有更低的周围神经毒性发生率。①基本要求:硼替佐米价格昂贵,护士操作中应严格执行无菌操作及"三查七对"制度,且最好由经过专业培训、对该药的给药方法非常熟悉的高年资护士负责,以做到准确给药和避免浪费。②药液配制:注意保护环境及自身防护。具体配制方法,以万珂(注射用硼替佐米,规格为3.5mg/瓶)为例,用生理盐水1.4mL溶解万珂,配制好的溶液浓度为2.5mg/mL,用一次性1mL注射器抽取药液,保证剂量精确,配制好的药液应立即使用。③注射部位:常选腹部(脐周5cm以外)进行皮下注射,在同一个疗程内应避免在同一部位注射,应在左、右两侧之间交替注射。④注射后观察:硼替佐米并不会导致组织损伤,通常患者对皮下给药耐受良好,注射部位无红肿硬结。但首次注射后24小时内,部分患者会出现注射部位周围红斑,患者自诉无瘙痒及疼痛不适,通常1周内可自行消退。

5.骨痛的护理

(1)认同和理解患者对疼痛的反应,也可以运用语言或非语言的交流形式,比如听音乐、看书、聊天等分散患者注意力,淡化患者疼痛意识,用倾听、抚摸、安慰等方式使患者情绪稳定。

(2)减少疼痛刺激,取舒适卧位,防止因姿势不当造成肌肉、韧带或关节牵扯而引起疼痛。

(3)采取减轻疼痛的方法:①皮肤刺激法,如按摩、冷疗、热疗、针灸等。②情境处理法,包括松弛技巧、呼吸控制法、音乐疗法、自我暗示法、注意力分散法、引导想象法。③药物止痛治疗,遵医嘱使用合适的止痛剂及给药途径,了解止痛剂的有效剂量及使用时间,预防不良反应,给药后严密观察止痛效果。

6.活动障碍的护理

(1)帮助患者在可以活动的限度内进行活动,鼓励行走,防止骨骼进一步脱钙,可提供拐杖、手杖、靠背架等。

(2)患者活动时注意安全,需有家属或医护人员陪同,防止摔伤。

(3)瘫痪卧床患者应严密观察肢体受压情况,应每1～2小时协助变换体位并每日2次按摩下肢及做屈伸等被动性活动,防止四肢萎缩。

(4)受压部位皮肤给予温热毛巾按摩或理疗,保持床单清洁干燥,勤翻身,建立翻身记录卡,实施床旁交接班,加强营养,提高抵抗力,防止压疮发生。

7.预防感染

(1)指导患者养成良好的个人卫生习惯,加强口腔护理,保持皮肤清洁,女患者注意会阴部卫生,防止泌尿道感染,注意用物清洁。

(2)休养环境保持整洁,空气流通,定时消毒。

(3)注意保暖,防止受凉感冒;少去公共场合,避免交叉感染。

(4)合理使用抗生素,做护理操作时严格遵守无菌原则。

(5)骨髓受抑制严重时,应考虑保护性隔离,限制探视,以防交叉感染。

(6)监测体温的变化,每日测体温4～6次,及早发现感染征象。

8.心理护理

MM是血液系统的恶性肿瘤,病程较长,病情易反复,多数患者在确诊后就会表现出恐惧、烦躁、焦虑、悲观等一系列严重的心理问题,这些不良心理反应对疾病的治疗及转归极为不利,因此,心理护理应贯穿全程。护士要对患者表示同情理解,关心患者,多与患者交谈,鼓励患者表达自己内心感受,耐心倾听患者的诉说,鼓励患者以积极的态度对待疾病,保持情绪稳定,树立信心,积极配合治疗。加强与患者及其家属的沟通交流,建立良好的护患关系。

四、健康教育

(1)根据患者的年龄、文化程度、心理承受能力向患者及其家属介绍本病的基本知识,鼓励患者正视疾病,坚持治疗。

(2)指导患者通过情绪宣泄、精神放松、局部热敷等方法来增加舒适感,以缓解疼痛及精神紧张。

(3)帮助患者制订合理的活动制度,如打太极拳、散步等,避免剧烈运动。

(4)让患者及其家属了解多饮水的好处,鼓励患者多饮水,保持小便通畅。

(5)指导患者睡硬板床,长期卧床者定时翻身。

(6)养成良好的生活习惯,以及保持良好的个人卫生习惯,防止感染。

(7)定期复诊,坚持按医嘱服药,不擅自停药或减药,如有不适随时就诊。

第九节　急性白血病

急性白血病(AL)是造血细胞恶性克隆性病变,以骨髓和其他造血组织中原始和幼稚细胞异常增生为特点,以贫血、出血、感染及白血病细胞浸润各组织、脏器为主要临床表现。

我国急性白血病的发病率为 1/10 万,成人以急性髓细胞性白血病(AML)为主,儿童以急性淋巴细胞白血病(ALL)为主。

一、病因与发病机制

白血病的病因不完全清楚,可能与以下因素有关。

(1)病毒:成人 T 细胞白血病是由人类 T 淋巴细胞病毒-Ⅰ(HTLV-Ⅰ)所引起的。

(2)电离辐射:研究表明全身或者大面积照射,可使骨髓抑制和机体免疫力缺陷,染色体发生断裂和重组,染色体双链 DNA 有可逆性断裂。

(3)化学因素:苯的致白血病作用已经得到肯定,乙双吗啉、氯霉素、保泰松也可能有致白血病的作用。

(4)遗传因素。

(5)其他血液病:某些血液病最终可能发展成为急性白血病,如慢性粒细胞白血病、真性红细胞增多症、原发性血小板增多症、骨髓增生异常综合征等。

二、分型

急性白血病主要分为急性淋巴细胞白血病(ALL)和急性非淋巴细胞白血病(ANLL)或急性髓细胞性白血病(AML)。

(一)形态学(FAB)分型

1.AML

(1)M_1(急性粒细胞白血病未分化型):骨髓中原始细胞(Ⅰ型＋Ⅱ型)占非红细胞的比例＞0.09,原始细胞过氧化酶或苏丹黑染色阳性率＞0.03,早幼粒及以下阶段细胞或单核细胞＜0.10。

(2)M_2(急性粒细胞白血病部分分化型):分为两种亚型。①M_{2a}:骨髓中原始粒细胞占非红细胞的 0.03～0.89,早幼粒及以下阶段粒细胞＞0.10,单核细胞＜0.20。②M_{2b}:骨髓中原始粒细胞和早幼粒细胞明显增多,以异常中幼粒细胞增生为主＞0.30(常有核仁及明显的核、浆发育不平衡)。

(3)M_3(急性早幼粒细胞白血病):骨髓中以异常的多颗粒早幼粒细胞为主,其胞核大小不一,胞质中有大小不等的颗粒,Auer 小体易见。该类细胞＞0.30(非红细胞)。分为两种亚型:①M_{3a}(粗颗粒型):嗜苯胺蓝颗粒粗大、密集或融合。②M_{3b}(细颗粒型):嗜苯胺蓝颗粒细小、密集。

(4)M_4(急性粒-单核细胞白血病):分为四个亚型。①M_{4a}:原始和早幼粒细胞增生为主,原、幼单核和单核细胞＞0.20(非红细胞)。②M_{4b}:原、幼单核增生为主,原始和早幼粒细胞＞

0.20(非红细胞)。③M_{4c}:原始细胞既有粒细胞,又有单核细胞形态特点,该类细胞>0.30(非红细胞)。④M_4Eo:除上述特点外,还有粗大而圆的嗜酸性颗粒及着色较深的嗜碱性颗粒,占0.05~0.30(非红细胞),又称为急性粒-单核细胞白血病嗜酸性粒细胞增多型。

(5)M_5(急性单核细胞白血病):分为两种亚型。①M_{5a}(未分化型):骨髓中原始单核细胞(Ⅰ型+Ⅱ型)(非红细胞)>0.80。②M_{5b}(部分分化型):骨髓中原始和幼稚单核细胞(非红细胞)>0.30,原始单核细胞(Ⅰ型+Ⅱ型)<0.80。

(6)M_6(红白血病):骨髓中红细胞>0.50,伴形态异常,非红细胞原粒细胞(Ⅰ型+Ⅱ型)或原始+幼稚单核细胞>0.30;如血片中原粒细胞或原单细胞>0.05,骨髓非红细胞中原粒细胞或原始+幼稚单核细胞>0.20。

(7)M_7(急性巨核细胞白血病):应符合以下条件。①外周血中原巨核(小巨核)细胞。②骨髓中有巨核细胞>0.30。③原巨核细胞有电镜血小板过氧化物酶染色或单克隆抗体证实。④骨髓细胞少,往往干抽,活检有原始和幼稚巨核细胞增多,网状纤维增加。

2.ALL

(1)L_1:原始和幼稚淋巴细胞以小细胞为主。

(2)L_2:原始和幼稚淋巴细胞以大细胞为主,大小不一,核型不规则。

(3)L_3:原始和幼稚淋巴细胞以大细胞为主,大小较一致,有明显空泡。

WHO ALL分类强调了白血病细胞表面抗原标志,将ALL分为B细胞急性淋巴细胞白血病(B-ALL)、T细胞急性淋巴细胞白血病(T-ALL)和伯基特淋巴瘤(BL),不再分为L_1、L_2和L_3型。

(二)WHO分型

WHO提出的髓细胞和淋巴细胞肿瘤分类法,综合了FAB分型、欧美淋巴分型修订方案(和REAL分型)的优点,将急性白血病分类如下。

1.急性髓细胞性白血病(AML)的WHO分型

(1)有再现性染色体易位的AML:①AML伴t(8;21)(q22;q22)AML1(CBF-α)/ETO。②急性早幼粒细胞白血病[t(15;17)(q22;q11~12),PMURARa及变异型]。③AML伴11q23(MLL)异常嗜酸性粒细胞[inv(16)(p13q22)或t(16;16)(p13;q11),CBFβ/MYH11]。④AML伴11q23(MLL)异常。

(2)AML伴多细胞病态造血:①有骨髓增生异常综合征病史。②无骨髓增生异常综合征(MDS)病史。

(3)治疗相关的AML和MDS。

(4)无法归类的AML:①AML微分化型(M_0)。②AML未分化型(M_1)。③AML部分分化型(M_2)。④急性粒-单核细胞白血病(M_4)。⑤急性单核细胞白血病(M_5)。⑥急性红白血病(M_6)。⑦急性巨核细胞白血病(M_7)。⑧急性嗜碱性粒细胞白血病。⑨急性全髓增生伴骨髓纤维化。

2.急性淋巴细胞白血病(ALL)的WHO分型

(1)前B细胞急性淋巴细胞性白血病(细胞遗传学亚型):①t(9;22)(q34;q11)BCR/ABL。②11q23MLL重组。③t(1;19)(q23;p13)E2A/PBX1。④t(12;21)(p12;q22)ETV/CBF-α。

（2）前 T 细胞急性淋巴细胞性白血病。

（3）伯基特淋巴瘤。

三、诊断

（一）临床表现

急性白血病的发病可隐匿、缓慢，也可急骤。

1.贫血

70％患者以贫血为首发表现，常是进行性加重，与出血程度不成比例。

2.出血

初诊时半数患者有出血现象，如皮肤瘀点、瘀斑和牙龈出血、鼻出血，严重者可合并颅内出血。

3.发热

半数患者以发热为早期表现，常为感染所致。常见有呼吸道感染、肺部感染、肠炎、肛周脓肿等。

4.浸润

白血病细胞大量增殖可有多脏器浸润而表现出不同的症状。

（1）淋巴结和肝脾肿大：淋巴结肿大以 ALL 多见。纵隔淋巴结肿大常见于 T 细胞急性淋巴细胞白血病。可有轻至中度肝脾肿大。

（2）骨骼和关节：常有胸骨下端局部压痛。可出现关节、骨骼疼痛，尤以儿童多见。发生骨髓坏死时，可以引起骨骼剧痛。

（3）中枢神经系统白血病（CNSL）：轻者表现为头痛、头晕，重者有呕吐、颈项强直，甚至抽搐、昏迷。以 ALL 最常见，儿童尤甚，其次为 M_4、M_5 和 M_2。

（4）口腔和皮肤：皮肤浸润可出现蓝灰色斑丘疹或皮肤粒细胞肉瘤，局部皮肤隆起、变硬，呈紫蓝色皮肤结节，也可表现为牙龈浸润肿胀呈灰白色，常见于 M_5 亚型。

（5）眼部：眼眶骨膜下浸润可呈绿色瘤，将眼球向外推出，多见于 M_1、M_2 亚型。

（6）睾丸：病变睾丸可无症状，但可单侧或双侧弥散性肿大，质硬。多见于急性淋巴细胞白血病化疗缓解后的男性幼儿或青年，是仅次于 CNSL 的白血病髓外复发的根源。

（二）实验室检查

1.血象

多数患者白细胞增高，部分患者白细胞减少。初诊时 80％患者存在轻至中度贫血，一般为正细胞正色素性贫血，血小板多数减少。血涂片分类检查可见数量不等的原始和（或）幼稚细胞。

2.骨髓象

绝大多数呈增生明显活跃或极度活跃，相应系列的白血病细胞大于骨髓有核细胞总数的20％，多数大于60％。少数骨髓细胞增生低下，原始细胞低于40％。此类患者往往同时有外周血白细胞的减少，红细胞、巨核细胞增生受抑制。

3.细胞化学

为鉴别 AML 和 ALL,常规做过氧化物酶或苏丹黑染色;为区别粒细胞和单核细胞应做酯酶染色;怀疑 M_6 者可行糖原染色;为诊断 M_7 则应做过氧化物酶染色,并在电镜下观察。

4.免疫学检测

用淋巴系统单抗 CD3、CD4、CD8、CD20、CD19 进行流式细胞仪检测显示数量异常,用粒细胞单核细胞单抗 CD33、CD13、CD14 可见表达异常。

5.特殊检查

(1)染色体检查:白血病常伴有特异的染色体改变,具有分型诊断及指导预后的价值。如 M_1 亚型有 t(5;17)、i(17q);M_4Eo 亚型有 inv(16)、de(16);M_5 亚型有(9;11)、t(9;11)、t(8;16);M_7 亚型有 jnv(3)。

(2)分子生物学检查在 M_2、M_7 中髓过氧化物酶(MPO)表达最高。t(15;17)(q22;q11)易位形成的 *PML/RARa* 融合基因是诊断和鉴别 M_2 的特异标志。

(三)诊断要点

凡外周血和(或)骨髓中原始细胞在非红细胞中≥20%,除外类白血病反应即可诊断。

(四)鉴别诊断

1.类白血病反应

通常有病因(感染、中毒、肿瘤等)可查。白细胞分类中以成熟细胞为主,可见中毒颗粒,碱性磷酸酶(NAP)积分明显增高,一般无贫血和血小板减少,病因去除后血象即恢复正常。

2.再生障碍性贫血

少数白细胞不增高的白血病(尤其是 M_3)、低增生性白血病,周围血象易与之混淆。急性白血病常有胸骨压痛,多有肝、脾、淋巴结肿大,骨髓检查可准确鉴别。

3.骨髓增生异常综合征(MDS)

MDS 中的难治性贫血伴原始细胞增多(RAEB)及难治性贫血伴原细胞增多转变型(RAEB-t),临床和周围血象酷似急性白血病,但骨髓检查原始细胞<30%,有助鉴别。

4.某些感染引起的白细胞异常

如传染性单核细胞增多症,血象中出现异形淋巴细胞,形态与原始细胞不同,血清中嗜异性抗体效价逐步上升,病程短,可自愈。传染性淋巴细胞增多症、百日咳、风疹等病毒感染时,血中淋巴细胞增多,但淋巴细胞形态正常,病程为良性,骨髓象原始幼稚细胞均不增多。

5.急性粒细胞缺乏症恢复期

骨髓中原、幼粒细胞增多。但多有明确病因,血小板正常,原、幼粒细胞中无 Auer 小体及染色体异常。短期内骨髓成熟粒细胞恢复正常。

四、治疗

白血病确诊后,应根据患者意愿、经济能力和疾病特点,选择并设计最佳、完整、系统的方案治疗。适合造血干细胞移植(HSCT)者抽血做 HLA 配型。

(一)化疗

化疗是目前治疗白血病最重要和首先采用的方法。近年来,急性白血病治疗已有显著进展。化疗使成人急性髓细胞白血病和成人急性淋巴细胞白血病完全缓解(CR)率分别达 60％～85％和 72％～77％。

1.化疗的策略

(1)诱导缓解治疗:目标是使患者迅速获得完全缓解。所谓完全缓解,即白血病的症状和体征消失。血象:血红蛋白(Hb)≥100g/L(男)或 90g/L(女及儿童),中性粒细胞绝对值≥$1.5×10^9$/L,血小板≥$100×10^9$/L,外周血白细胞分类无白血病细胞;骨髓象:原粒细胞＋早幼粒细胞(原单核＋幼单核细胞或原淋巴＋幼淋巴细胞)≤5％。M_1 除了原粒细胞＋早幼粒细胞≤5％,还应无 Auer 小体,红细胞及巨核细胞正常,无髓外白血病。理想的 CR 时,应更强调染色体水平和基因水平的改善,白血病的免疫学、细胞遗传学和分子生物学异常标志均应消失。

(2)早期、联合、充分、间歇和分阶段化疗:是急性白血病化疗的重要原则。联合化疗方案的药物组成应遵循:①作用于细胞周期不同阶段的药物。②各药物间有相互协同作用,以最大程度杀灭白细胞。③各药物不良反应不重叠,减少对重要脏器的损伤。

(3)化疗时间:白血病细胞增殖周期为 5 日左右,故每个疗程化疗须持续 7～10 日,以使处于各增殖期的白血病细胞都有机会被药物杀灭。每个疗程结束后,应间歇 2～3 周再进入第二个疗程。白血病细胞大部分处于增殖周期,疗程中易被化疗杀灭。难以被化疗杀灭的休止期(G_0 期)白血病细胞将在疗程间歇时补充进入增殖周期。故疗程之间的间歇有利于残留白血病细胞被下一个疗程化疗药物所杀灭。因大部分白血病细胞株的倍增时间较长,白血病细胞恢复慢于正常造血的恢复,所以,适当的间歇时间对正常造血恢复有利。

(4)缓解后治疗:目的是争取患者长期无病生存(DFS)和痊愈。白血病未治疗时体内白血病细胞数量估计为 10^{10}～10^{13} 个,经诱导缓解治疗达到 CR 标准时体内仍有相当于 10^8～10^9 个白血病细胞,并且,髓外某些隐蔽之处仍可有白血病细胞浸润。因此,必须进行 CR 后治疗,以进一步杀灭残存、隐蔽的白血病细胞,以防止复发,延长缓解和无病生存期。其主要方法为化疗和 HSCT。

2.急性淋巴细胞白血病的化疗

急性淋巴细胞白血病患者的诱导缓解治疗经典方案是 VP 方案,即长春新碱 1～2mg 静脉注射,每周 1 次,加泼尼松每日 40～60mg 口服,直到缓解为止。儿童完全缓解率高达 80％～90％,成人的完全缓解率仅为 50％。该方案复发率比较高,需在 VP 方案上加门冬酰胺酶(VLP 方案)或柔红霉素(VDP 方案)或四种药物同时应用(VLDP 方案)。VLDP 方案不仅降低了复发率,而且可使成人完全缓解率提高到 72％～77.8％。

全国白血病学术讨论会建议,完全缓解后巩固强化 6 个疗程:第 1、第 4 疗程用原诱导方案;第 2、第 5 疗程用依托泊苷(VP-16,75mg/m^2 静脉注射,第 1～3 日)及阿糖胞苷(100～150mg/m^2 静脉滴注,第 1～7 日);第 3、第 6 疗程用大剂量甲氨蝶呤(MTX),1～1.5g/m^2,第 1 日静脉滴注,维持 24 小时,停药后 12 小时以四氢叶酸钙解救(6～9mg/m^2,肌内注射每 6 小时 1 次,共 8 次)。因为大剂量 MTX 可以通过血-脑屏障,可以替代鞘内注射。有学者主张成人 ALL 巩固强化间歇期尚需用巯嘌呤和甲氨蝶呤交替长期口服。维持治疗阶段可选用上述方案,逐步延长间歇期,治疗 3～5 年。

3.急性非淋巴白血病的化疗

目前,常用标准的诱导缓解方案是 DA 方案,缓解率可达 85%。国内常用另一方案是 HOAP,平均缓解率约 60%。近年常用 HA 方案,缓解率可接近 DA 方案。但总的缓解率不如急性淋巴细胞白血病,且诱导过程中一定要通过粒细胞极度缺乏时期后,才有可能进入缓解期。

我国血液病学者发现,全反式维 A 酸可使 M₃ 白血病诱导缓解,其缓解率可达 85%。但缓解后单用维 A 酸巩固强化治疗易复发,故宜与其他化疗联合治疗或交替维持治疗。此外,我国学者临床试用三氧化二砷对 M₃ 型诱导完全缓解率可达 65%～98%,对复发的患者也有很好的疗效。M₃ 有合并 DIC 倾向者要使用肝素治疗。

巩固治疗方法有:①原诱导方法巩固 4～6 个疗程。②以中剂量阿糖胞苷为主的强化治疗,阿糖胞苷可单用,也可加其他药物(如柔红霉素、安吖啶、米托蒽醌等)。③用与原诱导治疗方案无交叉耐药的新方案(如 VP-16 加米托蒽醌等)。每 1～2 个月化疗 1 次,共计 1～2 年。以后停用化疗,密切随访,如有复发再行治疗。

4.中枢神经系统白血病的治疗

中枢神经系统白血病是最常见的髓外白血病,以急性淋巴细胞白血病尤为突出。通常在急性淋巴细胞白血病缓解后开始预防性鞘内注射甲氨蝶呤,每次 10mg,每周 2 次,共 3 周。如临床出现颅内压增高、脑膜刺激征或脑神经受损的表现,脑脊液压力升高并找到白血病细胞,中枢神经系统白血病诊断即可肯定。则应用甲氨蝶呤每次 10～15mg 缓慢鞘内注射,每周 2 次,直到脑脊液细胞数及生化检查恢复正常,然后改用每次 5～10mg 鞘内注射,每 6～8 周 1 次,随全身化疗结束而停用。若甲氨蝶呤疗效欠佳,可改用阿糖胞苷 30～50mg/m₂ 鞘内注射,每周 2 次。同时,可考虑头颅部放射线照射脊髓,但对骨髓抑制较严重。

5.老年急性白血病的治疗

老年急性白血病患者对化疗耐受差,过度虚弱患者无法接受联合化疗,常规化疗方案剂量应减少。宜用小剂量阿糖胞苷(或三尖杉酯碱)静脉滴注治疗,直至缓解。

6.睾丸白血病治疗

药物对睾丸白血病疗效不佳,必须行放疗,即使一侧睾丸肿大,也须采用两侧同时放疗。

7.难治性和复发性白血病的治疗

难治性白血病的诊断依据如下:①标准诱导缓解方案 2 个疗程未达到完全缓解(CR)者。②首次 CR 后半年内复发者(早期复发)。③首次 CR 后半年复发(晚期复发),但再用原诱导方案治疗无效者:④复发 2 次以上者。凡符合上述任意一条者即为难治性白血病。

复发是指在 CR 期骨髓或血液中又出现原已看不到的白血病细胞(原粒细胞≥5%),称为血液学复发(或髓内复发)。白血病细胞在其他部位出现称为髓外复发。第 1 次 CR 后 6 个月内复发者为早期复发,第 1 次 CR 后 6 个月以上或第 2 次 CR 后 4 个月以内复发者为晚期复发。

(1)难治性和复发 AML 的治疗:①HDAra-C 联合化疗,对年龄 55 岁以下、支持条件较好者,可选用。②启用新药联合化疗,如氟达拉滨、阿糖胞苷(Ara-C)和 G-CSF±IDA(去甲氧柔红霉素)(FLAG±L)或托泊替康＋环磷酰胺(CTX)＋Ara-C＋VP-16 等。③对于年龄偏大或继发性 AML,可采用预激化疗。④HSCT,除 HLA 相和的 HSCT 外,还包括 HLA 部分相和或半相和的移植。⑤免疫治疗,非骨髓造血干细胞移植(NST)、DLI(供者淋巴细胞输注)、髓细胞单克隆抗体等。

(2)难治性和复发 ALL 的治疗:首先,应考虑选用新的抗癌药物,并且要与其他抗癌药物联合应用以提高疗效;其次,可考虑采用中、高剂量 Ara-C 或 MTX 治疗,对于再次达 CR 后的此类患者,若有条件应早行造血干细胞移植。常用的有以下治疗方案。①HD-MTX,从 $200mg/m^2$ 开始,于数周内增至 $6g/m^2$,以甲酰四氢叶酸钙(亚叶酸钙)或门冬酰胺酶(L-ASP)解救,CR 率达 33%~75%。②以 HD-Ara-C 为基础的方案,HD-Ara-C 用药一般为 12 小时 1 次,共 4~12 次,每疗程累积剂量 12~36g/m^2。③以 HD-CTX 为基础的方案。④VAD 方案,不良反应轻,易耐受。

(二)造血干细胞移植

儿童非高危级急性淋巴细胞白血病因化疗效果较好,不必在第 1 次缓解后进行造血干细胞移植。大多数急性白血病患者[除伴有 t(15;17)的急性早幼粒细胞白血病],年龄在 50 岁以下,只要有 HLA 匹配的供者都应该在第 1 次缓解期内进行造血干细胞移植。

(三)一般治疗

1.防治感染

白血病患者常伴有粒细胞减少,特别是在化疗、放疗期间出现的粒细胞缺乏持续时间较长,因此防治感染非常重要。应加强基础护理,强调口咽、肛门周围和饮食的清洁卫生。有条件时应将患者置于洁净室中治疗。化疗前有局灶性感染要予以根除。体温>38℃者,应仔细查找感染灶和检测病原菌,病原菌未明确前可经验性试用抗生素治疗,待培养及药敏结果回报后再调整用药。发热、感染严重者,可应用大剂量丙种球蛋白。粒细胞集落刺激因子(G-CSF)或粒细胞巨噬细胞集落刺激因子(GM-CSF)用于粒细胞缺乏者,疗效较好。

2.控制出血

白血病患者出血的主要原因是血小板减少,因此,补充血小板是有效的措施。使周围血小板数至少维持在 $20\times10^9/L$ 以上,同时应用止血药物。如果出血由 DIC 引起(如 M_3),应给予适当的抗凝治疗。鼻或牙龈出血可用填塞或明胶海绵局部止血。

3.纠正贫血

严重贫血可输入红细胞悬液,改善患者症状。但白细胞淤滞时,不宜马上输红细胞,以免进一步增加血黏度。争取白血病缓解是纠正贫血最有效的方法。

4.高尿酸血症的处理

血尿酸>420mg/L 时,应给予别嘌呤醇 0.1g,每日 3 次口服,抑制尿酸形成;给予碳酸氢钠碱化尿液;补充液体保证足够尿量,防止尿酸积聚在肾小管,损伤肾。

5.高白细胞血症

当循环血液中白细胞>$200\times10^9/L$ 时,患者可发生白细胞淤滞症。表现为呼吸困难,甚至呼吸窘迫,反应迟钝,颅内出血等。高白细胞血症不仅增加患者的早期病死率,也增加髓外白血病的发病率和复发率。因此,当白细胞>$100\times10^9/L$ 时,就应该紧急使用血细胞分离机,单采清除过高的白细胞,同时给予化疗药物和水化。无此条件的,给予羟基脲 2~3g/d 或小剂量联合化疗,待白细胞降至 $30 \times 10^9 / L$ 以下时给予标准方案化疗。注意预防高尿酸血症、酸中毒、电解质紊乱、凝血功能异常等并发症。

6.营养支持治疗

白血病是严重消耗性疾病,特别是化疗、放疗的不良反应可引起患者消化道黏膜炎及功能紊乱,因此应该注意补充营养,维持水电解质平衡,给予患者高蛋白、高热量、易消化的食物,必要时给予静脉营养。

五、护理

(一)护理诊断

(1)有损伤的危险:出血与血小板减少、白血病细胞浸润有关。

(2)有感染的危险:与正常粒细胞减少、化疗有关。

(3)疼痛:关节、骨骼疼痛与白血病细胞浸润骨髓有关。

(4)潜在并发症:化疗药物不良反应。

(5)预感性悲哀:与急性白血病治疗效果差、病死率高有关。

(6)活动无耐力:与大量、长期化疗,白血病引起代谢增高及贫血有关。

(二)护理措施

1.病情观察

观察患者有无体温升高、血压下降、脉搏细速、尿量减少等败血症表现;有无皮肤、黏膜出血加重及头痛、意识障碍、瞳孔不等大等颅内出血表现;化疗后注意观察有无头痛、呕吐、脑膜刺激征等中枢神经系统白血病表现。

2.化疗的护理

肿瘤化疗后的用药已从过去每日或隔日给药 1 次改变为间断大剂量给药,以最大限度杀伤肿瘤细胞,并给骨髓及其他正常组织以修复的机会。临床上化疗常采用静脉、动脉、腔内、肌内注射及口服等途径给药。现代医学的介入疗法,是化疗的新途径。

(1)心理支持。向患者做好有关治疗的宣教和解释工作。尤其是采用介入疗法时,应该施以精神开导,增加患者战胜疾病的信心,解除其紧张、恐惧、消极的精神状态,以取得患者的配合。如有脱发,可配置发套,病情允许情况下,可以组织患者散步及娱乐活动,尽量使患者在接受化疗过程中处于最佳身心状态。

(2)生活护理。因化疗反应致体虚加重、生活不能自理的患者,应耐心细致地做好生活护理,以满足生活上的基本需要。尽量创造良好的生活环境,控制探视人员,避风寒,注意保暖,防止复感外邪。

(3)饮食护理。治疗期间应给予清淡、营养丰富、易于消化的食物,并应注重食物的色、香、味、形,以增进食欲,保证营养。治疗间歇阶段则宜给具有补血、养血、补气作用的食品,以提高机体的抗病能力。

(4)静脉给药治疗护理。①药液配制要新鲜;剂量、浓度及使用方法要准确无误,以免影响药效。②保护血管以备长期用药,注射部位每次更换,计划使用。操作时应先用生理盐水进行穿刺,待成功后再注药液。药液输注完成后再次生理盐水冲管。③操作要稳、准、轻、快。事先做好穿刺局部的准备(按摩、保暖等),力求穿刺成功。④药液滴注出现外渗及外漏时应立即停止注入,重新穿刺。局部可用药物外敷或做局部封闭,以减轻局部组织的损伤,促其吸收并防止感染。

(5)介入疗法给药治疗护理。①术前应做好思想工作,根据给药途径备皮,做药敏试验,药液配制要求同静脉给药法。②体位护理,最常用股动脉导管给药,患者应取平卧位,手术肢体严禁屈曲移动,导管创口部位置沙袋压迫止血 24 小时。观察创面如有渗血或出血应立即报告医师,给予重新处置。③病情较重的患者如出现吐血或便血,疑似应激性胃溃疡,应立即报告医师。④术后给药应严格按医嘱执行,并观察患者的全身反应。严格按水化、解毒、排毒三步护理程序给药,并应注意时间及剂量准确性。

(6)鞘内注射化疗药物的护理。鞘内注射化疗药物是防治中枢神经性白血病(CNS)最有效的方法之一。鞘注化疗药可引起双下肢麻木及疼痛、头痛、头晕、恶心、呕吐、发热、抽搐等不良反应,尤以双下肢麻木或疼痛为最常见,停止鞘注一般很快自行缓解,与药物刺激神经关系密切。鞘注不良反应严重时可出现神经毒性反应,如不及时给予强有力的脱水治疗,甚至可导致死亡。

鞘注前后的护理要点包括:协助患者采取头低抱膝侧卧位,协助医生做好穿刺点的定位和局部的消毒与麻醉,推注药物速度宜慢;操作过程中应严密观察患者生命体征,注意患者面色、口唇、瞳孔等。如发现出汗、恶心、呕吐、口唇发绀、瞳孔不等大、颈项强直等,立即停止穿刺,并做相应的处理。拔针后局部予消毒纺纱覆盖、固定,叮嘱患者去枕平卧 4~6 小时。做好腰穿点的观察与护理,预防感染发生。

(7)化疗药物不良反应的护理。

1)局部反应:一些刺激性较强的化疗药物当静脉注射时可引起严重的局部反应。化疗引起静脉炎是常见的不良反应。根据临床表现可分为三类:红热型(沿静脉血管走向区域发热、肿胀及疼痛)、栓塞型(沿静脉走向处变硬,呈条索状硬结,外观皮肤有色素沉着;血流不畅伴疼痛)、坏死型(沿静脉穿刺部位疼痛加剧,皮肤发黑坏死,甚至深达肌层)。

预防与护理:为保护外周静脉及减轻患者痛苦,化疗最好能采用留置深静脉导管;如果患者经济状况不允许留置深静脉导管,化疗前为患者长期治疗考虑,护士应当慎重选择经静脉化疗采用的血管,使用血管一般由远端向近端,由背侧向内侧,左右臂交替使用,因下肢静脉易形成血栓,除上肢静脉综合征外,不宜采用下肢静脉给药。同时,护士应避免反复穿刺同一部位静脉,在推注药液过程应反复抽回血,以确保针在血管内;还应根据血管直径选择针头,针头越细对血管损伤面越小,一般采用 6 号半~7 号头皮针;此外,当有数种药物给予时,先用刺激性强的药物且药物稀释宜淡,静脉注射宜缓,注射前后均用 10~20mL 生理盐水冲入;拔针前回吸少量血液在针头内,以保持血管内负压,然后迅速拔针,用无菌棉球压迫穿刺部位 3~5 分钟,同时抬高穿刺的肢体,以避免血液反流,防止针眼局部瘀斑,有利于以后再穿刺。

药液外漏及静脉炎的处理:如果注射部位刺痛、烧灼或水肿,则提示药液外漏,需立即停止用药(边回抽边退针,不宜立即拔针)并更换注射部位。漏药部位根据不同的化疗药物采用不同的解毒剂做皮下封闭,如氮芥、丝裂霉素、更生霉素溢出可采用硫代硫酸钠,如长春新碱外漏时可采用透明质酸酶或 8.4% 碳酸氢钠。其他药物均可采用等渗盐水或加地塞米松封闭方法；可用 20mL 注射器抽取解毒剂在漏液部位周围采取菱形注射，为防止疼痛还需局部注射普鲁卡因 2mL，必要时 4 小时后可重复注射。漏液部位冷敷，也可配合硫酸镁湿敷直到症状消失。静脉炎发生后局部血管禁止静脉注射，患处勿受压，可行局部热敷，按血管走行用强的松软膏或喜辽妥等药物外涂或金黄膏、青敷膏等清热解毒、活血化瘀药物外敷。鼓励患者多做肢体活动，以促进血液循环。

2）胃肠道反应：胃肠道黏膜上皮细胞对化疗药物极为敏感，大多数化疗药物可引起胃肠道反应，表现为口干、厌食、恶心、顽固性呕吐，甚至腹痛、腹泻等。出现反应的时间、程度与患者体质有关，大多数患者在用药后 3～4 小时出现。

预防与护理。①促进食欲：及时去除呕吐物，消除令患者不快的气味，尽量保持环境清洁、安静；做好口腔护理，使患者感到舒适，提高食欲；鼓励患者家属尽量与患者一起用餐，以提高患者的食量等。依据病情适当活动，休息时取坐位或半卧位，避免饭后立即平卧，饭后 1～2 小时坐在椅子上休息。②采取舒服的卧位，鼓励患者做深呼吸，以减轻恶心感；可以利用针灸、指压来减轻症状，常用内关、足三里等穴位。发生呕吐时头侧向一边，呕吐后及时漱口，清洁口腔；给予心理支持，分散注意力。③药物消除：必要时，应在化疗前 1～2 小时和化疗后 4～6 小时给予止吐剂，每 6～8 小时重复给药 1 次，维持 24 小时的有效血药浓度，以减轻恶心呕吐。止吐剂可引起嗜睡，口服止吐剂应卧床休息 0.5～1 小时再起床。化疗后呕吐 1 天以上不能进食，要遵医嘱给予营养支持治疗。

3）黏膜、皮肤反应：某些化疗药物的毒性也表现在黏膜上，尤其是大剂量应用时常引起严重的口腔炎，口腔糜烂，坏死。口腔炎发生后应给予及时、合理的治疗和护理。①口服化疗药物后反复漱口并多次饮水，以减轻药物对黏膜的毒性刺激。②保持口腔清洁，给予 1%～2% 雷夫奴尔或 4% 苏打水漱口，每日 4 次。③口腔炎发生后应改用 1%～2% 雷夫诺尔和 1% 双氧水交替漱口；嘱患者不要使用牙刷，而用棉签轻轻擦洗口腔、牙齿；涂药前先轻轻除去坏死组织，反复冲洗，溃疡者可用甲紫或紫草油涂抹患处，也可给予西瓜霜等局部治疗。因口腔疼痛而致进食困难者给予 2% 普鲁卡因含漱，止痛后再进食，给予无刺激性软食或流食。

大约有 50% 的患者在化疗中出现不同程度的皮肤反应，轻者皮肤干燥，色素沉着，全身瘙痒，局部可用开水洗净涂氟轻松软膏；重者形成斑丘疹，有渗出液或小水疱，涂甲紫防止破溃感染；对发生剥脱性皮炎者，应采取保护性隔离，局部涂氧化锌软膏，红外线照射每日 2 次。

脱发常见于阿霉素、更生霉素、环磷酰胺的反应，是化疗药物损伤毛囊的结果。患者因头发大量脱落甚至秃发而精神苦闷，应告诉患者这一反应是可逆的，化疗结束后头发可再生，化疗前头颅置冰帽或充气止血带，用药结束后 10 分钟除去此带，采取这种措施可减轻脱发。向患者解释因身体外表变化而引起的心理反应是正常的，化疗时，身体的某些变化是暂时的，以后会慢慢恢复。鼓励患者说出自己的感受，并给予正面的引导，告诉患者可戴假发以掩饰缺陷，鼓励患者参加社交活动。

4）骨髓抑制：化疗药物杀伤肿瘤细胞的剂量与损害骨髓的剂量差异很小，因此，对接受化疗的患者应密切观察骨髓抑制征象，其特征是血细胞减少，这是抗肿瘤治疗的主要危险，故应定时为患者进行血细胞计数和骨髓检查，当白细胞低于 $4 \times 10^9 / L$，血小板计数下降至 $100 \times$

$10^9/L$ 时,除停止化疗外,还应予以保护性隔离,并采取预防并发症的措施。①为患者创造一个空气清新、整洁的环境,绝对禁止患者与传染性疾病患者相接触,防止交叉感染,严格无菌操作,患者一切用物经灭菌处理后方可使用。②预防呼吸道感染,病房用紫外线空气消毒每日 1次,2%来苏水湿式扫床,地面消毒每日 2 次,消毒液擦地每周 2 次。③观察患者任何部位有无出血倾向,如牙龈、鼻出血,皮肤瘀斑,血尿及便血等。保持室内适宜的温度及湿度,患者的鼻黏膜和口唇部可涂石蜡油防止干裂,静脉穿刺时慎用止血带,注射完毕时压迫针眼 5 分钟,严防利器损伤患者皮肤。

5)泌尿系统毒性反应:因化疗药物导致肿瘤细胞及正常组织细胞大量破坏,少数患者可出现高尿酸血症。有些药物通过肾脏以原型排出,其代谢产物在酸性环境中易沉淀甚至形成结晶造成尿路阻塞,导致肾功能衰竭,因此,治疗中必须采用水化和碱化来预防这一并发症。

水化能保证药物快速从体内排出,故除医嘱外,应鼓励患者多次饮水,保证每日入量在4000mL 以上,尿量在 3000mL 以上;对入量已够,但尿量少者,需给予利尿剂以促进药排泄。

尿碱化时保证尿 pH>6.5,可加速代谢产物的溶解、排出,避免沉淀产生尿酸结晶,这要求在患者每次尿后测 pH 值,如 pH 值低于 6.5,报告医生及时增加碱性药物用量。

环磷酰胺的药物特点是以原型排出,如摄水量不足,药物在尿中过度浓缩可引起出血性膀胱炎,护理中除嘱患者大量饮水外,还应重点观察有无膀胱刺激症状、排尿困难及血尿。

6)心、肝、神经毒性:引起心脏毒性的药主要有蒽环类抗生素(如柔红霉素、阿霉素)及三尖杉酯碱类药物。蒽环类抗生素造成的心脏毒性反应在临床上有急性心脏损害和慢性蓄积性心脏毒性反应,可引起心肌及心脏传导损害。用药前、后应监测患者的心率、节律及血压;药物要缓慢静脉滴注,<40 滴/分;注意观察患者的面色和心率,以患者不觉心悸为宜。一旦出现毒性反应,应立即报告医生并做好相应的处理准备与配合工作。巯嘌呤、甲氨蝶呤、门冬酰胺酶对肝功能有损害作用,用药期间应观察患者有无黄疸,并定期监测肝功能。长春新碱等可引起周围神经炎,表现为指(趾)麻木、腱反射消失,感觉异常,有时还可发生便秘或麻痹性肠梗阻。有些药物可产生中枢神经毒性,主要表现为感觉异常,振动感减弱,肢体麻木,刺痛,步态不调,共济失调,嗜睡,精神异常等。

7)其他:如听力减退、皮疹、面部或皮肤潮红、指甲变形、骨质疏松、膀胱及尿道刺激征、不育症、闭经、性功能障碍、男性乳腺增大等也可由部分化疗药物引起。

六、健 康 教 育

(1)向患者及其家属解释白血病的有关知识,如常见病因及早期表现、治疗进展、治疗效果等,并介绍治疗成功的典型病例,树立患者治疗的信心。

(2)教会患者及其家属预防感染和出血的措施。

(3)指导患者及其家属进行饮食调养。食物应尽量做到多样化,多吃高蛋白、高维生素、低动物脂肪、易消化的食物及新鲜水果、蔬菜。为防止化疗引起的白细胞、血小板等下降,宜多食优质蛋白,如动物肝脏、蛋、瘦肉、鱼肉、鸡肉等;同时可配合药膳提高免疫功能,如党参、黄芪、当归、红枣、花生等。增加食欲,可更换食谱,改变烹调方法,增加食物的色、香、味;少量多餐,在饮食中可加入一些生姜,以止呕;也可用药膳健脾开胃,如山楂、黄芪、山药、萝卜、陈皮等。

(4)缓解期保持良好的生活方式,起居规律,充分休息,情绪乐观,结合个人的兴趣爱好选择合适的锻炼方式,增强免疫力。

(5)指导患者出院后按医嘱用药,定期复查。有病情复发征象,如贫血、出血、感染、骨痛等应及时就医。

第十节　慢性白血病

慢性白血病(CL)的细胞分化停滞在较晚的阶段,多为较成熟幼稚细胞和成熟细胞,病情发展缓慢,自然病程为数年。

CL临床上可分为两大类,即慢性髓细胞白血病(简称慢粒白血病或慢粒,CML)和慢性淋巴细胞白血病(简称慢淋白血病或慢淋,CLL)。少见类型的白血病,如毛细胞白血病(HCL)、幼淋巴细胞白血病(PLL)等也归于慢性淋巴细胞白血病。我国以慢性粒细胞白血病为多见。

一、慢性粒细胞白血病

本病是一种发生在多能造血干细胞上的恶性骨髓增生性疾病(获得性造血干细胞恶性克隆性疾病)。特点为病程发展缓慢,外周血粒细胞显著增多并有不成熟性,脾脏肿大。在受累的细胞系中,可找到 Ph 染色体和 *BCR-ABL* 融合基因。其自然病程分三期:慢性期(CP)、加速期(AP)、急变期(BP/BC),多因急性变而死亡。

CML 在各年龄均可发病,以中年最多见,45～50 岁年龄组发病率最高,男性略多于女性。

(一)临床表现

起病缓慢,早期常无自觉症状。患者可因健康检查或因其他疾病就医时发现血象异常或脾肿大而被确诊。

1.慢性期

慢性期一般持续 1～4 年。患者有乏力、低热、多汗或盗汗、体重减轻等代谢亢进的症状。脾脏肿大为最显著体征,程度不一,与外周血白细胞升高水平有关,质地坚实,平滑,无压痛,患者常自觉左上腹坠胀感。50% 以上患者就医时脾已达脐或脐以下,如果发生脾梗死,则脾区压痛明显,并有摩擦音,自发性脾破裂罕见。肝脏明显肿大较少见。部分患者胸骨中下段压痛。当白细胞显著增高时,可有眼底充血及出血。白细胞极度增高时,可发生白细胞淤滞症。

此期就诊的患者辅助检查可出现如下改变。

(1)血象:外周血白细胞升高是主要的特征。早期即明显增高,常超过 $20\times10^9/L$,可达 $100\times10^9/L$ 以上,粒细胞显著增多,分类可见各期粒细胞,以中性中幼、晚幼和杆状核粒细胞居多,原始细胞<10%;血小板多在正常水平,部分患者增多;晚期血小板逐渐减少,并出现贫血。

(2)中性粒细胞碱性磷酸酶(NAP):活性减低或呈阴性反应。治疗有效时 NAP 活性可以恢复,疾病复发时又下降,合并细菌性感染时可略升高。

（3）骨髓象：骨髓增生明显至极度活跃，以粒细胞为主，粒红比例明显增高，其中中性中幼、晚幼及杆状核粒细胞明显增多，原始细胞<10％。嗜酸、嗜碱性粒细胞增多。红细胞相对减少。巨核细胞正常或增多，晚期减少。

（4）细胞遗传学及分子生物学：95％以上的 CML 细胞中出现 Ph 染色体（小的 22 号染色体），显带分析为 t(9;22)(q34;q11)。9 号染色体长臂上 C-ABL 原癌基因易位至 22 号染色体长臂的断裂点簇集区（BCR）形成 BCR-ABL 融合基因。

（5）血液生化：血清及尿中尿酸浓度增高。血清乳酸脱氢酶增高。

2.加速期

起病后 1~4 年间 70％的慢粒患者进入加速期，常有发热、虚弱、进行性体重下降、骨骼疼痛，逐渐出现贫血和出血。脾持续和进行性肿大，对原来治疗有效的药物无效。加速期可维持几个月到数年。外周血或骨髓原始细胞≥10％，外周血嗜碱性粒细胞>20％，不明原因的血小板进行性减少或增加。除 Ph 染色体以外又出现其他染色体异常，粒细胞单核细胞集落生成单位（CFU-GM）培养，集簇增加而集落减少，骨髓活检显示胶原纤维显著增生。也有 20％~25％的患者无明显加速期阶段，而直接进入急变期。

3.急变期

加速期历时几个月到 2 年，即进入急变期，为 CML 的终末期，临床与 AL 类似。多数为急粒变，少数为急淋变或急单变，偶有巨核细胞及红细胞等类型的急性变。急性变预后极差，往往在数月内死亡。外周血中原粒＋早幼粒细胞>30％，骨髓中原始细胞或原淋＋幼淋或原单＋幼单>20％，原粒＋早幼粒细胞>50％，出现髓外原始细胞浸润。

（二）诊断

凡有不明原因的持续性白细胞数增高，根据典型的血象、骨髓象改变，脾肿大，Ph 染色体阳性，BCR-ABL 融合基因阳性即可做出诊断。

（三）治疗

CML 治疗应着重于慢性期早期，避免疾病转化，力争细胞遗传学和分子生物学水平的缓解，一旦进入加速期或急变期则预后很差。

1.对症治疗

脾放疗用于脾肿大明显、有胀痛而化疗效果不佳时。使用血细胞分离机，单采清除过高的白细胞，可预防和治疗白细胞淤滞症。预防尿酸性肾病可口服别嘌呤醇，并补充水分、碱化尿液，保证足够的尿量。

2.化疗

化疗可使大多数 CML 患者血象及异常体征得到控制，CML 化疗后中位生存期为 39~47 个月，5 年生存率为 25％~35％，8 年生存率为 8％~17％，个别可生存 10~20 年。

（1）羟基脲（Hu）：为细胞周期特异性抑制 DNA 合成的药物。起效快，但持续时间短，用药后 2~3 天白细胞即下降，停药后又很快回升。本药不良反应少，耐受性好，与烷化剂无交叉耐药性，对患者以后接受 HSCT 也无不良影响，为当前 CML 首选化疗药物。常用剂量为 3g/d，分 2 次口服，待白细胞减至 20×10^9/L 左右时，剂量减半。降至 10×10^9/L 时，改为小剂量（0.5~1g/d）维持治疗。需经常检查血象，以便调节药物剂量。

（2）白消安：是一种烷化剂，作用于早期祖细胞，起效慢且后作用长，剂量不易掌握。白消安长期用药可出现皮肤色素沉着、精液缺乏及停经、肺纤维化等，有诱导急变作用，现已较少使用。

（3）其他药物：Ara-C、高三尖杉酯碱（HHT）、靛玉红、异靛甲、二溴卫茅醇、6-巯基嘌呤（6-MP）、美法仑、环磷酰胺，砷剂及其他联合化疗也有效，但多在上述药物无效时才考虑使用。

3.干扰素 α（IFN-α）

IFN-α 具有抗增殖、免疫调节等作用。IFN-α 持续用数月至数年不等，50％～70％的患者能获完全缓解。对白细胞显著增多者，IFN-α 与 Ara-C 联合使用可提高有效率。常见不良反应为流感样症状：畏寒、发热、疲劳、头痛、厌食、恶心、肌肉及骨骼疼痛。并用扑热息痛、苯海拉明等可减轻不良反应。

4.甲磺酸伊马替尼（IM）

IM 为 2-苯胺嘧啶衍生物，能抑制 BCR-ABL 阳性细胞的增殖。若经济条件许可，推荐为慢粒的首选治疗药物，有显效。常见的非血液学不良反应包括：水肿、肌痉挛、腹泻、恶心、肌肉骨骼痛、皮疹、腹痛、疲劳、关节痛和头痛等，但一般症状较轻微。联用造血生长因子可预防血象下降的不良反应。

5.异基因造血干细胞移植（Allo-SCT）

Allo-SCT 是目前认为可以根治 CML 的标准治疗。骨髓移植应在 CML 慢性期待血象及体征控制后尽早进行。常规移植患者年龄以 45 岁以下为宜。

慢粒白血病一旦进入加速期或急变期，应按急性白血病治疗，但疗效差，缓解率低且缓解期很短，多数患者于几周或几个月内死亡。

二、慢性淋巴细胞白血病

慢性淋巴细胞白血病（CLL）是一种单克隆性小淋巴细胞疾病，细胞以正常或高于正常的速率复制增殖，大量积聚在血液、骨髓、脾、淋巴结和其他器官，最终导致正常造血功能衰竭的低度恶性疾病。这类细胞形态上类似成熟淋巴细胞，但是一种免疫学不成熟的、功能不全的细胞。CLL 绝大多数起源于 B 细胞，T 细胞者较少。本病在欧美各国是最常见的白血病，而在我国、日本及东南亚国家较少见。患者多为老年人，90％的患者在 50 岁以上发病，中位年龄为65 岁，男女发病比例为 2：1。

（一）临床表现

患者起病缓慢，多无自觉症状。许多患者因其他疾病就诊时才被发现。早期症状可能有乏力疲倦，而后出现食欲减退、消瘦、发热、盗汗等症状。60％～80％的患者有淋巴结肿大，多见于颈部、锁骨上、腋窝、腹股沟。肿大的淋巴结较硬，无压痛，可移动。CT 扫描可发现肺门、腹膜后、肠系膜淋巴结肿大。偶因肿大的淋巴结压迫胆道或输尿管而出现阻塞症状。50％～70％的患者有轻至中度脾肿大，轻度肝肿大，但胸骨后压痛少见。晚期患者骨髓造血功能受损，可出现贫血、血小板减少和粒细胞减少。由于免疫功能减退，常易并发感染。也常出现自身免疫现象，如伊文思综合征、自身免疫性溶血性贫血（AIHA）、免疫性血小板减少性紫癜（ITP）等。终末期可出现幼淋巴细胞白血病（PLL）、里氏综合征（转化为弥漫大 B 细胞淋巴瘤等）和第二肿瘤。

（二）诊断

主要依据患者有全身淋巴结肿大而无压痛，伴肝、脾肿大，结合外周血中持续性单克隆性淋巴细胞大于 $5×10^9/L$，骨髓中小淋巴细胞≥40%以及根据免疫学表面标志，可以做出诊断和分类。

1.血象

持续淋巴细胞增多为其主要特点。白细胞＞$10×10^9/L$，淋巴细胞占 50%以上，绝对值≥$5×10^9/L$（持续 4 周以上）。大多数患者白血病细胞形态与成熟小淋巴细胞相同，胞质少，胞核染色质呈凝块状；随病情发展，血小板减少，贫血逐渐明显。

2.骨髓象

有核细胞增生明显活跃或极度活跃，淋巴细胞≥40%，以成熟淋巴细胞为主。红细胞、粒细胞及巨核细胞均减少，伴有溶血时，幼红细胞可代偿性增生。

3.免疫学检查

约半数患者血清蛋白含量减少。淋巴细胞具有单克隆性。绝大多数病例的淋巴细胞为 B 淋巴细胞，20%患者抗人球蛋白试验阳性，晚期 T 细胞功能障碍。

4.细胞遗传学检查

50%～80%的患者出现染色体异常。部分患者出现基因突变或缺失。

（三）临床分期

分期之目的在于帮助选择治疗方案及估计预后。国际上多采用 Rai 和 Binet 分期，见表 6-2。

表 6-2　慢性淋巴细胞白血病临床分期

分期	标准	中数存活期
Rai 分期		
0	血和骨髓中淋巴细胞增多	＞150 月
Ⅰ	0＋淋巴结肿大	101 月
Ⅱ	Ⅰ＋脾脏肿大、肝脏肿大或肝脾均肿大	＞71 月
Ⅲ	Ⅱ＋贫血（Hb＜110g/L）	19 月
Ⅳ	Ⅲ＋血小板减少（＜$110×10^9/L$）	19 月
Binet 分期		
A 期	血和骨髓中淋巴细胞增多，＜3 个区域的淋巴结肿大	＞10 年
B 期	血和骨髓中淋巴细胞增多，≥3 个区域的淋巴结肿大	7 年
C 期	除与 B 期相同外，尚有贫血（Hb：男性＜120g/L，女性＜110g/L）或血小板减少（＜$100×10^9/L$）	2 年

注：5 个区域包括头颈部、腋下、腹股沟、脾、肝。肝脾肿大专指体检阳性。

（四）治疗

根据临床分期、症状和疾病活动情况而定。CLL 为一慢性惰性病程，随访结果表明早期治疗并不能延长患者生存期，早期（Rai0-Ⅰ、Ⅱ期或 Binet A 期）患者无需治疗，定期复查即可。对 B 期患者如有足够数量的正常外周细胞且无症状，也多不治疗，定期随访。出现下列情况说明疾病高度活动，应开始化疗：①体重减少≥10%、极度疲劳、发热（38℃）>2 周、盗汗。②进行性脾肿大或脾区疼痛。③淋巴结进行性肿大或直径>10cm。④进行性淋巴细胞增生，2 个月内增加>50%或倍增时间<6 个月。⑤激素治疗后，自身免疫性贫血或血小板减少反应较差。⑥骨髓进行性衰竭，贫血或血小板减少出现或加重。在疾病进展期（Ⅲ、Ⅳ期或 C 期），而却无疾病进展表现者，有时也可"观察和等待"。

近来研究发现，完全缓解（CR）患者生存期较部分缓解和无效者长，因此应致力于提高 CR 率和尽可能清除微小残留白血病。

1.化疗

常用的药物有苯丁酸氮芥和氟达拉滨。苯丁酸氮芥（CLB）：为烷化剂，临床首选，有连续和间断两种用法。其间需每周检查血象，调整药物剂量，以防骨髓过度受抑制。氟达拉滨（Flu）：为嘌呤类似物，烷化剂耐药者换用 Flu 仍有效。其他嘌呤类药物还有喷妥司汀（dCF）和克拉曲宾（2-CdA），烷化剂还有环磷酰胺。

2.免疫治疗

常用单克隆抗体，如阿来组单抗、利妥昔单抗。α 干扰素也可选用。

3.HSCT

在缓解期行自体干细胞移植治疗 CLL 效果优于传统化疗，患者体内的微小残留白血病可转阴，但随访至 4 年时，50%复发。异基因造血干细胞移植（Allo-HSCT）治疗 CLL，可使部分患者长期存活至治愈，但患者多为老年，常规方案的移植相关并发症多。

4.并发症治疗

因低 γ 球蛋白血症、中性粒细胞缺乏及老龄，CLL 患者极易感染，严重感染常为致死原因，应积极治疗。反复感染者可静脉输注免疫球蛋白。并发自身免疫性溶血性贫血（AIHA）或特发性血小板减少性紫癜（ITP）者可用糖皮质激素治疗，无效且脾肿大明显者，可考虑脾切除。

三、护理

（一）护理问题

1.预感性悲哀

与担心疾病恶性程度及预后有关。

2.体温异常：体温过高

与抵抗力下降、合并感染或本病进展有关。

3.舒适的改变

与骨痛、脾肿大、脾栓塞引起的疼痛、淋巴结肿大压迫等因素有关。

4.活动无耐力

与贫血、组织缺氧有关。

5.潜在并发症:脾破裂

与巨脾有关。

6.低效型呼吸型态

与肺部感染或肿大淋巴结压迫有关。

7.知识缺乏

缺乏与疾病相关的知识。

8.照顾者角色困难

与疾病致家庭意见冲突及经济条件等有关。

(二)护理目标

(1)患者能正确面对疾病,消除不良的情绪刺激,主动配合治疗和护理。

(2)患者了解放、化疗的不良反应表现,掌握自我护理的方法。

(3)患者掌握自我监测体温变化及物理降温的方法。

(4)患者了解血常规的正常值,学会判读血常规。

(5)患者掌握休息、活动、饮食等的注意事项。

(6)得到社会及家属的支持。

(三)护理措施

1.病情观察

(1)监测生命体征特别是体温及血压变化,听取患者主诉,发热时,要询问患者有无伴随症状如畏寒、寒战,有无咽痛及肛周不适等症状,体温达 38.5℃ 及以上时可予以温水擦浴或冰块物理降温,及时有效执行医嘱,并观察降温效果;血压降低时,要密切观察患者神志变化,保证输液通畅,保证治疗有效进行,观察尿量,防治休克。

(2)定期监测血常规变化,以便了解病情的发展及药物治疗的效果,随时调整药物剂量,及时处理危急值。

2.脾肿大的护理

脾肿大患者每日测量脾脏大小及质地,听取主诉。脾脏逐步肿大是 CML 的特征,特别是加速期和急变期易形成巨脾导致压迫症状,出现左腹胀痛、饱胀感、压迫感等。患者腹胀腹痛时,遵医嘱使用镇痛药物,指导患者调整至舒适体位,如坐位或左侧卧位,减少活动。饮食避免干硬、辛辣,宜以流食、软食为主,少食多餐,避免因进食、饮水过多加重饱胀感。改变体位时动作宜缓慢,避免剧烈回头、弯腰等以免导致脾破裂。

3.白细胞淤滞症的护理

当外周血白细胞急剧增多($\geqslant 100 \times 10^9$/L)时可发生白细胞淤滞症。患者出现呼吸急促、意识障碍、排尿障碍,男性患者可出现阴茎异常勃起等临床表现,可并发颅内出血、肺栓塞、脑栓塞、呼吸窘迫综合征等急症。护理中要多与患者交流,及早发现患者语言、行为异常之处,抽血时有无采血困难(常遇到有回血但抽不出来),听取有无视物模糊、排尿困难等主诉,及时通知医生并处理。指导患者多饮水,卧床休息,遵医嘱输注阿糖胞苷、高三尖杉酯碱或口服羟基脲等药物降低白细胞,配合血液成分治疗,分离多余白细胞;同时,大量输液及利尿可能导致电解质紊乱,应关注生化指标,防止低钾血症或高钾血症发生。

4.药物护理

(1)向患者讲解药物不良反应及有关的注意事项。例如,酪氨酸激酶抑制剂应餐中服用,常见的不良反应有粒细胞和血小板减少、水肿,故在使用期间要监测血常规变化;阿糖胞苷、羟基脲可引起骨髓抑制,因此需定期复查血常规;干扰素的不良反应有发热、恶心、纳差及肝功能异常,注射前半小时监测体温和口服贝诺酯预防发热,定期监测肝功能变化;环磷酰胺可引起出血性膀胱炎和脱发,应指导患者多饮水,保证尿量 4000mL/d,密切观察小便颜色的变化,监测小便常规;氟达拉滨静脉输注要求:氟达拉滨 50mg＋生理盐水 100mL,30 分钟内输完,严防药物渗漏,常见的不良反应是骨髓抑制、神经毒性、消化道反应等。

(2)对症处理化疗不良反应。例如,输注利妥昔单抗可能出现过敏,故输注前半小时要使用抗过敏药物,输注过程中速度要慢,一般 500mg 药物加入 500mL 溶液中输注时间应大于 6 小时。

5.饮食护理

给予高蛋白、高维生素、高热量、营养丰富、易消化的饮食。注意饮食卫生,忌生冷及刺激性食物,防止发生肠道感染。化疗期间鼓励患者多饮水,每日 2000～3000mL,并遵医嘱给予别嘌呤醇及小苏打口服,以碱化、水化尿液,防止化疗期间细胞破坏过多引起的尿酸性肾病。血小板减少时,应指导患者进少渣的软食,禁辛辣、生硬、刺激性食物,以防止口腔黏膜擦伤而引起出血。

6.心理护理

(1)慢性白血病是一种造血系统恶性疾病,病程长短不一,不易根治,因此患者容易产生焦虑、恐惧、悲观、失望的情绪,可能影响疾病的治疗和恢复。

(2)理解、关心患者,向患者及其家属介绍本病的相关知识、国内外治疗此病的最新进展及成功病例,正确认识、正确对待此病,帮助患者树立战胜疾病的信心。注意患者的情绪变化,随时予以疏导,使患者安心配合治疗和护理,达到最佳治疗效果。

四、健康教育

1.疾病认知指导

对慢性白血病患者,让患者及其家属都了解疾病的过程,使患者主动做好自我护理,延长慢性期。

2.休息与活动指导

指导患者保持积极的心态,可适当参加社交活动及身体锻炼,但应避免劳累,建立良好的生活方式,注意劳逸结合。自我感觉不适时,以卧床休息为主,坚持室内运动及床上锻炼。

3.就诊指导

遵医嘱按时服药,定期门诊复查,调整药物维持剂量;如出现发热、出血、肿块、脾肿大等不适时及时就诊。

第十一节　淋巴瘤

淋巴瘤起源于淋巴结和淋巴组织,其发生大多与免疫应答过程中淋巴细胞增殖分化产生的某种免疫细胞恶变有关,是免疫系统的恶性肿瘤。

按组织病理学改变,淋巴瘤可分为霍奇金淋巴瘤(HL)和非霍奇金淋巴瘤(NHL)两大类,85%的淋巴瘤为NHL。此二者均发生于淋巴组织,但它们在流行病学、病理特点和临床表现上有明显不同。

本病男性发病多于女性。发病年龄以20～40岁为多见。城市的发病率高于农村。我国发病率明显低于欧美各国及日本,病死率为1.5/10万,排在恶性肿瘤死亡的第11～13位。在我国,HL占淋巴瘤的9%～10%,是一组疗效相对较好的恶性肿瘤;NHL占全部淋巴瘤病例的90%左右,并且近几十年来发病率逐年升高,可能与环境恶化、寿命的延长以及组织病理学的进步有关。

一、病因与发病机制

淋巴瘤的病因及发病机制尚不完全清楚,很多证据表明与下述因素有关。

1.病毒感染

目前病毒学说颇受重视,研究结果认为EB病毒与HL的关系极为密切,可能是伯基特淋巴瘤的病因;一些逆转录病毒如人类T淋巴细胞病毒Ⅰ型(HTLV-Ⅰ)、HTLV-Ⅱ、卡波西肉瘤病毒也与淋巴瘤的发病有关。边缘区淋巴瘤合并丙型肝炎病毒(HCV)感染,经干扰素和利巴韦林治疗HCV RNA转阴时,淋巴瘤可获得部分或完全缓解,也是有力佐证。

2.免疫缺陷

免疫功能低下也与淋巴瘤的发病有关。遗传性或获得性免疫缺陷患者伴发淋巴瘤者较正常人为多,器官移植后长期应用免疫抑制剂而发生恶性肿瘤者,其中1/3为淋巴瘤。干燥综合征患者中淋巴瘤的发病率比一般人高。

3.其他因素

日本成人T细胞白血病/淋巴瘤有明显的家族集中趋势,呈地区性流行,说明遗传因素可能也是淋巴瘤的病因之一。幽门螺杆菌抗原的存在与胃黏膜相关性淋巴样组织结外边缘区淋巴瘤(胃MALT淋巴瘤)发病有密切的关系,抗幽门螺杆菌治疗可改善其病情,幽门螺杆菌可能是该类淋巴瘤的病因。

二、病理和分型

淋巴瘤的典型病理学特征为正常滤泡性结构、被膜周围组织、被膜及被膜下窦被大量异常淋巴细胞或组织细胞所破坏。

1.霍奇金淋巴瘤(HL)

R-S细胞是HL的特点。R-S细胞来源于被激活的生发中心后期B细胞。目前普遍采用Rye会议的HL分型方法,按病理组织的形态学特点将HL分成四类(表6-3)。国内以混合细胞型为最常见,结节硬化型次之,其他各型均较少见。各型并非固定不变,淋巴细胞为主型的2/3可向其他各型转化,仅结节硬化型较为固定。HL的组织分型与预后有密切关系。HL通常从原发部位向邻近淋巴结依次转移,越过邻近淋巴结向远处淋巴结区的跳跃性播散较少见。

表 6-3　霍奇金淋巴瘤的分型(Rye 会议)

类型	病理组织学特点	临床特点
淋巴细胞为主型	结节性浸润,主要为中、小淋巴细胞,R-S 细胞少见	病变局限,预后较好
结节硬化型	交织的胶原纤维将浸润细胞分隔成明显的结节,R-S 细胞较大呈腔隙型;淋巴细胞、浆细胞、中性粒细胞及嗜酸性粒细胞多见	年轻人多见,诊断时多为Ⅰ、Ⅱ期,预后相对好
混合细胞型	纤维化伴局限性坏死,浸润细胞呈多形性,伴血管增生和纤维化;淋巴细胞、浆细胞、中性粒细胞及嗜酸性粒细胞与较多的 R-S 细胞混同存在	有播散倾向,预后相对较差
淋巴细胞减少型	主要为组织细胞浸润、弥散性纤维化及坏死,R-S 细胞数量不等,多形性	老年人多见,诊断时多为Ⅲ、Ⅳ期,预后差

2.非霍奇金淋巴瘤(NHL)

NHL大部分为B细胞性,病变的淋巴结切面外观呈鱼肉样,镜下正常淋巴结结构破坏,淋巴滤泡和淋巴窦可消失。增生或浸润的淋巴瘤细胞成分单一、排列紧密。NHL易发生早期远处扩散。有的病例在临床确诊时已播散至全身。侵袭性NHL常原发累及结外淋巴组织,发展迅速,往往跳跃性播散,越过邻近淋巴结向远处淋巴结转移。

美国国立癌症研究所制订了NHL国际工作分型(IWF),依据HE染色的形态学特征将NHL分为10种类型(表6-4)。

表 6-4　非霍奇金淋巴瘤的国际工作分型(IWF)

恶性程度	病理组织学特点
低度	A.小淋巴细胞型(可伴浆细胞样改变)
	B.滤泡性小裂细胞型
	C.滤泡性小裂细胞与大细胞混合型
中度	D.滤泡性大细胞型
	E.弥散性小裂细胞型
	F.弥散性小细胞与大细胞混合型
	G.弥散性大细胞型
高度	H.免疫母细胞型
	I.淋巴母细胞型(曲折核或非曲折核)
	J.小无裂细胞型(伯基特或非伯基特淋巴瘤)
其他	毛细胞型、皮肤 T 细胞型、组织细胞型、髓外浆细胞瘤、不能分型

WHO 提出了淋巴组织肿瘤分型方案。该方案既考虑了形态学特点,也反映了应用单克隆抗体、细胞遗传学和分子生物学等新技术对淋巴瘤的新认识和确定的新病种,该方案包含了各种淋巴瘤和淋巴细胞白血病。

WHO 分型方案中较常见的淋巴瘤亚型包括:边缘区淋巴瘤、滤泡性淋巴瘤、套细胞淋巴瘤、弥散性大 B 细胞淋巴瘤、伯基特淋巴瘤/白血病、管原始免疫细胞性 T 细胞淋巴瘤、间变性大细胞淋巴瘤、周围性 T 细胞淋巴瘤、蕈样肉芽肿/塞扎里综合征。

三、临床表现

无痛性进行性的淋巴结肿大或局部肿块是淋巴瘤共同的临床表现,具有以下两个特点。①全身性:淋巴结和淋巴组织遍布全身且与单核-巨噬细胞系统、血液系统相互沟通,故淋巴瘤可发生在身体的任何部位。其中淋巴结、扁桃体、脾及骨髓是最易受累的部位。此外,常伴全身症状:发热、消瘦、盗汗,最后出现恶病质。②多样性:组织器官不同,受压迫或浸润的范围和程度不同,引起的症状也不同。当淋巴瘤浸润血液和骨髓时可形成淋巴细胞白血病,如浸润皮肤时则表现为蕈样肉芽肿或红皮病等。HL 和 NHL 的病理组织学变化不同也形成了各自特殊的临床表现。

1.霍奇金淋巴瘤

此类患者多见于青年,儿童少见。①淋巴结肿大:首发症状常是无痛性颈部或锁骨上淋巴结进行性肿大(占 60%~80%),其次为腋下淋巴结肿大。肿大的淋巴结可以活动,也可互相黏连,融合成块,触诊有软骨样感觉。少数 HL 可浸润器官组织或因深部淋巴结肿大压迫,引起各种相应症状。②带状疱疹:5%~16%的 HL 患者发生带状疱疹。③酒精性疼痛:饮酒后引起的淋巴结疼痛为 HL 所特有,但并非每一个 HL 患者都是如此。④全身症状:发热、盗汗、瘙痒及消瘦等全身症状较多见。30%~40%的 HL 患者以原因不明的持续发热为起病症状。这类患者一般年龄稍大,男性较多,常有腹膜后淋巴结累及。周期性发热(佩-埃热)约见于 1/6 的患者。可有局部及全身皮肤瘙痒,多为年轻女性。瘙痒可为 HL 唯一的全身症状。

2.非霍奇金淋巴瘤

相对于 HL,NHL 的临床表现有如下两个特点。①随年龄增长而发病增多,男性较女性为多;除惰性淋巴瘤外,一般发展迅速。②NHL 有远处扩散和结外侵犯倾向,无痛性颈和锁骨上淋巴结进行性肿大为首发表现者较 HL 少。NHL 对各器官的压迫和浸润较 HL 多见,常以高热或各器官、系统症状为主要临床表现。咽淋巴环病变临床有吞咽困难、鼻塞、鼻出血及颌下淋巴结肿大。胸部以肺门及纵隔受累最多,半数有肺部浸润或胸腔积液。可致咳嗽、胸闷、气促、肺不张及上腔静脉压迫综合征等。累及胃肠道的部位以回肠为多,其次为胃,结肠很少受累。临床表现有腹痛、腹泻和腹部包块,症状可类似消化性溃疡、肠结核或脂肪泻等,常因肠梗阻或大量出血施行手术而确诊。肝肿大,黄疸仅见于较后期的病例。原发于脾的 NHL 较少见。腹膜后淋巴结肿大可压迫输尿管,引起肾盂积水。肾损害主要为肾肿大、高血压、肾功能不全及肾病综合征。中枢神经系统病变以累及脑膜及脊髓为主。硬膜外肿块可导致脊髓压迫症。骨骼损害以胸椎及腰椎最常见,表现为骨痛、腰椎或胸椎破坏、脊髓压迫症等。约 20%

的 NHL 患者在晚期累及骨髓,发展成急性淋巴细胞白血病。皮肤受累表现为肿块、皮下结节、浸润性斑块、溃疡等。

四、辅助检查

1.血液和骨髓检查

HL 常有轻或中度贫血,部分患者嗜酸性粒细胞升高。骨髓被广泛浸润或发生脾功能亢进时,血细胞减少。骨髓涂片找到 R-S 细胞是 HL 骨髓浸润的依据,活检可提高阳性率。

NHL 白细胞数多正常,伴有淋巴细胞绝对和相对增多。一部分患者的骨髓涂片中可找到淋巴瘤细胞。晚期并发急性淋巴细胞白血病时,可呈现白血病样血象和骨髓象。

2.生化检查

疾病活动期有红细胞沉降率增速,血清乳酸脱氢酶升高提示预后不良。如血清碱性磷酸酶活力或血钙增加,提示累及骨骼。B 细胞 NHL 可并发抗人球蛋白试验阳性或阴性的溶血性贫血,少数可出现单株 IgG 或 IgM。中枢神经系统累及时脑脊液中蛋白升高。

3.影像学检查

胸部 X 线、腹部超声或胸(腹)部 CT 有助于确定病变的部位及其范围。

4.病理学检查

病理学检查是诊断淋巴瘤的基本方法。淋巴结活检是淋巴瘤确诊和分型的主要依据。

五、诊断

进行性、无痛性淋巴结肿大者,应做淋巴结印片及病理切片或淋巴结穿刺物涂片检查确诊。根据组织病理学做出淋巴瘤的诊断和分类分型诊断后,还需根据淋巴瘤的分布范围,按照 Ann Arbor 提出的 HL 临床分期方案(NHL 也参照使用)分期。

Ⅰ期:病变仅限于 1 个淋巴结区(Ⅰ)或单个结外器官局部受累(ⅠE)。

Ⅱ期:病变累及横膈同侧两个或更多的淋巴结区(Ⅱ)或病变局限侵犯淋巴结以外器官及横膈同侧 1 个以上淋巴结区(ⅡE)。

Ⅲ期:横膈上下均有淋巴结病变(Ⅲ)。可伴脾累及(ⅢS)、结外器官局限受累(ⅢE)或脾与局限性结外器官受累(ⅢSE)。

Ⅳ期:1 个或多个结外器官受到广泛性或播散性侵犯,伴或不伴淋巴结肿大。肝或骨髓只要受到累及均属Ⅳ期。

累及的部位可采用下列记录符号:E,结外;X,直径 10cm 以上的巨块;M,骨髓;S,脾;H,肝;O,骨骼;D,皮肤;P,胸膜;L,肺。

为提高临床分期的准确性,肿大的淋巴结也可穿刺涂片进行细胞形态学、免疫学和分子生物学检查,作为分期的依据。

每一个临床分期按全身症状的有无分为 A、B 二组。无症状者为 A,有症状者为 B。全身症状包括三个方面:①发热,体温为 38℃ 以上,连续 3 天以上且无感染原因。②6 个月内体重减轻 10% 以上。③盗汗,即入睡后出汗。

六、治疗

以化疗为主的化、放疗结合的综合治疗,是目前治疗淋巴瘤的基本策略。

(1)化疗:HLⅢ、HLⅣ和 NHL 低度恶性Ⅲ、Ⅳ期以及 NHL 中高度恶性,即使临床分期为Ⅰ、Ⅱ患者均以化疗为主,必要时局部放疗。多采用联合化疗,争取首次治疗获得缓解,有利于患者长期存活。

(2)放疗:霍奇金病放疗疗效较好,早期常可达到根治目的。非霍奇金淋巴瘤对放疗敏感,但复发率高。放疗包括扩大及全身淋巴结照射两种。

(3)生物治疗:单克隆抗体(CD20)、干扰素等。

(4)抗幽门螺杆菌的药物治疗。

(5)骨髓或造血干细胞移植:55 岁以下、重要脏器功能正常、如属缓解期短、难治易复发的侵袭性淋巴瘤、4 个 CHOP 方案能使淋巴结缩小超过 3/4 者,可考虑全淋巴结放疗(即斗篷式合并倒"Y"字式扩大照射)及大剂量联合化疗后进行异基因或自身骨髓(或外周造血干细胞)移植,以期最大限度地杀灭肿瘤细胞,取得较长期缓解和无病存活。

(6)手术治疗:合并脾功能亢进者如有切脾指征,可行脾切除术以提高血象,为以后化疗创造有利条件。

七、护理

(一)护理问题

1.体温过高

与机体抵抗力下降、合并感染有关。

2.营养失调,低于机体需要量

与放、化疗所致的恶心、呕吐、纳差等有关。

3.舒适的改变

与结外侵犯及放、化疗有关。

4.活动无耐力

与贫血、组织缺氧有关。

5.组织完整性受损的危险

与皮肤瘙痒及放、化疗有关。

6.有感染的危险

与放、化疗有关。

7.低效型呼吸型态

与淋巴结肿大压迫有关。

8.知识缺乏

缺乏与疾病相关的知识。

9.预感性悲哀

与担心疾病恶性程度及预后有关。

10.照顾者角色困难

与疾病致家庭意见冲突及经济条件等有关。

（二）护理目标

（1）患者体温恢复正常。

（2）患者了解放、化疗期间饮食原则，营养状况改善。

（3）患者不适症状减轻。

（4）患者掌握活动与休息的原则，能够循序渐进、安全地活动。

（5）患者皮肤、黏膜未破损或受损后处理及时、恰当，未继发感染等。

（6）患者未发生感染或感染得到及时控制。

（7）患者呼吸功能逐渐恢复，未出现严重缺氧、窒息等。

（8）患者掌握自我监测和自我护理的方法。

（9）能正确面对疾病，主动配合治疗和护理。

（10）照顾者角色适应良好，患者得到良好的社会及家庭支持。

（三）护理措施

1.病情观察

（1）监测体温变化，发热时，观察患者有无畏寒、咽痛、咳嗽等伴随症状，酌情予温水擦浴或冰块物理降温，必要时遵医嘱予药物降温，观察降温效果，及时更换汗湿的衣服及床单，并鼓励患者饮水及进食。

（2）观察患者营养状况、活动情况、排便情况等。

（3）观察淋巴结肿大的部位、程度及相应器官的压迫症状，如心悸、气促、腹痛等，及时报告医生，及时处理。

（4）密切观察放、化疗的不良反应，及时报告医生，予以处理。

（5）观察患者情绪变化，了解其社会支持系统情况。

2.心理护理

（1）理解、关心患者，向患者及其家属介绍本病的相关知识及成功病例，使患者安心配合治疗和护理。

（2）治疗前向患者解释放、化疗中可能出现的不良反应，消除顾虑，取得配合。

（3）嘱家属、亲友给予支持和鼓励，建立社会支持网。

（4）注意患者的情绪变化，随时予以疏导。

3.淋巴结活检术的护理

（1）术前：予以解释，消除顾虑。

（2）术后：观察伤口出血及疼痛情况，及时更换敷料，必要时遵医嘱给予止痛剂。

4.放疗期间的护理

（1）治疗前清洁皮肤，去除皮肤上的油脂及覆盖物；着宽松棉质内衣。

（2）放疗期间给予清洁易消化饮食，少食多餐。

5.化疗期间的护理

（1）指导患者多休息，以减少消耗。

（2）鼓励患者进食，保证营养摄入。食物以清淡、易消化、无刺激为宜。多饮水，每日2000～3000mL。必要时给予静脉营养支持。

（3）病室保持整洁，空气流通。每日进行空气消毒，减少陪伴探视人员，谢绝患有感冒的人员探视。

（4）加强皮肤、口鼻及会阴部的清洁，便后坐盆浴。

（5）指导患者监测体温，及早发现感染征兆。

（6）遵医嘱监测血常规及肝肾功能变化。

（7）严密观察患者皮肤、黏膜有无出血表现。指导患者避免外伤，穿刺后延长按压时间至不出血为止。

（8）化疗前，患者在知情前提下签署化疗同意书。使用静脉化疗时，护士责任心要强，选择好合适的静脉及方式如留置针穿刺或外周中心静脉导管（PICC）置管等，化疗过程中加强巡视，并做好患者的相关教育，尽可能避免药物渗漏到皮下，特别是长春碱类及蒽环类强刺激性化疗药。一旦发生渗漏，应及时恰当处理。

6.利妥昔单抗使用的护理

利妥昔单抗在2～8℃冰箱保存，配制时应现配现用，严禁剧烈晃动，输注速度宜先慢后快。使用时尤其是首次使用时应严密观察患者不良反应，可表现为发热、寒战、恶心、荨麻疹或皮疹、呼吸困难、舌或喉头水肿、暂时性低血压、心律失常、关节痛等。用药前遵医嘱给予异丙嗪、地塞米松等抗过敏药物，必要时安置心电监护及低流量吸氧，严密监测生命体征变化。输注过程中如发生不良反应，暂停输注，立即通知医生、配合处理。

八、健康教育

1.休息与活动指导

放、化疗期间，指导患者多休息，以减少消耗；放、化疗后康复期，指导患者保持积极的心态，可适当参加社交活动及身体锻炼，但应避免劳累；自我感觉不适时，以卧床休息为主，坚持室内运动及床上锻炼，防止发生肌肉萎缩及下肢静脉血栓。

2.饮食指导

由于发热及放、化疗等因素，导致患者消耗大、纳差，应指导患者注意饮食的合理搭配及营养均衡。其营养原则为高热量、高蛋白、高维生素，避免刺激性食物，多饮水。

3.就诊指导

遵医嘱按时服药，定期复查，按期到医院化疗；如出现发热、出血、肿块等不适时及时就诊。

第十二节　骨髓增生异常综合征

骨髓增生异常综合征（MDS）是一组起源于造血干（祖）细胞，以血细胞病态造血、高风险向急性白血病转化为特征的难治性血细胞质、量异常的异质性疾病。MDS是老年性疾病，约80%的患者年龄大于60岁，男、女均可发病。国内报道发病率为0.25/10万。贫血是最常见的临床症状，许多患者还有感染、出血的表现。

一、病因与发病机制

（一）病因

MDS 发病原因尚未明确，但从细胞培养、细胞遗传学、分子生物学及临床研究均证实，MDS 是一种源于造血干（祖）细胞水平的克隆性疾病。其病因与白血病相似。MDS 发病可能与逆转录病毒作用或细胞原癌基因突变、抑癌基因缺失或表达异常等因素有关。继发性 MDS 患者常有明显的发病诱因，此外，MDS 多发生于中老年，年龄增长可降低细胞内修复基因突变功能也可能是致病因素之一。

（二）发病机制

通过 C-6-PD 同工酶、限制性片段长度多态性分析等克隆分析技术研究发现，MDS 是起源于造血干细胞的克隆性疾病。异常克隆细胞在骨髓中分化、成熟障碍，出现病态造血，在骨髓原位或释放入血后不久被破坏，导致无效造血。部分 MDS 患者可发现有原癌基因突变（如 N-ras 基因突变）或染色体异常（如＋8、-7、5q-等）这些基因异常可能也参与 MDS 的发生和发展、MDS 终末细胞的功能，如中性粒细胞超氧阴离子水平、碱性磷酸酶也较正常低下。

二、诊断

（一）分型

1.按病因分类

（1）原发性 MDS：无明确病因。

（2）继发性 MDS：多见于长期放化疗、自身免疫病、肿瘤等。

2.按形态学分类

（1）FAB 分型：FAB 协作组确立了 MDS 的分型标准，其最重要的诊断标准之一是三系造血细胞中至少有两系存在发育异常，即病态造血。①难治性贫血（RA）：贫血，患者偶有粒细胞减少、血小板减少而无贫血，网织红细胞减少，红细胞和粒细胞形态异常，血片中原始细胞＜1％；骨髓增生活跃或明显活跃，红细胞增生病态造血表现，粒细胞和巨核细胞病态造血少见，原始细胞＜5％。②环形铁粒幼细胞性难治性贫血（RAS）：骨髓中环形铁粒幼细胞占有核细胞的 15％以上，余同 RA。③原始细胞增多的难治性贫血（RAEB）：血象有二系或全血细胞减少，多数粒细胞病态造血现象，原始细胞＜5％；骨髓增生明显活跃，原始细胞 5％～20％。④转变中的 RAEB（RAEB-t）。血象及骨髓似 RAEB，但具有下述三种现象之一：外周血中原始细胞≥5％；骨髓中原始细胞＞20％而＜30％；幼粒细胞出现 Auer 小体。⑤慢性粒-单核细胞白血病（CMML）：骨髓和外周血中的原始细胞与 RAEB 相同，外周血中单核细胞增多，细胞绝对值＞1×10^9/L。

（2）WHO 分型：世界卫生组织（WHO）颁布了新的 MDS 的分型标准。

1）难治性贫血（RA）：血象显示仅贫血，白细胞和血小板常正常，无原始细胞或＜1％，无 Auer 小体；骨髓中仅红细胞病态，原始细胞＜5％，环形铁粒幼细胞＜15％，无 Auer 小体。

2）环形铁粒幼细胞性难治性贫血（RAS,RARS）：血象与骨髓象同 RA，但骨髓中环形铁粒幼细胞≥15%。

3)难治性血细胞减少伴多系病态造血(RCMD):血象表现为二系或全血细胞减少,有病态造血,单核细胞<1×10⁹/L,原始细胞<1%,无 Auer 小体;骨髓象示≥二系髓系细胞有病态造血(≥10%病态细胞),无 Auer 小体,原始细胞<5%,环形铁粒幼细胞<15%,骨髓中环形铁粒幼细胞≥15%应诊断为 RCMD-RS。

4)原始细胞过多的难治性贫血(RAEB):①RAEB-1,血象示三系血细胞不同程度的减少,都有病态造血现象,无单核细胞增多<1×10⁹/L,原始细胞<5%,无 Auer 小体;骨髓象示一系或多系病态,原始细胞 5%~9%,无 Auer 小体。②RAEB-2,血象示三系血细胞不同程度的减少,都有病态造血现象,无单核细胞增多<1×10⁹/L,原始细胞 5%~19%,Auer 小体(±);骨髓象示一系或多系病态,原始细胞 10%~19%,Auer 小体(±)。

5)MDS 不能分类(MDS-U):为 MDS 但不符合 RA、RAS、RCMD、RAEB 诊断标准。表现为中性粒细胞减少或血小板减少,无贫血,无原始细胞或<1%,无 Auer 小体;骨髓象示增生也可减低,病态造血现象限于粒细胞或巨核细胞之一,原始细胞<5%,无 Auer 小体。

6)5q-综合征:指 MDS 具有 5q-为唯一的细胞遗传学异常。特点:①主要见于中老年女性。②难治性大细胞贫血。③血小板数多为正常或增多。④无 Auer 小体,血中原始细胞<5%。⑤骨髓增生,红细胞病态,巨核细胞数正常或增多,核分叶少,原始细胞<5%,无 Auer 小体。⑥5q-为唯一异常核型。

(二)临床表现

MDS 临床表现无特异性,最常见贫血,为缓慢进行性面色苍白、乏力,活动后心悸气短。在老年人,贫血常使原有的慢性心、肺疾病加重。严重的粒细胞缺乏可降低患者抵抗力,表现为反复发生的感染及发热。严重的血小板降低可致皮肤瘀斑、鼻出血、牙龈出血及内脏出血。少数患者可有关节肿痛、发热、皮肤血管炎等症状,多伴有自身抗体异常,类似风湿病。

(三)实验室检查

1.血象

90%以上的 MDS 患者都有贫血。常有一两系或全血细胞减少,偶可有白细胞增多。血涂片可见幼稚细胞、巨大红细胞、小巨核细胞或其他病态细胞。

2.骨髓象

增生大多明显活跃,少数呈增生低下。多数有两系病态造血,如粒、红细胞类巨幼样变,小巨核细胞增多等。

3.骨髓活检

多与骨髓象相似,有时可发现幼稚前体细胞异常定位(ALIP)。

4.染色体

40%~80%的 MDS 患者可检出染色体异常,呈非随机性,与 AML 患者相似,常见为+8、-5/5q-、-7/7q-、9q-、20q-、21q-。其中-5/5q-、-7/7q-多见于继发于化疗、放疗的 MDS 患者,7 号染色体异常预后较差。

5.基因改变

临床上报道较多的有以下几种。①*ras* 基因突变,主要以 *N-ras* 为主,是 MDS 预后不良的一个指标。②凋亡相关蛋白：临床研究较多的是 bcl-2、c-myc、fas 基因及其蛋白。③axl 基因，为一种受体酪氨酸激酶基因，在 MDS 患者中，约 70% 表达增加。④其他基因，包括 erb-A、erb-B 重排、降钙素甲基化、$p15$ 基因甲基化等，在 MDS 患者中都有较高的发生率。但其在发病机制中的作用尚有待明确。

6.造血干细胞体外集落培养

MDS 患者的体外集落培养常出现集落"流产"，形成的集落少或不能形成集落。粒-单核干细胞培养常出现集落减少而集簇增多，集簇/集落比值增高。说明 MDS 患者多向造血干细胞及其以下的造血干细胞增生分化均有异常。

（四）诊断

（1）临床表现。

（2）骨髓中至少有二系病态造血表现。

（3）外周血一系、二系或全血细胞减少，偶见白细胞增多，可见有核红或巨大红细胞及其他病态造血表现。

（4）除外其他引起病态造血的疾病，如红白血病、急性非淋巴细胞白血病 M_{2b}、骨髓纤维化、慢性粒细胞白血病、特发性血小板减少性紫癜、巨幼细胞贫血、溶血性贫血等。除外其他全血细胞减少性疾病，如再生障碍性贫血、阵发性睡眠性血红蛋白尿等。

（5）已经有骨髓原始细胞增多的 MDS（如 RAEB、RAEBT）诊断一般不难，骨髓原始细胞不增多的 MDS，特别是 RA 和 RARS，则有时难以确诊，必要时，需寻求血细胞形态学以外的依据。

（6）原发性 MDS 的诊断要点：①不明原因的顽固性血细胞减少，常为全血细胞减少，仅有一种血细胞减少者，应随诊3～6个月，观察血象的变化动态。②骨髓有核细胞增生程度增高或正常，造血细胞有明确的发育异常形态改变，常累及至少两系造血细胞（一般为红细胞和巨核细胞），仅累及一系者，也应随诊 3～6 个月。③抗贫血药物（维生素 B_{12}、维生素 B_6、叶酸）治疗无效。④既往无接受抗癌化疗和（或）放疗的历史。⑤能够排除已知可有类似血细胞形态异常的各种原发疾患。

（7）对于诊断困难的病例，以下的实验室检查结果有助于确诊：①骨髓组织切片显示造血细胞空间定位紊乱或 ALIP（＋）。②有非随机性-5/5q-、-7/7q-、+8、20q-等 MDS 常见的核型异常。③血细胞克隆性分析提示单克隆造血。④SCD（－）或有其他造血细胞周期延长的证据。⑤造血细胞有 ras 或 fms 等 MDS 可有的癌基因异常。

（五）鉴别诊断

1.慢性再生障碍性贫血

慢性再生障碍性贫血（CAA）常需与 MDS（RCMD）鉴别，后者的网织红细胞可正常或升高，外周血可见到有核红细胞，骨髓病态造血明显，早期细胞比例不低或增加，有特征性克隆性染色体核型改变，而 CAA 无上述异常，巨核细胞缺乏。

2.阵发性睡眠性血红蛋白尿症（PNH）

PNH 也可出现全血细胞减少和病态造血，但 PNH 检测可发现 $CD55^+$、$CD59^+$ 细胞减少、酸溶血试验、蛇毒溶血试验、糖水溶血试验阳性及血管内溶血的改变。而 MDS 无上述异常。

3.巨幼细胞贫血

巨幼细胞贫血血中叶酸和(或)维生素 B_{12} 减少,叶酸及维生素 B_{12} 治疗有效。

4.原发性血小板减少性紫癜(ITP)

ITP 骨髓中巨核细胞成熟障碍,无病态巨核细胞,糖皮质激素治疗有效。

三、治疗

多年来,用于治疗 MDS 的常用方法包括诱导分化治疗、造血生长因子应用、联合化疗、造血干细胞移植等。虽然这些治疗有一定的疗效,但约半数以上的患者由于感染、出血等并发症或转化为急性白血病而于 3~4 年内死亡。近年来,一些新的治疗措施开始用于临床,取得一定疗效。

1.支持治疗

对于低危 MDS 和高危但不适宜接受强烈化疗的 MDS 患者,支持治疗仍是重要的治疗手段。支持治疗的目标是减少病痛和死亡,并保证一定的生活质量。如贫血严重者定期输用浓缩红细胞。血小板 $<20\times10^9/L$ 且出血倾向明显者可输用血小板。合并感染者有指征地使用抗感染治疗,必要时辅用静脉丙种球蛋白输注。因反复输血而有铁负荷过多征象者可予去铁治疗等。

2.去铁治疗

在 MDS 患者由于长期反复输血而累积接受铁达到 5g(约累积输用 25 个单位红细胞),患者无急或慢性失血等失铁情况,而且其病情仍需继续长时间定期输血时,应考虑去铁治疗。方法是去铁铵 20~40mg/kg,静脉滴注维持 12 小时,每周输 5~7 次。准备给予去铁铵治疗之前需做听力测试和眼科检查。去铁治疗的目标是使血清铁蛋白降低至 $<1000\mu g/L$。治疗过程中当血清铁蛋白降低至 $<2000\mu g/L$ 时,去铁铵剂量应减少至 25mg/kg 以下。去铁铵治疗开始后 1 个月,应同时给予维生素 C,每日 100~200mg,在开始输注去铁铵时服用。在去铁铵治疗期间应注意听力测试和眼科检查,至少每年进行一次。

3.促造血治疗

造血生长因子主要应用于低危组 MDS 患者,能使部分患者改善造血功能。在各种造血生长因子中,以促红细胞生成素(EPO)应用最为广泛且安全。在 EPO 基础上联合应用粒细胞集落刺激因子(G-CSF)、粒细胞巨噬细胞集落刺激因子(GM-CSF)可进一步提高疗效,但应注意是否会促进 MDS 向急性白血病转化,应根据患者的具体病情确定合理有效的方案。

4.免疫抑制剂治疗

在一些 MDS 患者中,T 淋巴细胞通过释放抑制性细胞因子而产生骨髓抑制作用,应用免疫抑制剂可以改善病情。一般来说,对低增生、原始细胞不增多的 MDS,可考虑应用免疫阻滞剂如 ATG 或环孢素治疗。但对原始细胞增多的 MDS 应考虑应用清除恶性克隆的治疗方法。

5.沙利度胺

沙利度胺是一种免疫调节剂,可促进 Th1 转向 Th2,从而抑制与凋亡有关的 TNF-α、IL-1、IL-6 等细胞因子的产生,也可以看成是抗凋亡剂。MDS 时骨髓中常存在血管生成因子增多与血管增生,沙利度胺的抑制血管生成作用也有益于 MDS 患者。骨髓中原始细胞较少者疗效较好。

6.诱导分化治疗

(1)维 A 酸类:维 A 酸类系非特异性分化诱导剂,用得最多的是全反式维 A 酸(ATRA),还有 9-顺式与 13-顺式维 A 酸,它们在体外对髓细胞造血干细胞与白血病细胞克隆均具有作用,然而,用于 MDS 时临床疗效则远不如用于急性早幼粒细胞白血病时。

(2)维生素 D_3 类:维生素 D_3 有诱导细胞分化、抑制增生与调节免疫功能的作用,有学者曾试用于治疗骨髓纤维化与白血病,有一定疗效,后转用于本病,认为特别适用于低、中度恶性患者。为预防可能发生的高钙血症,用量常偏小。有人认为这可能是影响疗效的原因之一。据报道,近年研制的 $1,25(OH)_2$-16 烯-23 炔 D_3,疗效更好而不会引起高钙血症。

(3)联合诱导分化剂治疗:一般联合方案是小剂量 ATRA(10mg,每日 3 次)、小剂量阿糖胞苷(LD-Ara-C,15mg,12 小时肌内注射 1 次)、小剂量阿克拉霉素(LD-Acla,5mg 加生理盐水 100mL 静脉滴注,每日 1 次)。上药连用 15~21 日为 1 个疗程,每疗程间歇 10 日。

(4)砷剂三氧化二砷(ATO):是一种新型的抗肿瘤药物。有报道认为,其作用机制为诱导肿瘤细胞分化、凋亡、抑制肿瘤血管形成。ATO 的用法为:0.25mg/(kg·d),每周用 5 日,治疗 2 周后间隔 2 周,开始下一个疗程。据报道,可达到一定的血液学指标的缓解。

7.清除骨髓增生异常综合征异常克隆细胞

对于 MDS 异常增生细胞,联合化疗适用于原始细胞异常增多的高危型 MDS;造血干细胞移植治疗在 MDS 治疗中的应用,已取得良好的疗效。

(1)化疗:细胞毒性化疗药物清除 MDS 恶性克隆,是治疗高危型 MDS 常用的方法。根据化疗药物剂量不同分为两类:小剂量化疗和标准剂量化疗。小剂量化疗主要用于患者年龄较大以及合并严重非血液系统疾病者。小剂量阿糖胞苷的使用较多,多数报道有效率在 40% 左右,但与不治疗者相比,患者生存期无延长。标准剂量联合化疗适用于一般情况较好、相对较年轻的高危 MDS 或转化为急性粒细胞白血病的患者。应用标准的急性粒细胞白血病诱导缓解方案治疗高危型 MDS,完全缓解率可达 50% 左右,但疗效维持时间短,治疗相关病死率高。

(2)造血干细胞移植:造血干细胞移植是目前唯一可以治愈 MDS 的手段,但有风险大、费用昂贵等缺点。对近年来 MDS 造血干细胞移植的回顾分析显示,30%~40% 的患者通过异基因移植能够得到治愈,接受 HLA 全相合供体干细胞移植的早期患者治疗效果最好,大约 75% 的患者将长期无病生存,异基因移植的主要局限是 MDS 患者年龄较大,其中位年龄约为 65 岁,年龄较大的患者对异基因移植的耐受差,并且复发率较高。恰当的移植时机仍然不甚明了,一些学者建议,在 MDS 的早期移植可能会更有助于提高长期的疗效。MDS 的自体造血干细胞移植,其疗效似乎不大,原因是移植含有潜在的恶性细胞克隆,分选收获不含恶性克隆的多克隆造血干细胞进行移植是成功的关键。非清髓异基因移植也就是利用供体细胞的免疫活性来清除受体的恶性克隆,重建健康造血。目前,这种治疗主要用于年龄大、体弱和不能进行常规异基因移植的 MDS 患者或者经过异体移植又复发的患者。脐血移植在一些 MDS 中也获成功,脐血异基因移植能明显地减轻移植物抗宿主病,脐血所含干细胞较少,需要进行体外的扩增来达到成人重建造血所需的干细胞,尚需要进一步的研究。

四、护理

（一）护理问题

1. 活动无耐力

与血红蛋白低有关。

2. 组织完整性受损

与血小板减少导致的皮肤、黏膜、内脏出血有关。

3. 有感染的危险

与粒细胞减少、免疫力下降有关。

4. 体温过高

与感染有关。

5. 恐惧或焦虑

与 MDS 预后差或久治不愈有关。

6. 知识缺乏

缺乏疾病相关的知识。

（二）护理目标

（1）患者能掌握活动量及活动时的注意事项，贫血带来的不适感减轻，未发生跌倒。

（2）患者能掌握血小板低时的注意事项及日常生活中防止出血的方法。

（3）患者能掌握发热时的注意事项及避免交叉感染的措施。

（4）患者有良好的心态及与疾病作斗争的思想。

（5）患者及其家属了解疾病的相关知识和药物的作用、不良反应，能基本掌握自我护理的方法。

（三）护理措施

1. 一般护理

观察患者的阳性体征及自觉症状，如面色苍白、头晕、耳鸣、眼花常与贫血的严重程度相关。头痛往往是颅内出血的先兆，应严密观察生命体征，是否伴有恶心、呕吐及神志的改变，及时报告医生加以处理。观察患者大小便颜色、性状，女性患者应观察其月经来潮情况。同时还应观察皮肤、口腔、肛门等处是否有潜在感染灶。

2. 饮食护理

（1）应给予高热量、高维生素、高蛋白、清淡易消化的流食或半流食，多进食清洗干净去皮后的新鲜水果，避免刺激性强的辛辣食物、油炸等较硬的食物及过冷过热的食物。

（2）有消化道出血者应暂禁食或给予流质、温凉少渣软食。

（3）血小板低下伴有便秘者，给予芹菜、韭菜等含粗纤维的蔬菜，必要时遵医嘱给予通便药物如开塞露等，避免便秘，以免诱发颅内出血。

（4）化疗期间给予清淡易消化饮食，少量多餐，每日饮水 3000mL 以上。

（5）评估患者营养状况及饮食需要，制订出合理的膳食计划。

3.生活护理

(1)预防感染的护理:保持病室清洁,定时通风。限制探视,防止交叉感染,白细胞低于 $2.5×10^9/L$ 时,嘱患者及其家属戴口罩。保持皮肤清洁及口腔卫生,女性患者月经期应注意会阴部清洁卫生,勤换内衣内裤,便后用温水清洁肛周,便后及睡前用艾利克稀释液坐浴,保持肛周皮肤的清洁及干燥。由于患者中性粒细胞减少且抵抗力低下易发生口腔感染,每日晨起、饭后及睡前漱口,防止食物残渣残留。监测体温变化,发热时及时通知医生,可予以物理降温,如冷敷或温水擦浴,发热期间多饮水,遵医嘱使用抗生素,同时指导患者做好咳嗽及深呼吸练习,预防肺炎的发生。

(2)出血的护理:①应尽量避免搔抓、碰撞、挤压皮肤及黏膜,指导患者穿宽松柔软的棉质衣裤,避免情绪激动,避免便秘。②尽量减少穿刺,若穿刺拔针后应延长按压止血时间(≥10分钟)。③鼻出血时可用 1% 麻黄碱棉球或去甲肾上腺素液棉球塞鼻,勿用手指挖鼻痂。④牙龈出血时,可用去甲肾上腺素液含漱,用软毛牙刷刷牙,勿用牙签剔牙。⑤眼底出血、颅内出血时需安静休息,避免情绪激动,保持大便通畅,加强生活护理。⑥严密观察有无出血情况,尤其要观察患者有无头痛、恶心、呕吐及视物模糊等颅内出血征兆。

(3)休息与活动:保证充足的睡眠,提高睡眠质量,必要时给予药物帮助入睡。血红蛋白低于 60g/L 的患者应以卧床休息为主,给予生活照顾,告知患者及其家属需要变换体位时应采取适当防护措施,动作应轻柔缓慢,防止缺氧、缺血导致晕厥。指导患者短时间床上及床边活动,严防下地时突然跌倒或晕倒,尽量使用坐便器,避免发生直立性低血压。

4.治疗护理

(1)造血生长因子治疗的护理:这类药物用药后会出现明显的发热、肌肉及关节疼痛,嘱患者家属不要擅自应用解热镇痛药,必要时应通知医生停药或者应用必要的止痛药。

(2)输血、输液的护理:输血时应该严格执行"三查八对"制度,严格执行无菌原则。输血和输液时均须控制滴速,以防止在原有贫血的基础上加重心脏负担,从而诱发心力衰竭。

(3)高热的护理:高热且需用降温药物时,应遵医嘱用药,同时应避免使用影响造血功能的药物。

(4)化疗的护理:①最好选用经外周中心静脉置管(PICC),以保护外周静脉,同时减少化疗药物的外渗及静脉炎的发生,如无 PICC,化疗时应有计划地选用静脉,尽量选择上臂粗直的血管。②给药时应先用生理盐水建立静脉通道,确保针头在静脉内时再输注化疗药,化疗药输注完毕后,应予生理盐水冲洗后方可拔针。③一旦发生静脉炎,可以局部涂抹喜疗妥软膏或者硫酸镁湿热敷。④化疗药物一旦发生外渗应及时处理,冰敷,用 20% 的利多卡因加地塞米松进行局部封闭,使血管收缩,减少药物向周围组织扩散,减轻疼痛,从而缩小化疗药外渗的范围。⑤多数化疗药物都有胃肠道反应,如纳差、恶心、呕吐、腹痛、腹泻等,所以化疗期间应给予清淡易消化食物,多饮水,忌烟酒,少食多餐,必要时遵医嘱使用止吐药物及抑酸剂等以减轻患者胃肠道的不良反应。

(5)地西他滨的护理:重点是要做好患者的心理护理、健康教育,同时加强药物不良反应的观察护理。用药前应与患者进行沟通,详细介绍地西他滨的治疗机制、使用方法及注意事项。地西他滨在生理盐水中溶解后会快速降解,故应该尽快使用。若溶解后暂时不使用,应当储存在 2~8℃冰箱中,并在 8 小时内输入患者体内。因地西他滨价格昂贵,为了更好发挥疗效,用药时尽量选择粗直且富有弹性的血管,最好是 PICC 或者深静脉置管。地西他滨的不良反应包括感染、骨髓抑制、肝功能损害、胃肠道反应、皮疹及口腔溃疡等。

5.心理护理

MDS 疾病疗程长、治疗效果差,由于对自身疾病知识不了解或者过度地担心临床疗效,患者大多会出现焦虑、悲观、烦躁等情绪,从而影响治疗依从性及临床疗效。护士应主动热情地关心患者,为患者讲解疾病相关知识,多与患者交流沟通,尽量满足患者的需要,同时对患者进行安慰及正性言语鼓励。给患者信任感及安全感,做好病情的解释工作,尽量帮助患者解决实际问题,减少患者身心刺激,让患者处于安静、舒适的环境。同时鼓励患者倾诉,护士要认真倾听并表示同情,指导家属积极配合患者的治疗,争取家属意见和支持,使患者树立战胜疾病的信心。病情允许的情况下,指导患者进行自我护理,让其感觉生活并不需要完全依赖他人。

五、健康教育

1.疾病早期

常仅表现为贫血,应进食易消化、富含维生素及高热量的食物。当患者自觉有轻微头晕,无耳鸣、心悸等症状时,可适当下床活动。但活动幅度要小,避免突然下蹲或坐起,以免直立性低血压晕倒或一过性意识丧失;自觉症状加重时,应严格卧床休息,减少下床活动。

2.疾病中、晚期

注意预防感染和出血。嘱患者勿剔牙、勿挖鼻,避免身体的碰撞,保持大便通畅,避免便秘,忌食辛辣、油炸、过冷过热、较硬的食物。同时,应注意个人卫生,病室应保持整洁,保持空气的流通,限制并减少陪伴探视人员,有感冒的人员勿探视。

3.化疗期间

多休息,减少消耗;多饮水;加强皮肤、口腔、会阴部及肛周的清洁,便后常规坐浴;监测体温,及早发现感染征兆。

4.服药与就诊

遵医嘱服药,切勿自行停药或减量;应定期血液科门诊随访,定期复查血常规、肝肾功能及尿蛋白水平;注意休息和加强营养,避免到人口密集的公共场所;保持良好的卫生习惯,及时纠正不良的生活习惯,同时根据自己的身体状况,可适当做一些户外运动,例如散步、骑自行车、下棋等;当身体出现发热或出血等异常情况时,应及时就医。

(翟丽丽)

第七章 内分泌代谢系统疾病的护理

第一节 垂体瘤

垂体瘤又称垂体腺瘤,是指一组来源于腺垂体和后叶及胚胎期颅咽管囊残余鳞状上皮细胞的肿瘤。垂体瘤是常见的鞍区肿瘤,占颅内肿瘤的 $10\%\sim20\%$,在普通人群,无论是尸检还是利用高分辨率 CT 或 MRI 均证实垂体瘤的患病率为 $20\%\sim25\%$。垂体瘤可起源于垂体内部的各种细胞,故临床表现多样化。

一、发病机制

发病机制目前并不完全清楚。垂体瘤的发病过程可分为起始和促进两个阶段。在疾病起始阶段,细胞出现单克隆基因异常;在促进阶段,下丘脑调控等因素发挥主要作用,即某一垂体细胞发生突变,导致癌基因激活和(或)抑癌基因失活,然后在体内外因素的促进下,单克隆的突变细胞不断增殖,逐渐发展为垂体瘤。

1.细胞的单克隆异常

(1)近年来,在基因学和遗传学研究中,利用重组 DNA 技术追踪 X-染色体灭活分析法作为一种细胞体系的指标来研究,发现大多数垂体瘤如生长激素(GH)瘤、泌乳素(PRL)瘤、促肾上腺皮质激素(ACTH)瘤及无功能性垂体瘤(NFPA)源于某个单一突变细胞的无限制增殖。单克隆扩增的其他佐证为:肿瘤切除后复发率甚低;大部分垂体瘤患者的下丘脑促激素或神经递质水平不高,甚而下降。另外,如一组细胞受外部促发因素(生长因子、下丘脑促激素)的刺激而增生,则形成克隆来源的垂体瘤。因此基因突变可能是肿瘤形成的最根本原因。已查明的主要原癌基因有 gsp,$gip2$,ras,hst 及垂体瘤转化基因($PTTG$)等,抑癌基因有 $MEN-1$,$p53$,$nm23$ 及 $CDKN2A$ 等。

(2)gsp 基因及 $gip2$ 基因的激活使内源性 GTP 酶活性受到抑制,于是 Gs 蛋白及 Gi2 蛋白的 α-亚基持续活化,从而激活腺苷酸环化酶,使肿瘤细胞的 cAMP 含量升高,进而通过 cAMP/PKA 途径使肿瘤细胞大量分泌 GH,并促使其细胞增生。PTTG 是一种肿瘤转化基因,能诱发肿瘤形成,现认为 PTTG 是垂体瘤是否具有侵袭性的一种生物学标记。

(3)抑癌基因 $MEN-1$ 基因位于 11 号染色体长臂 13 区(11q13)。在散发性垂体瘤中约有 20% 的肿瘤组织中存在 11q13 位点上的杂合子状态缺失,提示 11q13 区内的抑癌基因失活可能是 $MEN-1$ 有关的遗传性和散发性内分泌肿瘤发生的原因。另外,视网膜母细胞瘤(Rb)基因、嘌呤结合蛋白(*nm23*)基因在垂体瘤发生中也发挥重要作用。

2.旁分泌与自分泌功能紊乱

下丘脑的促垂体激素和垂体内的旁分泌或自分泌激素可能在垂体瘤形成的促进阶段起一定作用。生长激素释放激素(GHRH)有促进 GH 分泌和 GH 细胞有丝分裂的作用,长期的 GHRH 可以导致垂体 GH 细胞增生和肥大。有些研究发现正常垂体本身或垂体瘤患者的垂体在局部释放 GHRH,且局部的 GHRH 可能促进肿瘤的生长速度。植入 GHRH 基因的动物可导致 GH 细胞增生,进而诱发垂体瘤。以上研究表明 GHRH 增多可以诱导垂体瘤形成。某些生长因子如胰岛素样生长因子(IGF)1 和 2、转化生长因子(TGF)α 和 β、PTH 相关肽(PTHrP)等在不同垂体瘤中有较高的表达。它们可能以自分泌或旁分泌的方式促进垂体瘤细胞的生长和分化。TGF-α 作为一种膜蛋白在正常垂体细胞和垂体瘤细胞表达,利用 PRL 启动子定向过度表达 TGF-α 可以导致 PRL 瘤的形成,提示 TGF-α 在 PRL 瘤形成中的作用。

3.下丘脑调节功能紊乱

下丘脑抑制因子的作用减弱对肿瘤的发生可能也有促进作用。研究发现,在深入 PRL 细胞群而生长的新生血管中,多巴胺的浓度很低,因此,作为抑制因子的多巴胺作用不足可能与 PRL 瘤发病有关。肾上腺性库欣综合征患者做肾上腺切除术后,皮质醇对下丘脑促肾上腺皮质激素释放激素(CRH)分泌的负反馈抑制减弱,CRH 分泌增多,患者很快会出现 ACTH 瘤。慢性原发性甲状腺功能减退症患者也常发生垂体促甲状腺激素(TSH)瘤。这些足以说明缺乏正常的靶腺激素负反馈调节机制及随后的下丘脑调节功能紊乱对垂体瘤可以起促进作用。

二、分类

1.按功能分类

根据肿瘤细胞有无合成和分泌具有生物活性激素的功能。将垂体瘤分为功能性垂体瘤和无功能性垂体瘤(NFPA)。功能性垂体瘤分泌相应的激素,使其血浆水平升高,导致靶腺功能亢进或出现激素过多的临床表现,以 PRL 瘤多见,占 50%～55%,女性患者可出现闭经、泌乳、不孕,男性患者可出现性功能减退等表现;其次为 GH 瘤,占 20%～23%,患者可出现肢端肥大症、糖尿病与高血压;ACTH 瘤为 5%～8%,患者可出现库欣综合征表现,TSH 瘤与 LH/FSH 瘤较少见。

2.按形态分类

根据垂体瘤的生长解剖和影像学特点可分为微腺瘤(肿瘤直径＜1cm)和大腺瘤(肿瘤直径＞1cm)。根据瘤体大小和与周围组织的关系将垂体分为以下五级。Ⅰ级:垂体内微腺瘤,鞍区结构未受侵犯;Ⅱ级:垂体内微腺瘤,瘤体与蝶鞍接触,鞍壁局限性凸起;Ⅲ级:垂体内大腺瘤,蝶鞍弥散性扩大,对周围结构无侵犯;Ⅳ级:大腺瘤,以及对周围结构的局限性侵犯和破坏;Ⅴ级:大腺瘤,以及对周围结构广泛侵犯。

3.按术后病理学分类

按术后病理学分类是目前公认的比较合理的分类方法,该方法将垂体瘤分为 GH 瘤、泌乳生长细胞瘤(包括 PRL 和 GH 混合腺瘤)、PRL 瘤、嗜酸干细胞瘤、TSH 瘤、ACTH 瘤、促性腺激素(GnH)瘤、零位细胞瘤(包括嗜酸细胞瘤)及多激素腺瘤九种。

三、临床表现

主要包含三方面:①肿瘤向鞍外扩展压迫邻近组织结构的表现。②因肿瘤周围正常垂体组织受压或破坏,引起不同程度的腺垂体功能减退的表现。③一种或几种垂体激素分泌亢进的临床表现。

1.压迫症状

(1)头痛:见于 1/3～2/3 的患者,胀痛为主,间歇性加重。头痛部位多在两颞部、额部、眼球后或鼻根部。引起头痛的主要原因是鞍膈与周围硬脑膜因肿瘤向上生长而受到牵连,当肿瘤穿破鞍膈后,疼痛可减轻或消失;肿瘤压迫邻近的痛觉敏感组织如硬脑膜、大血管壁等,可引起剧烈疼痛,呈弥散性,常伴有呕吐。垂体瘤梗死可出现剧烈头痛,伴恶心、呕吐以及意识改变。

(2)视神经通路受压:垂体肿瘤可引起以下五种类型视野缺损及视力减退。①双颞侧偏盲,最常见的视野缺损类型,约占 80%,因垂体肿瘤压迫视交叉的前缘,损害了来自视网膜鼻侧下方、继而鼻侧上方的神经纤维。患者视力一般不受影响。②双颞侧中心视野暗点,占 10%～15%,由于垂体瘤压迫视交叉后部,损害了黄斑神经纤维。③同向偏盲,较少见,因肿瘤向后上方扩展或由于患者为前置型视交叉导致一侧视束受压所致。患者视力正常。④单眼失明。见于垂体瘤向前上方扩展或患者为后置型视交叉变异,扩展的肿瘤压迫一侧视神经引起该侧中心视力下降甚至失明,对侧视野和视力正常。⑤一侧视力下降对侧颞侧上部视野缺损,由于向上扩展的肿瘤压迫一侧视神经近端与视交叉结合的部位。

因视神经受压,血液循环障碍,视神经逐渐萎缩,导致视力减退。视力减退与视野缺损的出现时间及病情程度不一定平行。

2.垂体激素分泌减少的表现

(1)表现一般较轻,进展缓慢,直到腺体有 3/4 被破坏后,临床才出现明显的腺垂体功能减退症状。但在儿童患者中,垂体激素减少的症状可能较为突出,表现为身材矮小和性发育不全,有时肿瘤影响到下丘脑和神经垂体,血管升压素的合成和排泄障碍引起尿崩症。

(2)出现腺垂体功能减退症时,性腺功能减退约见于 3/4 的患者,其次为甲状腺功能减退症,但以亚临床型甲状腺功能减退症较为多见,如不出现严重应激,肾上腺皮质功能通常正常,但在严重应激时,由于垂体 ACTH 储备不足,可能出现急性肾上腺功能减退。

(3)通常面色苍白,皮肤色素较浅,腋毛、阴毛稀少,毛发稀疏、细软,男性患者的阴毛可呈女性分布。女性患者闭经、月经稀少、性欲减退,男性除性欲减退、性功能障碍外,尚可出现生殖器官萎缩,睾丸较软的症状。

(4)垂体瘤尤其是大腺瘤易发生瘤内出血,诱发因素多为外伤、放疗等。垂体瘤有时可因出血、梗死而发生垂体卒中,其发生率为 5%～10%。垂体卒中起病急骤,表现为额部或一侧眶后剧痛,可放射至面部,并迅速出现不同程度的视力减退,严重者可在数小时内双目失明,常伴眼外肌麻痹,尤以第Ⅲ对脑神经受累最为多见,也可累及第Ⅳ对、第Ⅵ对脑神经。严重者可出现神志模糊、定向力障碍、颈项强直,甚至昏迷。有的患者出现急性肾上腺皮质功能衰竭的表现。CT 或 MRI 示蝶鞍扩大。

3.垂体激素分泌增多的表现

由于不同功能腺瘤分泌的激素不同,临床表现各异,相应的垂体激素分泌增多。

4.其他症状

当肿瘤向蝶鞍两侧扩展压迫海绵窦时可引起海绵窦综合征(第Ⅲ、第Ⅳ、第Ⅴ及第Ⅵ对脑神经损害)。损害位于其内侧的眼球运动神经时,可出现复视。一般单侧眼球运动神经麻痹较少见,如发生则提示有浸润性肿瘤侵犯海绵窦可能。第Ⅵ对脑神经因受颈内动脉保护,受损的机会较少。若肿瘤侵犯下丘脑,可出现尿崩症、嗜睡、体温调节紊乱等一系列症状。如肿瘤压迫第三脑室,阻塞室间孔,则引起脑积水和颅内压增高,头痛加剧。

四、辅助检查

1.实验室检查

可根据患者的临床表现选择相应的垂体激素基础值和动态试验。一般应该检查六种腺垂体激素,当某一激素水平变化时应检查相应的靶腺或靶器官、组织的激素水平。

2.影像学检查

高分辨率 CT 和 MRI 可显示直径>2mm 的微腺瘤。极少数高度怀疑垂体瘤而 CT 和 MRI 阴性的病例,可以于岩下窦取血进行肿瘤相对定位。CT 的优点是对骨质显像清楚,能观察周围骨质受肿瘤侵犯和破坏的情况,也能发现肿瘤是否有钙化灶。CT 显示垂体瘤呈等密度或低密度表现,等密度肿瘤通常显影不佳,与正常垂体组织分界不清。MRI 对软组织显影良好,其能更好地显示肿瘤及其与周围组织的解剖关系,是垂体瘤影像学检查的首选。垂体微腺瘤在 MRI 检查 T_1 相多表现低信号或等信号,在 T_2 相为高信号,直接征象为垂体内小结节,间接征象为垂体上缘隆起,垂体高度增加,垂体柄偏斜,鞍底塌陷。垂体大腺瘤在 T_1 相多为等信号,T_2 相呈等信号或高信号,向上生长的肿瘤可有明显的鞍膈切迹,肿瘤向上生长可压迫视交叉和垂体柄,向后上方可压迫脑干,向下可使蝶鞍加深、蝶窦受侵犯,向侧方压迫可浸润海绵窦,大腺瘤内可出现出血或坏死,呈 T_1 相高信号改变,与周围等信号或低信号形成鲜明对比。

3.视力、视野检查

可以了解肿瘤向鞍上扩展的程度。

五、诊断

诊断一般并不困难。根据临床表现、内分泌功能实验室检查和影像学改变一般可做出诊断。但部分微腺瘤,激素分泌增多不显著,激素检测值高出正常范围上限不多,可能较难做出诊断。

六、鉴别诊断

1.颅咽管瘤

最常见的先天性肿瘤,可发生于任何年龄,以儿童和青少年多见,视野缺损不对称,往往先出现颞侧下象限缺损。主诉头痛,可出现发育迟缓、性功能障碍、闭经,男性可有性欲减退。下丘脑损害者伴多种下丘脑功能紊乱的表现,如尿崩症、多食、发热、肥胖等。头颅 MRI 呈多种不同信号强度,实质性者 T_1 加权图像为等信号而 T_2 加权图像为高信号。

2.淋巴细胞性垂体炎

多见于妊娠或产后妇女,病因未明,可能是病毒引起的自身免疫性疾病。临床表现有垂体功能减退症和垂体肿块。确诊有赖病理组织检查。

3.视神经胶质瘤

多见于儿童,尤以女童多见,视力改变常先发生于一侧,视力丧失发展较快,无内分泌功能障碍。

4.异位松果体瘤

多见于儿童及青少年,患者可出现视力减退、双颞侧偏盲、渴感消失、慢性高钠血症等下丘脑功能紊乱的表现。

5.其他

垂体腺瘤还需和另一些伴蝶鞍增大的疾病相鉴别,如空泡蝶鞍综合征、鞍上生殖细胞瘤、垂体转移癌等。

七、治疗

应根据患者的年龄、一般情况、肿瘤的性质和大小、扩展和压迫的情况及以往的治疗、对生育和发育的影响进行综合考虑,并需要多学科包括神经外科、内分泌科、肿瘤外科等协作。主要目的是:①尽可能去除肿瘤组织。②缓解肿瘤引起的占位效应。③纠正肿瘤自主性的高分泌功能,缓解临床表现。④尽可能保持垂体的固有功能,纠正激素分泌紊乱,恢复下丘脑-垂体-靶腺之间的自身调节功能。⑤防止肿瘤复发和临床、生化检查复发。治疗手段主要包括手术治疗、药物治疗和放疗三种。除了 PRL 瘤,垂体肿瘤以经蝶手术治疗为主。垂体大腺瘤和侵袭性肿瘤若手术不能完全切除干净,需辅助放疗和药物治疗。

1.手术治疗

手术治疗主要为经蝶手术切除,手术的优点是创伤小、并发症少而且轻、住院时间短、术后恢复快,可迅速减轻或解除由肿瘤压迫引起的一系列临床症状。经额手术仅用于少数对经蝶手术有禁忌证的患者。经蝶手术的主要指征为鞍内肿瘤、伴脑脊液漏的肿瘤、垂体卒中、向蝶窦扩张的肿瘤、向鞍上轻度扩张的肿瘤、囊性肿瘤放液后向鞍内塌陷者。手术的并发症较少见,包括一过性尿崩症、垂体激素分泌不足、脑脊液漏、术后出血、脑膜炎和永久性尿崩症。

2.放疗

放疗主要用于手术辅助治疗。

(1)主要指征：①手术后肿瘤残余比较大，药物不能控制。②肿瘤于术后复发。③鞍上病变，患者拒绝经额手术。④影像学检查阴性，但临床表现和生化检查明显异常者，也可行放疗。根据患者的病情，目前有多种放疗方法可供不同医疗单位进行选择。

(2)常规放疗法：使用^{60}Co治疗机或直线加速器给予垂体肿瘤位置以适当剂量的外照射。该种类高能射线装置完全取代了传统的深部X线治疗机。适用于手术或药物治疗后的辅助治疗及复发病例。标准的设野是等中心三野照射，分割剂量为每次180～200cGy，总剂量45～50Gy。上述条件下脑坏死及视神经损伤发生率相对较低。对PRL腺瘤药物治疗后和GH腺瘤、ACTH腺瘤及无功能垂体腺瘤术后放疗均显示出良好控制效果。对放疗后复发再次放疗病例总剂量应控制在100Gy以下并间隔1年以上。

(3)重粒子放疗：治疗装置包括α粒子、负π介子、快中子及质子束等回旋加速器。质子束治疗总剂量为35～100Gy，12次照射，2周内完成。由于该类装置价格昂贵，国外应用较多。

(4)立体定向放射外科：γ刀技术将现代影像学、立体定向聚焦和放疗巧妙地结合为一体，实现了对病灶的单次大剂量照射。主要适应证为：①直径<10mm的垂体微腺瘤。②直径>10mm的大腺瘤，但视力、视野无明显受损，MRI检查肿瘤和视交叉之间应有3mm以上的距离。③手术残留或肿瘤复发患者。④高龄、身体状况不能耐受手术者。微腺瘤和中小垂体瘤周边剂量应控制在25～30Gy内，以免治疗后出现视神经损伤及垂体功能低下。垂体大腺瘤，瘤体靠近视交叉者，应确保视神经吸收剂量<10Gy，一般可采取降低视神经周围覆盖曲线，重点治疗远离视交叉的瘤组织。

(5)放疗主要并发症：部分或全垂体功能低下。据报道称约50%的放疗患者发生全垂体功能低下。其他一些研究发现35%～45%的患者出现ACTH缺乏，40%～50%的患者出现促性腺激素释放激素(GnRH)缺乏，5%～20%出现TSH缺乏。在放疗前应充分评估垂体功能，在放疗后应密切随访，如果发生垂体功能不全，应及早给予替代治疗。其他的并发症包括视神经和视交叉的放射性损伤、大脑皮质放射性损伤、放射诱发肿瘤等。

3.药物治疗

最常用的药物是多巴胺激动剂(溴隐亭、卡麦角林)和生长抑素类似物。前者可在PRL瘤、GH瘤、ACTH瘤以及GnRH瘤中使用，但在PRL瘤和GH瘤中使用最多，特别是对PRL瘤，多巴胺激动剂卡麦角林是内分泌学会分会临床实践指南(GCS)治疗PRL瘤的首选药物；后者主要用于GH瘤、TSH瘤以及GnRH瘤。药物治疗是PRL瘤和GH瘤的主要治疗方法，其他肿瘤仅作为辅助治疗。

八、护理措施

1.疼痛的护理

(1)评估患者疼痛的诱发因素，疼痛部位、性质、频率。评估患者对于控制疼痛使用过的方法的有效性。

(2)与患者共同讨论能够缓解疼痛的方法，如放松、深呼吸、转移注意力等。

(3)遵医嘱给予患者止痛药，并向患者讲解药物的作用、不良反应以及如何尽量减少不良反应的发生,用药后评价效果。

2.饮食护理

库欣综合征患者由于皮质醇分泌增多,患者可发生继发性糖尿病,因此对于血糖异常的患者应给予糖尿病饮食,限制每日总热量,鼓励患者饥饿时可进食含糖量少的蔬菜,如黄瓜、番茄等。

3.自我形象紊乱的护理

(1)鼓励患者说出对疾病导致的身体外形改变的感受以及患者预期希望有哪些改变,如体重、胸围、腰围等。

(2)通过健康指导,使患者理解身体外形改变的原因,并逐步让患者接受目前的外形改变。

(3)指导患者在能够耐受的条件下进行正确的运动。

4.活动和安全护理

(1)评估患者活动能力。与患者共同讨论能够采取的活动,并共同制订合理的活动计划以及目标,避免因活动出现不适。

(2)库欣综合征患者由于骨质疏松,可发生病理性骨折。为患者提供一个安全的活动环境,并指导患者在一个安全的环境内进行活动,以防受伤。

5.预防感染

为患者提供清洁的病室环境,勤通风,指导患者注意个人卫生,预防感染。

6.焦虑的护理

(1)评估患者的应对方式、压力来源和适应技巧。

(2)与患者及其家属共同探讨患病过程中的心理状况,提高家庭支持。

(3)指导患者家属避免对患者使用批评性语言,多给予鼓励和称赞。

九、健康教育

(1)应与患者一起讨论改善疼痛的方法,如如何进行放松;如何保证身体的舒适;合理使用止痛药物等。

(2)应与患者交流感受,鼓励患者说出感受,教给患者应对不良心理状况的方法,如倾诉、转移注意力、听音乐等。

(3)保证患者能够了解并说出使用药物的作用和不良反应。

(4)对于出院的患者做好出院前的指导,包括饮食、活动、用药、随诊等。

第二节　腺垂体功能减退症

垂体或下丘脑的多种病损可累及垂体的内分泌功能,当垂体的全部或绝大部分被毁坏后,可产生一系列的内分泌腺功能减退的表现,主要累及的腺体为性腺、甲状腺及肾上腺皮质,临床上称为腺垂体功能减退症。本病较多见于女性,与产后出血所致的垂体缺血性坏死有关,发病年龄以 21~40 岁多见。

一、病因与发病机制

1.病因

由垂体本身病变引起者称原发性腺垂体功能减退症,由下丘脑以上神经病变或垂体门脉系统障碍引起者称为继发性腺垂体功能减退症。

(1)原发性病因:①缺血性坏死,见于产后大出血、糖尿病、颞动脉炎、动脉粥样硬化等。②垂体肿瘤,见于鞍内肿瘤、鞍旁肿瘤。③垂体卒中,多见于垂体瘤内出血、梗死、坏死。④医源性,见于手术切除(垂体瘤术后等)、放疗(垂体瘤、鼻咽癌等放疗)。⑤感染,见于脑膜炎、脑炎、流行性出血热、结核、梅毒、真菌等。⑥垂体浸润,见于血色病、肉芽肿等。⑦其他,如海绵窦血栓、颈内动脉血瘤、空蝶鞍,自身免疫性病变。

(2)继发性病因:①垂体柄破坏,如外伤、手术、肿瘤、血管瘤等。②下丘脑或其他中枢神经疾患,如肿瘤(原发性及转移性淋巴瘤,白血病等)、炎症(关节病等)、浸润(如各种脂质累积病、肉芽肿)、营养不良(饥饿、神经性厌食等)、外源激素抑制(如糖皮质类固醇治疗)、其他(病因不明,遗传等)。

2.发病机制

(1)垂体及其附近肿瘤压迫浸润,引起腺垂体功能减退。

(2)产后腺垂体坏死及萎缩:腺垂体的血液供应主要是垂体门脉系统,而妊娠期妇女腺垂体呈生理性肥大,对缺血缺氧非常敏感,如果因胎盘滞留、子宫收缩无力等发生大出血、休克或胎盘早期剥离、产褥感染败血症等引起弥散性血管内凝血、循环衰竭,可引起垂体门脉血管栓塞,造成垂体组织大片缺血性坏死。

(3)感染和炎症:各种病毒性、结核性、化脓性脑膜炎,脑膜脑炎,流行性出血热,梅毒,真菌等均可引起下丘脑-垂体损伤而导致功能减退。

(4)手术、创伤或放射性损伤:垂体瘤切除、放疗,乳腺癌转移等做切除垂体治疗或鼻咽癌等颅底及颈部放疗后均可引起本症。颅底骨折、垂体柄挫伤可阻断神经及门脉联系而导致腺垂体、神经垂体功能减退。

(5)其他:空蝶鞍、动脉硬化引起垂体梗死、颞动脉炎、海绵窦血栓引起垂体缺血、糖尿病性血管病变引起垂体缺血坏死等。

二、临床表现

1.与病因有关的临床表现

(1)产后腺垂体坏死的病例有分娩时因难产而大出血、晕厥、休克病史或在分娩时并发感染。患者在产后极度虚弱,乳腺不胀,无乳汁分泌。可有低血糖症状,脉细速,尿少。血中尿素氮可升高,可并发肺炎等感染。产后全身情况一直不能恢复,闭经,逐渐出现性功能减退以及甲状腺、肾上腺皮质功能减退的症状。

(2)垂体肿瘤引起者,可有头痛、视力障碍,有时可出现颅内压增高症状。

(3)病变累及下丘脑时或其他由于手术、创伤、炎症等引起者,各有其特殊病史及相应症状。

2.腺垂体功能减退的表现

腺垂体功能减退的严重程度与垂体坏死的程度有关,当垂体组织丧失达95%,临床表现为重度,丧失75%为中度,丧失60%为轻度,丧失50%以下者不致出现功能减退症状,不过上述关系并非绝对的。腺垂体多种激素分泌不足的现象大多逐渐出现,一般先出现PRL、LH/FSH、GH不足的症状,继而TSH,最后ACTH,有时肾上腺皮质功能不足症状的出现可早于甲状腺功能减退。

(1)PRL分泌不足:在分娩后表现为乳腺不胀,无乳汁分泌。

(2)GH分泌不足:在成年人主要表现为容易发生低血糖,因为GH有升血糖作用。

(3)LH/FSH分泌不足:女性患者表现为闭经、性欲减退或消失、乳腺及生殖器明显萎缩、丧失生育能力。本病患者的闭经和一般绝经期妇女的闭经区别是没有血管舒缩功能紊乱,如阵发性面部潮红等。男性患者表现为第二性征退化,如阴毛稀少、声音变得柔和、肌肉不发达、皮下脂肪增多以及睾丸萎缩、精子发育停止、阴囊色素减退,外生殖器、前列腺缩小、性欲减退、阳痿等。

(4)TSH分泌不足:面色苍白,面容衰老,眉发稀疏,腋毛、阴毛脱落,皮肤干燥、细薄而萎缩或为水肿,但较少有黏液性水肿;表情淡漠,反应迟钝,音调低沉,智力减退,蜷缩畏寒,有时幻觉妄想,精神失常,甚至出现躁狂。心率缓慢,心电图示低电压,可出现T波平坦、倒置。心脏多不扩大,反而缩小,可与原发性甲状腺功能减退鉴别。

(5)ACTH分泌不足:主要影响糖皮质激素的分泌,皮质醇减少,患者虚弱、乏力、食欲减退,恶心呕吐,上腹痛,体重降低,心音微弱,心率缓慢,血压降低,不耐饥饿,易出现低血糖表现,机体抵抗力差,易于发生感染,感染后容易发生休克、昏迷。盐皮质激素醛固酮所受影响不如糖皮质激素严重,因而腺垂体功能减退症患者,不像原发性肾上腺皮质功能减退症那样容易发生严重失钠。由于皮质醇缺乏,患者排泄水负荷的能力减退。患者往往发生低血钠,尤其在病情加重或是摄入、注入过多水分后,其原因主要是由于肾排水障碍,水分潴留,体液稀释,故而血钠过低,如同时有钠的摄入减少和(或)丢失甚多,则可加重低血钠。

(6)促黑色素细胞激素(MSH)分泌不足:MSH和ACTH都有促使皮肤色素沉着的作用,本病患者由于此二激素均缺乏,故肤色较淡,即使暴露于阳光之下也不会使皮肤色素明显加深。正常色素较深部位,如乳晕、腹中线的颜色变淡更为显著。少数患者可有暗褐色斑点,边缘不规则,发生部位无特征性,与慢性肾上腺皮质功能减退症的色素普遍性沉着有明显区别。有时在指(趾)端可出现黄色色素沉着,可能与胡萝卜素沉着有关。

3.垂体危象

本病患者如未获得及时诊断和治疗,发展至后期,往往可因各种诱因而发生危象,出现低血糖、昏迷、休克、精神病样发作等症状。

三、辅助检查

1.内分泌学检查

检查六种腺垂体激素水平及相应靶腺激素的水平。当诊断尚有疑问时,可进行动态试验协助诊断。

2.血生化检查

电解质水平和血糖水平可反映病情的严重程度。

3.影像学检查

CT、MRI用于除外鞍区占位性病变；MRI能够观察到脑水肿、脑白质脱髓鞘等改变。

四、诊断

本病的诊断主要依据腺垂体功能减退症的临床表现、内分泌功能检查以及有关的病史或临床征象。①分娩时大出血、休克的病史对于产后腺垂体功能减退症的诊断甚为重要。②肿瘤所致的腺垂体功能减退症通常有蝶鞍的扩大以及视力障碍等局部症状。③腺垂体功能减退症的临床表现特点为畏寒、乏力、乳晕色素减退，阴毛、腋毛脱落，生殖器萎缩、性功能减退，饥饿时易有晕厥倾向等。④内分泌腺功能检测对诊断较具价值。

五、鉴别诊断

临床上延误诊断的原因往往是由于只注意到本病个别较突出的症状而忽略了对本病诊断的全面考虑，而误诊为产后失调、闭经、贫血、自发性低血糖、黏液性水肿、肾上腺皮质功能减退、精神病等。腺垂体功能减退性昏迷可由于昏迷的逐渐出现而被误诊为脑血栓形成，由于颈部强直而误诊为脑膜炎，由于抽搐而被误诊为癫痫，由于脉搏缓慢而被误诊为心源性脑缺血综合征(阿-斯综合征)，由于饥饿性酮尿而误诊为糖尿病昏迷，由于曾服用麻醉药而误诊为麻醉药中毒等。在临床上凡遇到原因不甚明确有昏迷的患者，皆应提高警惕，考虑到腺垂体功能减退的可能性，而做详细的病史询问和全面检查。

1.神经性厌食

患者有消瘦、闭经，由于神经紊乱及营养不良可影响垂体功能，出现某些类似腺垂体功能减退的症状。但本病特点多为20岁前后的女性，有精神刺激史，其消瘦程度较腺垂体功能减退为重，而腋毛、阴毛往往并不脱落，尿17-酮类固醇及尿17-羟皮质类固醇(17-OHCS)正常或稍降低。

2.原发性甲状腺功能减退症

除甲状腺功能不足外，其他内分泌腺功能也可能减退，因而可被误认为腺垂体功能减退症。最具鉴别价值的是血浆TSH测定，在原发性甲状腺功能减退症中升高，而在腺垂体功能减退症中不可测得。

3.慢性肾上腺皮质功能减退症

慢性肾上腺皮质功能减退症与腺垂体功能减退症的鉴别点为：前者有典型的皮肤，黏膜色素沉着，而性器官萎缩及甲状腺功能减退症的表现不明显，对ACTH不起反应，失钠现象比较严重。

4.自身免疫性多发性内分泌腺病

自身免疫性多发性内分泌腺病患者有多种内分泌腺功能减退的表现，其病因不是由于腺垂体功能减退，而是由于多个内分泌腺原发的功能减退，与腺垂体功能减退症的鉴别主要依据是 ACTH 及 TSH 兴奋试验,在此征群中,皆无反应,而在腺垂体功能减退症中,往往有延迟反应。

5.慢性消耗性疾病

慢性消耗性疾病可伴有消瘦、乏力、性功能减退、尿 17-酮类固醇偏低等,有严重营养不良者,甚至可伴有继发的腺垂体功能不足,在营养情况好转后可逐渐恢复。

六、治疗

1.病因治疗

(1)肿瘤:采用手术切除、放疗及化疗。对颅内占位性病变,首先必须解除压迫及破坏作用,减轻和缓解高颅压症状,提高生活质量。

(2)缺血性垂体坏死:关键在预防。加强产妇围产期的监护,及时纠正产科病理状态。

2.激素替代治疗

治疗的原则是"缺什么补什么"。

(1)补充肾上腺皮质激素:最为重要且应先于甲状腺等激素的治疗,以免诱发肾上腺危象。首选药物为可的松,而可的松、泼尼松等制剂均需经肝转化为氢化可的松而见效。剂量须视病情而个体化,一般氢化可的松的生理剂量为 30mg/d(相当于可的松 37.5mg,泼尼松7.5mg),服法应模仿生理分泌,故每日上午 8 时前服 2/3,下午 2 时服 1/3 较为合理,随病情调节剂量,过量时易致欣快感、失眠等精神症状。如有感染等应激时,应该加大剂量。

(2)补充甲状腺激素:须从小剂量开始,以免增加代谢率而加重肾上腺皮质负担,诱发危象。开始时,甲状腺片 20～40mg,口服,每日 1 次或左甲状腺素 25μg,每日 1 次,隔 4～7 天增加 1 次。每次增加甲状腺片 20～40mg,达维持量时 80～160mg/d;左甲状腺素每次增加25μg,达维持量时 100～200μg/d。剂量较大时可分 2～3 次口服,随时注意不良反应和心率等,以免过量。

(3)补充性激素:育龄期女性,病情较轻者需采用人工月经周期治疗。每晚睡前服炔雌醇5～20μg或己烯雌酚 0.5～1.0mg 或结合雌激素 0.6～1.25mg,每晚 1 次,共 20～25 天,继以肌内注射黄体酮(每日 10mg)或地孕酮口服(每日 5～10mg),共 5 天,可维持第二性征和性功能,可用人绝经期促性素(HMG)或人绒毛膜促性腺激素(HCG)以促进生育。男性患者可用睾酮,丙酸睾酮每周 2 次,每次 25～50mg 肌内注射或甲基睾酮每次 10mg,每日 2～3 次口服或用长效睾酮,每 3～4 周肌内注射200mg,可改善性功能与性生活,促进蛋白合成,增强体质。也可用 HMG、HCG 或黄体化激素释放激素(LRH)以促进生育。

3.垂体危象的处理

(1)先给 50%葡萄糖注射液 40～60mL 迅速静脉注射,继以静脉滴注 10%葡萄糖盐水以抢救低血糖症及失水等。

(2)补液中加氢化可的松 200～300mg/d。

(3)低体温者可将患者放入 24～35℃温水中,渐加热水升温至 38～39℃,当患者体温回升至 35℃以上时,擦干保暖,并开始用小剂量甲状腺制剂。

（4）高温者用各种降温治疗。

（5）水中毒者口服泼尼松 10～20mg 或可的松 50～100mg 或氢化可的松 40～80mg，以后每 6 小时口服泼尼松 5～10mg，不能口服者用氢化可的松 200～300mg/d 加入 50%葡萄糖注射液 40mL 中缓慢静脉注入。

七、护理措施

1.饮食护理

垂体功能减退的患者常表现为乏力、畏食、恶心、呕吐、体重减轻，皮肤粗糙干燥、色素减退、苍白、少汗、弹性差、乳晕颜色浅淡等症状。要指导患者进食高热量、高蛋白、富含维生素、清淡、易消化饮食，食物中要富含膳食纤维以促进肠蠕动，预防便秘。进餐时不宜过饱，可少食多餐，但应定时进餐，必要时监测血糖，预防低血糖发生。

2.运动指导

垂体功能减退的患者往往神情淡漠，血压偏低，反应迟钝，记忆力和注意力减退，动作缓慢，对周围环境的感知能力下降，不能及时感知环境中的危险因素或发生直立性低血压而造成患者意外。护理时要注意为患者提供安全的环境，病情严重者留陪伴，并向患者及其家属告知相关注意事项，经常巡视病房，满足患者的需要。指导康复期患者适当运动，但要注意安全，避免劳累，保证有充足的休息和睡眠时间。

3.症状护理

（1）甲状腺功能减退的患者常表现为畏寒，要注意保暖。维持室内温度在 20～28℃、相对湿度在 50%～60%，定时通风换气，使患者感觉舒适。要注意监测患者的生命体征变化，如体温偏低，可加盖棉被或用热水袋，但要注意防止烫伤。

（2）肾上腺皮质功能减退的患者皮肤粗糙干燥、色素减退、苍白、少汗、弹性差，要注意保持患者皮肤清洁卫生，避免受伤，干燥粗糙的皮肤涂抹润肤品保护，应穿棉质透气的贴身衣物，避免穿化纤类衣物，避免穿紧身衣。

4.激素替代治疗的护理

垂体功能低下的患者多采用相应靶腺激素替代治疗，包括糖皮质激素、甲状腺素、性激素等，需长期甚至终身服药。护理时要注意以下几点。

（1）治疗过程中应先补充糖皮质激素，然后再补充甲状腺素，以免诱发肾上腺危象。

（2）遵医嘱正确服用激素类药物，服用方法模仿生理分泌节律，剂量随病情变化而调节，应激状态下需适当增加剂量。

（3）老年人、冠心病、骨密度低的患者需服用甲状腺素时，宜从小剂量开始，缓慢递增剂量，以免增加代谢率而加重肾上腺皮质负担，诱发危象。同时要监测有无心绞痛等不良反应。

（4）正确留取标本，及时复查激素水平，指导临床治疗。

（5）注意观察药物的不良反应。

5.手术治疗的护理

对于垂体瘤压迫导致垂体功能低下的患者，除催乳素瘤外均宜首先考虑手术、化疗或放疗。

(1)术前护理:①术前指导和心理疏导。②协助患者维持良好的饮食、休息、睡眠等。③术前禁食 8～10 小时,禁饮 6～8 小时。④根据术式不同做好术前准备,如经蝶切除微腺瘤手术,剃胡须、剪鼻毛,做好口腔、鼻腔的护理;开颅手术,安置胃管,剃发。

(2)术后护理。①卧位:幕上开颅术患者卧向健侧,避免切口受压;幕下开颅术患者早期取无枕卧位或侧俯卧位;经口鼻蝶窦入颅术患者取半卧位,以利伤口引流。②饮食:有吞咽困难、饮水呛咳者严格禁饮禁食,可采用鼻饲法供给营养,待吞咽功能恢复后逐渐练习进食。③引流管的护理:术后早期,创腔引流瓶高度与头部创腔保持一致,以保证创腔内有一定压力而避免脑组织移位;48 小时后,可略放低引流瓶以利于较快引出液体,减少局部残腔;3～4 天后,一旦血性脑脊液转清,即可拔管。④并发症的护理:密切观察患者的生命体征和症状,倾听患者的主诉,观察引流液的性质、颜色和量,及时发现颅内压增高、脑脊液漏、尿崩症等并发症并予以处理。⑤基础护理:做好患者的生活护理,保持口腔、鼻腔的清洁卫生。

6.心理护理

(1)患病后,患者身心变化较大,对之前的工作和社会角色适应力下降,会感到力不从心,对前途丧失信心,产生焦虑、恐惧等不良心理。要正确评估患者的心理状态,接受其表现的焦虑、恐惧或抑郁,关心、体贴、尊重、支持患者,鼓励患者诉说使其烦恼的因素。向患者及其家属详细解释病情,提供有关的信息咨询服务,帮助患者树立战胜疾病的信心,消除不良心理状态。

(2)患病后患者不同程度出现第二性征消退、生理周期改变和性欲减退、性交痛,女性出现阴道分泌物减少,男性存在勃起障碍等,影响夫妻生活。在征得患者同意的情况下,在隐蔽舒适的环境下与患者一起分析、讨论压力的来源,向患者讲解不良情绪对疾病的影响,指导患者采取合适的应对方法。

(3)动员患者的社会支持系统,如丈夫(妻子)和儿女的支持。

(4)请治疗效果好的患者现身说法,协助患者营造良好的病房氛围。

八、健康教育

1.加强检查和教育,预防垂体功能减退症

(1)加强产前检查,积极防治产后大出血及产褥热。

(2)严密观察进行垂体瘤手术切除、放疗的患者,及时复查激素水平。

(3)指导患者保持情绪稳定,注意生活规律,避免过度劳累。

(4)预防外伤和感冒,少到公共场所或人多处,注意皮肤的清洁卫生,以防发生感染;冬天注意保暖;更换体位时动作应缓慢,以免发生晕厥。

2.饮食指导

指导患者进食高热量、高蛋白、富含维生素、易消化的饮食,少量多餐,以增强机体抵抗力。

3.观察与随访

指导患者定期随访,如果出现垂体危象的征兆,如感染、发热、外伤、腹泻、呕吐、头痛等情况,应立即就医。外出时随身携带识别卡,以防意外发生。

第三节 甲状腺功能亢进症

甲状腺毒症是指过量的甲状腺激素导致的临床症状。甲状腺功能亢进症则仅限于甲状腺本身激素合成和分泌过度而引起的甲状腺毒症。甲状腺毒症也可以出现在甲状腺非亢进状态的疾病,如甲状腺炎和甲状腺激素过度摄入。亚临床型甲状腺功能亢进症定义为血清促甲状腺激素(TSH)低水平或不可测出,而三碘甲腺原氨酸(T_3)和游离甲状腺素(T_4)评估水平在正常参考范围。

甲状腺功能亢进有多种病因,最常见的包括 Graves 病、毒性多结节性甲状腺肿(TMNG)和甲状腺自主高功能腺瘤(毒性腺瘤,TA)、碘甲状腺功能亢进症、垂体性甲状腺功能亢进症、人绒毛膜促性腺激素(HCG)相关性甲状腺功能亢进症。

内源性和外源性的甲状腺功能亢进症都表现为血清甲状腺激素水平升高和 TSH 被抑制。Graves 病是甲状腺功能亢进症的最常见原因,占所有甲状腺功能亢进症的 85% 左右。Graves 病是促甲状腺受体抗体(TRAb)刺激 TSH 受体而引起甲状腺激素过度产生的一种自身免疫紊乱状态。国外研究报道毒性结节性甲状腺肿与年龄及地方性碘缺乏有关,该病在老年人和缺碘地区中多见。但部分外周血甲状腺激素水平升高是由于甲状腺组织炎症损伤使已合成的甲状腺激素释放至循环系统,并非甲状腺本身功能增高。据国外报道,约 10% 的甲状腺毒血症与无痛性甲状腺炎、亚急性甲状腺炎、产后甲状腺炎或用锂和细胞因子(如干扰素-α)治疗有关。

一、Graves 病

(一)病因

目前认为,Graves 病是自身免疫性甲状腺疾病。大约 15% 的 Graves 病患者有明显的家族遗传易感性,中国人本病发生与人白细胞相关性抗原(HLA)-B_{46}明显相关。环境因素,如感染、应激和性腺激素等的变化可能是本病的诱因。

(二)发病机制

自身免疫改变是本病的重要特征。血清中有抗甲状腺过氧化物酶抗体(TPOAb),抗甲状腺球蛋白抗体和 TSH 受体抗体(TRAb 和 TSHAb),甲状腺中有淋巴细胞浸润。迄今为止的研究提示,促甲状腺激素受体抗体是引起 Graves 病主要、直接的原因。Graves 病患者血中 TRAb 包括甲状腺刺激抗体(TSAb 或 TSI)及促甲状腺激素结合抑制免疫球蛋白(TBII)。甲状腺刺激抗体直接作用在甲状腺细胞膜的 TSH 受体,刺激甲状腺的生长并使其功能亢进。研究发现在未治疗的 Graves 病患者绝大多数 TSI 和 TBII 阳性,提示由不同的 B 淋巴细胞产生的这两种抗体对 Graves 病的发病有重要的作用。

(三)临床表现

Graves 病临床表现主要由于血液循环中甲状腺激素过多引起,其严重程度与病史长短、激素升高的程度和患者的年龄等因素有关,高代谢综合征为典型症状。

1.高代谢综合征

表现为易激动、烦躁失眠、心悸、乏力、怕热、多汗、体重下降、食欲亢进、大便次数增多或腹泻,女性月经稀少。心动过速、颤抖、出汗、眼睑迟滞及凝视等症状可能与机体对儿茶酚胺呈过强反应有关或是心脏儿茶酚胺受体对甲状腺激素介导作用增强所致。可伴周期性瘫痪(亚洲的青壮年男性多见)和近端肌肉进行性无力、萎缩,以肩胛骨和骨盆带肌群受累多见,多伴血清钾降低。伴重症肌无力的不足1%,临床表现为晨轻暮重的进行性肌疲劳无力,新斯的明试验阳性。少数老年患者表现为高代谢综合征不典型,反而表现为乏力、心悸、厌食、抑郁、嗜睡、体重明显减少,称为淡漠型甲状腺功能亢进症。

2.甲状腺肿

Graves病大多数患者有不同程度的甲状腺肿大。甲状腺肿为弥散性,质地偏软至中等(病史较久或食用含碘食物较多者可较坚韧),无压痛。甲状腺上下极可触及震颤,闻及血管杂音。少数患者甲状腺不肿大。

3.心血管系统改变

心率增快,心脏扩大,心律失常(心房颤动等),脉压增大等。

4.黏液性水肿

黏液性水肿见于少数病例。多见于下肢,表现为胫骨前皮肤粗糙、肿胀、非凹陷型,呈橘皮状改变。

5.眼部表现

眼部表现主要包括:①突眼度不超过18mm。②Stelling征,瞬目减少,双眼炯炯发亮。③上睑挛缩,眼裂增宽。④vonGracfc征,双眼向下看时由于上眼睑不能随眼球下落,出现白色巩膜。⑤若弗鲁瓦征,眼球向上看时,前额皮肤不能皱起。⑥默比乌斯征,双眼看近物时,眼球辐辏不良。浸润性突眼也称Graves眼病(GO),现也为甲状腺相关性眼病,与眶周组织的自身免疫炎症反应有关。

(四)辅助检查

1.促甲状腺激素(TSH)

甲状腺功能改变时,TSH的波动较甲状腺激素更迅速且显著,是反映下丘脑-垂体-甲状腺轴功能的敏感指标。临床上一般检测 TSH 和 FT_4 便可初步评估甲状腺疾病。美国国家临床生物化学家协会提出 TSH 作为一线测试项目(Front-lineTest),游离甲状腺素(FT_4)作为主要的后续项目。检测技术的改进使 TSH 检验敏感度明显提高。目前检测血清 TSH 常用的方法有免疫放射法(IRMA)(灵敏度 $0.1\sim0.2mU/L$),免疫化学发光法(ICMA)(灵敏度 $0.01\sim0.02mU/L$)。血清 TSH 可用于甲状腺功能亢进症筛查,一般甲状腺功能亢进症患者 $TSH<0.1mU/L$,但垂体性甲状腺功能亢进症 TSH 正常或升高。采用 ICMA 测定的敏感 TSH(sTSH)为国际公认的诊断甲状腺功能亢进症的首选指标。

2.甲状腺激素

甲状腺激素包括游离甲状腺素(FT_4)、游离三碘甲状腺原氨酸(FT_3)、总甲状腺素(TT_4)和总三碘甲状腺原氨酸(TT_3)。甲状腺功能亢进症时,血清游离 T_4(FT_4)、游离 T_3(FT_3)、总 T_4(TT_4)和总 T_3(TT_3)水平升高。血清 FT_4 和 FT_3 水平不受甲状腺结合球蛋白(TBG)的影响,较 TT_4、TT_3 测定能更准确地反映甲状腺的功能状态。但 TT_3、TT_4 指标稳定,可重复性好,在不存在 TBG 影响情况下,临床上测定 TT_3、TT_4 同样能反映甲状腺功能。影响 TBG 的因素包括妊娠、服用雌激素、肝病、肾病、低蛋白血症、使用糖皮质激素等。有研究提示,Graves 病和毒性结节性甲状腺肿等合成激素过多的甲状腺疾病中,T_3 的合成比 T_4 相对多,总 T_3 和总 T_4 的比值(ng/μg)多>20,而无痛性或产后甲状腺炎总 T_3 和总 T_4 的比值常<20。对于存在甲状腺扫描和摄碘检查禁忌证(如怀孕和哺乳期)的患者,该比值或有助于评价甲状腺功能亢进症的病因。

3.甲状腺自身抗体

理论上,甲状腺刺激抗体(TSAb)阳性提示 Graves 病,也作为判断 Graves 病预后和抗甲状腺药物停药的指标。但是 TSAb 的测定条件较复杂,临床开展尚不普及。在甲状腺功能亢进症状态下,甲状腺受体抗体(TRAb)可作为诊断 Graves 病的替代检查。甲状腺刺激性免疫球蛋白(TSI)、第 2 代的 TSH 结合抑制性免疫球蛋白(TBII)、甲状腺过氧化物酶抗体(TPOAb)和甲状腺球蛋白抗体(TgAh)阳性是甲状腺自身免疫病因的佐证。

4.甲状腺摄 ^{131}I 摄取率和功能试验

甲状腺 ^{131}I 摄取率可用于甲状腺毒症的病因鉴别诊断,但已不作为甲状腺功能亢进症诊断的常规指标。除非最近暴露于碘,甲状腺本身功能亢进时,^{131}I 摄取率增高,摄取高峰前移。Graves 病患者通常对放射碘摄取增加,图像多呈弥散性,而毒性结节性甲状腺肿放射碘摄取为正常或偏高。单独毒性腺瘤的表现为灶性摄取增加而其周围和对侧的甲状腺组织的摄取受到抑制。毒性多结节性甲状腺肿常表现为多区域的灶性增加,存在比较广泛的自主性结节时则难以与 Graves 病相鉴别。在破坏性甲状腺毒症,如亚急性、无痛性或产后甲状腺炎或人为摄取甲状腺激素或过量的碘摄取等情况下,^{131}I 摄取率降低,甚至接近零。^{131}I 摄取率也用于 ^{131}I 治疗时计算放射剂量。目前 T_3 抑制试验已基本被摒弃。

5.甲状腺放射性核素静态显像

锝闪烁显像(^{99}Tc)是利用高锝酸盐在甲状腺停留而获得的甲状腺功能性显像,但无器官特异性。^{99}Tc 或 ^{123}I 闪烁显像均可用于甲状腺结节的甲状腺功能亢进症的病因诊断,对鉴别毒性多结节性甲状腺肿和自主高功能腺瘤的意义较大。

6.甲状腺 B 超

当放射碘检查为禁忌,如怀孕、母乳喂养或新近有碘暴露,彩色多普勒提示甲状腺增大,血流增加对诊断甲状腺高功能有一定帮助,甲状腺炎症时有特征性改变,颈部淋巴结可增大。

(五)诊断

1.病史采集和体格检查

病史采集和体格检查包括脉率、血压、呼吸和体重,评估甲状腺体积,是否有触痛、腺体的对称性和结节情况、肺、心脏和神经、肌肉功能、外周水肿、眼部症状、胫前黏液性水肿等情况。

2.辅助检查

(1)血清激素:TT_4、FT_4、TT_3、FT_3 增高,TSH 降低(一般<0.1mU/L)。T_3 型甲状腺功能亢进症时仅有 TT_3、FT_3 增高。符合上述特点可诊断临床甲状腺功能亢进症。若合并 TRAb 阳性,甲状腺弥散性肿大考虑为 Graves 病。

（2）T₃ 型甲状腺毒症：是指仅血清 T₃ 升高而 TT₄ 和 FT₄ 正常，而 TSH<0.01mU/L，通常出现在疾病早期或甲状腺自主高功能腺瘤。

（3）其他：甲状腺功能亢进症症状的严重程度与血清游离甲状腺激素水平的升高部分相关，但年龄对甲状腺症状的发生和严重程度的影响更为明显。甲状腺体积、梗阻症状、Graves 眼病等临床表现可能与甲状腺功能亢进症症状或严重程度不一致。对年龄较大的患者，宜密切关注是否合并心血管并发症，超声心动图、心电图、24 小时动态心电图或心肌灌注等检查有助于评估。

（六）鉴别诊断

1.破坏性甲状腺炎

在大部分患者，亚急性和无痛性甲状腺炎的鉴别并不困难。亚急性甲状腺炎常伴有疼痛，触诊腺体质中到硬，红细胞沉降率（ESR）几乎总大于>50mm/h 甚至>100mm/h。无痛性甲状腺炎患者多有家族史或甲状腺自身免疫抗体阳性。

2.人为使用甲状腺激素

可通过询问病史了解是否摄入了过量的甲状腺激素，检查可见放射碘摄取率极低和甲状腺球蛋白降低。

（七）治疗

抗甲状腺药物（ATD），¹³¹I 治疗（放射碘）或甲状腺切除术均是治疗甲状腺功能亢进症和 Graves 病相对安全的初始选择。目前，在甲状腺功能亢进症治疗方式的选择上存在不同的地域文化差异，如在我国、英国和大部分亚洲地区，医师最常选择 ATD 和（或）外科手术治疗；而在美国，更多医师倾向于放射碘治疗。然而，研究发现 Graves 病患者随机分配至以上任一种治疗后，其长期预后是大致相仿的。因此，宜在充分考虑后选择合适的治疗方案。

1.抗甲状腺药物（ATD）治疗

治疗目标是使患者尽可能快速、安全地达到甲状腺功能正常。药物治疗并不能直接治愈 Graves 甲状腺功能亢进症，其主要作用是减低甲状腺激素的合成和在疾病自发缓解前维持甲状腺功能正常状态，但合适的剂量可有效地控制甲状腺功能亢进症，并可能带来有益的免疫抑制作用。

（1）适应证：病情缓解可能性较大（尤其是病情较轻的女性，甲状腺体积较小和 TRAb 阴性或低滴度）；老年患者有并发症时手术风险增加或期望寿命有限；既往颈部手术或外照射治疗；无法行甲状腺大部分切除术患者；中到重度活动性 GO。

（2）禁忌证：存在长期 ATD 治疗禁忌，如已知既往对 ATD 有严重不良反应者。

（3）抗甲状腺药物的种类和疗程：甲巯咪唑（MMI）和丙硫氧嘧啶（PTU）是常用的抗甲状腺药物，卡比马唑是 MMI 的前体。卡比马唑在体内快速转换为 MMI（10mg 的卡比马唑转换成 6mg 的 MMI），MMI 和卡比马唑的作用方式是相同的。

MMI 和卡比马唑每日 1 次给药即可，在开始予 MMI 治疗时，建议先予较高的剂量（10～20mg/d）以使甲状腺功能恢复正常水平，接着再把剂量滴定至维持剂量（通常 5～10mg/d），儿童、青少年 MMI 给药的经典剂量是每日 0.2～0.5mg/kg。PTU 的作用时间较短，根据甲状腺功能亢进症的严重程度，常需每日 2～3 次给药，起始剂量每次 50～150mg，每日 3 次。维持量为 50mg,每日 1～2 次。

MMI 顿服的依从性优于 PTU 的多次给药方案。Graves 病的 ATD 治疗中首先考虑甲巯咪唑。在妊娠前 3 个月、甲状腺危象、对甲巯咪唑治疗反应小且拒绝行放射碘或手术治疗的患者应考虑使用丙硫氧嘧啶。

有学者提出阻断和替代治疗,即在抗甲状腺药物维持量治疗的基础上加用左甲状腺素。但近期研究提示阻断和替代治疗可能增加与抗甲状腺药物剂量相关的并发症的发生率,建议尽量避免使用。

使用 ATD 的患者整个疗程需 12～18 个月。起始治疗期每 4 周需监测血清游离 T_4 和 T_3 水平,根据结果调整剂量。在治疗后数月内血清 TSH 都有可能处于抑制水平,故 TSH 并不是监测治疗效果的良好指标,但当甲状腺功能亢进症症状缓解后同时监测游离 T_4 和 TSH 是必需的。减量期每 4～8 周监测甲状腺功能,在甲状腺功能完全正常后的维持量期,可每 2～3 个月评估 T_3、T_4 和 TSH。在停用抗甲状腺药物前,建议复查 TRAb 水平,结果如正常,提示缓解的概率更高。

(4)治疗前准备:部分 Graves 病患者由于自身免疫损害易发生血白细胞减少,肝酶升高也较常见,因此,建议在抗甲状腺药物治疗前检查白细胞分类计数,胆红素和转氨酶,如中性粒细胞计数 $<0.5 \times 10^9$/L 或肝转氨酶升高大于正常高限的 5 倍是采用抗甲状腺药物治疗的禁忌证。

(5)不良反应:抗甲状腺药物常见的不良反应有过敏性皮疹、肝脏损伤、黄疸、关节痛、腹痛、恶心、疲乏、白细胞减少、发热和咽炎等。

服用 PTU 或 MMI 都有出现白细胞减少,甚至粒细胞缺乏的可能,但循证医学显示 PTU 和低剂量 MMI 出现的概率相对较少些。建议服用抗甲状腺药物的患者定期监测白细胞计数,有助于早期发现粒细胞缺乏症。当出现发热和咽炎时应检查白细胞分类计数,如出现粒细胞缺乏应立刻终止用药。有学者认为,MMI 或 PTU 的不良反应风险存在交叉,其中一种药物如发生粒细胞缺乏症,不建议更换为另一种药物。

研究指出,PTU 引起肝脏损伤的发生率高于 MMI。致命性暴发性肝坏死是严重的不良反应,如不能早期发现,会导致肝衰竭甚至死亡,报道中以 PTU 引起为主。在 PTU 使用过程中如出现皮肤瘙痒、黄疸、恶心或疲乏、腹痛或腹胀、食欲减退、大便颜色变浅、尿色加深、关节痛等临床表现时,应检查肝功能,以便及时处理。如转氨酶水平达到正常上限 2～3 倍(无论是在治疗初期、偶然发现或临床检查)且在 1 周内复查无改善者,不宜继续使用 PTU。MMI 肝毒性常见表现为胆汁淤积症,肝细胞损伤较少见,所以有学者提出,如 PTU 诱导的肝毒性不严重,可考虑改用 MMI 以控制甲状腺毒症。

据报道,MMI 和 PTU 可引起关节病和狼疮样综合征。PTU 偶尔会引起抗中性粒细胞胞质抗体(ANCA)相关性的小血管炎,这种发生风险是随着用药时间延长而增加的。轻微的过敏反应,如局限的小皮疹在使用 MMI 或 PTU 的患者中发生率为 5%。联用抗组胺药物可改善症状,如症状持续则需考虑停药,改用其他的治疗方式。

停用 ATD 治疗 1 年后,血清 TSH、FT_4 和 T_3 水平正常的患者可认为疾病缓解。欧洲一项长期研究显示,药物治疗 5～6 年后缓解率仍可达到 50%～60%。影响缓解率的因素有男性、吸烟者(尤其男性)和甲状腺肿较大(≥80g),TRAb持续高水平,彩色多普勒提示甲状腺血流丰富。如Graves病患者在口服抗甲状腺药物疗程结束后再次出现甲状腺功能亢进症,建议采用放射碘或甲状腺切除术治疗,若仍复发,则倾向于再次使用药物治疗,但维持量期应延长。

2.β受体阻滞剂治疗

可减缓心率、降低收缩压、缓解肌无力和震颤,改善易怒、情绪不稳和运动耐量等甲状腺功能亢进症状。常用制剂有普萘洛尔、阿替洛尔、美托洛尔。非完全特异选择 β_1 受体的β受体阻滞剂禁用于合并有支气管哮喘的患者。不能耐受β受体阻滞剂的患者可以选用口服钙通道阻滞剂控制心率。在β受体阻滞剂治疗的基础上,特殊的心血管治疗应用于针对并发的心肌缺血、充血性心力衰竭或房性心律失常而进行处理,在心房纤颤患者有必要行抗凝治疗。

3.放射性碘治疗

迄今为止, ^{131}I治疗应用于甲状腺功能亢进症已有60余年,临床证实有良好的疗效,主要不良反应为远期甲状腺功能减退症。建议在有监护条件的医院开展。

(1)适应证:老年患者,外科手术风险较高患者,既往曾行手术治疗或颈部外照射治疗,无法行甲状腺大部分切除术患者或有ATD使用禁忌的患者。

(2)禁忌证:妊娠期和哺乳期妇女,合并或怀疑甲状腺癌,不能遵循放射安全指引的患者,计划在4~6个月内怀孕的女性患者。根据全身、低水平射线暴露的肿瘤风险与年龄有关,因此Graves病儿童或青少年建议慎重选择。

(3)术前准备:放射性碘治疗前7天以上应避免过量的碘摄入,包括不能服用含有碘的多种维生素。低碘饮食有助于提高甲状腺对放射性碘的摄取。术前控制心血管并发症,改善肝肾功能和代谢异常可减少碘治疗的不良反应。研究提示并发甲状腺功能亢进症性心脏病的患者应用放射性碘治疗作为单一方案治疗并不使心脏症状加重,但需加强心脏功能的监护。生育年龄的妇女在放射性碘治疗前48小时内应进行妊娠试验。

如甲状腺功能亢进症症状严重或游离甲状腺激素的水平高于正常值2~3倍,碘治疗时并发症的风险可能增加,建议可以采用抗甲状腺药物和β受体阻滞剂进行预治疗。预治疗的患者须在放射性碘治疗前3~5天停用抗甲状腺药物,且在术后3~7天才能再次起用,并在其后4~6周内随着甲状腺功能恢复正常而逐渐减量至停用。

(4)剂量和选择: ^{131}I治疗甲状腺功能亢进症是非常有效的治疗手段。Graves病患者的 ^{131}I治疗通常单次进行,也可以根据病情分次进行。

固定 ^{131}I剂量的方案,虽然实施简便,但治疗后甲状腺功能减退症发生率高。证据表明,10mC$_i$(370MBq)剂量在1年内使69%的患者出现甲状腺功能低下(表示治愈),15mC$_i$(450MBq)剂量6个月的甲状腺功能低下发生率为75%。

^{131}I治疗计算剂量需明确以下3点:放射性碘的摄取能力、甲状腺体积和每克甲状腺接收到的射线暴露剂量(μC_i orBq)(如活性(μC_i)=腺体重量(g)×150μC_i/g×[1/24h 摄取剂量%]),通常摄碘能力是按24小时计算,腺体大小可通过触诊或超声检查明确。推荐的 ^{131}I剂量可能会存在较大的差异(即介于50~200μC_i/g)。

(5)注意事项:实施应遵循国家和地方的涉及放射性碘治疗的放射安全守则。放射性碘治疗应由有资格的医师提供和操作,同时接受碘治疗的患者应了解放射安全防范的基本内容,如果患者不能遵循该安全防范应选择其他治疗方式。

(6)不良反应:①原发性甲状腺功能减退症,发生率与 ^{131}I 治疗剂量有密切关系,当剂量＞ $150\mu C_i/g$,发生甲状腺功能低下症的概率非常大。②放射性甲状腺炎,碘治疗后 1 周,有部分患者(＜10％)会有轻度的甲状腺触痛,使用对乙酰氨基酚或非甾体抗炎药可缓解。③甲状腺危象,多见于放射性碘治疗前甲状腺激素水平明显升高的患者,口服抗甲状腺药物预治疗可以减少其发生。④性腺生殖系统,部分男性患者在 ^{131}I 治疗后会出现睾酮与黄体生成素(LH)比值的轻度下降,虽然研究发现这种改变是亚临床和可逆的,但是建议 ^{131}I 治疗 3～4 个月后才考虑生育。女性患者应在 ^{131}I 治疗后 4～6 个月明确甲状腺功能正常且平稳才开始受孕。当甲状腺功能恢复正常后,患者(不分性别)生育能力和其后代的先天异常与正常人群无明显差异。

(7)随访:放射性碘治疗后的患者应终身随访,随访的内容包括甲状腺功能检查、临床症状观察和体格检查等。大多数患者在接受放射性碘治疗后 4～8 周内甲状腺功能的检查和临床症状可恢复正常。如治疗后 1～2 个月内仍为甲状腺功能亢进症,应随后每 4～6 周持续监测甲状腺功能。TSH 水平会持续受抑制至碘治疗后 1 个月甚至甲状腺功能亢进症复发,出现持续的 TSH 水平抑制和总 T_3 和游离 T_4 正常情况暂不需重复治疗,但需密切监测以明确是否为甲状腺功能亢进症复发或发展至甲状腺功能减退症。甲状腺功能减退症最常见发生于治疗后 2～6 个月内,也有治疗后 4 周便出现。甲状腺功能低下症患者采用甲状腺激素(左旋甲状腺素)替代治疗。Graves 病患者 ^{131}I 治疗后 6 个月持续甲状腺功能亢进症,可以考虑重复放射性碘治疗。多次 ^{131}I 治疗后甲状腺功能亢进症仍难以控制的患者,可考虑手术治疗。

4.手术治疗

(1)适应证:①有压迫症状或甲状腺肿大明显(≥80g)。②放射性碘相对低摄取。③证实或怀疑为甲状腺恶性肿瘤(如细胞学检查怀疑或不能定性)。④大的无功能或低功能结节。⑤合并甲状旁腺功能亢进需要手术治疗的。⑥女性患者 4～6 个月内计划怀孕的(如在选择放射性碘治疗后 4～6 个月内甲状腺激素无法恢复正常)。⑦中到重度活动性 GO。

(2)Graves 病甲状腺结节:Graves 病患者的甲状腺癌发生率并不多见,约为 2％或更低。但对直径＞1cm 的甲状腺结节应进行评估,如果放射性碘扫描下为无功能或低功能结节,恶性的可能性相对较高,建议行甲状腺细针穿刺行细胞学检查,如细胞学检查不确定(可疑)或诊断为恶性,建议在 ATD 治疗甲状腺功能恢复后应行外科手术治疗。甲状腺超声有助于甲状腺结节性质的评估。

(3)相对禁忌证:合并心肺疾病、晚期肿瘤、严重虚弱的患者、妊娠。Graves 病合并妊娠患者在需要快速控制甲状腺功能亢进症和抗甲状腺药物不能使用的情况下可以手术治疗,但需考虑麻醉和早产的风险。

(4)术前准备:尽可能使用抗甲状腺药物使甲状腺功能正常后再行甲状腺切除术,术时停用抗甲状腺药物。在术前应予碘化钾、饱和碘化钾溶液(SSKI)或无机碘预处理以减少甲状腺血流、血管分布和术中出血。应在术前 10 天开始使用碘化钾,碘化钾有鲁氏碘溶液(每滴含 8mg 碘),给药方法为每次 5～7 滴(0.25～0.35mL),每日 3 次或者 SSKI(每滴 50mg 碘),给药方法为每日 1～2 滴(0.05～0.1mL),每日 3 次,可混入水或果汁中服用。患者甲状腺功能未达正常,但又对抗甲状腺药物过敏或需紧急行甲状腺切除术,需在术前充分使用β受体阻滞剂和碘化钾治疗,使用糖皮质激素有利于紧急手术的快速准备。

(5)手术并发症:①甲状腺危象,常见原因包括手术应激、麻醉或甲状腺操作诱发,采用ATD预治疗可能有一定的预防作用。②甲状旁腺损伤或甲状旁腺功能减退,为次全切除术或全切除术后最常见的并发症,表现为短暂或永久的甲状旁腺损伤所致的低钙血症。建议行血清钙和甲状旁腺激素测定,给予口服钙和1,25-二羟维生素 D 治疗。在全甲状腺切除术后即出现免疫反应性甲状旁腺激素(iPTH)降低(<15ng/L),预示可能会发生症状性低钙血症且需补充钙剂和1,25-二羟维生素 D。甲状腺手术的并发症还有暂时或永久性喉返神经或喉上神经损伤、术后出血和麻醉相关并发症。

(6)术后管理:甲状腺切除术后宜长期随访甲状腺功能,每年监测 1 次或根据临床表现进行监测。建议在术后 6~8 周监测血清 TSH 水平,根据甲状腺功能滴定甲状腺激素的补充量。

二、亚临床型甲状腺功能亢进症

亚临床型甲状腺功能亢进症(SH)是一种特殊类型的甲状腺功能亢进症,血游离三碘甲腺原氨酸(FT_3)、游离甲状腺素(FT_4)正常,促甲状腺素(TSH)低于正常,可以看作程度轻微的甲状腺功能亢进症。在某些亚临床型甲状腺功能亢进症患者可出现心血管系统病变和骨密度降低,也可能出现轻微甲状腺功能亢进症状或认知改变。亚临床型甲状腺功能亢进症对病死率的影响仍存在争议,但每年不治疗的 SH 进展为显性甲状腺功能亢进症的风险为 0.5%~1%。亚临床型甲状腺功能亢进症在普通人群发病率约为 1%。

(一)病因

在老年人,多结节性甲状腺肿可能是 SH 最常见的病因,其他的内源性病因包括 GD、孤立性自主功能性结节和多种甲状腺炎。某些健康的老年人可能会出现血清 TSH、游离 T_4 和 T_3的水平在正常低值,排除了甲状腺或垂体疾病,考虑是由垂体-甲状腺轴的调定点发生改变所致。其他能引起 TSH 降低而游离 T_4 和 T_3 的水平正常的常见情况有糖皮质激素治疗、中枢性甲状腺功能减退症和甲状腺炎(急性或亚急性)的恢复期。

(二)治疗

一旦发现亚临床型甲状腺功能亢进症,建议在 3 个月或 6 个月内重复测定血清 TSH。亚临床型甲状腺功能亢进症患者中血液中甲状腺受体抗体(TRAb)和甲状腺过氧化物酶抗体(TPO)等滴度升高,考虑与甲状腺自身免疫疾病相关,如 Graves 病。若 B 超和放射性核素扫描等影像学检查发现甲状腺结节,结合抗体滴度水平不高,则考虑结节性甲状腺肿引起的可能性较大。

部分由 Graves 病引起的亚临床型甲状腺功能亢进症可自行缓解,对仅持续低 TSH 的患者可密切随访,不必立即启动干预治疗。

对亚临床型甲状腺功能亢进症采用干预治疗的主要目的是预防终点事件。国外指南提出以下亚临床型甲状腺功能亢进症患者可以考虑治疗:若 TSH 持续<0.1mU/L,年龄≥65 岁患者、未行雌激素或双膦酸盐化合物治疗的绝经女性患者、存在心脏危险因素、心脏病或骨质疏

松症或有甲状腺功能亢进症状的患者。治疗前应排除甲状腺炎。治疗通常可以采用小剂量的抗甲状腺药物，β受体阻滞剂可以用于控制症状，改善亚临床型甲状腺功能亢进症患者的心血管相关病死率，尤其与心房纤颤相关性的心血管事件。结节性甲状腺肿所致的亚临床型甲状腺功能亢进症且合并压迫症状或考虑为恶性时，是外科手术的适应证。

三、淡漠型甲状腺功能亢进症

淡漠型甲状腺功能亢进症，又称为隐蔽型甲状腺功能亢进症，为甲状腺功能亢进症的特殊类型。患者无甲状腺功能亢进症的典型症状，表现为消瘦、精神萎靡、抑郁，缺乏其他高代谢综合征及神经应激性增高症状。临床上较为罕见，以老年女性居多，易漏诊或误诊，使病情严重而易发生甲状腺功能亢进症危象。

（一）病因

病因不明，有研究显示与典型的 Graves 病相似，其中自身免疫功能紊乱是关键因素。也有研究提示与组织对儿茶酚胺的感受性降低有关。

（二）临床表现

起病隐匿，中年以上多见，老年居多，其中老年女性患者为主。高代谢综合征表现不典型，无怕热、多汗。时而表现为畏寒，皮肤干燥、弹性差、暗淡无光；时而伴有色素沉着；时而表现为明显消瘦，皮下脂肪较少，肌肉萎缩；时而表现为恶病质状态；缺乏交感神经兴奋症状，表现为表情淡漠、苍老，对周围事物漠不关心，懒言少动，精神思维活动迟钝，反应迟缓，有些患者表现为抑郁症。常见一侧或两侧眼睑下垂，无肢体震颤，腱反射减弱。可发生甲状腺功能亢进症性肌病、骨质疏松以及自发生骨折等。心血管及消化系统症状表现突出，胸闷、心悸常见，常伴房颤、心脏扩大或有充血性心力衰竭。消化系统表现为食欲缺乏、恶心，顽固性呕吐者多见，也有表现为便秘、便秘与腹泻交替或腹泻。多无突眼。甲状腺一般不大，不易扪及，也可触及一个或多个结节。

（三）辅助检查

血清甲状腺激素（TT_3、TT_4、FT_3、FT_4）水平升高，有些表现为 T_3 型甲状腺功能亢进症或 T_4 水平升高，而 T_3 正常。甲状腺扫描呈热结节，摄碘率常升高，也可以在正常范围。有甲状腺结节者需进一步明确结节性质，排除甲状腺肿瘤。

（四）诊断

如果有典型甲状腺功能亢进症症状，为减少漏诊和误诊比率，建议遇到上述临床表现的患者应疑诊本病，进一步检测甲状腺功能，明确诊断。

（五）治疗

基本原则与 Graves 病相同。建议加强营养支持治疗，可给予高热量、高蛋白、高维生素饮食，纠正机体低耗状态。多数学者主张采用抗甲状腺药物治疗，但用药量宜偏小，密切观察肝功能等，避免药物不良反应，给药疗程同一般甲状腺功能亢进症。也可以采用放射性碘治疗，但病情较重、并发症较多的患者放射性碘治疗前可先予以抗甲状腺药物治疗。除非有明显的甲状腺结节或疑诊肿瘤者，一般不宜采用手术治疗。

四、护理

(一)护理诊断

(1)营养失调,低于机体需要量,与代谢率增高导致代谢需求大于摄入有关。

(2)活动无耐力,与蛋白分解增快,肌肉萎缩无力、低钾麻痹、甲亢性心脏病致心功能下降有关。

(3)有组织完整性受损的危险,与浸润性突眼有关,闭合不全易出现角膜干燥、溃疡,瞬目受限易受外伤。

(4)潜在并发症,甲状腺危象。

(5)焦虑或恐惧,与交感神经兴奋有关。

(6)知识缺乏,缺少药物知识及疾病常识。

(7)体液不足,与多汗、呕吐、腹泻有关。

(8)性功能障碍,与内分泌紊乱有关。

(9)身体意象紊乱,与突眼、甲状腺肿大有关。

(二)护理措施

1.营养失调

(1)饮食护理:应给予高热量、高蛋白、高维生素和富含矿物质的饮食。主食应足量,可以增加奶类、蛋类、瘦肉类等优质蛋白以纠正体内的负氮平衡,多摄取新鲜蔬菜和水果。给予充足的水分,每日饮水 2000~3000mL 以补充出汗、腹泻、呼吸加快等丢失的水分,但并发心脏病患者应避免大量饮水,以防因血容量增加而诱发水肿和心力衰竭。减少食物中粗纤维的摄入,以减少排便的次数。禁止摄入刺激性的食物及饮料,如浓茶、咖啡等,以免引起患者精神兴奋。避免进食含碘丰富的食物。

(2)体重监测:定期测量体重,评估患者体重的变化。

2.活动无耐力

(1)休息:病情重,有心力衰竭或严重感染者应严格卧床休息,给予生活护理,加强巡视。病情轻者,可下床活动,以不感疲劳为宜。

(2)环境:保持环境安静,避免嘈杂。甲亢患者因怕热多汗,应安排通风良好的环境,夏天使用空调,保持室温凉爽而恒定。

(3)生活护理:协助患者完成日常的生活护理,如洗漱、进餐、如厕等,减少患者活动量,增加休息时间,缓解疲劳。

3.有组织完整性受损的危险

(1)眼部护理:经常以眼药水湿润眼睛,避免过度干燥。睡前涂抗生素眼膏,眼睑不能闭合者用无菌纱布或眼罩覆盖双眼。睡觉或休息时,抬高头部,使眶内液回流减少,减轻球后水肿。外出戴深色眼镜,减少光线、灰尘和异物的侵害。指导患者当眼睛有异物感、刺痛或流泪时,勿用手直接揉眼睛。

(2)用药护理:限制钠盐摄入,必要时遵医嘱适量使用利尿剂,以减轻组织充血、水肿。

(3)病情观察:定期眼科角膜检查以防角膜溃疡造成失明。

4.潜在并发症:甲状腺危象

(1)避免诱因:指导患者了解加重甲亢的有关因素,尤其是精神愉快与身心疾病的关系,避免一切诱发甲亢危象的因素,如感染、劳累、自行停药、精神创伤以及未经准备或准备不充分而手术等。

(2)病情监测:注意体温、血压、脉搏、呼吸、心率的改变,观察神志、精神状态、腹泻、呕吐、脱水的改善情况。

(3)紧急处理配合:①保持环境的安静、舒适,绝对卧床休息,呼吸困难或发绀者给予半卧位,立即吸氧($2\sim4L/min$),迅速建立静脉通路。②及时准确按医嘱使用 PTU、复方碘溶液、普萘洛尔、氢化可的松等药物;使用丙硫氧嘧啶及碘剂时注意观察病情变化,严格掌握碘剂的剂量,并观察过敏或中毒反应;准备好抢救物品,如镇静剂、血管活性药物、强心剂等。③密切观察病情变化,定期测量生命体征,准确记录 24 小时出入量,观察神志的变化。④加强精神心理护理,解除患者精神紧张,体贴患者,建立良好的护患关系,给予患者情绪支持。

(4)对症护理:高热患者应迅速降温(降低室内温度、头敷冰帽、大血管处放置冰袋和人工冬眠等);对谵妄、躁动患者注意安全护理,使用床挡,防止坠床;昏迷患者加强皮肤、口腔护理,定时翻身,防止压疮、吸入性肺炎的发生。

5.焦虑或恐惧

(1)心理护理:保持病室环境安静和轻松的气氛,限制探视人员和时间,提醒家属避免提供兴奋、刺激的消息,以减少患者的精神症状。尽可能有计划地集中进行治疗与护理,以免过多打扰患者。鼓励患者表达内心感受,说话要平心静气,理解和同情患者,建立互信关系。指导患者学习应对焦虑的技巧,如深呼吸、转移注意力、看电视、听音乐等。耐心细致地解释病情,提高患者对疾病的认知水平,让患者及其家属理解其情绪、性格的改变是暂时的,可因治疗而得到改善。

(2)病情观察:随时注意患者情绪变化,避免过度激动,必要时遵医嘱使用镇静剂。

五、健康教育

1.疾病知识指导

教导患者有关甲状腺功能亢进症的疾病知识和眼睛的保护方法,教会患者自我护理。鼓励患者保持身心愉快,维持足够的睡眠,避免精神刺激或过度劳累,建立和谐的人际关系和良好的社会支持系统。指导患者注意加强自我保护,上衣领宜宽松,避免压迫甲状腺,严禁用手挤压甲状腺,以免 TH 分泌过多而加重病情。对有生育需要的女性患者,应告知其妊娠可加重甲亢,宜治愈后再妊娠。

2.用药指导

指导患者坚持遵医嘱按剂量、按疗程服药,不可随意减量或停药,并密切观察药物的不良反应,及时处理。服用抗甲状腺药物的前 3 个月,每周查血常规 1 次,每隔 1~2 个月做甲状腺功能测定,同时定期检查甲状腺大小、基础代谢率和体重。若出现高热、恶心、呕吐、不明原因的腹泻、突眼加重等,警惕甲状腺危象可能,及时就诊。对妊娠期甲亢患者,应指导其避免各种对母体和胎儿造成影响的因素,宜选用抗甲状腺药物治疗,禁用^{131}I治疗,慎用普萘洛尔。产后如需继续服药,则不宜哺乳。

第四节　甲状腺功能减退症

甲状腺功能减退症,又称甲状腺功能低下症,是较常见的内分泌疾病。由于各种原因引起的甲状腺激素合成、分泌或生物效应不足,以致机体代谢和多系统功能减退为表现的一组综合征。按起病年龄可分为三型。功能减退始于胎儿或新生儿者称呆小病;起病于青春期发育前儿童者,称幼年型甲状腺功能减退症;起病于成年者,称为成年型甲状腺功能减退症。重者可引起黏液性水肿,更为严重者可引起黏液性水肿昏迷。本病女性较男性多见,男女发病比例为1∶4,且随年龄增加,其发病率逐渐上升(1%～3%)。

一、病因

甲状腺功能减退症病因较复杂,临床上根据其起源分为三类:因甲状腺本身疾病引起的功能减退称为原发性甲状腺功能减退症,占甲状腺功能减退的90%～95%;因垂体及下丘脑病变导致甲状腺功能减退症称中枢性或继发性/三发性甲状腺功能减退症;因促甲状腺素(TSH)或甲状腺素免疫所致的称为受体性或周围性甲状腺功能减退症。在各型甲状腺功能减退症中,成年型和幼年型甲状腺功能减退症既可原发于甲状腺本身病变,也可继发于垂体或下丘脑。呆小症主要属于原发性甲状腺功能减退症。

二、发病机制

1.原发性甲状腺功能减退症

因先天或后天因素致甲状腺组织本身病变,最终使甲状腺激素合成障碍、分泌减少,功能减退。

(1)先天性因素:地方性甲状腺肿流行区,因母体缺碘,供应胎儿的碘缺乏,以致甲状腺发育不全和激素合成不足,此为地方性呆小症。此型甲状腺功能减退症对迅速生长的胎儿神经系统特别是大脑发育危害极大,以不可逆性神经系统损害为特征。呆小症分为地方性和散发性两种。散发性见于各地,病因不明。母亲既不缺碘又无甲状腺肿大等异常,主要因母体患有自身免疫性甲状腺疾病(AITD)、接受放疗或孕期宫内受到有毒物质、病毒的影响、胎儿自身TSH分泌减少或发育过程中甲状腺下降异常,导致胎儿甲状腺发育不全、异常或缺如及甲状腺激素合成障碍(碘摄取、碘有机化障碍、甲状腺球蛋白异常、碘酶缺陷),从而引起甲状腺功能减退症。

(2)后天因素:甲状腺破坏或甲状腺激素合成障碍,如甲状腺肿瘤、炎症、浸润性病变、自身免疫性疾病、药物、毒物以及医源性手术或放疗都可造成甲状腺组织部分或全部受损,甲状腺激素合成分泌减少。

2.中枢性甲状腺功能减退症

有继发性和三发性之分。主要是由于肿瘤、炎症、缺血、浸润性病变、外伤、手术或放疗等导致垂体病变,TSH 分泌减少引起的甲状腺功能减退症,称为继发性甲状腺功能减退症;累及下丘脑,促甲状腺释放激素(TRH)减少,导致垂体 TSH 分泌不足的,称为三发性甲状腺功能减退症;继发性甲状腺功能减退症或三发性甲状腺功能减退症又称为中枢性甲状腺功能减退症。

3.受体性甲状腺功能减退症

是由于甲状腺对 TSH 不敏感而引起的一种少见的甲状腺功能减退症,可能与遗传缺陷有关,即 TSH 受体基因失活突变或 TSH 信号传导途径异常。甲状腺激素免疫主要是甲状腺激素受体(TR)基因,尤其是 $TR\beta$ 基因突变所致,具有家族发病倾向,呈常染色体显性或隐性遗传。

三、病理改变

根据甲状腺功能减退症病因不同,甲状腺可表现为缩小、缺如或肿大。

1.甲状腺萎缩性病变

多见于慢性淋巴细胞性甲状腺炎(CL-T),早期腺体有大量淋巴细胞、浆细胞等炎性浸润,久之腺泡受损代之以纤维组织,残余滤泡变得矮小,滤泡萎缩,上皮细胞扁平,泡腔内充满胶质。呆小病者除由于激素合成障碍致腺体增生肥大外,一般均呈萎缩性改变,发育不全或缺如。甲状腺肿大者,早期见甲状腺滤泡细胞增生肥大,胶质减少或消失。而后伴大小不等的多结节者常见于地方性甲状腺肿,由于缺碘所致。后期也可伴有结节。药物所致者的甲状腺可呈代偿性弥散性肿大。

2.原发性甲状腺功能减退症

(1)由于甲状腺激素减少,对垂体的反馈抑制减弱而使 TSH 细胞增生肥大,嗜碱性细胞变性,久之腺垂体增大,甚或发生腺瘤或同时伴高泌乳素血症。垂体性甲状腺功能减退症患者的垂体萎缩,但也可发生肿瘤或肉芽肿等病变。

(2)全身组织间隙有黏性蛋白如(酸性黏多糖如透明质酸酶、硫酸软骨素和蛋白质)沉着,全身组织细胞核酸与蛋白质合成、代谢及酶系统的活力均减弱,浆膜腔积液。严重者影响小儿生长发育,骨骼骨化及骨骺融合延迟、牙齿晚出、皮肤角化、真皮层有黏多糖沉积、过碘酸希夫(PAS)染色阳性、形成黏液性水肿。内脏细胞间质中有同样物质沉积,严重病例有浆膜腔积液。骨骼肌、平滑肌、心肌均有间质水肿,横纹消失,肌纤维肿胀断裂并有空泡。脑细胞萎缩、胶质化和灶性蜕变。肾小球和肾小管基膜增厚,系膜细胞增生。胃肠黏膜萎缩,以及动脉粥样硬化等。

四、临床表现

与发病年龄有关,由激素缺乏程度决定,可以影响所有器官及系统,表现多且不明显,较常见的有皮肤干燥、畏寒、乏力、肌肉抽搐、声音改变、便秘。少见但有可能预示严重甲状腺功能减退症的临床表现有腕管综合征、睡眠呼吸暂停、垂体增生伴或不伴高泌乳素血症、溢乳、低钠血症。踝反射时间与甲状腺功能减退症严重程度可能有关。

1.系统受累的表现

(1)皮肤及其附属物:可使透明质酸堆积,改变真皮层和其他组织基质中的组成成分。其具有吸湿性,导致黏性蛋白水肿,以眼周、锁骨上窝、手足背较为明显,还可以造成舌头肿胀以及咽喉部黏膜增厚。黏性蛋白沉着加之局部血管收缩、贫血,皮肤苍白变冷;胡萝卜素血症致使皮肤蜡黄,但不会引起巩膜黄染。由于汗腺和皮脂腺分泌减少,出现少汗、皮肤粗糙、落屑、缺乏弹性。皮肤伤口愈合变慢。毛细血管脆性增加致皮肤容易产生瘀斑。眉毛颞侧脱落、头发生长缓慢。指(趾)甲脆和增厚、变色、变硬、角化过度或凹凸不平。而下丘脑-垂体性甲状腺功能减退症病例皮肤征象较轻,一般无胡萝卜血症及黏液性水肿征象,皮肤粗糙较为少见。

(2)循环系统:由于甲状腺激素缺乏正性肌力和正性变时作用下降,导致每搏输出量和心率降低,最终导致心动过缓、心音低弱;静息时外周血管阻力增加,血容量减少致脉压小;心包中大量富含蛋白质和黏多糖液体渗出造成心包积液、心脏增大、心肌肥大。血胆固醇及三酰甘油增高。病程长者患冠心病概率较高,但发生心绞痛者少见。部分患者伴有血压升高。

(3)呼吸系统:肺活量及弥散功能减低,可有呼吸困难。少量胸腔积液较为常见。严重甲状腺功能减退症病例,因黏液水肿累及呼吸致肺通气障碍而出现低氧血症和高碳酸血症。

(4)消化系统:食欲缺乏、腹胀、便秘是最为常见的胃肠道反应。黏蛋白聚集引起体液潴留,导致体重增加、腹水。自身免疫性甲状腺炎病例可伴有胃壁细胞抗体,从而引起胃酸明显减少。

(5)神经系统:甲状腺激素对神经系统发育至关重要。胎儿和婴幼儿时,由于大脑皮质神经细胞突触发育不良、髓鞘形成减慢、血管分布减少,如果没有得到及时纠正,损伤不可逆转,呆小症可以出现神经性耳聋。患者感觉灵敏度下降,有些患者有感觉异常、刺痛或灼痛;嗜睡十分常见,严重者出现昏迷。成年后开始的甲状腺激素缺乏症状较轻,主要影响代谢及脏器功能,及时诊治多可逆转。成年型甲状腺功能减退症患者常有听力下降,患者精神多安静温和,精神抑郁,有时多虑而有神经质表现,严重者发展为猜疑型精神分裂症。可以伴随痴呆、幻想、木僵、昏睡或惊厥等。黏蛋白沉积致小脑功能障碍时,出现共济失调和眼球震颤等。低代谢常见智力减退,记忆力、注意力、理解力和计算力均减弱,严重者出现智力障碍,老年病例在脑血管病变的同时更易出现痴呆。黏液性水肿浸润引起舌头肿胀,以及咽喉部黏膜增厚导致发音不清和音调低哑。

(6)血液系统:1/4患者有不同程度的贫血。多由于甲状腺激素不足,影响促红细胞生成素合成,骨髓造血功能减低,可致轻中度正细胞正色素性贫血,较常见。小细胞贫血是由于铁吸收减少、铁丢失过多(月经增多)及铁利用障碍所致,胃酸缺乏,从而导致铁的缺乏。由于胃酸减少,缺乏维生素 B_{12} 或叶酸可致巨幼细胞性贫血。血浆中Ⅷ因子和Ⅸ因子浓度的缺乏,内源性凝血系统可能受损,加之毛细血管脆性增加和血小板黏附力的减弱,则导致出血倾向。

(7)泌尿系统:肾功能减退,肾小球滤过率降低。水负荷排泄能力减弱,因水过多可以导致水中毒。

(8)生殖系统:原发性甲状腺功能减退症者因垂体增生可伴或不伴高泌乳素血症,1/3的患者可出现泌乳。性功能减退也较为常见，性激素结合蛋白减少，类固醇代谢偏向 16α-羟化途径而非 13-氧化途径代谢，导致睾酮浓度降低男性出现阳痿。成年女性黄体生成素（LH）分泌量和分泌的脉冲频率及峰值下降导致黄体酮分泌不足，子宫内膜持续增生，常有月经过多甚至崩漏、经期延长及不育症，部分虽然可成功妊娠，但自发流产和早产的发生率有所增加。儿童甲状腺功能减退症，因 TSH 的水平升高激活 LH 受体偶见有性早熟。

由于肝脏 11β-羟化类固醇脱氢酶-1 型（11β-HSD -1）减少引起皮质醇转换速率降低，24 小时皮质醇和 17-羟皮质类固醇排泄减少，血浆皮质醇多正常或降低。血浆皮质醇对胰岛素低血糖反应可受损。长期甲状腺功能减退症可出现继发垂体和肾上腺功能降低。原发性甲状腺功能减退症可伴随自身免疫性肾上腺皮质功能减退和 1 型糖尿病（T1MD），此为施密特综合征。

（9）运动系统：主要表现为肌肉软弱乏力，也可有暂时性肌强直、痉挛、疼痛等。咀嚼肌、胸锁乳突肌、股四头肌及手部肌肉可出现进行性萎缩。关节可见非炎性黏性渗出，软骨钙质沉着，关节破坏及屈肌腱炎等。由于腕管中黏蛋白物质在神经外堆积，引起手指疼痛或感觉异常称为腕管综合征。肌肉收缩与舒张比的下降导致腱反射减慢，尤其是迟缓期，产生特征性的悬挂反射。甲状腺激素对骨骼正常生长和成熟有重要的作用，生长受限和蛋白总合成量及生长激素减少有关，尤其是与胰岛素样生长因子 1 的减少。呆小症及幼年型甲状腺功能减退症者见骨骼生长缓慢及骨龄延迟。骨龄的检查有助于呆小病的早期诊断，但骨龄测定往往具有较大的误差或正常值范围过大，难以精确评价患儿的实际年龄及骨化中心短期内的动态变化，更不宜用骨龄测定来判断生长激素的治疗效果。因此，该病的诊断，尤其是疗效的观察仍应结合身高、体重、全身发育和骨代谢的标志物测定综合评价。

2.脏器受累的特殊表现

（1）心脏病：指甲状腺功能减退症患者伴有心肌改变和（或）心包积液。患者心脏扩大、心排出量减少。临床上表现为心率缓慢、心音低钝、心脏扩大。明显的心音遥远见于合并心包积液的患者。心电图可以见到低电压、窦性心动过缓、ST-T 改变以及期前收缩、房室传导阻滞等。甲状腺功能减退症患者心电图常有心肌供血不足的表现，但因心肌代谢率低，心绞痛并不多见，而在甲状腺激素治疗后则可以因心肌耗氧量增加，反而容易诱发心绞痛，甚至心肌梗死。甲状腺功能减退症患者发生心力衰竭的并不多见。

（2）阻塞性睡眠呼吸暂停综合征：这些患者的甲状腺功能减低程度多较严重。本综合征的原因是黏液性水肿使得上呼吸道（口、舌、咽、鼻）阻塞，气道狭窄，多导睡眠监测图示有特征性异常，甲状腺激素治疗后甲状腺功能减退症与呼吸暂停均明显改善或消失。

（3）浆膜腔积液：甲状腺功能减退症患者以心包积液或严重腹水为主要表现来就诊虽然不多，但其对本病的诊断、鉴别诊断和处理具有重要的价值。甲状腺功能减退症合并浆膜腔积液起病比较缓慢，胸腔积液常为少量到中等量，心包积液极少发生心脏压塞症状。但因为积液中蛋白质、胆固醇及免疫球蛋白含量极高，对利尿剂治疗不敏感，吸收较慢。不过，在经过甲状腺激素治疗时甲状腺功能恢复正常后，积液可以逐渐吸收。多发性浆膜腔积液的甲状腺功能减退症常被误诊为结核、恶性肿瘤、结缔组织病、尿毒症等疾病。因此，在临床工作中，对不明原因的浆膜腔积液，特别是病情稳定、病程较长、发展缓慢者均应检查甲状腺功能，以排除甲状腺功能减退症的可能。

（4）垂体增大：病程久或严重的甲状腺功能减退症患者，可以合并垂体肥大的影像学特征。这是因为甲状腺功能减退时，外周血中 T_3、T_4 水平明显降低，兴奋腺垂体合成分泌 TSH 的细胞，使其代偿性肥大。另外，由于甲状腺功能减退症使下丘脑分泌 TRH 增多，TRH 使垂体细胞过度增生，故甲状腺功能减退症患者有 5%～15% 合并存在垂体肥大。严重的垂体肥大可以与垂体病变（如垂体瘤）引起的继发性甲状腺功能减退症相混淆。当垂体增大明显时，可以压迫视神经造成视野缺少，中心视野特异性受到限制，而周围视野不受累，有中心盲点，经过一定时间的甲状腺激素补充治疗后，肥大的垂体可以明显缩小或恢复正常。

3.其他临床表现

（1）胎儿表现为胎心减慢，胎动减少，34 周后 B 超下可见胎儿甲状腺肿大，皮肤肿胀。

（2）呆小症，新生儿甲状腺功能减退症（呆小病）可在出生后 3～6 个月出现明显症状。开始时体重较重，不活泼，逐渐发展为典型呆小症，起病越早，病情越重。早期征象为喂奶困难，皮肤干燥，头发及指甲生长缓慢。随着病情发展，甲状腺功能减退症征象逐渐增多，程度日渐加重。出现智力障碍、身体增长缓慢、表情呆钝、发音低哑、颜面苍白、眶周浮肿、眼距增宽、鼻梁扁塌、鼻短上翘、唇厚流涎、舌大外伸、牙齿发育不良、出牙及换牙延迟、前后囟增大、关闭延迟致头大、骨龄延迟、四肢较短、行走晚且呈鸭步、心率慢、心浊音区扩大、腹饱满膨大伴脐疝、性器官发育延迟。

地方性呆小症综合征可分为三型。①神经型：由于脑发育障碍，智力减退伴随耳聋，长大后生活不能自理。②黏液水肿型：以代谢障碍为主。③混合型：兼有前两者的表现。甲状腺肿伴耳聋和轻度甲状腺功能减退症，智力影响较轻者常为彭德莱综合征。

（3）幼年性甲状腺功能减退症，起病年龄较小的患者临床表现和呆小症相似，发病较晚者均有与成年性甲状腺功能减退症相似的症状和体征。这种类型的患者有不同程度的智力障碍和生长迟缓。多数患者出现青春期延迟及性腺发育障碍。原发性甲状腺功能减退症病例中少数可出现性早熟，还可有多毛症等特殊表现。

（4）成年性甲状腺功能减退症，多见于中年女性，男女发病比例为 1：（5～10）。起病往往隐匿，且进展缓慢，可以历经数月或数年才表现明显的甲状腺功能减退症征象。早期表现为乏力、困倦、畏寒、便秘、月经增多等。随着病情进展，逐渐出现反应迟钝、表情淡漠、毛发脱落、声音嘶哑、食欲缺乏或厌食、体重增加及皮肤粗糙等。较重病例出现黏液水肿征象，其面容为表情淡漠、眼睑及面颊浮肿、面色苍白或蜡黄、舌增大及唇增厚等。

五、辅助检查

1.甲状腺激素测定

血清总 T_3（TT_3）、总 T_4（TT_4）、游离 T_3（FT_3）、游离 T_4（FT_4）及反 T_3（rT_3）水平降低。其中以 FT_4 变化最敏感，TT_4 变化其次。正常老年人的血 T_4、T_3 及 FT_4 水平均较成年人低，而 TSH 较成年人的数值高，在分析结果时应加以考虑。

2.TSH 测定

TSH 分泌有昼夜节律,午后最低,入睡后最高,但均在正常范围内波动。原发甲状腺功能减退症者 TSH 升高为最早的改变。血清基础 TSH 水平在原发性甲状腺功能减退症均明显升高,周围性甲状腺功能减退症患者血清 TSH 一般高于正常范围,但 T_3、T_4 也显著升高。FT_4 降低而 TSH 正常或偏低,属于继发性甲状腺功能减退症。有资料显示,在继发性和三发性结节者,40% 的 TSH 在正常范围,35% 的 TSH 低于正常,25% 的 TSH 稍高于正常。

3.甲状腺自身抗体测定

甲状腺球蛋白抗体(TgAb)及甲状腺过氧化物酶抗体(TPOAh)测定,以确定是否有慢性淋巴细胞性甲状腺炎引起甲状腺功能减退症的可能。自身免疫性甲状腺炎患者血清 TgAb、TPOAb 阳性率为 50%~90%,阻断性 TSH 受体抗体(TBAb)阳性率为 20%~30%。亚临床型甲状腺功能减退症患者存在高滴度的 TgAb 和 TPOAb,预示为自身免疫性甲状腺病(AITD),进展为临床型甲状腺功能减退症的可能性大,50%~90% 的 GD 患者也伴有滴度不等的 TgAb 和 TPOAb。同样,持续高滴度的 TgAb 和 TPOAb 常预示日后发生自发性甲状腺功能减退症的可能性大。

目前,血清 Tg 测定主要用于甲状腺癌术后的追踪观察,同时也可用于新生儿期或围新生儿期先天性甲状腺功能减退症、甲状腺功能亢进症伴甲状腺^{131}I 摄取率下降等的诊断依据之一。

4.其他检查

基础代谢率低。甲状腺功能减退症患者血红蛋白及红细胞有不同程度降低;所有心肌酶如天冬氨酸转氨酶(AST)、乳酸脱氢酶(LDH)、肌酸磷酸肌酶(CPK)、肌酸激酶同工酶(CK-MB)等均可升高。血糖正常或偏低,而总胆固醇、三酰甘油、低密度脂蛋白胆固醇的含量升高或改变不明显;低钠血症;甲状腺功能减退症患者由于 T_3、T_4 缺乏,氨基酸的代谢异常也很明显,其中最有诊断意义的是血浆同型半胱氨酸(Hcy)增高。T_3 缺乏时,肝脏的再甲基化酶活性下降,使 Hcy 蓄积于血浆中,但用 T_3 替代治疗并不能完全纠正高同型半胱氨酸血症;基础代谢率降低;血胡萝卜素增高,尿 17-酮类固醇、17-羟皮质类固醇降低;糖耐量试验呈扁平曲线,胰岛素反应延迟。

5.过氯酸钾排泌碘试验

此试验适应于诊断酪氨酸碘化受阻的某些甲状腺疾病,阳性见于:①甲状腺过氧化物酶(TPO)缺陷所致的甲状腺功能减退症。②彭德莱综合征。

6.TRH 兴奋试验

即静脉注射 TRH 200~500μg 后,观察血清 TSH 的变化。垂体性甲状腺功能减退症者 TSH 无反应,下丘脑性甲状腺功能减退症则可呈正常反应或迟发反应;而原发性结节的患者,TSH 本已升高,此时可呈过度反应。值得注意的是,TRH 试验的临床价值有一定的局限性,采用单次注射法一般很难鉴别下丘脑和垂体性甲状腺功能减退症。一组研究表明,在下丘脑-垂体性甲状腺功能减退症病例中只有 31%TSH 对 TRH 刺激的反应减低,而所有 TSH 反应减低者中只有 59% 是下丘脑-垂体性甲状腺功能减退症,还有 41% 属于正常甲状腺功能者。

7.甲状腺摄碘功能测定

一般均降低或明显减低。但在垂体性甲状腺功能减退症一般仅轻度降低或升高。

8.基因检测

在先天性甲状腺功能减退症的诊断中占有重要的位置。如碘转运异常者,可以通过检测钠碘同向转运体基因,发现其突变位点。甲状腺激素免疫的患者可以检测出甲状腺受体 β 基因异常。

9.心电图和超声心动图检查

心电图表现为低电压,窦性心动过缓,P-R 间期延长,T 波低平,可有完全性房室传导阻滞等。超声心动图示室间隔不对称性肥厚,心脏收缩间期,尤其摄血前间期延长,并且可显示心包积液及其严重程度。

10.影像学检查

(1)甲状腺 B 超:一般来说,对甲状腺功能减退症诊断的临床价值有限。有时,可以发现甲状腺血流减少,对甲状腺结节可鉴别囊性和实质性。对桥本甲状腺炎或亚急性甲状腺炎者可见低回声征象,有时伴有单个或多发性结节。

(2)甲状腺放射性核素扫描:对有甲状腺肿大的甲状腺功能减退症,观察甲状腺放射性核素的分布有一定的临床价值。例如,桥本甲状腺炎的甲状腺放射性核素摄取分布不均匀。甲状腺放射性核素扫描检查对发现和诊断异位甲状腺(舌骨后、胸骨后、纵隔内甲状腺、卵巢甲状腺等)和甲状腺缺如有确诊价值。先天性一叶甲状腺缺如者的对侧甲状腺因代偿而显像增强。

(3)X 线检查:心影常呈弥散性双侧增大,可伴心包或胸腔积液。甲状腺功能减退症骨骼的 X 线特征有:成骨中心出现和成长迟缓[骨龄延迟,骨骺与骨干的愈合延迟,骨化中心不均匀呈斑点状(多发性骨化灶)]。95％的呆小病患者蝶鞍的形态异常。7 岁以上患儿蝶鞍常呈圆形增大,经治疗后蝶鞍可缩小;7 岁以下患儿蝶鞍表现为成熟延迟,呈半圆形,后床突变尖,鞍结节扁平。骨骺的出现及融合延迟,骨龄落后于年龄(1 岁以内儿童按年龄大小依次选择胸骨、足、膝、肩、腕、肘部摄片,胸骨、距骨、跟骨、股骨远端骨骺生后即应出现,肱骨头在出生至 3 个月,股骨在出生至 6 个月,头骨及钩骨均在 2～10 个月、肱骨小头在 3～8 个月、股骨头在 5～10 个月、第 3 楔骨在 6～12 个月出现。1 岁以上幼儿应选择膝、踝、手、足、腕及肱骨近端摄片,7 个月至 2 岁出现的骨骺有肱骨大结节、桡骨远端、胫骨近端、腓骨远端,诸掌、指骨骨骺在 1～3 岁出现,诸跖、趾骨骺在 3～6 岁出现)。如在某一年龄阶段有多个应出现的骨骺未出现或一个骨骺的出现明显晚于平均时间即应判断为骨龄延迟。长骨,尤其是股骨头部骨骺细小,呈点状或颗粒状,股骨头变扁、颈变短、颈干角变小。骨骺边缘毛糙、硬化性骨骺、假骨骺、锥形骨骺对克汀病也有重要的诊断价值。管状骨短粗、临时钙化带增宽、致密,管状骨干骺端出现多条高密度的横行生长障碍线具有参考诊断价值。骨盆狭窄、髋臼变浅。颅骨骨板增厚、颅底短小、囟门闭合延迟、缝间骨多、鼻窦及乳突气化不良。脊椎椎体发育不良并可楔形变、胸腰段脊椎呈后突畸形。

(4)脑电图检查:轻度甲状腺功能减退症患者即可有中枢神经系统的功能改变。35％的患者有脑电图改变,以弥散性背景性电波活动为最常见。甲状腺功能减退症患者的睡眠异常主要表现在慢波的减少,发生黏液水肿性昏迷时可出现三相波,经替代治疗后可恢复正常。呆小病者脑电图有弥散性异常,频率偏低,节律不齐,有阵发性双侧 Q 波,无 α 波。

(5)CT 或 MRI:甲状腺功能减退症者不必常规进行 CT 或 MRI 检查。对于下丘脑-垂体性甲状腺功能减退症可适当施行头颅或蝶鞍影像学检查,以期明确病因。

11.甲状腺穿刺病理学检查

在定位技术设备帮助下行粗针或细针穿刺检查,通过组织学或细胞学检查对自身免疫性甲状腺炎等的诊断有一定的参考价值,尤其是针对桥本甲状腺炎和亚急性甲状腺炎具有较大的价值。

六、诊 断

1.定性诊断

甲状腺功能减退症的病因不同,病史特点各异。自身免疫性甲状腺疾病可以有阳性家族史。由于病程和严重程度不同,甲状腺功能减退症患者的临床表现并不完全相同。一般而言,甲状腺激素减少可引起机体各系统功能减低及代谢减慢,病情较严重时,出现典型的甲状腺功能减退症临床征象。此外,不同病因的甲状腺功能减退症临床综合征也有较大差异。有些患者以特殊表现为主,临床上应高度重视。

(1)原发性甲状腺功能减退症:具有甲状腺功能减退症临床表现,血清 FT_4 降低,FT_3 正常或降低,血清 TSH 升高。TRH 兴奋试验,TSH 呈过度反应,要考虑原发性甲状腺功能减退症可能。临床上无甲状腺功能减退症表现,但 TSH 升高,伴 FT_4 正常,排除下丘脑和其他全身疾病,才可诊断为亚临床型甲状腺功能减退症。老年人 TSH 轻度升高并不一定表示亚临床型甲状腺功能减退症,可能只是反映正常老化。应用多巴胺及糖皮质激素治疗的重病患者,TSH 可受到抑制,疾病恢复时 TSH 又会回升,甚至超过正常,但少有>20mU/L。

(2)中枢性甲状腺功能减退症:TSH、T_3、T_4 同时下降,部分患者 TSH 正常,甚至轻度升高。TRH 兴奋试验,TSH 无反应者为垂体性甲状腺功能减退(继发甲状腺功能减退症);延迟反应者为下丘脑性(三发性)甲状腺功能减退症。如仍不能确诊,可做定期追踪或做甲状腺功能减退症的有关病因诊断检查(如 T_3 受体基因、*NIS* 基因、TSH 受体基因、TRH 受体基因分析等)。但单凭 1 次的血清 TSH 测定不能诊断为甲状腺功能减退症,必要时可加做 FT_4、FT_3 等指标,对临界性 TSH 值要注意复查。皮下注射奥曲肽、口服贝沙罗汀,对神经性厌食患者 TSH 均可有不同程度抑制,诊断时应注意。

(3)新生儿甲状腺功能减退症(CH):诊断标准与临床型甲状腺功能减退症的诊断标准不同,测定足跟血 TSH(试纸法)是较可靠的筛查方法。TSH 20~25mU/L 为疑似病例。疑似病例进一步测定血清 TSH 和 T_4。CH 诊断标准是:新生儿 1~4 周期间,TSH>7mU/L,TT_4<84nmol/L(6.5μg/dL)。采集标本时间应当在产后进食 3 次后,3~5 天内。采血过早,受到新生儿 TSH 脉冲分泌的影响,出现假阳性。筛查过晚则要延误启动治疗的时间,影响治疗效果。需要追踪复查至少 2 年。

(4)妊娠甲状腺功能减退症:孕妇与普通人群血清 TSH 和 FT_4、TT_4 正常参考范围不同。因此,妊娠期甲状腺功能减退症患病率文献报道差异较大。一般来说妊娠期临床甲状腺功能减退症患病率为 0.3%~0.5%，亚临床型甲状腺功能减退症为 2%~3%。妊娠期甲状腺功能减低（妊娠期甲状腺功能减退症）包括临床甲状腺功能减退症（OH）、亚临床型甲状腺功能减退症（SH）和低甲状腺素（T_4）血症三种情况，通常将亚临床型甲状腺功能减退症和低 T_4 血症归为轻度甲状腺功能减退症。轻度甲状腺功能减退症没有或仅有轻微临床症状，易与妊娠反应混淆，妊娠期特异诊断标准不健全，易漏诊。临床甲状腺功能减退症患者生育能力减低。妊娠期母体甲状腺功能减退症与妊娠高血压、胎盘剥离、自发性流产发生率增加有关，并损害后代的神经智力发育，增加早产、流产、低体重儿、死胎等，必须给予治疗。妊娠期亚临床型甲状腺功能减退症增加不良妊娠结局和后代神经系统发育损害的风险。

妊娠期临床甲状腺功能减退症的诊断标准是：血清 TSH＞妊娠期参考范围上限（97.5[th]），血清 FT_4＜妊娠期参考下限（2.5[th]）。如果血清 TSH＞10mU/L，无论 FT_4 是否降低，按照临床甲状腺功能减退症处理。妊娠期亚临床型甲状腺功能减退症的诊断标准是：血清 TSH＞妊娠期特异参考值的上限（97.5[th]），血清 FT_4 在参考范围之内妊娠期参考下限（2.5[th]~97.5[th]）。

明确甲状腺功能减退症后，还必须对患者有一个全面的评估，以了解有无甲状腺功能减退症心脏病等的严重并发症。

2.定位诊断

根据典型的临床表现及实验室检查，甲状腺功能减退症的诊断并不困难，明确诊断后，需进一步确定甲状腺功能减退症的类型，必要时进行 TRH 兴奋试验及头颅或蝶鞍影像学检查，方可确定甲状腺功能减退症类型是原发性、中枢性还是受体性。

3.病因诊断

确诊甲状腺功能减退症的存在，并明确其类型后，应尽量查找甲状腺功能减退症的病因。排查是否由缺碘、药物、毒物所致或其他系统疾病、缺血、肿瘤、炎症等引起。如为 TSH 不敏感综合征，其临床表现不均一，可从无症状到严重甲状腺功能减退症不等。对无临床表现的患者，诊断则很困难，除非在新生儿中进行筛选。对 TRH 兴奋试验 TSH 有过分反应但无血清 T_3、T_4 升高者，应怀疑本综合征可能。肯定病因应做有关分子生物学检查。甲状腺激素不敏感综合征除了甲状腺弥散性肿大、血清 TSH 明显升高，临床表现与实验室检查结果不相符还需要明确甲状腺激素受体数目和（或）亲和力不正常。

七、鉴别诊断

甲状腺功能减退症的临床表现缺乏特异性，轻型甲状腺功能减退症易被漏诊，有时临床型甲状腺功能减退症也常被误诊为其他疾病。

1.症状鉴别

如贫血，易误诊为恶性贫血、缺铁性贫血或再生障碍性贫血。但甲状腺功能减退症引起的贫血血清 T_3、T_4 降低和 TSH 升高可资鉴别。水肿、肥胖症患者因伴有不同程度的水肿，基础代谢率偏低，而易误诊甲状腺功能减退症，但 T_3、T_4、TSH 均正常。

2.病因鉴别

即区别原发性、中枢性和受体性甲状腺功能减退症。

3.与其他系统性疾病鉴别

如青春期延迟、垂体性侏儒、冠心病和垂体瘤等;慢性肾炎、肾病综合征的临床表现似黏液性水肿,特别是由于甲状腺结合球蛋白减少,血 T_3、T_4 均减少,尿蛋白可为阳性,血浆胆固醇也可增高,易误诊为甲状腺功能减退症。但甲状腺功能减退症患者尿液正常、血压不高,肾功能大多正常。

4.与低甲状腺激素综合征鉴别

正常甲状腺病态综合征(ESS)也称为低 T_3 综合征,本综合征非甲状腺本身病变,而是由于严重疾病、饥饿状态导致的循环甲状腺激素水平减低,是机体的一种保护性反应。这类疾病包括营养不良、饥饿、精神性厌食症、糖尿病、肝脏疾病等全身疾病。某些药物也可以引起本征,如胺碘酮、糖皮质激素、丙硫氧嘧啶(PTU)、普萘洛尔、含碘造影剂等。ESS 的发生机制是Ⅰ型脱碘酶(D1)活性抑制,Ⅲ型脱碘酶(D3)活性增强。因为Ⅰ型脱碘酶(D1)负责 T_4 外环脱碘转换为 T_3,所以 T_3 产生减少,出现低 T_3 血症。Ⅲ型脱碘酶有两个功能,一个是 T_4 转换为 rT_3,另一个是 T_3 脱碘形成 T_2。本征 T_4 向 rT_3 转换增加,所以血清 rT_3 增加。临床没有甲状腺功能减退症的表现。实验室检查的特征是血清 TT_3 减低,rT_3 增高,TT_4 正常或者轻度增高,FT_4 正常或者轻度增高,TSH 正常。疾病的严重程度一般与 TT_3 减低的程度相关。严重病例可以出现 TT_4 和 FT_4 减低,TSH 仍然正常,称为低 T_3-T_4 综合征。患者的基础疾病经治疗恢复以后,甲状腺激素水平可以逐渐恢复正常。但是在恢复期可以出现一过性 TSH 增高,也需要与原发性甲状腺功能减退症相鉴别。本征不需要给予甲状腺激素替代治疗。甲状腺激素治疗不适当地提高机体代谢率,可能带来不良反应。

八、治疗

1.一般治疗或对症治疗

甲状腺功能减退症患者应注意休息,给予高蛋白质和高热量饮食。去除或治疗诱因。有贫血者可以补充铁剂、维生素 B_{12} 和叶酸等,胃酸低者应补充稀盐酸,但必须与甲状腺激素合用才能取得疗效。自身免疫性贫血患者宜限制碘的摄入。

2.病因治疗

大多数甲状腺功能减退症缺乏有效的对因治疗方法,对缺碘引起的甲状腺功能减退症,需要及时补充适量的碘剂。药物所致的酌情停用相关药物。

3.激素替代治疗

(1)治疗目标:用最小剂量纠正甲状腺功能减退症症状和体征而不产生明显不良反应。疗效观察应以血 TSH 水平调整至正常范围,成年人一般需要 3~4 个月调整到最佳替代剂量,少儿则应在 3~6 周内达标。孕妇最好在妊娠 8 周内达到 TSH<2.5mU/L。足量用药后 2~3 周开始利尿,体力增加,皮肤湿润,直至黏液性水肿完全消失。一般 T_3、T_4 水平于 2~3 周恢复,TSH 3~4 周恢复。T_4 半衰期较长,调节至满意剂量需要一定时间,在调节药量过程中应每 4~6 周测定 T_4 及 TSH。治疗中注意一些桥本甲状腺炎患者由于抗体类型转变,可有甲状腺功能减退症转为甲状腺功能亢进症。

（2）常用制剂：甲状腺激素制剂有甲状腺片、左甲状腺素（L-T₄）、左旋三碘甲状腺原氨酸（L-T₃），以及 L-T₃/L-T₄ 的混合制剂，后两者作用强，持续时间短，但目前使用有争议。

（3）用药方法。①甲状腺片：药物可以很快吸收，$2\sim4$ 小时产生高于生理的 T_3。由于该药的甲状腺激素含量及 L-T₃/L-T₄ 比例不恒定，治疗效果有个体差异，但因其来源丰富、价格低廉等优点，目前仍为国内使用最多的制剂。剂量为每片 40mg，开始作用时间为 4 天，作用持续时间为 10 天左右。一般开始用量宜小。重症或伴心血管疾病者及年老患者尤其要注意从低剂量开始，每日 $10\sim20$mg，逐渐加量，直至满意为止，维持剂量一般为每日 $40\sim120$mg。②L-T₄：比较稳定，价格较便宜。需在 $20\sim25$℃储存，避光防潮。剂型有 $50\mu g$ 和 $100\mu g$ 两种，L-T₄ 在体内可转变为 T_3，故血中 T_3 也可升高。作用较慢而持久，服药后 1 个月疗效明显。半衰期约 7 天，生物利用度为 80%，每日早餐前 $30\sim60$ 分钟或晚饭后 4 小时（睡前）口服 1 次，不必分次服。起始剂量为 $25\sim50\mu g/d$。$1\sim2$ 周后每 4 周增加 $25\sim50\mu g$，临床症状缓解后需长期维持治疗，其剂量一般为每日 $1.4\sim1.7\mu g/kg$，即 $75\sim200\mu g$。③L-T₃：作用快，持续时间短，需要每日多次服药且血中波动较大，一般不用于常规替代治疗。可以用于黏液性水肿昏迷的抢救。甲状腺癌及手术切除甲状腺的患者，需定期停药扫描检查者以 L-T₃ 替代较为方便。对于 NYHA Ⅲ级和Ⅳ级心力衰竭低 T_3 患者使用可能获益，但需在临床内分泌医师评估患者后才能开始甲状腺激素治疗。

在替代过程中，必须重视个体的临床表现，要根据患者的生活、工作具体情况而定，必要时可做血 TSH、T_3、T_4、血脂等的复查。

（4）其他治疗：目前没证据证实饮食补充可以帮助已经开始用甲状腺激素替代治疗的甲状腺功能减退症患者。甲状腺激素类似物目前尚在研究中。美国甲状腺协会（ATA）不推荐三碘甲腺乙酸（TRIAC）用于原发性及中枢性甲状腺功能减退症，C 级证据。硒用于治疗和预防自身免疫性甲状腺炎导致的甲状腺功能减退症的证据尚不充分。美国 ATA 不推荐任何碘制剂或含碘食物用于治疗碘充足地区的甲状腺功能减退症治疗，C 级证据。

4.特殊情况用药

（1）新生儿：治疗原则是早期诊断、足量治疗。甲状腺激素治疗启动得越早越好，必须在产后 $4\sim6$ 周开始。随访研究发现，如果在 45 天内启动治疗，患儿 $5\sim7$ 岁时的智商（IQ）与正常儿童相同，延迟治疗将会影响患儿的神经及智力发育。治疗药物选择左甲状腺素（L-T₄）。L-T₄ 起始剂量为 $10\sim15\mu g/(kg\cdot d)$。治疗目标是使血清 TT_4 水平尽快达到正常范围，并且维持在新生儿正常值的上 1/3 范围，即 $10\sim16\mu g/(kg\cdot d)$。为保证治疗的确切性，达到目标后要再测定 FT_4，使 FT_4 维持在正常值的上 1/3 范围。血清 TSH 值一般不作为治疗目标值。因为增高的 TSH 要持续很长时间，这是因为下丘脑-垂体-甲状腺轴的调整需要时间。一过性新生儿甲状腺功能减退症治疗一般要维持 $2\sim3$ 年，根据甲状腺功能的情况停药。发育异常者则需要长期服药。

（2）老年人：老年人足量替代用量比中年人少 $20\%\sim30\%$，平均 $1.4\mu g/(kg\cdot d)$ 且治疗目标 TSH 不必替代到完全正常，以缓解症状，TSH 不超过 10mU/L，注意个体化治疗。患者有吸收不良，使用抗酸药物含铝制剂、硫酸亚铁、洛伐他汀或糖皮质激素、利福平、卡马西平等，甲状腺激素需要适当增加剂量。50 岁以上的患者,以及合并冠心病更应慎重,以免发生心律失常、心绞痛或急性心肌梗死。增加剂量过程中相隔时间不宜过短及增加剂量不宜过大。一旦出现心绞痛、心律失常或心电图有缺血加重表现,应给予相应治疗,并可减回原剂量,必要时暂停使用甲状腺激素。

(3)孕妇:ATA、美国临床内分泌医师学会(AACE)、美国内分泌学会(TES)主张对孕妇做 TSH 常规筛查,我国的指南建议对危险因素患者应在妊娠开始即筛查甲状腺功能。中国妊娠和产后甲状腺疾病诊治指南明确了孕早期 TSH 参考范围为 0.1～2.5mU/L,孕中期为 0.2～3.0mU/L,孕晚期为 0.3～3.0mU/L。一旦确定临床甲状腺功能减退症,立即开始治疗,尽早到达上述目标。达标的时间越早越好(最好在妊娠 8 周之内)。临床甲状腺功能减退症治疗选择 L-T$_4$ 治疗,不推荐给予 T$_3$ 或其类似物及甲状腺片治疗。妊娠前已经确诊的甲状腺功能减退症,需要调整 L-T$_4$ 剂量,使血清 TSH＜2.5mU/L,再考虑怀孕。妊娠期间,L-T$_4$ 替代剂量通常较非妊娠状态时增加 30%～50%。妊娠前半期(1～20 周)甲状腺功能的监测频率是每 4 周测定 1 次,在妊娠 26～32 周至少检测 1 次血清甲状腺功能。产后 L-T$_4$ 剂量降至孕前水平,并需要在产后 6 周复查甲状腺功能。对于亚临床型甲状腺功能减退症且 TPOAb 阳性孕妇,推荐给予 L-T$_4$ 治疗;TPOAb 阴性孕妇的干预的前瞻性研究正在数个国家进行,目前尚无一致的治疗意见。

(4)甲状腺癌术后:甲状腺癌术后甲状腺功能减退症患者,甲状腺激素替代治疗目标依据患者甲状腺癌不同风险情况而定,一般替代治疗后 TSH＜0.1mU/L,以免肿瘤复发,强调追踪复查。

(5)中枢性甲状腺功能减退症伴有皮质功能不全时用药应该先补充糖皮质激素,3～5 天后在开始甲状腺激素替代治疗,以免诱发肾上腺危象。

九、护理措施

1.病情观察

监测生命体征变化,观察精神、神志、语言、体重、动作及胃肠道症状等情况。

2.用药护理

甲状腺制剂从小剂量开始,逐渐增加,注意用药的准确性。用药前后分别观察脉搏、体重及水肿情况。

3.饮食护理

给予高蛋白、高维生素、低钠、低脂饮食,注意补充富含粗纤维的食物及足够的水分。

4.黏液性水肿昏迷的护理

(1)保持呼吸道通畅,吸氧,备好气管插管或气管切开设备。

(2)建立静脉通道,遵医嘱给予急救药物。

(3)监测生命体征和动脉血气分析的变化,观察神志情况,记录 24 小时出入量。

(4)采用升高室温法保暖,避免局部热敷,以免烫伤和加重循环不良。

十、健康教育

1.防治病因,避免诱因

告知患者发病原因和注意事项,如地方性缺碘患者可采用碘化盐,药物引起者应调整剂量或停药;注意个人卫生,冬季注意保暖,减少出入公共场所,以预防感染。慎用镇静、麻醉等药物。

2.配合治疗

对需终身替代治疗者,向其解释终身坚持服药的重要性和必要性,不可随意停药或变更剂量。指导患者自我监测甲状腺激素服用过量的症状,如出现多食、消瘦、脉搏>100 次/分、心律失常、发热、大汗、情绪激动等情况,及时就医。替代治疗效果最佳的指标为血清 TSH 恒定在正常范围内,长期替代治疗者宜每 6～12 个月检测 1 次。对有心脏病、高血压、肾炎的患者,应特别注意剂量的调整,不可随意减量或加量。同时服用利尿剂时,需记录 24 小时出入量。

3.自我监测

给患者讲解黏液性水肿昏迷发生的原因和临床表现,使患者学会自我观察。若出现低血压、心动过缓、体温<35℃等,应及时就医。

第五节　单纯性甲状腺肿

单纯性甲状腺肿,又称非毒性甲状腺肿,是由于缺碘、致甲状腺肿物质等环境因素或遗传及先天因素引起的代偿性甲状腺肿大且不伴有明显的功能异常。本病为非炎症性、非肿瘤性疾病。病程缓慢持久,开始甲状腺为弥散性肿大,称弥漫性甲状腺肿。腺体在代偿和增生过程中产生一个或多个结节,称为结节性甲状腺肿。

根据发病流行情况,分为地方性和散发性甲状腺肿。如果一个地区儿童中单纯性甲状腺肿的患病率超过 10%,称为地方性甲状腺肿,其余均为散发性甲状腺肿。单纯性甲状腺肿的患病率在不同地区可有明显差异。国内最近一项大型(3385 例)的流行病学研究显示长期轻度碘缺乏地区、碘缺乏基础上补碘至碘超足量、长期碘过量地区 5 年弥漫性甲状腺肿的累计发病率分别为 7.1%、4.4%和6.9%,结节性甲状腺肿的累计发病率分别为 5.0%、2.4%和0.8%,碘缺乏和碘过量均可使甲状腺肿的发病率增加。女性发病明显多于男性。年轻患者弥漫性甲状腺肿多,随年龄增加结节性甲状腺肿逐渐增加。

一、病因与发病机制

地方性甲状腺肿是由于地理环境缺碘而成群发病;散发性甲状腺肿可因遗传缺陷、自身免疫和食物等因素引起,但很多散发性甲状腺肿并无明确原因。引起甲状腺肿发病的相关因素较多。

(一)缺碘

正常人每日需碘量为 $150\mu g$,如果每人摄入碘量少于 $50\mu g$ 就可能发生甲状腺肿,缺碘是引起地方性甲状腺肿的主要原因。此外,碘相对缺乏,如生长、发育、妊娠、哺乳及寒冷、创伤、感染、精神刺激等因素,均可加重或诱发甲状腺肿,可能是由于在这些情况下人体需要甲状腺激素增加,使碘的供应相对不足。缺碘甲状腺肿与硒缺乏也有一定关系。体内存在针对甲状腺的自身免疫也可能促成甲状腺肿。

(二)致甲状腺肿物质

常见致甲状腺肿的食物有卷心菜、核桃、木薯及含钙或含氟过多的饮水等,药物如硫脲类、磺胺类、锂盐、钴盐、高氯酸盐等,这些物质可以抑制碘离子的浓集、有机化和酪氨酸碘化,而抑制甲状腺素的合成。孕期母亲服用抗甲状腺药物经胎盘影响胎儿甲状腺激素合成,致新生儿散发甲状腺肿。由于母体 T_4 通过胎盘很少,此时母体服用 T_4 不能预防新生儿甲状腺肿。母亲误用锂和胺碘酮也可引起新生儿甲状腺肿。

(三)先天缺陷

甲状腺激素生物合成的先天缺陷,如缺乏过氧化酶、脱碘酶致甲状腺不能正常利用碘而影响甲状腺激素的合成;缺乏水解酶,则甲状腺激素从甲状腺球蛋白解离发生障碍,引起甲状腺代偿性肿大。

(四)高碘

高碘也能引起甲状腺肿,可能是因为摄入过多的碘,占用过氧化酶的功能基,由于沃尔夫-契可夫效应,使甲状腺激素合成和释放减少,导致血液中甲状腺激素水平下降引起甲状腺代偿性增大,多为弥散性轻中度肿大。

(五)其他因素

如遗传因素、甲状腺球蛋白基因突变、甲状腺激素受体缺陷、钠-碘同向转运蛋白基因突变、甲状腺细胞凋亡减少、甲状腺生长免疫球蛋白(TGI)阳性、细胞因子、抗半乳糖抗体等原因,在不同环节阻碍甲状腺激素合成、分泌和利用。此时,机体通过代偿性增加 TSH 分泌,促使甲状腺滤泡上皮细胞增生,甲状腺功能增强,使甲状腺功能维持在正常水平,患者表现为甲状腺肿大和摄碘增强,但血中甲状腺激素水平正常。当甲状腺激素需要量增加时,甲状腺肿大更为明显。

二、病理特点

超微结构显示细胞内质网扩张,线粒体数目增大,核糖体、溶酶体和微绒毛增多,说明细胞分泌功能增强;也可以是微绒毛和线粒体减少等分泌功能减退的表现。缺碘合成甲状腺原氨酸增多且存在于滤泡中,因而滤泡内积聚大量胶质,形成胶性甲状腺肿。大量胶质形成巨大滤泡,上皮受压呈矮立方形或扁平形。随病情发展,滤泡不断增长与复旧。甲状腺组织从早期甲状腺弥漫均匀肿大,发展到晚期形成结节性甲状腺肿,开始可能只有一个结节,以后多为多发性结节。后期部分腺体继发出血囊性变化或纤维样变,较大结节压迫周围组织,部分纤维形成不完整的纤维包膜。后期还可能见功能自主的区域结节。

三、临床表现

(一)地方性甲状腺肿

多发生在离海较远、地势较高的山区。任何年龄均可发生。早期甲状腺呈弥漫性肿大,左右两叶对称,表面光滑,质地柔软,无压痛,与周围组织不粘连。病情缓慢进展,数年时间肿大加剧,并形成结节,常为多发性,甲状腺呈结节状,结节大小不等,软硬不一,称单纯(非毒性)结节性甲状腺肿。患者早期无明显不适,随腺体增大,可出现对周围组织的压迫症状。气管、食管受压,患者出现吞咽困难。压迫喉返神经引起声音嘶哑。胸骨后甲状腺肿可压迫上腔静脉,引起上腔静脉综合征,出现面部青紫、肿胀、胸前浅静脉扩张等。

(二)散发性甲状腺肿

是指散发于个别人或个别家族的单纯性甲状腺肿,不呈地方性流行。可发生在非缺碘地区,也可发生在高碘的沿海地区。常在体格检查时发现,女性多发,常在青春期、妊娠期、哺乳期及绝经期发病或使病情加重。少数人在精神紧张或月经期有暂时性加重表现。临床表现与地方性甲状腺肿类似,腺体多为轻中度弥漫性肿大,很少有巨大者,质地较软,晚期可有结节。

四、辅助检查

(一)实验室检查

1.甲状腺功能测定

血清 T_3、T_4 及 rT_3 水平正常,TSH 也正常。可以合并甲状腺激素受刺激的特征:T_3、T_4 比值增高;T_3 生物活性明显高于 T_4,T_3 代偿性合成增多,TSH 的变化常与 T_4 成负相关,一些单纯性甲状腺肿患者的 TSH 处于正常上限,可能反映甲状腺功能已呈亚临床减低。

2.尿碘测定

正常成年人尿碘排出量为 $50\sim100\mu g/g$ 肌酐,24 小时尿碘排出少于 $50\mu g$,说明有碘摄入不足,严重缺碘地区 24 小时尿碘少于 $20\mu g$。尿碘多用于评估人群碘营养情况,对个体碘营养评估尚无一致的标准。有学者提出,1 周内不同天的 2 次以上 24 小时尿碘平均值用于评估个体碘营养状况。目前较少应用。

3.甲状腺抗体

抗甲状腺球蛋白抗体和抗 TPO 抗体阴性。

(二)甲状腺摄^{131}I率

正常或增高,但无高峰前移且可被 T_3 抑制试验所抑制。

(三)甲状腺扫描(^{131}I 或 ^{99m}Tc)

早期放射性核素分布均匀,晚期不均匀,可见放射性局限于一个或几个结节,若有结节囊性变者表现为冷结节。

(四)B超检查

能够较客观准确地反映甲状腺体积,并能发现较小的结节及囊肿。

(五)X线检查

颈胸部 X 线片可见气管移位、变窄,并可协助诊断胸骨后甲状腺肿。

（六）病理检查

细针穿刺细胞病理学检查可明确诊断。

五、诊断

（一）确定甲状腺肿

确定甲状腺肿的方法通常靠望诊和触诊。甲状腺肿可以分为三度：外观没有肿大，但是触诊能及者为Ⅰ度；既能看到，又能触及，但是肿大没有超过胸锁乳突肌外缘者为Ⅱ度；肿大超过胸锁乳突肌外缘者为Ⅲ度。B超是确定甲状腺肿的主要检查方法。

（二）辅助检查

血清 TT_4、TT_3 正常，TT_4/TT_3 的比值常增高，血清甲状腺球蛋白（Tg）水平增高，增高的程度与甲状腺肿的体积成正相关。血清 TSH 水平一般正常。B超检查确定甲状腺结节大小、数量、囊性或实性。^{131}I 扫描可确定结节的摄碘功能。细针细胞学病理检查可确诊。

六、鉴别诊断

由于单纯性甲状腺肿的异质性，常需与各种原因引起的甲状腺肿大和功能异常鉴别。

（一）甲状腺功能亢进症

尤其注意有些单纯性甲状腺肿可能发展为甲状腺功能亢进症，此时患者出现甲状腺功能亢进症的临床表现和体征，血 T_3、T_4 增高，TSH 降低。

（二）桥本甲状腺炎

早期可仅有甲状腺肿，呈橡皮样硬度，触之呈不均匀感，一般为轻中度肿大，也无疼痛，不与周围组织粘连。早期甲状腺功能正常，甲状腺自身抗体 TgAb 和 TPOAb 阳性，甲状腺穿刺细胞学检查有助于鉴别。最后诊断靠病理诊断。

（三）亚急性甲状腺炎

病程进展较快，发热，甲状腺疼痛，可有暂时性甲状腺功能亢进症或甲状腺功能减退症的临床及实验室改变，发病初期红细胞沉降率快，摄^{131}I率低为此期特点，病理为肉芽肿改变。

（四）无痛性甲状腺炎

临床改变及实验室检查均与亚急性甲状腺炎相似，无甲状腺疼痛。病理为局限性淋巴细胞浸润。

（五）甲状腺囊肿

扫描时不摄^{131}I，为冷结节。B型超声波检查为囊性结节。可因结节性甲状腺肿的结节坏死液化形成，也有些是甲状腺腺瘤出血坏死形成的。

（六）甲状腺腺瘤

多数为单发，生长缓慢，无症状。扫描时摄^{131}I与周围组织相同，为温结节。也可以发展为热结节，周围甲状腺组织受抑制而几乎不显影，称为毒性腺瘤，临床有甲状腺功能亢进症的表现。腺瘤也可发生出血、坏死液化而囊性变呈冷结节。

（七）甲状腺癌

有结节者应与甲状腺癌鉴别。甲状腺癌早期除甲状腺结节外可无任何症状，此时与甲状腺肿尤其是结节性甲状腺肿鉴别困难。可做针刺或组织检查,尤其甲状腺穿刺对诊断意义较大。

七、治疗

(一)青春发育期或妊娠期甲状腺肿治疗

属于生理性,可以不给药物治疗,应多食含碘丰富的海带、紫菜等食物。

(二)碘剂治疗

地方性甲状腺肿早期可口服碘化钾,每日 10~30mg 或复方碘液每日 3~5 滴,3~6 个月甲状腺肿可以消失,也可以服 4 周,间隔 4 周再服,共 6~12 个月。结节性甲状腺肿补碘要慎重,以免诱发自主性结节发生明显的功能亢进,尤其是 TSH 水平较低者。具有甲状腺疾病遗传背景或潜在甲状腺疾病的个体不宜食用碘盐。

(三)甲状腺激素治疗

对于 20 岁以前的年轻患者的弥漫性单纯性甲状腺肿,为了减小甲状腺肿大,应给予足够量的甲状腺激素以抑制 TSH 分泌而又不引起甲状腺功能亢进症。可以予左甲状腺素每日 0.1~0.15mg[1.5~2.5μg/(kg·d)]或干甲状腺片每日 40~160mg,分 2~3 次口服,疗程一般为 3~6 个月。停药后易复发,复发后可重复治疗。基线 TSH>1mU/L 时则可用甲状腺激素制剂,应使 TSH 维持在 0.5~1.0mU/L,有学者主张应维持在 0.1~0.3mU/L。孕期也可采用这一方法。用甲状腺激素制剂,应从小剂量开始,逐渐增加剂量,对于有心血管疾病和老年患者需慎重。长期服用甲状腺激素的主要顾虑是骨丢失,特别是绝经后妇女,需监测 FT_3 和 TSH 水平,达到理想目标即可。

(四)手术治疗

有以下情况时,应行手术治疗,施行甲状腺大部切除术。

(1)巨大甲状腺肿及胸骨后甲状腺压迫气管、食管或喉返神经而影响生活和工作者。

(2)结节性甲状腺肿继发功能亢进症而药物治疗效果欠佳者。但手术前应严格准备,先用药物使甲状腺功能恢复正常,以减少甲状腺手术并发症。

(3)结节性甲状腺肿疑有恶变者。

(4)有美容要求者。

术后仍可用甲状腺激素治疗和预防复发。对于多结节性甲状腺肿有学者主张采用次全切除术,防止结节复发,但易发生永久性甲状腺功能减退症。

(五)放射性[131]I治疗

可使甲状腺不同程度缩小,安全有效,也相对经济,年老不耐受手术者可以选用。由于结节摄取碘功能不一,所以用[131]I量应较大,也容易发生永久性甲状腺功能减退症。还可以采用分次治疗,也能减少治疗过程中甲状腺激素大量释放所带来的危害(甲状腺危象和心脏缺血)。放射性[131]I治疗多数在 3 个月内可以见减少,1~2 年甲状腺体积减小 40%~55%。多项研究均肯定放疗的效果,治疗后即有明显效果,3~5 年后甲状腺体积减小 50%~60%。大的纤维化的结节疗效差,但可以减轻气管压迫。结节性甲状腺肿继发功能亢进者,尤其老年人适用这种治疗。

八、护理

(一)护理诊断

1.自我形象紊乱

与甲状腺肿大致颈部增粗有关。

2.潜在并发症

如呼吸困难、吞咽困难、声音嘶哑等。

3.知识缺乏

缺乏地方性甲状腺肿的防治知识。

(二)护理措施

1.病情观察

观察甲状腺肿大的程度、质地、有无结节和压痛及颈部增粗的情况、有无甲状腺亢进的表现等。

2.饮食护理

对缺碘者指导摄取含碘高的食物,如海带、紫菜等,避免摄入抑制甲状腺激素合成的食物和药物。

3.用药护理

观察使用碘剂及甲状腺制剂的疗效和不良反应。使用甲状腺制剂时,特别是老年人,应从小剂量开始,以免诱发和加重冠心病,使用中监测血清 TSH 水平。

4.心理护理

与患者沟通交流,消除其紧张情绪,鼓励患者表达自己的心理感受,争取家属的心理支持,并告知患者,身体外形的改变通过积极治疗也可逐渐恢复,提高患者自信心,消除其自卑心理。

九、健康教育

(1)向患者及其家属解释单纯性甲状腺肿的基本知识。

(2)告知患者如何从饮食和药物方面避免致甲状腺肿物质的摄入,并使用碘化食盐以预防单纯性甲状腺肿发生。

(3)如发生甲状腺肿大,应到医院就诊,不宜盲目自行用药。

第六节　皮质醇增多症

皮质醇增多症又称库欣综合征,是由于肾上腺皮质分泌过量的糖皮质类固醇致蛋白质、碳水化合物及脂肪代谢紊乱。主要表现为向心性肥胖、满月脸、多血质面容、多毛、皮肤紫纹、高血压和骨质疏松等。各年龄组均可发病,但成人多于儿童,女性多于男性。

一、病因和发病机制

本病可由以下两类病因引起。

1.促肾上腺皮质激素(ACTH)依赖性

由于 ACTH 过多,引起肾上腺皮质增生,使其分泌过多的皮质醇。根据 ACTH 的来源不同,又分为以下四种。

(1)垂体分泌过多 ACTH(常称为库欣病):约占 70%,其中又以垂体微腺瘤(<10mm)为多见。

(2)异位 ACTH 综合征:由垂体以外的肿瘤分泌异位的 ACTH 所致,最常见于支气管肺癌。

(3)下丘脑功能紊乱:CRH 分泌过多,致垂体 ACTH 细胞增生,合成和分泌 ACTH 增多,较少见。

(4)异位 CRH 综合征:偶有报道某些肿瘤组织可产生 CRH,后者刺激垂体 ACTH 分泌增多。

2.非 ACTH 依赖性

指原发于肾上腺皮质的肿瘤分泌过多皮质醇引起的临床症候群。约占 25%,其中肾上腺皮质腺瘤占 20%,皮质腺癌占 5%。此组瘤的生长和分泌功能不受 ACTH 的控制,也不受外源性糖皮质激素的抑制。

此外,大剂量使用外源性糖皮质激素致使患者出现皮质醇增多的临床表现称为医源性皮质醇增多症。患者自身下丘脑-垂体-肾上腺轴受抑制而趋萎缩,ACTH 及皮质醇分泌功能低下,一旦停药或应激,可发生肾上腺皮质功能减退。

二、临床表现

临床表现多样,缺乏特异性。少数症状和体征具有鉴别诊断意义,如皮肤瘀斑、多血质面容、近端肌无力、大于 1cm 的皮肤紫纹和儿童体重增加并伴有生长发育停滞;其他由皮质醇增多所致的乏力、抑郁、肥胖、糖尿病、高血压或月经不规律等,也常见于普通人群中。

三、实验室和其他检查

1.内分泌检查

(1)激素及其代谢产物测定:血皮质醇、尿 17-羟类固醇(17-OHCS)等测定时,可发现皮质醇增多且失去昼夜节律性。此外,也可测血 ACTH 水平。

(2)功能试验:小剂量地塞米松抑制试验中,如 17-OHCS 不能被抑制到对照值的 50% 以下,提示皮质醇增多症,可鉴别肥胖症;大剂量地塞米松抑制试验有助于鉴别垂体性库欣病和肾上腺皮质肿瘤或异位 ACTH 综合征,肾上腺皮质肿瘤或异位性 ACTH 肿瘤不能被抑制。

2.其他检查

可对肾上腺、垂体行影像学检查,有助于发现病变部位。

四、诊断

典型病例根据临床表现即可做出诊断。早期及不典型病例有赖于实验室及影像学检查。注意与单纯性肥胖、2 型糖尿病进行鉴别。

五、治疗

根据不同病因做相应治疗。但在做病因治疗前,对病情严重的患者,宜先对症治疗以改善并发症。垂体 ACTH 腺瘤多需手术切除,必要时加肾上腺大部或全部切除,可辅以放疗和药物治疗;肾上腺肿瘤也以手术治疗预后较好;对于异位 ACTH 综合征,主要应治疗原发性肿瘤。可做辅助治疗的药物包括:美替拉酮、酮康唑可使皮质醇产生量减少,双氯苯二氯乙烷使肾上腺皮质束状带和网状带萎缩、坏死。

六、护理

(一)护理诊断

1.有感染的危险

与皮质醇增多引起对感染抵抗力降低有关。

2.活动无耐力

与皮质醇增多引起蛋白质分解增加、肌肉萎缩等有关。

3.体液过多

与皮质醇增多引起水钠潴留有关。

4.性功能障碍

与雄激素、促性腺激素水平变化有关。

5.潜在并发症

如心力衰竭、脑血管意外、类固醇性糖尿病。

(二)护理措施

1.一般护理

①卧床休息,轻者可适当活动。②饮食宜给予高蛋白、高维生素、低脂、低钠、高钾的食物,每餐不宜过多或过少,要均匀进餐。③给予情感支持。以尊重和关心的态度与患者交谈,消除患者因形体改变而引起的失望与挫折感以及焦虑、害怕的情绪,正确认识疾病所导致的形体外观改变。提高对形体改变的认识和适应能力,如可建议穿宽松的衣服。

2.病情观察

①肥胖状态,是否有高血压。②皮肤干燥、皮下出血、痤疮、创伤化脓、四肢末梢发绀、水肿、多毛、肌力低下、乏力、疲劳感、骨质疏松与病理性骨折等。③尿量、尿性状、血尿、蛋白尿、尿糖。④精神症状:是否有失眠、不安、抑郁、兴奋。⑤是否有感染症状,如发热。⑥女性患者是否有月经异常等。

3.对症护理

①预防感染,保持皮肤清洁,勤沐浴、换衣裤,保持床单的平整清洁。做好口腔、会阴护理。②观察精神症状与防止发生事故。患者烦躁不安、异常兴奋或抑郁时,要注意严加看护,防止坠床,用床栏或用约束带保护患者,不宜在患者身边放置危险品,避免刺激性言行,要耐心仔细,应多关心照顾。③对肾上腺癌化疗的患者观察有无恶心、呕吐、嗜睡、运动失调和记忆减退。④每周测量身高、体重,预防脊柱突发性压缩性骨折。

七、健康教育

(1)向患者及其家属进行病情介绍,使其了解体态、外貌变化的原因和治疗过程、效果,以利于患者接受现实,配合治疗。

(2)指导患者进食高蛋白饮食,多食苹果、香蕉、橘子、西瓜等含钾高的食物,如有高血压和糖尿病,则介绍特殊的饮食注意事项。

(3)指导患者正确用药,定期随访,对糖皮质激素替代治疗者,应强调长期服药的重要性和必要性,嘱其不可随便停药或减量,可在医生的指导下根据病情适当地调整药物剂量。

(4)教会患者进行自我护理,增强其自信心和自尊心;说服患者和家属,使患者力所能及地照顾自己的生活。教会患者如何观察病情、药物治疗效果及不良反应,以期发生变化时及时就医。

第七节 糖尿病

糖尿病(DM)是由于胰岛素分泌缺陷和(或)胰岛素作用缺陷导致糖、蛋白质、脂肪代谢异常,以慢性高血糖为特征表现的代谢疾病群。典型病例可出现多尿、多饮、多食、消瘦等表现,即"三多一少"症状,可并发眼、肾、神经、心脏、血管等组织的慢性进行性病变。病情严重或应激时可发生急性代谢紊乱,如酮症酸中毒、高渗性昏迷等。

糖尿病患病率正随着人民生活水平的提高、人口老化、生活方式的改变而迅速增加。根据国际糖尿病联盟统计,2000 年全球有糖尿病患者 1.51 亿,预计到 2030 年将上升至 5 亿人。中华医学会糖尿病学分会(CDS)在全国 14 个省市进行了糖尿病的流行病学调查,估计我国 20 岁以上的成年人糖尿病患病率为 9.7%,成人糖尿病患者总数达 9240 万。由于人口基数大,我国可能已成为糖尿病患病人数最多的国家。糖尿病对社会和经济带来沉重的负担,使患者的生活质量降低,成为严重威胁人类健康的世界性公共卫生问题。

一、分类

WHO 公布了糖尿病新的分类法,即 1 型糖尿病、2 型糖尿病、妊娠糖尿病和其他特殊类型糖尿病。

1.1 型糖尿病

1 型糖尿病是一种自体免疫疾病,常在 35 岁以前发病,占糖尿病的 10% 以下。感染(尤其是病毒感染)、毒物等因素诱发机体产生异常自身体液免疫和细胞免疫应答,导致胰岛 B 细胞损伤,胰岛素分泌减少,多数患者体内可检出抗胰岛 B 细胞抗体。因胰岛素分泌缺乏,本型患者依赖外源性胰岛素补充以维持生命。

2.2 型糖尿病

2 型糖尿病也叫成人发病型糖尿病,多在 35 岁之后发病,占糖尿病患者 90% 以上。2 型糖尿病患者体内产生胰岛素的能力并非完全丧失,有的患者体内胰岛素甚至产生过多,但胰岛素的作用效果却不佳,因此患者体内的胰岛素处于一种相对缺乏的状态。该型可仅用口服降糖药物来控制血糖或口服药联合外源性胰岛素治疗。

3.妊娠糖尿病(GDM)

确定妊娠后,若发现有各种程度的糖耐量减低或明显的糖尿病,不论是否需用胰岛素或仅使用饮食治疗,也不论分娩后这一情况是否持续,均可认为是妊娠糖尿病。妊娠糖尿病的发生率为 1%~6.6%。

4.特殊类型糖尿病

如线粒体耦联因子(CF)相关性糖尿病、新生儿糖尿病、青少年发病的成年型糖尿病(MODY)、成人迟发性自身免疫性糖尿病(IADA)等。

二、病因与发病机制

糖尿病的病因和发病机制较为复杂,至今尚未完全明了。目前认为糖尿病由多种原因引起,与遗传因素、环境因素和自身免疫有关。

1.1 型糖尿病

1 型糖尿病主要是以遗传性易感人群为背景、由病毒感染所致的胰岛 B 细胞自身免疫反应,引起 B 细胞破坏和功能损害,导致胰岛素分泌绝对不足。

2.2 型糖尿病

2 型糖尿病与遗传因素和环境因素的关系更为密切,发病机制与胰岛素抵抗和胰岛素分泌缺陷有关。环境因素包括老龄化、现代社会西方生活方式(体力活动减少、高热量方便食物和可口可乐摄入过多等)、肥胖、精神刺激、多次妊娠和分娩等。2 型糖尿病有些患者的基础胰岛素分泌正常,空腹时肝糖输出不增加,故空腹血糖正常或轻度升高,但在进餐后出现高血糖。另一些患者进餐后胰岛素分泌持续增加,分泌高峰延迟,餐后 3~5 小时血浆胰岛素水平呈现不适当的升高,引起反应性低血糖,并可成为这些患者的首发症状。

三、病理生理

糖尿病时胰岛素分泌和(或)胰岛素作用缺陷致胰岛素绝对或相对不足,引起一系列的代谢紊乱。

1.糖代谢紊乱

糖尿病时,葡萄糖在肝、肌肉和脂肪组织的利用减少以及肝糖输出增多是发生高血糖的主要原因。

2.脂肪代谢紊乱

由于胰岛素不足,脂肪组织摄取葡萄糖及从血浆清除三酰甘油的能力下降,脂肪合成代谢减弱,脂蛋白脂酶活性低下,血浆中游离脂肪酸和三酰甘油浓度增高。这些改变增高了心血管病的危险性。在胰岛素极度缺乏时,储存脂肪的动员和分解加速,血游离脂肪酸浓度进一步增高。肝细胞摄取脂肪酸后,经β氧化生成乙酰辅酶A,合成乙酰乙酸,乙酰乙酸进而转化为丙酮和β羟丁酸,三者统称酮体。当酮体生成超过组织利用和排泄能力时,大量酮体堆积形成酮症,进一步可发展至酮症酸中毒。

3.蛋白质代谢紊乱

肝脏、肌肉等组织摄取氨基酸减少,蛋白质合成代谢减弱、分解代谢加速,导致负氮平衡,患者乏力、消瘦、组织修复和抵抗力降低,儿童生长发育障碍和延迟。

四、临床表现

1型糖尿病多发生于青少年,起病急,症状明显且较重,可以酮症酸中毒为首发症状。2型糖尿病多见于40岁以上成人或老年人,多为肥胖体型,起病缓慢,症状较轻。

1.代谢紊乱症候群

典型表现为"三多一少",即多尿、多饮、多食和消瘦。

(1)多尿:血糖升高后,不能被充分利用,随肾小球滤出而不能完全被肾小管重吸收,以致形成渗透性利尿,出现多尿。血糖越高,排出的尿糖越多,尿量也越多。

(2)多饮:因多尿失水,刺激口渴中枢,出现烦渴多饮,饮水量和饮水次数都增多,以此补充水分。排尿越多,饮水也越多,成正相关。

(3)多食:由于葡萄糖不能被机体充分利用而随尿排出,患者常感饥饿,导致食欲亢进、易饥多食。

(4)消瘦:外周组织对葡萄糖利用障碍,使脂肪和蛋白质分解加速以补充能量,加之失水,患者体重明显减轻、形体消瘦,以致疲乏无力,精神不振。

2.急性并发症

(1)糖尿病酮症酸中毒(DKA):是糖尿病最常见的急性并发症之一,因体内胰岛素严重缺乏引起的高血糖、酮血症、代谢性酸中毒的一组临床综合征。最常发生于1型糖尿病患者,原因多是由于中断胰岛素治疗或胰岛素用量不足。2型糖尿病患者在某些诱因下也可发生。常见诱因有:①感染,以呼吸道、泌尿道、胃肠道感染最常见。②饮食不当,摄入过多的甜食、脂肪或过度限制碳水化合物。③应激、创伤、手术、精神刺激、妊娠和分娩等。④其他,某些药物如糖皮质激素的应用,某些疾病如库欣病、肢端肥大症、胰升糖素瘤等。

产生机制:在糖尿病病情加重时,脂肪分解加速,大量脂肪酸经在肝脏氧化产生大量乙酰乙酸、β-羟丁酸和丙酮,三者统称为酮体。如酮体超过组织的氧化利用则血酮体升高,称酮血症,尿中出现酮体,称酮尿症,临床统称为酮症。当代谢紊乱加剧时,血酮体浓度超过体内酸碱平衡调节能力时,血pH下降,导致酮症酸中毒,发生昏迷。

临床表现:DKA早期常无明显表现,随着血酮体的积聚,逐渐出现一系列症状。早期表现为原有糖尿病症状加重或首次出现,如极度烦渴、尿多、乏力、疲劳等。进入酸中毒失代偿期后病情迅速恶化,出现食欲减退、恶心、呕吐或腹痛(易误诊为急腹症),伴有头痛、烦躁、呼吸深大、呼气中有烂苹果味(丙酮味)、面颊潮红、口唇樱红。后期出现严重脱水,表现为尿量减少、皮肤、黏膜干燥无弹性、眼球下陷、声音嘶哑、脉搏细数、血压下降、四肢厥冷,最终意识模糊以至于昏迷。脱水加之厌食、恶心、呕吐使电解质摄入减少,引起电解质代谢紊乱,如低钾血症。但由于血液浓缩、肾功能减退时钾潴留以及酸中毒钾从细胞内转移到细胞外,因此血钾浓度可正常或增高,掩盖体内严重缺钾。

(2)高渗性非酮症糖尿病昏迷(HNDC):简称高渗性昏迷,是糖尿病一种较少见的严重急性并发症。多见于老年 2 型糖尿病患者。约 2/3 患者于发病前无糖尿病史或症状轻微,可因以下因素引起应激和感染;心肾功能衰竭;严重呕吐、大面积烧伤、禁食、腹泻;高糖摄入和输入等。其临床特征为严重的高血糖、高钠血症、脱水、血浆渗透压升高而无明显的酮症酸中毒表现。脱水可继发性醛固酮分泌增多加重高钠血,使血浆渗透压增高,脑细胞脱水,从而导致本症突出的神经精神症状,表现为嗜睡、幻觉、定向障碍、昏迷等。由于极度高血糖和高血浆渗透压,血液浓缩,黏稠度增高,易并发动静脉血栓形成,尤以脑血栓为严重,导致较高的病死率。

(3)低血糖反应:成年人空腹血糖浓度低于 2.8mmol/L 称为低血糖,由低血糖导致的昏迷称为低血糖昏迷。常见于糖尿病患者节食过度或突然加大运动量,注射胰岛素剂量过大,口服降糖药使用不当(盲目加量或未按时进餐)等情况下,及糖尿病肾病患者肾功能恶化时,胰岛素排泄延缓,但未及时减少胰岛素用量时。低血糖反应也是某些 2 型糖尿患者的最初症状,这类患者多为餐后低血糖,由于进餐后胰岛素的释放慢于血糖水平的升高,因此当血液中的胰岛素浓度达到高峰时,血糖水平已开始下降,从而发生低血糖反应。临床表现为饥饿乏力,头晕头痛,冷汗淋漓,心悸气短,心动过速,恶心呕吐,视物模糊,颤抖,甚至精神错乱,行为异常,嗜睡昏迷,四肢抽搐乃至死亡。部分老人和糖尿病神经病变者会在没有任何不适的情况下,突然意识消失,这是一种非常危险的低血糖,又称为未察觉低血糖。低血糖可发于白天,也可发于夜间。夜间处于睡眠状态的低血糖发作可使患者从梦中惊醒,伴有冷汗淋漓,烦躁不安,心动过速。

(4)感染:常出现皮肤疖、痈等化脓性感染,重者可引起败血症或脓毒血症;皮肤真菌感染(足癣、体癣、甲癣)很常见,若发生化脓性感染可导致严重后果。泌尿生殖系统感染也较常见,女性患者常见真菌性阴道炎以及肾盂肾炎、膀胱炎等,常反复发作。糖尿病合并肺结核的发病率高,病变多呈渗出干酪样坏死,易形成空洞,扩展播散较快。

(5)乳酸性酸中毒(LA):LA 是一种较少见而严重的糖尿病急性并发症,一旦发生,病死率可高达 50% 以上,尤其血乳酸>25mmol/L,病死率高达 80%。乳酸是糖酵解的中间代谢产物,葡萄糖在无氧条件下分解成为乳酸,为维持体内平衡,可由肝脏的糖异生作用和肾脏的排泄加以清除,但当肝肾功能障碍时则易发生乳酸堆积而致酸中毒。主要见于服用双胍类药物的老年糖尿病合并慢性心、肺疾病或肝肾功能障碍患者,因感染、脱水、血容量减少、饥饿等诱发。临床起病较急,轻症可仅有疲乏无力、恶心、食欲降低、头晕、困倦、呼吸稍深快。病情严重者可有恶心、呕吐、头痛、头晕、全身酸软、口唇发绀、深大呼吸(不伴酮味)、血压和体温下降、脉弱、心率快,可有脱水表现、意识障碍、四肢反射减弱、肌张力下降、瞳孔扩大、深度昏迷或出现休克。本病症状与体征可无特异性,轻症临床表现可不明显,常被原发或诱发疾病的症状所掩盖,容易误诊或漏诊。

3.慢性并发症

慢性并发症是糖尿病防治的重点和难点。

(1)大血管病变:与非糖尿病患病人群比较,糖尿病患者动脉粥样硬化的患病率较高,发病年龄较轻,病情进展较快,是 2 型糖尿病患者主要死亡原因。以累及心、脑、肾等生命器官和危害严重为特点,引起冠心病、高血压、缺血性或出血性脑血管病、肾动脉硬化、肢体动脉硬化。肢体动脉硬化可有下肢疼痛、感觉异常、间歇性跛行,严重时可致肢端坏疽。

(2)微血管病变:主要表现在视网膜、肾、神经、心肌组织,以糖尿病肾病和视网膜病变为主要表现,二者常并行。①糖尿病肾病:肾小球硬化症是主要的糖尿病微血管病变之一,常见于糖尿病病史超过 10 年者,是 1 型糖尿病患者的主要死因。典型表现为蛋白尿、水肿和高血压,晚期出现氮质血症,最终发生肾功能衰竭。②糖尿病性视网膜病变:是成年人失明的主要原因之一。在 2 型糖尿病患者中有 20%～40%出现视网膜病变,约 8%患者可出现严重视力丧失,常见于病史超过 10 年的糖尿病患者。病变早期为非增殖性视网膜病变,表现为视网膜出血、渗出等,发展至后期则属增殖性视网膜病变,表现为新生血管形成,机化物增生,以至出现视网膜剥离,导致失明。其他眼部并发症还有视网膜黄斑病、白内障、青光眼、屈光改变、虹膜睫状体病变等。

4.神经病变

神经病变是有糖尿病病史 10 年内最常见的并发症。在年龄超过 40 岁及吸烟、血糖控制差者更常见。以多发性周围神经病变最多见,首先表现为对称性肢端感觉异常,呈袜套或手套状分布,伴瘙痒、麻木、针刺、灼热或如踏棉垫感,有时伴痛觉过敏;随后有肢体隐痛、酸痛、刺痛或烧灼样痛,夜间及寒冷季节加重。后期运动神经受累,出现肌张力减弱、肌力减弱,以至肌萎缩和瘫痪。自主神经病变也较常见,表现为瞳孔缩小且不规则、对光反射消失,排汗异常,胃肠功能失调,直立性低血压,尿失禁、尿潴留等。

5.糖尿病足

糖尿病足是指因糖尿病血管病变和(或)神经病变及感染等因素,导致糖尿病患者足或下肢组织破坏的一种病变,是糖尿病患者截肢、致残的主要原因。糖尿病足的症状和体征因病程和病变严重程度而不同。轻者只有脚部微痛、皮肤表面溃疡;中度者可以出现较深的穿透性溃疡合并软组织炎;严重者在溃疡同时合并软组织脓肿、骨组织病变,脚趾、脚跟或前脚背局限性坏疽,甚至可以出现全脚坏疽。常见诱因有:①趾间或足部皮肤瘙痒而搔抓皮肤。②溃破、水泡破裂、烫伤。③修脚损伤、碰撞伤及新鞋磨伤。④吸烟等。由于神经营养不良及外伤,还可引起营养不良性关节炎(沙尔科关节),受累关节有广泛性骨质破坏和畸形。

五、辅助检查

1.尿糖测定

尿糖阳性为诊断糖尿病的重要线索,但尿糖阴性不能排除糖尿病可能,因尿糖值还与肾糖阈的高低有关。在监测血糖条件不足时,每日 4 次尿糖定性检查:三餐前、晚上(9～10 时)和 24 小时尿糖定量可作为判断疗效的指标。

2.血糖测定

血糖测定是诊断糖尿病的主要依据,也是判断糖尿病病情和控制情况的主要指标。常用指标有空腹血糖(FPG)和餐后 2 小时血糖(2h PG)。诊断糖尿病时常用静脉血浆测定,治疗过程中随访血糖控制程度时可用便携式血糖仪进行毛细血管全血测定。

3.葡萄糖耐量试验

当血糖高于正常范围而又未达到诊断糖尿病标准时,需进行口服葡萄糖耐量试验(OGTT)。测定空腹及开始饮葡萄糖水后 1 小时、2 小时静脉血浆葡萄糖水平。对于胃切除术后、胃空肠吻合术后或吸收不良综合征者,可行静脉葡萄糖耐量试验。

4.糖化血红蛋白 A1(HbA1c)和糖化血浆白蛋白测定

糖化血红蛋白是由血红蛋白与葡萄糖非酶化结合而成的,与血糖浓度成正相关。因红细胞寿命约 120 天,故该指标可反映取血前 8～12 周内血糖的总水平,作为糖尿病总体控制情况的监测指标之一。目前已将 HbA1c 检查作为糖尿病疗效判断,调整治疗的金指标,正常值为 3.8％～6.5％。血浆白蛋白也可与葡萄糖非酶化结合形成果糖胺,正常值为 1.7～2.8mmol/L,可反映糖尿病患者近 2～3 周内血糖总的水平,也为糖尿病患者近期病情监测的指标。

5.其他

未获控制的糖尿病者可有血三酰甘油、胆固醇升高,而高密度脂蛋白胆固醇常降低;合并糖尿病肾脏病变时,可有肾功能改变;合并酮症酸中毒时,血、尿酮体升高,pH 在 7.35 以下,CO_2 结合力可降至 13.5～9.0mmol/L,血糖可达 16.7～33.3mmol/L;合并高渗性糖尿病昏迷时,血浆渗透压可达 330～460mmol/L,血钠达 155mmol/L,血糖可达 33.3mmol/L 以上。为了解糖尿病患者胰岛 B 细胞功能,尚可进行胰岛素释放试验及 C 肽测定。

六、诊断

目前我国采用 WHO 糖尿病诊断标准,诊断应以静脉血浆葡萄糖值为标准。

1.糖尿病诊断标准

①糖尿病症状,加随机血糖(指不考虑上次用餐时间,一天中任意血糖水平)≥11.1mmol/L;或 FPG≥7.0mmol/L,空腹定义为至少 8 小时内无热量摄入或 OGTT 2 小时血浆葡萄糖≥11.1mmol/L。②无糖尿病症状者,需另日重复检查以明确诊断。美国糖尿病协会(ADA)指南已将 HbA1c≥6.5％作为糖尿病诊断标准之一。但 HbA1c＜6.5％也不能排除糖尿病,需进一步行糖耐量检查。

2.WHO 规定的糖尿病性低血糖的诊断标准

①具有低血糖的症状。②血糖≤2.8mmol/L。③服糖(即碳水化合物)后可使症状迅速缓解。

七、治疗

强调早期治疗、长期治疗、综合治疗、治疗措施个体化的原则,其目标在于纠正代谢紊乱,消除症状,防止或延缓并发症的发生,维持良好健康和劳动能力,保障儿童生长发育,延长寿命,降低病死率,提高生活质量。国际糖尿病联盟提出糖尿病现代治疗的5个要点:饮食控制、体育锻炼、血糖监测、药物治疗和糖尿病教育。

1.糖尿病教育

教育已成为本病治疗的重要环节,也是其治疗成败的关键。教育患者认识糖尿病的危害及防治措施,并积极主动配合治疗,使血糖达标。

2.饮食控制

饮食控制是糖尿病基础治疗之一,需严格和长期坚持。

3.体育锻炼

体育锻炼也为糖尿病基础治疗之一,尤其对于2型肥胖的糖尿病患者更重要。运动有利于减轻体重,提高胰岛素敏感性,改善血糖,减少降糖药物的用量。

4.血糖监测

这是近10年来糖尿病患者管理方法的主要进展之一。经常检查血糖水平,为调整药物剂量提供依据。还需每2~3个月复查HbA1c,了解糖尿病病情程度,以便及时调整治疗方案。每年1~2次全面复查,了解血脂水平,心、肾、神经、眼底情况,以便尽早发现一些并发症,给予相应的治疗。

5.药物治疗

(1)口服降糖药:糖尿病患者经基础治疗(饮食控制、体育锻炼)2周后血糖未达标者,可予以药物治疗。

1)磺酰脲类:是临床最为主要的降血糖药。除了都具有刺激胰岛B细胞分泌胰岛素的作用以外,某些药物还可增加周围组织对胰岛素的敏感性,抑制肝糖原的产生和输出,加强外周组织对葡萄糖摄取利用,适用于2型糖尿病有胰岛素分泌,空腹血糖高,体重正常或较轻者。本类药物起效慢,故一般在餐前半小时服用。此类药物主要不良反应为低血糖,在老年人或治疗初期使用剂量过大或剂量增加太快时,较易发生,以格列本脲发生率最高。格列本脲除强烈与胰岛细胞膜上的磺酰脲受体结合外还渗入到细胞内与胰岛素分泌颗粒结合,使胰岛素持久分泌,易致严重的低血糖。偶见肝功能损害、白细胞减少、皮疹等,一旦出现应立即停药。长期使用刺激胰岛分泌可引起高胰岛素血症,并有使体重增加的倾向。

2)非磺脲类:属于超短效药物,主要是模拟生理胰岛素第一时相分泌,用于控制餐后高血糖,餐时服用,在每次进餐前即刻口服,不进餐不服药。适用于2型糖尿病有胰岛素分泌,空腹血糖正常而餐后血糖增高者。不良反应有头痛、头晕,低血糖反应较磺酰脲类少。

3)双胍类:本类药物主要是抑制肝糖原的分解,并增加胰岛素在外周组织(如肌肉)的敏感性。单独使用本类药物不会引起低血糖,但可引起胃肠系统的不适感而减少食欲,故可降低体重。为肥胖的2型糖尿病患者首选药物。食物不影响药物活性和代谢,可于餐前、餐后或睡前口服。大剂量服用此类药物,可引起消化道反应,如口干、口苦、金属味、恶心、呕吐、腹泻等。因本类药促进无氧糖酵,产生乳酸,如有肝、肾功能不全或缺氧情况时,可诱发乳酸性酸中毒。

4)葡萄糖苷酶抑制剂:本类药物可抑制小肠的α-糖苷酶,导致食物中碳水化合物不能在此段肠腔全部分解成单个葡萄糖,从而延缓葡萄糖的肠道吸收,降低餐后高血糖。适用于空腹血糖正常而餐后血糖明显升高的 2 型糖尿病。本类药物应餐时服用,与第一口主食嚼碎同服。不良反应有腹胀、产气增多、腹泻等,随用药时间延长,此类症状可好转或消失。单用不引起低血糖,与其他降糖药合用可增加疗效,但也增加低血糖发生机会。

5)胰岛素增敏剂:作用机制为提高靶组织对胰岛素作用的敏感性,减轻胰岛素抵抗。用于 2 型糖尿病有胰岛素抵抗者。本类药物服用每日 1 次,时间固定,单独使用本类药物不会引起低血糖。主要不良应是水肿,有心力衰竭倾向或肝病者不用或慎用。

用药原则:在详细了解病史基础上,可联合用药,以达到疗效互补,而药量和不良反应最小。降糖药中的任何两种均可联合应用,但同类降糖药不可合用,任何一类口服药均可与胰岛素联用。用药个体化,从小剂量开始,非肥胖者首选胰岛素促泌剂,肥胖者宜选用不增加体重、不刺激胰岛素分泌的药物,肥胖且伴有胰岛素抵抗者可用胰岛素增敏剂。

(2)使用胰岛素适用于:1 型糖尿病;糖尿病酮症酸中毒;高渗性昏迷;糖尿病合并重症感染、消耗疾病、各种慢性并发症急性发病时以及外科手术前后、妊娠和分娩;2 型糖尿病患者经饮食、口服药物治疗控制不佳者。①按来源不同分类:动物胰岛素(从猪和牛的胰腺中提取)、半合成人胰岛素、生物合成人胰岛素(现阶段临床最常使用的胰岛素)。②按药效时间长短分类:分为超短效、短效、速效、中效和长效四种。③胰岛素治疗方案与模式:临床胰岛素治疗方案多采取模拟生理性胰岛素分泌的模式,包括基础胰岛素和餐时胰岛素两部分的补充。方案的选择应高度个体化,按照血糖达标为驱动的阶梯治疗方案,尽早控制血糖平稳达标。④胰岛素给药剂量:起始剂量从小剂量开始,0.25U/(kg·d),全天 12~20U。1 型糖尿病每超过目标血糖 2.8mmol/L 左右需增加 1U 速效/短效胰岛素。2 型糖尿病每超过目标血糖 1.7mmol/L 左右需增加 1U 速效/短效胰岛素。每隔 1~2 天调整剂量。全天 24 小时 6 次指血血糖平均值>12mmol/L,总剂量应增加 10%;血糖平均值<6mmol/L,总剂量宜降低 10%。注射胰岛素 2 小时后的指血血糖<4mmol/L者,相应的餐前胰岛素注射量也应减少 10%。

(3)各型糖尿病治疗方案的选择。①1 型糖尿病:首选胰岛素强化治疗方案。强化治疗方案是模拟胰岛素生理分泌的治疗方案,是最易控制血糖达标的方案,良好的血糖控制有助于减少并发症的发生。②2 型糖尿病:非肥胖 2 型糖尿病患者经 2~4 周饮食运动治疗后,若 FPG≥7.0mmol/L和(或)餐后 2 小时血糖≥10mmol/L,则应开始口服药物治疗。肥胖 2 型糖尿病患者仅餐后血糖增高,建议饮食及运动,若体重减轻或不变,血糖达标,则无需药物治疗;若体重不变,血糖未达标,则加强饮食及运动治疗并加用二甲双胍或糖苷酶抑制剂。在新诊断的 2 型糖尿病患者,如有明显的高血糖症状和(或)血糖及 HbA1c 水平明显升高,一开始即考虑胰岛素治疗,加或不加其他药物。

6.胰腺移植和胰岛细胞移植

胰腺移植和胰岛细胞移植主要用于 1 型糖尿病患者,可解除对胰岛素的依赖,提高生活质量,但两者均因技术等方面的原因未能普及。

八、护理措施

(一)饮食护理

1.饮食控制目标

(1)提供糖尿病患者生理所需均衡营养的膳食和能量。

(2)纠正代谢紊乱,获得并维持理想的血糖水平,同时使血脂、血糖尽可能达到接近正常水平。

(3)减少心血管危险因素,降低微血管及大血管并发症的风险。

(4)维持合理体重:超重患者体重减少的目标是体重在 3~6 个月减轻 5%~10%。消瘦的患者应通过均衡的营养计划恢复理想体重,并长期维持理想体重。

(5)提高糖尿病患者生活质量。

2.饮食控制原则

(1)根据患者实际情况合理控制每日摄入总热量。

(2)平衡膳食,帮助患者均衡各种营养物质的摄入。

(3)进餐定时定量,少量多餐,每日可 3~6 餐。

调整饮食并不意味着要求患者完全放弃所有饮食习惯及喜好,而是在患者原有的饮食习惯及喜好的基础上帮助其制订合理的、个性化的饮食计划,并鼓励和督促患者坚持执行。

3.制订饮食计划

(1)计算总热量:患者应注意控制总热量,即患者每日应摄取的食物的总量。应根据患者年龄、性别、标准体重、实际体重、有无合并症及体力活动情况而定。每日总热量的计算方法如下。

1)计算自己的标准(理想)体重。

方法 1:简易法:标准体重(kg)=身高(cm)-105。

方法 2:体重指数(BMI):目前国际多用此法来评估患者,BMI=体重(kg)÷[身高(m)]^2。

2)确定目前体重是否为标准体重。

方法 1:肥胖度(或消瘦度)=(实际体重-标准体重)/标准体重×100%;实际体重超过标准体重的 10% 为超重,超过 20% 为肥胖,超过 40% 为重度肥胖。实际体重低于标准体重 10% 为体重不足,低于 20% 为消瘦。

方法 2:中国成年人体重指数 18.5~24kg/m^2 为正常;少于 18.5kg/m^2 为体重过轻,超过 28kg/m^2 为肥胖。

3)根据自己的活动量选择热量级别。

4)成人热量计算:每日需要的热量=标准体重×热量级别(注意按标准体重,而不是实际体重计算)。

(2)总热量的营养分配:常见的三大营养物质包括碳水化合物、蛋白质、脂肪。

1)碳水化合物:摄入量占总热量的 50%~60%。它是提供人体热量的主要来源,包括较小分子量的糖类和较大分子量的淀粉类,主要存在于谷类食物中,1g 碳水化合物可产生

16.72kJ(4kcal)的热量。在营养分配中,可选择复合碳水化合物,尤其是含高纤维的食物如蔬菜、豆类、全麦谷物、燕麦和水果。蔗糖提供的热量不超过总热量的10%。水果的选择应在医生或专业护士、营养师的指导下,并根据病情决定。可以根据病情摄入少量的食糖。作为健康食谱的一部分,无热量的甜味剂可以用来替代食糖。每日进3餐,碳水化合物均匀分配,可在两餐之间适当加餐,但全天碳水化合物的摄入量仍保持不变。

2)蛋白质:摄入量占总热量的(无肾损害)10%～15%。蛋白质是机体生长发育、组织修复、细胞更新极为重要的部分,因此每日摄入量充足十分重要,但往往蛋白质丰富的食物其脂肪含量也不容忽视。蛋白质主要存在于肉类、蛋类、豆类、奶类等中,1g蛋白质可产生16.72kJ(4kcal)的热量。微量蛋白尿的患者每日摄入蛋白量应限制在每千克体重0.8～1.0g;有显性蛋白尿的患者蛋白摄入量宜限制在每千克体重0.8g以下,并以优质动物蛋白为主。富含优质蛋白的食物是鱼、蛋、海产品、瘦肉、低脂奶制品、坚果类,优质蛋白应占每日摄入总量的1/3。

3)脂肪:膳食中由脂肪提供的热量不能超过饮食总热量的30%。饱和脂肪酸的摄入量不要超过饮食总热量的10%。脂肪会产生很高的热量,1g脂肪可产生37.62kJ(9kcal)的热量。若每日摄入过多会导致体重增加、血脂升高,甚至可能引起大血管粥样硬化斑块,同时增加发生心脑血管疾病的机会。在脂肪摄入量允许的范围内,可选择富含多不饱和脂肪酸和单不饱和脂肪酸的食物。在营养分配过程中,避免或限制高脂肪、全脂食品、棕榈油、花生油及油炸食品的摄入。食物中胆固醇摄入量每日<300mg,胆固醇主要存在于蛋黄、鱼子、动物内脏等食物中。

4)盐:过多的盐会导致高血压、水肿,对抗降压药的疗效,甚至导致心、肾功能衰竭等。食盐摄入量限制在每日6g以内,尤其是高血压患者。限制摄入含盐量高的食物,例如加工食品、调味酱等。尽量选择含盐量低的食品。

5)酒:酒中除热量以外,无任何营养物质,1g酒精大约产生29.26kJ(7kcal)热量。饮酒不仅会增加肝的负担,而且还可促进内源性胆固醇和三酰甘油的合成。糖尿病患者如果以往有饮酒习惯也不一定戒酒,而是在病情允许的情况下适当饮酒。在营养分配过程中,应限制饮酒量,每日不超过1～2份标准量(一份标准量为285mL啤酒、375mL淡啤酒、100mL红酒或30mL白酒,约含10g酒精)。尽量不饮白酒。酒精可诱发使用磺酰脲类或胰岛素治疗的患者出现低血糖,因此不宜空腹饮酒。

(3)餐次分配:建议合理分配早、中、晚餐的量,三餐摄入量分别占总摄入量的比例:1/5、2/5、2/5。可根据实际情况具体调整。用胰岛素治疗时,可在两餐之间和睡前加餐,以防止发生低血糖。

4.注意事项

①饮食计划中的饮食量应基本固定,避免随意增减而引起血糖波动。②应忌食葡萄糖、蔗糖、蜂蜜及其制品;蛋白质中要保证1/3以上是动物蛋白;限制动物脂肪和富含胆固醇的食物,提倡使用植物油,忌食油炸、油煎食物;提倡食用富含纤维素的食物。③患者进行体育锻炼时不宜空腹,应随身携带一些方便食品如饼干、糖果,以备在偶然发生低血糖时食用。④注意按时进餐,如已服降糖药或注射胰岛素而未能及时进食,则极易发生低血糖。⑤限制食盐,每日食盐摄入<6g。⑥每周定期测量体重1次,衣服重量要相同且用同一磅秤。如果体重改变>

2kg,应报告医生。

(二)运动护理

运动在 2 型糖尿病的管理中占有重要的地位。适当的运动可以增加胰岛素敏感性,减轻体重,改善血糖情况。因此坚持有规律的运动是控制糖尿病的基本措施。糖尿病患者如果能坚持规律的运动 12~14 年,可以显著降低病死率。运动原则是:因人而异,量力而为,循序渐进,持之以恒。

1.运动疗法的意义

①增加机体对胰岛素的敏感性,从而控制血糖。②调整血脂代谢,降低血压。③控制体重。④预防心脑血管疾病,改善心肺功能。⑤防治骨质疏松,增强身体灵活性。⑥放松紧张的情绪。

2.运动疗法的适应证

①稳定的 1 型糖尿病。②稳定期的妊娠糖尿病。③病情控制稳定的 2 型糖尿病。④体重超重的 2 型糖尿病。

3.运动疗法的禁忌证

①合并各种急性感染。②严重糖尿病慢性并发症,如严重的糖尿病肾病、糖尿病足、眼底病变、新近发生的血栓等。③有明显酮症或酮症酸中毒倾向或血糖波动大,频繁出现低血糖者。④伴有心功能不全、心律失常且活动后加重。

4.运动方式的选择

(1)有氧运动:是指能增强体内氧气的吸入、运送和利用的耐久性运动。在整个运动过程中,患者的氧气吸入量基本满足氧气消耗量,没有缺氧的情况存在。是一种大肌肉群节奏性、连续性较强的运动,如散步、快走、慢跑、骑车、游泳、跳舞、打太极等,可帮助机体消耗葡萄糖和多余的脂肪,增加心肺活动。有氧运动方式是糖尿病患者选择的最佳运动方式。

(2)无氧运动:无氧运动是指对特定肌肉的力量训练,是突然产生爆发力的运动,无氧运动可以增加局部肌肉的强度,增加机体对胰岛素的敏感性,如举重、投铅球、百米跑、摔跤等,但由于缺氧,血乳酸生成增加,患者易感到气急、肌肉酸痛等不适。

5.运动前的准备

(1)全面检查:患者在开始运动治疗前应彻底筛查潜在的并发症,以确保运动安全。运动前的检查内容包括血糖、糖化血红蛋白、血脂、血压、血酮、心电图、眼底、尿常规、下肢血管彩超、足部和关节外形及感觉、神经系统等。

(2)运动前的代谢指标:若空腹血糖≥14mmol/L 且出现酮体,应避免运动;血糖>16.7mmol/L,虽未出现酮体,也应谨慎;如运动前血糖<5.6mmol/L,应摄入额外的碳水化合物后运动;收缩压>180mmHg,也应避免运动。

(3)制订运动处方:在制订运动处方前,应考虑患者的年龄、体重、病程、有无并发症,以及患者工作生活特点、文化背景、喜好、以往运动量、社会支持系统等。

6.运动的方法

(1)运动疗法的总原则是循序渐进、量力而行、持之以恒。

(2)运动频率和时间为每周至少 150 分钟(3~4 次/周),应在餐后 1 小时左右进行,每次运动持续 20～30 分钟为宜,避免空腹及感觉不适时运动。

(3)运动强度不宜过大,运动后的心率以每分钟不超过(170－年龄)次为宜。

(4)运动时最好有人陪伴,并随身携带糖尿病救助卡。

(5)糖尿病患者宜选择中强度的有氧运动方式,如快走、慢跑、做健身操、打太极拳、散步等。

(6)每周最好进行 2 次肌肉运动如举重训练,训练时阻力为轻或中度。

(7)运动项目要和患者的年龄、经济、文化背景及体质相适应,避免高强度的运动,不要操之过急,要循序渐进。

(8)养成健康的生活习惯,将有益的体力活动融入日常生活中,合理地制订运动方案,克服懒惰情绪。

(9)活动量大或剧烈活动时应建议糖尿病患者调整食物及药物,以免发生低血糖。

7.运动疗法的注意事项

(1)为防低血糖,不要在空腹时运动,运动时随身带些糖果,发生低血糖反应时立即进食。

(2)运动前应先做低强度的热身运动 5～10 分钟,即将结束时再做 5～10 分钟的恢复整理运动。

(3)准备足够的水,尤其是天气较热的夏天,运动时会丢失大量水分,应注意及时补充水分。

(4)防损伤,运动环境应安静、空气清新,暮练好过晨练。

(5)鞋袜应柔软舒适,透气性强。每次运动结束后仔细检查双足皮肤有无异常情况。如有下肢血管病变和周围神经病变应在医护人员的指导下选择运动方式。

(6)防寒防暑,注意添减衣服,冬天较冷时最好选择室内运动。

(7)适可而止,心肺功能异常者,出现气促、心悸时,应停止运动。

(8)有条件者最好在运动前及运动后分别测一次血糖。

(9)伴有心功能不全、冠状动脉供血不足者;有严重急慢性并发症者;血糖波动较大者;活动后心律失常加重者;有活动性的增殖性糖尿病视网膜病变者;伴有严重高血压者(血压＞180/100mmHg)等最好暂停运动,在运动前咨询专业医务人员后,制订切合实际的运动计划。

(10)对于糖尿病外周血管病变以及周围神经病变的患者,应注意避免负重运动和需要反复活动的运动项目(如步行)。

(三)口服降糖药护理

口服降糖药种类较多,但按照其作用机制不同可分为磺酰脲类、促胰岛素分泌剂、双胍类、噻唑烷二酮类和 α-葡萄糖苷酶抑制剂等。双胍类和噻唑烷二酮类可以减轻患者胰岛素免疫,增强组织对胰岛素的敏感性,合称胰岛素增敏剂;α-葡萄糖苷酶抑制剂可以延缓葡萄糖在肠道吸收速度,对降低餐后血糖效果明显。

1.口服降糖药的适应证

(1)通过饮食、运动治疗尚不能使代谢控制满意的 2 型糖尿病患者,可在上述治疗的基础上加服口服降糖药。

(2)用胰岛素治疗而代谢控制不佳的 1 型糖尿病,也可联合应用某些口服降糖药治疗。

2.磺酰脲类降糖药的护理要点

磺酰脲类药物降糖作用最强,患者的达标率也较高,目前被多个国家和国际组织制订的糖尿病指南推荐为控制 2 型糖尿病的主要用药。

(1)作用机制:通过药物与 B 细胞膜的钾离子通道相结合,使细胞除极,细胞内钙离子增加,而触发胰岛素的释放。

(2)适用人群:磺酰脲类药物适用于 2 型糖尿病,特别是非肥胖血糖升高者。

(3)不适用人群:1 型糖尿病患者;单纯饮食运动治疗血糖已能控制的轻型糖尿病患者;高胰岛素血症者;有急性并发症的患者或有较严重的慢性并发症或急性感染拟行大手术的患者;孕妇;对该类药物中某种成分过敏者;肝肾功能障碍,白细胞减少者。

(4)不良反应:低血糖反应;皮肤过敏反应;胃肠道反应;神经系统反应;骨髓抑制;个别有转氨酶升高;磺酰脲类药物失效;磺酰脲类药物常致高胰岛素血症,导致胰岛 B 细胞出现疲劳,甚至衰竭,内源性胰岛分泌功能进一步减少,形成胰岛素缺乏状态。而 20%～30% 的糖尿病患者出现对磺酰脲类产生耐受性,并且每年有 5%～10% 的糖尿病患者继发失效。

(5)护理要点:注意服药时间,熟悉药物的作用机制、适应证、禁忌证、不良反应;每日多次服用的磺酰脲类药物应在餐前 30 分钟服用,并鼓励监督患者的遵医行为;教会患者做好血糖监测,并掌握低血糖的症状及处理原则以及发生低血糖后如何选择医疗支持;注意药物之间的协同与拮抗,此类药物与磺胺类、水杨酸制剂、β 受体阻滞剂、利舍平等药物合用时会产生协同作用,可增加其降糖效应,应注意发生低血糖;和噻嗪类利尿剂、糖皮质激素、口服避孕药等合用时会产生拮抗作用,降低其降糖作用,应注意观察血糖变化。

3.促胰岛素分泌剂的护理要点

(1)作用机制:与磺酰脲类相似,不同之处主要表现在胰岛 B 细胞上结合点不同,通过与胰岛 B 细胞膜上的特异性受体结合来促进胰岛细胞膜上 ATP 敏感性钾离子通道关闭,使细胞膜除极,钙通道开放,促使胰岛素分泌。

(2)适用人群:饮食、运动治疗及控制体重均不能满意控制血糖的 2 型糖尿病患者。

(3)不适用人群:1 型糖尿病患者;对本类药物成分过敏者;有急性并发症的患者;妊娠或哺乳期女性;12 岁以下儿童;严重肝功能不全者。

(4)不良反应:轻度低血糖。

(5)护理要点:①注意服药时间,一般餐前 10～15 分钟给药。②不进餐不服药,服药后按时按量进餐,以预防低血糖的发生;其余同磺酰脲类药物。

4.双胍类的护理要点

(1)作用机制:①作用于胰腺外组织,抑制肝糖异生及肝糖原分解,降低肝糖原产生及输出。②促进外周组织(骨骼肌和脂肪细胞)对葡萄糖的摄取和利用。③延缓葡萄糖在肠道的吸收,促进糖的酵解。

(2)适用人群:糖耐量降低(IGT)患者;肥胖的 2 型糖尿病,伴胰岛素分泌水平升高,用饮食、运动治疗效果不理想者;单用磺酰脲类药物代谢控制不佳的 2 型糖尿病患者,可联合使用二甲双胍类药物。

(3)不适用人群:孕妇;用碘化造影剂者;重型糖尿病伴有严重并发症者;有急性并发症或

有急性感染、创伤、大手术等情况；肝、肾、心、肺功能障碍、休克、低氧血症时用此药易诱发乳酸性酸中毒；消化道反应严重不能耐受者或原有慢性消化道疾病者；酒精中毒者可诱发低血糖。

（4）不良反应：①胃肠道反应，不良反应出现与剂量有关，减量后可减轻或消失。②乳酸性酸中毒，特别是原有肝功能障碍或合并重症感染、缺氧等情况更容易出现。③皮疹。④双胍类药物以原型从尿中排出，所以肾功能不全者禁用。此类药物单独使用不会发生低血糖。

（5）护理要点：①注意服药时间，熟悉药物的作用机制、适应证、禁忌证、不良反应。②一般餐后或餐中服用。③如出现轻微胃肠道反应，应予患者讲解和指导，避免患者产生不必要的恐惧和疑虑。④用药期间限制饮酒。⑤教会患者做好血糖监测及日记，并掌握低血糖的症状及处理原则，以及发生低血糖后如何选择医疗支持。

5.噻唑烷二酮类的护理要点

噻唑烷二酮类药物是许多国家和国际组织制订的糖尿病指南中推荐控制2型糖尿病患者高血糖的主要用药之一，为高选择性过氧化物酶体增殖激活的γ受体（PPAR）的激动剂，提高靶细胞对胰岛素受体敏感性。临床试验显示，噻唑烷二酮类药物可以使糖化血红蛋白（HbA1c）下降1%～1.5%，罗格列酮可防止或延缓IGT进展为糖尿病。

（1）作用机制：激活脂肪、骨骼肌和肝脏等胰岛素所作用组织的PPAR受体，从而调节胰岛素应答基因的转录，控制血糖的生产、转运和利用。通过促进靶细胞对胰岛素的反应而改善胰岛素的敏感性。

（2）适用人群：2型糖尿病患者；糖耐量降低者；伴有胰岛素免疫的患者；代谢综合征及多囊卵巢综合征患者；用于脂肪萎缩，伴有胰岛素免疫及肾上腺功能早熟的患者。

（3）不适用人群：对本药过敏者；有活动性肝病或转氨酶升高超过正常上限2.5倍的患者；有心力衰竭或潜在心力衰竭危险的患者；<18岁、哺乳期女性；1型糖尿病或糖尿病酮症酸中毒的患者。

（4）不良反应：转氨酶升高；容易引起水钠潴留；可能增加女性患者骨折的风险；可能增加心脏病风险，导致病死率增加。

（5）护理要点：①每日服用1次，可在餐前、餐中、餐后任何时间服用，但服药的时间应尽可能固定。如果发现食欲缺乏等情况，立即抽血查碱性磷酸酶（ALP），警惕肝损害。②熟悉药物作用机制、适应证、禁忌证、不良反应。③对患者进行用药指导，教会患者合理安排用药时间，并做好血糖监测及日记。④此类药物疗效大多在开始服药后1～3个月才能表现出来，应向患者解释，避免其焦虑情绪。

6.α-葡萄糖苷酶抑制剂的护理要点

α-葡萄糖苷酶抑制剂可使HbA1c下降0.5%～0.8%，不增加体重，并且有使体重下降的作用，可与磺酰脲类、双胍类、噻唑烷二酮类或胰岛素合用。临床研究显示阿卡波糖可防止或延缓IGT进展为2型糖尿病，STOP-NIDDM次级终点分析显示可能降低糖耐量异常者发生心血管疾病的风险。

（1）作用机制：可竞争及抑制小肠黏膜刷状缘处的各种α-糖苷酶，使淀粉、麦芽糖、蔗糖分解为葡萄糖的速度减慢；避免葡萄糖在小肠上段大量迅速吸收，使餐后血糖平稳上升，降低餐后血糖高峰而不减少葡萄糖的吸收。

（2）适用人群：轻度到中度的 2 型糖尿病患者；餐后血糖升高而空腹血糖升高不明显的 2 型糖尿病患者；预防 IGT 转化为显性糖尿病的患者；可与二甲双胍类和磺酰脲类药物合用；对于 1 型糖尿病患者可与胰岛素合用，可减少胰岛素的用量，同时避免血糖大幅度的波动。

（3）不适用人群：糖尿病酮症酸中毒患者；炎症性肠道疾病患者；消化性溃疡患者；部分性小肠梗阻或有小肠梗阻倾向的患者；小于 18 岁的青少年；肾病或严重肝病者；孕妇或哺乳期患者。

（4）不良反应：肠胀气，肛门排气增多；腹痛或腹泻；如遇上述情况通常无须停药，在继续使用或减量后不良反应消失。单独服用本类药物通常不会发生低血糖。

（5）护理要点：熟悉药物的作用机制、适应证、禁忌证、不良反应，指导患者正确服药；加强健康教育，使用时要注意，如果饮食中淀粉类比例太低，单糖过多则疗效不佳；如果发生低血糖，不能食用淀粉类食物；本品不宜与抗酸药、考来烯胺、肠道吸附剂、消化酶制剂合用，这些药可降低疗效。

（四）胰岛素治疗护理

1.作用机制

（1）胰岛素的外周作用：胰岛素的作用主要是降血糖，同时影响蛋白质和脂肪代谢。①抑制肝糖原分解及糖异生作用，减少肝输出葡萄糖。②促使肝摄取葡萄糖及肝糖原的合成。③促使蛋白质和脂肪的合成和储存。④促使极低密度脂蛋白分解。⑤抑制脂肪和蛋白质的分解，抑制酮体的生成并促进对酮体的利用。⑥非代谢作用：胰岛素可促进平滑肌舒张作用。

（2）胰岛素的中枢作用：胰岛素现已被认为是向大脑摄食中枢传递信号的物质之一。

2.胰岛素治疗的适应证

（1）1 型糖尿病。

（2）2 型糖尿病发生以下情况：血浆胰岛素水平较低，经合理饮食、体力活动和口服降糖药治疗控制不满意者；糖尿病酮症酸中毒、高血糖非酮症性高渗性昏迷、乳酸酸中毒等急性并发症；有严重感染、外伤、手术等应激情况；合并心、脑血管并发症、肾脏或视网膜病变、肝损害；严重营养不良患者、成年或老年糖尿病患者发病急、体重显著减轻伴有明显消瘦者；新诊断的与 1 型糖尿病鉴别困难的消瘦糖尿病患者；经最大剂量口服药物降糖治疗，HbA1c 仍＞7％；患者同时需要糖皮质激素治疗。

（3）妊娠期糖尿病。

3.胰岛素的分类

（1）按来源不同分类。①动物源性胰岛素：从猪和牛的胰腺中提取或两者的混合物制品。分子结构与人胰岛素有 1～3 个氨基酸不同。②部分合成人胰岛素：将猪胰岛素第 30 位丙氨酸置换成与人胰岛素相同的苏氨酸，即为部分合成人胰岛素。③生物合成人胰岛素：是借助 DNA 重组技术，将人的基因植入大肠杆菌或酵母菌，通过复制获得的高纯度的生物合成人胰岛素。

（2）按胰岛素浓度和注射器不同分类。①一般胰岛素：40U/mL×10mL，用一次性胰岛素注射器。②笔芯式胰岛素：100U/mL×3mL，用于胰岛素笔，胰岛素泵一般使用短效或速效胰岛素笔芯。

(3)按作用时间分类:按胰岛素起效时间和作用持续时间将胰岛素分为速效胰岛素、短效胰岛素、低精蛋白胰岛素(中效胰岛素)和精蛋白锌胰岛素(长效胰岛素)。预混胰岛素是短效胰岛素和低精蛋白胰岛素的预混物或速效胰岛素和精蛋白锌胰岛素的预混物。

4.胰岛素的储存

(1)最好储藏于冰箱中,2～8℃冷藏,切勿冷冻或放在靠近冰柜的地方,勿放于冰箱门上,以免震荡受损。

(2)使用的胰岛素可放置在25℃以内的室温中,应避免光和热,存放在阴凉干燥的地方。

(3)运输过程中应尽量保持低温,避免光照和剧烈震荡。

(4)使用中的本品可在室温中保存1个月。

5.胰岛素的不良反应

(1)胰岛素过敏:胰岛素过敏以局部过敏反应为主,处理措施包括更换高纯度胰岛素,使用抗组胺药和糖皮质激素以及脱敏法,严重反应者应中断胰岛素治疗。①局部过敏反应:患者偶有注射部位红肿、瘙痒现象称为局部过敏,通常在几天或几周内消失,某些情况下,也可能是其他原因引起而与注射胰岛素无关。如皮肤消毒剂的刺激、注射技术不佳等,如有局部反应发生,立即告知医生。②全身过敏反应:这种反应发生较少,一旦发生则病情严重,是对胰岛素的全身过敏,症状包括全身皮疹、呼吸短促、气喘、血压下降、脉搏加快、多汗,严重者可危及生命。

(2)局部皮下脂肪萎缩:注射部位出现凹陷或硬结,这可能与胰岛素制剂中有杂质有关,当停止该部位的注射后缓慢恢复。处理措施包括勤更换注射部位,更换高纯度胰岛素,也可以采用局部理疗。

(3)低血糖反应:在胰岛素治疗过程中应密切观察血糖,尤其是有严重肝、肾病变的糖尿病患者。如果胰岛素使用过量或注射胰岛素后未及时就餐,可出现低血糖反应。为了预防低血糖反应,必须教患者学会识别和处理低血糖症状,如果经常发生低血糖且症状不易察觉,必须就医,与医生讨论是否改变治疗方案、饮食和运动计划以避免低血糖的发生。

(4)高胰岛素血症和胰岛素耐药:在无酮症酸中毒的情况下,每日胰岛素用量＞200U,持续48小时者可以确诊为胰岛素耐药。以2型糖尿病者常见,而且胰岛素用量偏大。高胰岛素血症确实能使一些人的血糖在几年甚至更长的时间内维持在不是太高的水平。但最终会导致人体胰腺组织分泌胰岛素的功能逐渐减弱以至衰竭。

(5)水肿:初用胰岛素的糖尿病患者,有的在用药后数日内出现轻重不同的水肿,以颜面与四肢多见,轻症者在数日内可自行消退,水肿较重者可用利尿剂治疗。

(6)胰岛素性屈光不正:有的糖尿病患者在接受胰岛素治疗的早期出现一过性视物模糊,这可能是胰岛素治疗后血糖迅速下降,引起晶状体、玻璃体渗透压改变,晶状体内水分外溢而出现视物模糊,屈光率下降,一般2～4周自愈。

(7)体重增加:以老年2型糖尿病患者多见。在注射胰岛素后引起腹部脂肪堆积,应指导患者配合饮食、运动治疗控制体重。

6.胰岛素与其他药物的相互作用

(1)对抗胰岛素作用:糖皮质激素、促肾上腺皮质激素、高血糖素、雌激素、口服避孕药、肾上腺素、苯妥英钠、噻嗪类利尿剂、甲状腺素、某些钙通道阻滞剂、丹那唑、二氮嗪、生长激素、肝素、H₂受体拮抗剂、大麻、吗啡、尼古丁、磺吡酮等可不同程度地升高血糖浓度,同用时应调整这些药物或胰岛素的剂量。

(2)增强胰岛素作用:口服降糖药、抗凝血药、水杨酸盐、磺胺类药、甲氨蝶呤、非甾体抗炎镇痛药、氯喹、奎尼丁、奎宁、血管紧张素转换酶抑制剂、溴隐亭、氯贝丁酯、酮康唑、锂、甲苯达唑、茶碱、某些抗抑郁药、奥曲肽可增强胰岛素降血糖作用,同用时应减少胰岛素的剂量。

7.影响胰岛素吸收的因素

(1)胰岛素类型和剂量:中、长效胰岛素吸收慢,短效、速效吸收快;大剂量高浓度的胰岛素吸收延缓,建议剂量＞40U时分次给药。

(2)患者因素:运动、按摩注射部位增加胰岛素吸收速度;环境温度低、吸烟减慢胰岛素吸收速度。

(3)注射技术:确保胰岛素注射到皮下组织。

(4)注射部位:腹部吸收最快,其次为上臂、股部和臀部。

(5)胰岛素注入后的位置:皮下脂肪组织。

8.治疗护理

(1)正确选择胰岛素注射的部位:掌握不同胰岛素的作用特点、不良反应、使用方法和操作程序。

(2)对胰岛素自我注射患者的指导。①严格按照医嘱用药,不随意停止、更换药物,定期检查血糖。②指导患者配合糖尿病饮食、运动治疗。③胰岛素注射部位的选择应考虑患者的运动情况,避免注射在运动所涉及的部位。④经常保持足够的胰岛素以及注射器和针头,经常佩戴糖尿病患者识别证件以确保离家发生并发症时能得到适当的治疗。⑤胰岛素应用中的任何改变都应在医生指导下进行。每次使用胰岛素之前都应仔细检查胰岛素的浓度、注册商标、类型、种属(牛、猪、人)、生产方法(重组人胰岛素、动物提纯胰岛素)是否是医生所建议的。⑥续购胰岛素时向医生讲清楚目前所使用胰岛素的产品名称,最好带上在用药的包装。⑦每次买药不能太多,以保证用1支备1支为宜。⑧取药前应仔细检查瓶盖是否完好;瓶签上的名称、字母标志是否清晰,是否与医生所开的处方一致;药物是否在有效期内,并要估计所购药品能否在效期内用完;检查药品的物理性状和外包装,若所买的药品变质、保护盖不严、玻璃瓶破损或有异味,一定要退回药房。⑨在混合使用两种剂型的胰岛素时,必须在医生指导下进行。注意不要改变抽取胰岛素的顺序。⑩强调胰岛素的储存条件,不要使用超过有效期的胰岛素。⑪一次性使用的注射器不得重复使用,针头和注射器不得与他人共用。⑫患者伴有下列情况时,胰岛素需要量减少:肝功能不正常;甲状腺功能减退;恶心呕吐;肾功能不正常,肾小球滤过率＜50mL/min。⑬患者伴有下列情况时,胰岛素需要量增加:高热;甲状腺功能亢进;肢端肥大症;糖尿病酮症酸中毒;严重感染或外伤;重大手术等。⑭用药期间应定期检查血糖、尿常规、肝肾功能、视力、眼底视网膜血管、血压及心电图等,以了解病情及糖尿病并发症情况。⑮糖尿病孕妇在妊娠期间对胰岛素需要量增加,分娩后需要量减少;如妊娠中发现的糖尿病为妊娠期糖尿病,分娩后应终止胰岛素治疗;随访其血糖,再根据有无糖尿病决定治疗。⑯儿童易产生低血糖,血糖波动幅度较大,调整剂量应0.5～1U,逐步增加或减少;青春期少年适当增加剂量,青春期后再逐渐减少。⑰老年人易发生低血糖,需特别注意饮食、体力活动的适量。⑱吸烟可通过释放儿茶酚胺而拮抗胰岛素的降血糖作用,吸烟还能减少皮肤对胰岛素的吸收,所以正在使用胰岛素治疗的吸烟患者突然戒烟时,应观察血糖变化,考虑是否需适当减少胰岛素用量。

(五)糖尿病的自我管理

在糖尿病治疗理论中,糖尿病患者的自我管理充当着十分重要的角色,在自我管理中,患者是主角,而医生护士则起协助和教育作用。自我管理包括很多内容,有血糖自我监测,血压、血脂、糖化血红蛋白、体重、并发症的监测以及患者疾病期间、旅游期间和生活中的饮食、运动管理等。

护理工作人员应帮助患者学会将糖尿病护理纳入日常生活之中,树立管理好糖尿病的信念,只有这样才能提高健康状况和生活质量,减少医疗费用,防止和延缓并发症的发生发展。

血糖的控制好坏直接影响到患者并发症的发生发展及患者生活质量,因此也是糖尿病治疗的关键和保障。目前,糖尿病治疗的根本是将血糖水平尽可能控制在接近正常范围,血糖的自我管理可以帮助医护人员与患者及时了解病情,以调整治疗方案。

自我血糖监测(SMBG)是近10年来糖尿病患者管理方法的主要进展之一,是进行糖尿病管理的有效工具,也是糖尿病综合治疗方法中的一个重要组成部分。应加强对患者SMBG认知的教育,让患者积极主动地参与糖尿病管理,提高自我管理能力,从而获得良好的病情控制,提高生活质量,更好地回归社会。

(1)监测血糖的时间通常选择空腹、餐前、餐后2小时、睡前及凌晨2:00~3:00。《中国糖尿病防治指南》明确指出血糖控制差的患者或病情危重者应每日监测4~7次,直到病情稳定,血糖得到控制;当病情稳定或已达血糖控制目标时可每周监测1~2次;使用胰岛素治疗者在治疗开始阶段每日至少测血糖5次;达到治疗目标后每日自我监测血糖2~4次;使用口服药和生活方式干预的患者每周监测血糖2~4次。

(2)儿童、老人或妊娠期妇女应该特别加强SMBG,而在某些特殊情况下也应该特别加强监测,如调整药物期间、改变饮食和运动习惯时、外出旅行时、情绪严重波动时、合并严重感染时、患病期间或处于围术期时等。

(六)糖尿病并发症的护理

1.预防感染的护理

①保持环境卫生,使用空调时注意通风。②积极防治上呼吸道感染和泌尿生殖道感染。③保持皮肤清洁,防止疖、痈和皮肤真菌感染。

2.糖尿病足的护理

①足部的观察与检查:经常检查足部皮肤、趾甲有无感染,有无感觉减退、麻木、刺痛,以及皮肤温度、足背动脉搏动和踝反射等。②促进肢体的血液循环:冬天足部的保暖要适度,了解痛觉减退程度,正确掌握沐浴的适宜水温,避免烫伤;经常按摩足部,每日进行适度的运动,积极戒烟。③选择合适的鞋袜,避免足部受伤:选择宽松柔软的布鞋和袜子。④保持足部清洁,避免感染:勤换鞋袜,每日用温水清洁足部,并及时擦干。及时治疗足部真菌和小伤口。

3.糖尿病酮症酸中毒和高渗性非酮症昏迷的护理

①将患者安置在重症监护病房,专人护理,给予吸氧,注意保暖,严密观察生命体征,记录

24小时出入量,按昏迷常规护理。②按医嘱执行治疗方案,迅速建立静脉通道,心功能良好者,补液速度先快后慢。③执行胰岛素治疗时,密切监测血糖变化。④注意水电解质紊乱和酸碱平衡失调的监测和纠正。⑤出现感染、心功能不全、心律失常、肾功能不全时给予相应的护理。

(七)心理护理

(1)心理治疗和护理是指用心理学原理与方法医治患者的各种困扰(包括情绪、认知和行为问题),其主要的目标是减轻患者的不良情绪反应,改善患者的不适应社会的行为,提供心理支持,重塑人格,帮助患者建立良好的人际关系和社会支持系统。

(2)在沟通交流中护理人员应具有高尚的道德和真挚的同情心、敏锐的观察力,注重接纳性、支持性、保证性和综合治疗的原则。另外还应运用语言沟通五层次,应经常评估自己与患者处于沟通的哪一个层次:①开始沟通时彼此关系生疏,为一般性交谈。②打开局面后引导对方陈述事实。③有了一定信任感后进而交流看法。④在彼此完全信任的基础上护患双方诚恳交流。⑤最后达到沟通高峰。

(3)在与患者沟通的初期需耐心细致地进行心理护理,主动找患者谈话,耐心地解释疑问。①宣教糖尿病的发生、发展和转归,指导患者掌握饮食、药物、运动、自我管理等方法。②指导血糖测量和胰岛素注射方法、注意事项、低血糖反应的应对措施、足部护理的要点等。③让患者了解到糖尿病目前虽不能根治,但通过合理控制饮食、适当运动、科学用药、保持良好的情绪可以控制病情,并能像健康人一样工作、学习和生活。④消除患者的顾虑,帮助其解决实际困难,减轻其心理负担。⑤以安慰、关怀为主,帮助患者充分发泄愤怒与不满情绪,适当转移注意力,放松心情,消除不良情绪,帮助患者自我调整心态,勇敢地面对疾病。

(4)当患者拒绝承认患病事实时,应耐心向患者讲解糖尿病诊断标准,介绍糖尿病基础知识、高血糖的危害性、饮食治疗的重要性等,使患者消除否认、怀疑、拒绝的不良心理,并积极主动配合治疗。对于有轻视、麻痹心理的患者,要耐心细致地讲解不重视治疗的后果以及并发症的危害。此期应谅解患者的不良情绪,不予计较,同时与家属配合做好心理疏导,往往能收到较好效果。

(5)当患者进入接受期,应利用患者情绪较平稳的这段时间加强对患者自我管理的指导与训练。①可根据患者年龄、身高、体重、体力活动量、饮食习惯、血糖、肾功能等综合指标,制订不同类型的饮食、运动和自我监测方案。②对儿童患者特别要注意讲究交流方式方法,应轻松愉快地宣教,既让患儿明白身体有病要加强自我保护,又要避免造成依赖或自卑心理。③还应注意着重指导家长、家属、陪护,严格执行医嘱,确保疗效。

(6)糖尿病患者心理护理应因人而异,宣教时语言尽量通俗易懂。与患者交流时要有端庄的仪表、专业的护理知识和技术水平。语言科学、举例恰当、和蔼可亲,给患者可信感。针对不同时期,应做到"四个用心",即用真诚的爱心、耐心、细心、责任心进行心理疏导,以利于身心健康。良好的情绪、乐观的心态、积极的治疗,可以促进患者早日康复,充分体现心理护理的重要性。经过实践证明,综合性心理干预与系统化健康教育不仅能增加糖尿病患者的相关知识及社会支持,还能通过放松训练,纠正错误认知及不良行为,增强患者战胜疾病的信心,消除疑虑和担忧,缓解和改善抑郁和焦虑等负性情感,从而提高生活质量。

九、健康教育

(1)糖尿病健康教育包括行为、心理素质教育。倡导健康的饮食、运动等生活方式,改变某些不良的生活习惯,不吸烟、少饮酒。

(2)教会患者要监测血糖变化,学会尿糖测定、便携式血糖计的使用和胰岛素注射技术,学会糖尿病饮食配制及自我保健。

(3)告诉患者积极配合治疗,养成良好的遵医行为,可以一定程度地预防和延缓并发症的发生,而感染、应激、妊娠和治疗不当等会加重病情。

(4)指导患者及其家属识别低血糖反应,掌握其正确的处理方法。不可随意减药和停药。

(5)指导患者定期复查,如有症状加重等情况应立即就诊。

第八节　糖尿病酮症酸中毒

糖尿病酮症酸中毒(DKA)为最常见的糖尿病急症,以高血糖、酮症和酸中毒为主要表现,是胰岛素不足和拮抗胰岛素激素过多共同作用所致的严重代谢紊乱综合征。酮体包括 β-羟丁酸、乙酰乙酸和丙酮。糖尿病加重时,胰岛素缺乏致三大代谢紊乱,不但血糖明显升高,而且脂肪分解增加,脂肪酸在肝脏经 β 氧化产生大量乙酰辅酶 A,由于糖代谢紊乱,草酰乙酸不足,乙酰辅酶 A 不能进入三羧酸循环氧化供能而缩合成酮体;同时由于蛋白合成减少,分解增加,血中成糖、成酮氨基酸均增加,使血糖、血酮进一步升高。DKA 分为三个阶段:①早期血酮升高称酮血症,尿酮排出增多称酮尿症,统称为酮症。②酮体中 β-羟丁酸和乙酰乙酸为酸性代谢产物,消耗体内储备碱,初期血 pH 正常,属代偿性酮症酸中毒,晚期血 pH 下降,为失代偿性酮症酸中毒。③病情进一步发展,出现神志障碍,称为糖尿病酮症酸中毒昏迷。目前本症因延误诊断和缺乏合理处理而造成死亡的情况仍较常见。

一、病因

1 型糖尿病(T1DM)患者有自发 DKA 倾向,2 型糖尿病(T2DM)患者在一定诱因作用下也可发生 DKA。DKA 最常见的诱因是感染,其他诱因包括胰岛素治疗中断或不适当减量、各种应激、酗酒,以及某些药物(如糖皮质激素、拟交感药物等),另有 2%～10% 原因不明。

二、发病机制

1.酸中毒

β-羟丁酸、乙酰乙酸以及蛋白质分解产生的有机酸增加,循环衰竭、肾脏排出酸性代谢产物减少导致酸中毒。酸中毒可使胰岛素敏感性降低;组织分解增加,K^+ 从细胞内逸出;抑制组织氧利用和能量代谢。严重酸中毒使微循环功能恶化,降低心肌收缩力,导致低体温和低血压。当血 pH 低至 7.2 以下时,刺激呼吸中枢引起呼吸加深加快;低至 7.1～7.0 时,可抑制呼吸中枢和中枢神经功能,诱发心律失常。

2.严重失水

高血糖、高血酮和各种酸性代谢产物引起渗透性利尿,酮体从肺排出又带走大量水分,厌食、恶心、呕吐使水分入量减少,从而引起细胞外失水;血浆渗透压增加,水从细胞内向细胞外转移引起细胞内失水。

3.电解质平衡失调

渗透性利尿同时使钠、钾、氯、磷酸根等大量丢失,厌食、恶心、呕吐使电解质摄入减少,引起电解质代谢紊乱。DKA时体内总钠缺失,但因失水血液浓缩,就诊时血钠水平可能表现为正常、低于或高于正常。胰岛素作用不足,钾离子(K^+)从细胞内逸出导致细胞内失钾,体内严重缺钾;由于血液浓缩、肾功能减退时 K^+ 滞留以及酸中毒致 K^+ 从细胞内转移到细胞外,因此血钾浓度可正常或增高。随着治疗过程中补充血容量(稀释作用),尿 K^+ 排出增加,以及纠正酸中毒及应用胰岛素使 K^+ 转入细胞内,可出现严重的低钾血症,诱发心律失常,甚至心搏骤停。

4.携带氧系统失常

DKA 时红细胞糖化血红蛋白(GHb)增加以及 2,3-二磷酸甘油酸(2,3-DPG)减少,使血红蛋白与氧亲和力增高,血氧解离曲线左移。酸中毒时,血氧解离曲线右移,释放氧增加(玻尔效应),起代偿作用。若纠正酸中毒过快,失去这一代偿作用,可使组织缺氧加重,引起脏器功能紊乱,尤以脑缺氧加重,导致脑水肿最为重要。

5.周围循环衰竭和肾功能障碍

严重失水,血容量减少和微循环障碍可导致低血容量性休克。肾灌注量减少引起少尿或无尿,严重者发生急性肾功能衰竭。

6.中枢神经功能障碍

严重酸中毒、失水、缺氧、体循环及微循环障碍可导致脑细胞失水或水肿、中枢神经功能障碍。此外,治疗不当如过快过多补充碳酸氢钠会导致反常性脑脊液酸中毒加重,血糖下降过快或输液过多过快、渗透压不平衡可引起继发性脑水肿并加重中枢神经功能障碍。

三、临床表现

1.早期

三多一少症状加重。酸中毒失代偿后,疲乏,食欲减退,恶心呕吐,多尿,口干,头痛,嗜睡,呼吸深快,呼气中有烂苹果味(丙酮)。

2.中期

严重失水,尿量减少,眼眶下陷,皮肤和黏膜干燥,血压下降,心率加快,四肢厥冷。

3.后期

不同程度的意识障碍,昏迷。少数患者表现为腹痛,酷似急腹症,易误诊。虽然患者常有感染,但其临床表现可被DKA的表现所掩盖且往往因外周血管扩张而体温不高甚至偏低,是预后不良的表现。

四、辅助检查

1.尿液检查

尿糖强阳性、尿酮阳性,可有蛋白尿和管型尿。

2.血液检查

血糖增高,一般为 16.7～33.3mmol/L,有时可达 55.5mmol/L 以上。血酮体升高,>1.0mmol/L 为高血酮,>3.0mmol/L 提示可有酸中毒。血 β-羟丁酸升高。血实际 HCO_3^- 和标准 HCO_3^- 降低,CO_2 结合力降低,酸中毒失代偿后血 pH 下降;剩余碱负值增大,阴离子间隙增大,与 HCO_3^- 降低大致相等。血钾在治疗前可正常、偏低或偏高,治疗后若补钾不足可严重降低。血钠、血氯降低,血尿素氮和肌酐常偏高。血浆渗透压轻度上升。部分患者即使无胰腺炎存在,也可出现血清淀粉酶和脂肪酶升高,治疗后数天内降至正常。即使无合并感染,也可出现白细胞数及中性粒细胞比例升高。

五、诊断

早期诊断是决定治疗成败的关键。

1.可疑诊断

对原因不明的恶心、呕吐、酸中毒、失水、休克、昏迷的患者,尤其是呼吸有酮味(烂苹果味)、血压低而尿量多者,不论有无糖尿病病史,均应想到本病的可能性。立即查末梢血糖、血酮、尿糖、尿酮,同时抽血查血糖、血酮、β-羟丁酸、尿素氮、肌酐、电解质、血气分析等以肯定或排除本病。

2.确诊依据

如血糖>11.1mmol/L 伴酮尿和酮血症,血 pH<7.3 和(或)血碳酸氢根<15mmol/L 可诊断为 DKA。

3.严重程度判定

DKA 诊断明确后,尚需判断酸中毒严重程度:pH<7.3 或碳酸氢根<15mmol/L 为轻度;pH<7.2 或碳酸氢根<10mmol/L 为中度;pH<7.1 或碳酸氢根<5mmol/L 则为重度酸中毒。

六、鉴别诊断

凡出现高血糖、酮症和酸中毒表现之一者都应排除 DKA。

1.其他类型的糖尿病昏迷

如低血糖昏迷、高渗高血糖综合征、乳酸性酸中毒。

2.其他疾病所致的昏迷

如尿毒症、脑血管意外等。部分患者以 DKA 作为糖尿病的首发表现,某些病例因其他疾病或诱发因素为主诉,有些患者 DKA 与尿毒症或脑卒中共存等使病情更为复杂,应注意辨别。

七、治疗

对早期酮症患者,仅需给予足量胰岛素及补充液体,严密观察病情,定期查血糖、血酮,调整胰岛素剂量;对酸中毒甚至昏迷患者一旦确诊应立即积极抢救。其原则是尽快补液以恢复血容量,纠正失水状态,降低血糖,纠正电解质及酸碱平衡失调,同时积极寻找和消除诱因,防治并发症,降低病死率。

1.补液

补液是治疗的关键环节。只有在有效组织灌注改善、恢复后,胰岛素的生物效应才能充分发挥。基本原则为先快后慢、先盐后糖。轻度脱水不伴酸中毒者可以口服补液,中度以上的DKA患者需进行静脉补液。通常先使用生理盐水。输液量和速度的掌握非常重要,DKA失水量可达体重的10%以上。开始时输液速度较快,在1~2小时输入0.9%氯化钠1000~2000mL,前4小时输入所计算失水量1/3的液体,以便尽快补充血容量,改善周围循环和肾功能。如治疗前已有低血压或休克,经快速输液仍不能有效升高血压,应输入胶体溶液并采用其他抗休克措施。以后根据血压、心率、每小时尿量、末梢循环情况及有无发热、吐泻等决定输液量和速度,老年患者及有心肾疾病患者必要时根据中心静脉压指导治疗。24小时输液量应包括已失水量和部分继续失水量。当血糖下降至13.9mmol/L时,根据血钠情况以决定改为5%葡萄糖注射液或葡萄糖生理盐水,并按每2~4g葡萄糖加入1U短效胰岛素。鼓励患者喝水,减少静脉补液量;也可使用胃管灌注温0.9%氯化钠注射液或温开水,但要分次少量缓慢灌注,避免呕吐而造成误吸,不宜用于有呕吐、胃肠胀气或上消化道出血者。对于心、肾功能不全的患者,应避免补液过度,在严密监测血浆渗透压及心、肺、肾功能和神志状态下调整补液量和速度。

2.使用胰岛素

一般采用小剂量(短效)胰岛素治疗方案,即每小时给予每千克体重0.1U胰岛素,使血清胰岛素浓度恒定达到100~200μU/mL,这已有抑制脂肪分解和酮体生成的最大效应以及相当强的降低血糖效应,而促进钾离子运转的作用较弱。通常将短效胰岛素加入生理盐水中持续静脉滴注(应另建输液途径),也可间歇静脉注射。以上两种方案均可加用首次负荷量,静脉注射短效胰岛素10~20U。血糖下降速度一般以每小时降低3.9~6.1mmol/L为宜,每1~2小时复查血糖;若在补足液量的情况下,开始治疗2小时后血糖下降不理想或反而升高,胰岛素剂量应加倍。当血糖降至13.9mmol/L时开始输入5%葡萄糖注射液(或葡萄糖生理盐水),并按比例加入胰岛素,此时仍需每4~6小时复查血糖,调节输液中胰岛素的比例及每4~6小时皮下注射1次短效胰岛素4~6U,使血糖水平稳定在较安全的范围内。病情稳定后过渡到胰岛素常规皮下注射。

3.纠正电解质及酸碱平衡失调

(1)经输液和胰岛素治疗后,酮体水平下降,酸中毒可自行纠正,一般不必补碱。但严重酸中毒影响心血管、呼吸和神经系统功能,应给予相应治疗,但补碱不宜过多、过快。补碱指征为血pH<7.1,[HCO$_3^-$]<5mmol/L。应采用等渗碳酸氢钠(1.25%~1.4%)溶液或将5%碳酸

氢钠 84mL 加注射用水至 300mL 配成 1.4％等渗溶液，一般仅给 1～2 次。补碱过多过快，可产生不利影响，包括脑脊液反常性酸中毒加重、组织缺氧加重、血钾下降和反跳性碱中毒等。

（2）DKA 患者有不同程度的失钾。如上所述，治疗前的血钾水平不能真实反映体内缺钾程度，补钾应根据血钾和尿量调整。治疗前血钾低于正常，在开始胰岛素和补液治疗同时立即开始补钾；血钾正常、尿量＞40mL/h，也立即开始补钾；血钾正常、尿量＜30mL/h，暂缓补钾，待尿量增加后再开始补钾；血钾高于正常，暂缓补钾。氯化钾部分稀释后静脉输入，部分口服。治疗过程中定期监测血钾和尿量，调整补钾量和速度。病情恢复后仍应继续口服钾盐数天。

4.处理诱发因素和防治并发症

在抢救过程中要注意治疗措施之间的协调及从一开始就重视防治重要并发症，特别是脑水肿和肾功能衰竭，维持重要脏器功能。

（1）休克：如休克严重且经快速输液后仍不能纠正，应详细检查并分析原因，如确定有无合并感染或急性心肌梗死，给予相应措施。

（2）严重感染：是常见诱因，也可继发于本症。因 DKA 可引起低体温和血白细胞数升高，故不能以有无发热或血常规改变来判断，应积极处理。

（3）心力衰竭、心律失常：年老或合并冠心病者补液过多可导致心力衰竭和肺水肿，应注意预防。可根据血压、心率、中心静脉压、尿量等调整输液量和速度，酌情应用利尿剂和正性肌力药。血钾过低、过高均可引起严重心律失常，宜用心电图监护，及时治疗。

（4）肾功能衰竭：是本症的主要死亡原因之一，与原来有无肾病变、失水和休克程度及持续时间、有无延误治疗等密切相关。强调注意预防，治疗过程中密切观察尿量变化，及时处理。

（5）脑水肿：病死率甚高，应着重预防、早期发现和治疗。脑水肿常与脑缺氧、补碱或补液不当、血糖下降过快等有关。如经治疗后，血糖有所下降，酸中毒改善，但昏迷反而加重或虽然一度清醒又再次昏迷或出现烦躁、心率慢而血压偏高、肌张力增高，应警惕脑水肿的可能。可给予地塞米松、呋塞米或给予白蛋白。慎用甘露醇。

（6）因酸中毒引起呕吐或伴有急性胃扩张者，可用 1.25％碳酸氢钠溶液洗胃，清除残留食物，预防吸入性肺炎。

八、护理措施

1.补液的护理

（1）补液方式：①清醒患者可口服补液，昏迷者可通过胃管补液。②一般建立 2 个静脉通道补液，严重脱水的可以建立 3～4 条静脉通道。

（2）迅速补液。①补液原则：先快后慢，先盐后糖。最初 2～3 小时输入 2000mL 生理盐水，待血液循环改善后每 6～8 小时静脉补液 1000mL，一般最初 24 小时的补液总量为 4000～5000mL，个别的可达到 8000mL 左右。②对于因休克血容量持续不恢复的可以输入血浆或代血浆以便提高有效血容量。③如 pH＞7.2，CO_2CP＞9mmol/L，HCO_3^-＞8mmol/L，给予纠酸不必补碱；如 pH＜7.1，CO_2CP＜9mmol/L，HCO_3^-＜8mmol/L，应补碱。宜静脉补充 1.25％ $NaHCO_3$，4 小时内滴注完毕，同时注意监测血 pH 变化，当 pH 升至 7.2 时应停止补碱。

2.胰岛素应用的护理

胰岛素是治疗 DKA 最关键的药物。明确诊断无休克患者立即使用胰岛素。

(1)使用方法:静脉使用。

(2)补充速度:每小时 5～7U 或 0.1U/(kg·h)。根据血糖水平调整补充胰岛素的速度。

(3)降糖速度:以每 2 小时血糖值下降幅度＜基础血糖值的 20％或 4 小时血糖下降值＜基础血糖值的 30％为宜。

(4)血糖降到 14mmol/L 左右后改为静脉输入糖胰比为(2～4)∶1 的糖水。

(5)对于重度脱水至休克者先补充液体,待血容量改善后才使用胰岛素,否则在组织灌注量枯竭的状态下胰岛素发挥的作用不明显。

(6)血糖监测:一般间隔 1～2 小时监测血糖。直到血糖降到 14mmol/L 以后改为每 4 小时监测 1 次血糖。

3.病情观察

(1)严密监测患者的生命体征,包括神志、瞳孔等,必要时安置床旁心电监护。

(2)严密监测血糖、血酮变化。

(3)严格记录 24 小时出入量,特别是尿量。

(4)及时配合医生抽血检查患者的各项生化指标如血糖、血钾、血酮、血气分析等,便于医生调整治疗方案。

4.做好各种管道护理

如胃管、尿管、氧气管及输液管道等护理,气管插管的患者注意保持呼吸道通畅,必要时吸痰等。

5.协助患者生活护理

如口腔、皮肤护理。

6.安全护理

烦躁患者加床挡防坠床。在积极治疗患者原发病的同时做好预防并发症的发生。

7.心理护理

给予清醒紧张患者心理护理,昏迷者做好患者家属的安慰、指导工作。

九、健康教育

(1)包括饮食、运动、药物的使用指导。

(2)教会患者自我监测血糖的方法。

(3)讲授糖尿病相关急慢性并发症的知识。让患者了解此次发病的原因及 DKA 的常见诱因及预防措施。

(4)告知患者定期门诊复查的重要性。

第九节　糖尿病足

糖尿病足是由于糖尿病血管、神经病变引起下肢异常的总称,因合并感染引起肢端坏疽者称为糖尿病肢端坏疽,是糖尿病足发展的一个严重阶段。糖尿病患者入院治疗的主要原因之一是足部溃疡。大量的调查资料表明,糖尿病足不但导致糖尿病患者的生活质量下降,而且造成巨大的经济和社会负担。

一、流行病学

据报道,在美国 1600 万糖尿病患者中,有近 25％的患者并发过足部溃疡。糖尿病足部溃疡多发于糖尿病病程 10 年以上者,病程超过 20 年以上者 45％的患者存在有足部神经障碍性病变。在德国,有学者报道,糖尿病足部溃疡的发生率占糖尿病总数的 15％,需要截肢(趾)者高达 33％,而且不管截肢与否,糖尿病足部溃疡患者的病死率高达 29％。而在 Wagner 分级中 4 级以上而未行手术治疗的严重患者,病死率达 54％,因此造成的经济和社会负担也相当大。有学者报道,在 1779 名糖尿病住院患者中,有 163 例(占 9.16％)因足部损害而住院,这163 名患者总的住院天数为 7247 天,平均 45 天,总的住院费用达 914 534.39 美元,无论是住院天数,还是住院费用均随足部病变的严重程度而增加。因此,早期预防、早期治疗糖尿病足部溃疡,阻止病变向严重情况发展,不仅能减少糖尿病患者的足部溃疡的发病率及其病死率,而且还能减少治疗所带来的沉重的经济和社会负担。

二、解剖生理特点

足是人体中离心脏最远的部分,它的血液供应是小动脉,即胫前动脉、胫后动脉和腓动脉以及它们的分支和微小动脉。糖尿病外周血管病变主要累及小动脉和微小动脉,血液供应减少,使足部的微循环系统受到影响,发生营养障碍。支配足部的神经包括感觉神经、自主神经和运动神经。正常的感觉可使人保持平衡。痛觉的本身并非使人感觉到疼痛,而是使人遭受的伤害降低到最低限度。如果痛觉神经消失一半,痛觉仍存在,但阈值明显升高。正常的自主神经可使汗腺分泌足够的汗液,湿润皮肤,不致干燥皲裂。运动神经使足内肌功能正常,以保证正常的足部结构,以免产生足底溃疡。糖尿病患者足部神经病变,可出现感觉异常(如疼痛感、麻木感等),皮肤干燥,易产生溃疡皲裂,足部正常结构受损。

三、发病机制

糖尿病足萎缩性病变的基础是神经和血管病变,而感染则使其加重。在 1 型糖尿病患者中,以神经病变为主,而在老年控制不理想的 2 型糖尿病患者中,常同时存在周围血管病变和神经病变。导致截肢的糖尿病足部溃疡起病于多种途径。对于糖尿病足部溃疡的发生来说,周围神经病变和周围血管病变是各自独立的危险因素。对预测糖尿病足部病变发生具有重要临床意义的独立指标为:跟腱反射消失,对 5.07 级塞姆斯-温斯坦纤维感觉消失,跨皮肤氧分压<4.0kPa(30mmHg)。其中最危险的因素为皮肤氧化的受损。踝-臂血压指数(踝/臂收缩压比值)并非一种具有重要临床意义的独立危险因素。值得注意的是,一旦出现踝/臂血压指数降低,动脉搏动消失,表明存在血管病变,需行外周血管分流手术。周围神经感觉消失和周围血管病变以及在此基础上产生的感染为糖尿病足部病变的致病因素,可单独致病,也可联合致病。在评估糖尿病足病变程度时,应同时考虑这三种因素。

（一）周围神经病变

周围神经病变是糖尿病最常见的并发症之一，也是导致糖尿病肢端坏疽的重要原因。糖尿病肢端神经病变主要为多发性、对称性感觉运动神经病变。大约有10%的患者在发现糖尿病时已有神经病变，病程25年以上者周围神经病变的患病率为50%。但由于研究方法、病例选择及诊断标准不够统一，各家的报道有一定差异。一般认为应用肌电图神经传导速度测定结果发现患病率较高，以临床症状为标准则发病率相对较低。有报道检查了一组糖尿病患者的尺神经传导速度和振动觉，发现99%有神经病变。上海地区10万人口调查中，新发现的150例糖尿病患者中，并有神经病变者占90%，其中有周围神经病变者占85%，文献示如果从有神经病变者135例中统计，则周围神经病变者占94.07%，自主神经病变者占62.2%。某医院对368例老年和老年前期糖尿病足坏疽的分析，其中周围神经病变患病率为100%，另外对90例糖尿病及61例糖尿病坏疽患者和30例性别和年龄相当的健康人，分组测定胫后神经传导速度作为对照。结果显示，糖尿病足坏疽组患者神经传导速度为(5.5 ± 11.3)m/s，糖尿病组为(27.7 ± 16.9)m/s，健康对照组为(43.9 ± 18.3)m/s。三组间比较有显著差异。说明糖尿病患者和其坏疽患者均有周围神经损伤，只是程度不同。但在临床452例糖尿病肢端坏疽分析中，有下肢麻木疼痛、感觉迟钝或丧失等有临床症状者仅占51.7%，明显低于上述报道。因此在工作中既要临床观察，还要做仪器检查，才能做到早发现、早预防、早治疗，避免坏疽发生。即使是在截肢的病例中，也存在单独致病和混合致病两种。有资料表明，在糖尿病足截肢病例中，46%主要为缺血性病变，59%为感染，61%为神经病变，81%为伤口不能愈合，84%为溃疡，55%为坏疽，36%起源于微小的外伤、感染、截肢（其中36%是由于穿不合适的鞋所致皮肤溃疡）。由此可见多种因素的联合作用导致截肢。

1.感觉神经病变

在周围神经病变所致的糖尿病足部病变患者中，虽感觉减退甚至消失，足部神经病变可使患者感觉异常，临床上可出现麻木、疼痛、灼痛或组织放射痛。不管是否存在足部溃疡，感觉消失病例中常出现痛觉。这样痛觉和感觉消失并非不相关的两个状态，可同时存在。周围神经病变导致的感觉消失，使患者失去自我保护机制，易受到外部的损伤，在出现足部病变时也难以早期察觉，及时就诊，甚至在已有足部溃疡的情况下，仍可行走而无痛觉，以致溃疡恶化，出现病菌感染发展为严重肢端坏疽。当已感染的无痛性溃疡出现疼痛时，提示感染的恶化，虽然溃疡表面可能无改变，但感染可穿透至足的深部组织。足部感觉障碍或消失，常导致穿通性神经性溃疡，并常伴随胼胝，因此，凡伴随胼胝的足部溃疡一般称为神经性溃疡。

2.运动神经病变

由于运动神经损伤，足部的伸肌和屈肌之间张力不平衡，足内骨间肌萎缩无力，肌肉失平衡，导致足部结构破坏，出现如弓形足、锤状趾、爪样趾等。足的负重部位可导致无痛性畸形，韧带撕裂，小的骨折或形成沙尔科足。这些畸形的足趾在来自鞋或鞋垫共同增加的压力作用下，出现趾尖溃疡，可能与第1跖骨头下脂肪垫变薄或移位有关。足趾头和第1跖骨头下易形成胼胝、溃疡和感染，可导致骨髓炎甚至截肢。

3.自主神经病变

自主神经可控制皮肤微血流，对周围温度改变的自主神经介导的生理效应是通过保温或散热来调节,当自主神经受损伤,导致皮肤血流增加尤其是下垂部的皮肤血流灌注量增加,可导致皮肤表面温度升高,肢体远端缺血,增加跗骨骨质吸收,下肢皮肤水肿或萎缩,而发生坏疽。糖尿病自主神经病变导致肢端皮肤少汗或无汗,患者足部皮肤干裂,很容易受细菌感染引起溃疡、蜂窝织炎、深部脓肿。

(二)周围血管病变

从动脉粥样硬化板块的组成来说,糖尿病和非糖尿病患者几乎相同,均由脂肪沉积、平滑肌细胞、单核细胞、巨噬细胞和钙化组成,但糖尿病和非糖尿病患者的区别在于病变血管的部位,糖尿病患者的病变部位常为胫前、胫后和腓动脉分叉以下,有时累及远侧股浅动脉,表现为这些动脉的广泛管腔狭窄或闭塞,足背动脉及足部的动脉多不受累,足部微循环也无闭塞性病变,同时糖尿病患者下肢和足部动脉常有内膜钙化,年龄大或病程长者动脉中层也可钙化。而非糖尿病者常累及近端血管,如股动脉、颈动脉、主动脉等。另一区别在于糖尿病患者出现粥样硬化的时间较早,进展较快,男女发病情况相似,无明显性别差异。

糖尿病肢端坏疽的病因病理基础是微血管病变,其主要特征是微血管壁内皮细胞损伤,基底膜增厚,导致微血管腔狭窄或闭塞,形态改变及功能异常,造成微循环障碍。组织缺血、缺氧、代谢紊乱、营养物质不易吸收,代谢产物不易排出,局部容易感染而发生坏疽。

糖尿病足趾坏疽形成的原因有:①在动脉粥样硬化的基础上血栓形成。②继发于感染后微血栓形成。③来自近端大血管溃疡斑块的胆固醇栓塞,局部表现为青紫且与正常组织分界明显,如果为双侧,表面栓塞来自主动脉及以上部位,如果为单侧,则来自股动脉或以下部位。④影响外周血管活性药物的使用,使局部发生坏疽,故在糖尿病患者中应慎用缩血管药物。如患者出现休克,应酌情使用血管活性药物,但应每日进行足部检查。这些血管活性药物包括抢救休克时使用的多巴胺和常用于治疗心绞痛和高血压的β受体阻滞剂。

(三)感染

由于糖尿病患者胰岛素相对或绝对不足,患者机体组织及血液中含有高浓度的糖,有利于某些细菌的生长。高血糖可使血液渗透压增高,白细胞的活动和吞噬细菌功能受到抑制,淋巴细胞转化率降低,细胞免疫功能及抗体生成均有所降低,因此,容易发生感染。一旦感染,又容易进一步发展,反过来又促进糖尿病病情加重,如此反复地相互影响,形成恶性循环,感染不易控制,甚至可发展为严重的肢端坏疽。

酮症酸中毒时酮体生成过多,粒细胞的活动受到抑制,白细胞吞噬能力显著降低,减弱对炎症的反应。抗体生成能力降低,有利于细菌生长。有研究表明,正常人在炎症部位的乳酸积聚,可以使细菌迅速死亡,而在酮症酸中毒时,酮体可以降低乳酸的杀菌能力。使患者对感染的抵抗力显著下降,机体防御能力降低。

糖尿病控制不佳时,机体内蛋白质合成减少、分解加快,体内蛋白质进行性消耗,使免疫球蛋白、补体生成能力降低,淋巴细胞转化率明显下降,T细胞、B细胞和抗体数量减少,有利于细菌生长,同时也改变了白细胞依赖氧的杀菌能力,降低了吞噬细胞的功能,使细菌容易生长,导致肢端溃烂、坏疽或坏死。

微循环障碍导致组织缺血缺氧是感染容易发生的另一种原因。机体受到某种刺激或损伤,在致病因子作用下,机体对损伤的基本反应是炎症,而炎症反应的实质是微循环障碍。微血管处于应激状态,而应激反应导致微动脉痉挛性收缩,微循环陷入断流状态,如果致病因子过于强烈或持久,带来的是血流动力学和血液流变学改变。微血管壁通透性增强,血浆外渗增多,红细胞变形后而失去携氧能力。白细胞由管壁游出,而吞噬细菌的能力下降,血小板聚集,黏附能力增强,加重微循环障碍,组织缺血缺氧,细菌容易感染。加之机体被损伤后,局部组织水肿、出血、渗出,炎症和红肿使局部张力增加,可机械性直接压迫微血管血流,加重局部缺血、缺氧,各种致病菌容易感染,导致坏疽。

由此可见,感染是糖尿病足的主要威胁。感染可以是浅表的,也可是广泛、深层的,并且感染易于扩散。糖尿病患者伤口肉芽组织形成不好、愈合不良,使细菌容易侵入,感染持续时间延长。感染可由细微的皮肤损伤引起,并很快沿着肌肉、筋膜层扩散至足部和下肢的腱鞘和肌肉,甚至引起骨髓炎,具有很高的肢体坏疽率和截肢率。糖尿病足感染最常见的致病菌为革兰阳性菌(尤其是金黄色葡萄球菌、链球菌),其次为革兰阴性杆菌、厌氧菌。有时从 1 份标本中可以培养出 3～6 种致病菌。多数情况下,伤口表面的细菌和伤口深部的不一样,因此不能简单根据从伤口表面培养的细菌来选用抗生素。可首先选用广谱抗生素,等取自伤口深部的细菌培养和药敏结果出来之后,再针对性地更换敏感药物。

四、临床表现

1.症状

患者除有糖尿病三多一少症状外,还可出现皮肤瘙痒、肢端感觉异常,包括刺痛、灼痛、麻木以及感觉迟钝或丧失,可出现脚踩棉絮感,常有鸭步行走、间歇性跛行、休息痛、无力、下蹲后起立困难。

2.体征

糖尿病足部病变为萎缩性病变,基础病变为溃疡和坏疽,局部可出现红、肿、热,血糖控制较困难,当感染严重时可出现发热等全身症状。其临床表现可不同,主要视致病原因是神经病变或是缺血或是感染。病变可以是单一的,也可能是混合的。

查体时可发现肢端皮肤颜色变黑伴有色素沉着,肢端凉、水肿。可有趾间真菌感染、红癣、甲沟炎和趾甲内陷。皮肤干裂、无汗、毳毛少或形成水疱、血疱、糜烂、溃疡,可出现足的坏疽和坏死,当有产气菌感染时,可闻及捻发音。肢端肌肉营养不良、萎缩、张力差,易出现韧带损伤、骨质破坏,甚至病理性骨折。可出现跖骨头下陷,跖趾关节弯曲,形成弓形足、槌状趾、鸡爪趾、沙尔科关节等。肢端动脉搏动减弱或消失,血管狭窄处可闻及血管杂音,深浅反射迟钝或消失。

沙尔科关节是典型的神经病变性糖尿病足畸形,可分为四期。①第 1 期或急性期,患者可能有轻度外伤史,足部出现红、肿、热和相关搏动,但这必须与蜂窝织炎鉴别。此时的处理主要为减轻重力负荷,有效的方法是石膏托,直至皮肤温度回降至正常。正常的皮肤温度是病变处于非活动期的标准。②第 2 期,常由于患者在急性期仍经常活动所致。此时可出现骨质溶解和骨折。虽然起初患者就诊时 X 线检查可正常,但在 2～3 个星期后可出现骨折,重复 X 线摄片,可发现骨折迹象,常为跖跗关节和跗骨间关节。③第 3 期,由于关节的骨折和塌陷出现关节的畸形,足弓塌陷使足外形出现畸形。此时患者需穿特殊模型的鞋,偶尔需手术治疗。④第4期,常由于第3期患者继续用未作特殊保护的足行走所致。足弓塌陷使此处压力增加,出现足底溃疡。溃疡的感染可导致足坏疽和截肢。

以外周小动脉病变为主的足部缺血性病变的临床特征有:①病变局部疼痛明显,为黑色干性坏疽,病变可局限于足趾或足跟,可伴有广泛浅表感染。②足缺血,当足抬高时可出现足部苍白,受压部位可出现青紫。③足部萎缩、消瘦,趾甲增厚,汗毛稀少。④外周动脉搏动减弱或消失。⑤外周静脉充盈缓慢,常大于15秒。⑥可出现其他缺血性改变的临床症状。⑦感觉神经和腱反射经常减弱或正常。

足部的浅表性感染可表现为趾间真菌感染、红癣、甲沟炎和趾甲内陷,而足的深部感染的发生往往是隐匿的,可以是趾甲根部感染所致的足背蜂窝织炎,表现为足背广泛性水肿、红斑,常与远端的坏疽有关;足弓深部感染可表现为足底动脉弓血栓性闭塞,影响骨间动脉血液供应,如有气体或腐败味产生,表明有厌氧菌感染。严重的感染可累及趾骨和跖骨,形成骨髓炎。

五、检查

实验室检查除有关糖尿病及其并发症的常规检查外,需注意感染迹象,如白细胞增多、红细胞沉降率、C反应蛋白增高等,可做坏疽、病灶分泌物的细菌培养及药敏试验。

多普勒超声检查可发现股动脉以及足背动脉病变,可做定位和定量分析。由于仪器型号和操作方法的不同,结果也不同。以下是某医院的指标。①早期病变:血管腔狭窄低于正常人的25%以下,血流量少于正常人的35%,加速度/减速度值>1.4。②轻度病变:血管腔狭窄低于正常人的25%~50%,血流量少于正常人的35%~50%,加速度/减速度值>1.6。③中度病变:血管腔狭窄低于正常人的50%~70%,血流量少于正常人的50%~70%,加速度/减速度值>1.8。④重度病变:血管腔狭窄低于正常人的75%以上,血流量少于正常人的70%以上,加速度/减速度值>1.8或等于“0”。血压指数是一种非创伤性的检查。踝/臂收缩压比值,正常人为1.0~1.4,<0.9提示有轻度供血不足,0.5~0.7可有间歇性跛行,0.3~0.5可有缺血性休息痛,<0.3可发生坏死。一般认为,踝/臂收缩压比值<0.5提示严重缺血,但如果动脉搏动不能触及,比值>0.5可能掩盖了足部严重缺血。踝/臂收缩压比值是一种更可靠的指标,比值<0.5是足部缺血的信号。

肌电图、神经传导速度、诱发电位和震动感觉的检测可作为诊断下肢有无周围神经病变和评估神经病变程度的方法。用纤维检测糖尿病足简单易行:1g纤维(塞姆斯-温斯坦4.17级)能被正常人感觉到,能检测早期感觉神经病变,此期病变不需特殊处理;10g纤维(5.07级)能鉴别需特殊保护的区域;75g纤维(6.10级)能鉴别失去保护性感觉的区域。

跨皮肤氧分压($TcPO_2$)测定是用Clark极谱仪电极放置在保温于43~45℃的足背皮肤,虽然电极可放置于皮肤的任何部位,但常放置于接近萎缩部位以预测伤口愈合的潜能和建议截肢的部位。$TcPO_2$与皮肤缺血有关。正常人$TcPO_2$接近PaO_2,$TcPO_2$<4.0kPa(30mmHg)意味着萎缩性病变难以愈合。在吸入100%氧气10分钟后,如$TcPO_2$提高1.3kPa(10mmHg)以上,说明预后较好。

X线检查可发现骨质疏松、脱钙、骨髓炎、骨质破坏、死骨形成、骨关节病变以及动脉钙化，也可发现气性坏疽时的软组织变化。

动脉造影可确诊血管腔内的各种病变，常用于截肢或血管重建术前血管病变的定位。但检查本身可导致血管痉挛，加重缺血。

六、诊断与鉴别诊断

糖尿病患者凡上述检查证实有肢端病变者均可诊断为糖尿病足。根据病变程度和参照国外标准，糖尿病足坏疽的临床分型与分级如下。

（一）坏疽的临床分型

1.湿性坏疽

糖尿病湿性坏疽较多，占糖尿病肢端坏疽的 78.0%。多因肢端循环及微循环障碍，常伴有周围神经病变，皮肤损伤感染化脓。坏疽轻重不一，可有浅表溃疡或严重坏疽。局部常有红、肿、热、痛、功能障碍，严重者常伴有全身不适、毒血症或败血症等临床表现。

（1）湿性坏疽前期：常见肢端供血正常或不足，局部水肿，皮肤颜色发绀，麻木，感觉迟钝或丧失，部分患者有疼痛，动脉搏动正常或减弱，常不能引起患者的注意。

（2）湿性坏疽初期：常见皮肤水疱、血疱、烫伤或冻伤、鸡眼或胼胝等引起的皮肤浅表损伤或溃疡，分泌物较少。病灶多发生在足底、足背、小腿或前臂。

（3）轻度湿性坏疽：感染已波及皮下肌肉组织或已形成轻度的蜂窝织炎。感染可沿肌间隙蔓延扩大，形成窦道，脓性分泌物增多。

（4）中度湿性坏疽：深部感染进一步加重，蜂窝织炎融合形成大脓腔，肌肉、肌腱、韧带破坏严重，脓性分泌物及坏死组织增多。

（5）重度湿性坏疽：深部感染蔓延扩大，骨与关节破坏，可能形成假关节，坏疽可累及部分足趾或部分足。

（6）极重度湿性坏疽：足或手的大部或全部感染化脓、坏死，并常波及踝关节及小腿。

2.干性坏疽

糖尿病患者干性坏疽较少，仅占坏疽患者的 6.8%。多发生在糖尿病患者肢端动脉及小动脉粥样硬化的基础上，使血管腔狭窄或动脉血栓形成，致使血管腔阻塞，血流逐渐或骤然中断，但静脉血流仍然畅通，造成局部组织液减少，导致血流中断的远端肢体，发生不同程度的干性坏疽，其坏疽的程度与血管阻塞部位和程度相关。较小动脉阻塞则坏疽面积较小常形成灶性干性坏死，较大动脉阻塞干性坏疽的面积较大，甚至整个肢端完全坏死。

（1）干性坏疽前期：常有肢端动脉供血不足，患者怕冷，皮肤温度下降，肢端干枯，麻木刺痛或感觉丧失。间歇性跛行或休息痛，多为持续性。

（2）干性坏疽初期：常见皮肤苍白、血疱或水疱、冻伤等浅表干性痂皮。多发生在指趾末端或足跟部。

（3）轻度干性坏疽：常见手足指（趾）末端或足跟皮肤局灶性干性坏死。

（4）中度干性坏疽：常见少数手足指（趾）及足跟局部较大块干性坏死，已波及深部组织。

（5）重度干性坏疽：常见手或足的多个指（趾）或部分手足由发绀色逐渐变灰褐色，继而变为黑色坏死，并逐渐与健康皮肤界限清楚。

（6）极重度干性坏疽：手或足的大部或全部变黑坏死，呈木炭样，部分患者有继发感染时，坏疽与健康组织之间有脓性分泌物。

3.混合性坏疽

糖尿病患者混合性坏疽较干性坏疽稍多见，占坏疽的15.2%，常见于2型糖尿病患者。肢端某一部位动脉或静脉阻塞，血流不畅，引起干性坏疽，而另一部分合并感染化脓。其特点是：混合坏疽是湿性坏疽和干性坏疽的病灶，同时发生在同一个肢端的不同部位。混合坏疽患者一般病情较重，溃烂部位较多，面积较大，常涉及大部分或全部手足。感染重时可有全身不适，体温及白细胞增高，毒血症或败血症发生。肢端干性坏疽时常并有其他部位血管栓塞，如脑血栓、冠心病等。

（二）坏疽的临床分级

临床分级的依据，通过临床观察，当皮肤层损伤后，感染的程度依次表现的部位是肌肉、肌腱韧带、骨膜骨质。由此认为，肌腱韧带的抗感染能力强于肌肉，而骨质的抗感染能力又强于肌腱和韧带。当肌腱韧带、骨质均受到感染破坏，其坏疽感染已发展到一定深度、广度和严重程度。因此，结合国外分级标准，将糖尿病肢端坏疽病变程度划分为0~5级。

0级：皮肤完整，皮肤无开放性病灶。常表现为肢端供血不足，皮肤凉、颜色发绀或苍白、麻木、感觉迟钝或丧失。肢端刺痛或灼痛，常兼有足趾或足的畸形等高危足表现。

1级：肢端皮肤有开放性病灶，但尚未波及深部组织。可有水疱、血疱、鸡眼或胼胝、冻伤或烫伤及其他皮肤损伤所引起的浅表溃疡。

2级：感染病灶已侵犯深部肌肉组织。常有轻度蜂窝织炎、多发性脓灶及窦道形成或感染沿肌间隙扩大，造成足底、足背穿通性溃疡或坏疽，脓性分泌物较多。足或指趾皮肤灶性干性坏疽，但肌腱韧带尚无破坏。

3级：肌腱韧带组织破坏。蜂窝织炎融合形成大脓腔，脓性分泌物及坏死组织增多，足或少数趾（指）干性坏疽，但骨质破坏尚不明显。

4级：严重感染已造成骨质破坏、骨髓炎、骨关节破坏或已形成假关节、沙尔科关节，部分趾（指）或部分手足发生湿性或干性严重坏疽或坏死。

5级：足的大部或足的全部感染或缺血，导致严重的湿性或干性坏疽，肢端变黑，常波及踝关节及小腿。一般多采取外科高位截肢手术。

（三）诊断

坏疽是组织细胞的死亡，病因上常分为循环性坏疽，如动脉硬化性坏疽、栓塞性坏疽、血栓闭塞性脉管炎、雷诺病等引起的坏疽，神经营养性坏疽，糖尿病性坏疽，机械性、物理性、化学性、损伤性及感染性坏疽等。糖尿病足坏疽，单从病理变化及坏疽的性质、程度很难与其他坏疽相区别，尤其是中老年糖尿病患者伴发动脉硬化性坏疽时更难区分。但糖尿病足坏疽患者具有血管病变严重、病变进展较快，常伴有周围神经病变及感染等特点。在临床上还常可遇到足部坏疽久不愈合、检查时才发现糖尿病的患者。应注意分析坏疽的发生，是伴发病还是合并症，加以区别。

七、治疗

1.严格控制糖尿病及相关并发症

因糖尿病是其基础病变,其相关并发症如糖尿病肾病造成的低蛋白血症、糖尿病心肌病变造成的心力衰竭等都对患者的微循环改善及感染控制极为不利。故应严格控制糖尿病及相关并发症。对各种类型的糖尿病所引起的糖尿病足,血糖都应尽量控制在正常范围。尤其对感染严重者应用胰岛素强化治疗。糖尿病肾病造成的低蛋白血症、糖尿病心肌病变造成的心力衰竭等所引起的水肿,影响了局部血流。只要有水肿,所有溃疡均不愈合,可采用利尿剂或血管紧张素转化酶抑制剂(ACEI)治疗。

2.溃疡的处理

根据溃疡的性质和分级来决定换药的次数和局部用药。对于一般临床医生而言,重要的是能够识别不同原因所致的不同足溃疡的特点,如神经-缺血性溃疡通常没有大量渗出,因此不宜选用吸收性很强的敷料;如合并感染、渗出较多时,敷料选择错误可以使创面泡软,病情恶化,引起严重的后果。针对不同的溃疡,选用不同的敷料,至关重要。对于难以治愈的足溃疡,可采用一些生物制剂或生长因子类物质。发达国家糖尿病足专家目前十分推崇的利用生物工程产生的人皮肤替代物——dermagrat。dermagrat 是世界上第一种人皮肤替代产品,可用以治疗神经性足溃疡,其促进溃疡愈合的能力,并进而改善患者的生活质量的效果十分明显,有很好的花费-效益比。dermagrat 含有以下物质:表皮生长因子、胰岛素样生长因子、角化细胞生长因子、血小板衍生生长因子、血管内皮生长因子、α 和 β 转运生长因子以及基质蛋白如胶原 1 和胶原 2、纤维连接素和其他一些正常皮肤存在的成分。

局部限制活动及受压:清创时主张蚕食清创,逐步清除坏死组织及死骨。消除无效腔,保持引流通畅,促进肉芽组织生长。局部可根据分泌物培养结果,选择合适的抗生素、活血药及改善微循环药湿敷。此外,还需与外科医师加强联系,以便必要时截肢。

3.抗感染治疗

足溃疡的治疗上,要考虑早期给予有效的抗生素治疗,同时给予局部的清创。加强抗感染治疗,可采用三联抗生素治疗,如静脉用环丙沙星和氨苄,同时直肠内给入甲硝唑。待细菌培养结果出来后,根据药物敏感试验,选用合适的抗生素。表浅组织的感染与深部组织感染处理有所不同。原则上,应在细菌培养的基础上决定用药。有时,感染为少见的不典型的细菌所致。对于表浅的感染,可以采取口服广谱抗生素,例如头孢菌素加克林霉素。不应单独使用头孢霉素或喹诺酮类药物,因为这些药物的抗菌谱并不包括厌氧菌和一些革兰阳性菌。克林霉素可以很好地进入组织,包括很难透过的糖尿病足。口服治疗可以持续数周。深部感染可以用上述相同的抗生素,但是开始时应从静脉给药,以后再口服维持用药数周(最长达 12 周)。

4.改善微循环

糖尿病足部溃疡伴严重感染时常导致微动脉痉挛性收缩,微循环陷入断流状态,红细胞变形后而失去携氧能力。白细胞吞噬细菌的能力下降,血小板聚集,黏附能力增强,加重微循环障碍、组织缺血缺氧。故改善微循环是糖尿病足治疗中相当重要的一环。可以静脉滴注扩血管和改善血液循环的药物,如丹参、川芎嗪、肝素、山莨菪碱、前列地尔等,口服双嘧达莫、阿司匹林、西洛他唑等。有学者采取股动脉内注射肝素或山莨菪碱等。但是,这些疗法的疗效有限。

5.促进神经细胞代谢

周围神经病变是糖尿病肢端坏疽的重要原因,也是糖尿病最常见的并发症之一,常导致肢端皮肤少汗或无汗,患者足部皮肤干裂,足部结构破坏,负重部位可发生无痛性畸形,易形成胼胝,受细菌感染引起溃疡、蜂窝织炎、深部脓肿。感觉消失,使患者失去自我保护机制,易受到外部的损伤,在已有足部溃疡的情况下,仍可行走而无痛觉,以致溃疡恶化。故促进神经细胞代谢是糖尿病足治疗中不可忽视的一环。主要的药物有甲钴胺、腺苷钴胺、小牛血水解蛋白提取物等。

6.外科治疗

如果患者有4级以上病变或近期出现下肢明显疼痛、下肢动脉搏动消失,病变主要是由于动脉闭塞和组织缺血所致,应该及时行超声、血管造影等检查,可予血管重建术,如血管置换、血管成形或血管旁路术。近期出现下肢明显肿胀、皮肤苍白、发凉,高度提示下肢深静脉栓塞,及时行超声、血管造影等检查,以明确诊断,可及时行取栓术。

缺血性病变尽管神经病变和感染也起着作用,但这些坏疽患者在休息时有疼痛及广泛的病变不能手术者,要给予有效的截肢,尽可能在膝以下截肢。如有可能,截肢前最好做血管造影,以决定截肢平面。但手术设计应尽可能保守,以有利于承受重量和适合安装假肢。

八、护理措施

1.预防糖尿病足

糖尿病足(DF)重在预防。尽管DF的治疗困难,但DF的预防却十分有效。

(1)加强足部日常护理。①保证病室环境、床单及患者皮肤的清洁。②改善局部血液循环,防止患部受压,抬高患肢,卧床时注意勤翻身,以减少局部受压时间,必要时使用支被架。指导患者做患肢运动练习是促进患肢血液循环的有效方法。③合理饮食,改善全身营养状况,鼓励患者进食高蛋白、高维生素饮食。贫血者轻症可进食含铁丰富的食物,重症应间断输血。限制高脂饮食,荤素搭配,少食辛辣,饮食坚持清淡原则。④足部自我检查。许多糖尿病足都起因于足的外伤,因此足部检查非常重要。如果伤口出现感染或久治不愈合,应及时就诊。自我检查时,重点检查足趾、足底、足变形部位,看是否有损伤、水疱,皮肤温度、颜色,是否干燥、皲裂,趾甲、趾间有无异常,有无鸡眼、足癣,足部动脉搏动有无异常等。

(2)日常预防。①坚持每日用温水泡脚,温度应<37℃,不要用脚试水温,可用手、手肘或请家人代试水温;并适当用双脚按摩互搓,促进足底血液循环;洗的时间不要太长,10分钟左右;洗脚后用柔软的毛巾擦干,尤其是脚趾间;擦干后用剪刀小心地修整趾甲,并把边缘磨光滑,且不要修剪得过深。②出现鸡眼、足癣、甲沟炎、胼胝、水疱、皮肤破损等情况时需要及时就医,不要自己处理;不能用化学物质或膏药除去角化组织或胼胝。③不要打赤脚,以防被地面的异物刺伤;也不要穿脚趾外露的凉鞋。④尽量选择浅色、吸水、透气性好的棉布袜或羊毛袜,

袜子不宜太大或太小,袜边不要太紧,避免袜口勒出印痕,内部接缝不要太粗糙,袜子不能有破洞。⑤天气冷时,不要使用热水袋或热水瓶暖脚,以防烫伤;不能烤火;可用厚袜及毛毯保温。⑥选择适合的鞋子,如选择柔软的、透气性好的面料,圆头、宽松、厚底、有带的鞋子,鞋内部平整光滑;避免穿小鞋、硬底鞋、高跟鞋、尖头鞋,运动时,要穿运动鞋;保持鞋内卫生,勤洗鞋底和袜子;保持鞋内干燥,预防脚气;穿鞋前,要检查鞋内是否有异物,防止足部损伤;最好下午买鞋,双脚要穿着袜子同时试穿;新鞋穿 20～30 分钟后应脱下,检查双脚皮肤是否有异常,每日逐渐增加穿鞋时间以便及时发现潜在问题。⑦如皮肤干燥,应该使用润滑剂或护肤软膏,但不要太油;皮肤皲裂者,可擦含有尿素成分的皲裂霜;脚出汗较多者,可用滑石粉置于鞋中或脚趾间擦酒精,再以纱布隔开,保持脚部的干爽。⑧适当运动,改善肢端血液循环。双腿不要叠放,不要盘腿。⑨避免足部针灸、修脚等,防止意外感染。⑩戒烟。⑪每年至少进行 1 次足部的专科检查。

(3)糖尿半足预防 5 大关键要点《美国糖尿病学会推荐 5P 原则》。

Podiatric care——专科医护人员定期随访和检查。

Protective shoes——具有保护功能的舒适鞋,必须有特定足够的深度。

Pressure reduction——有压力缓解作用的鞋垫,甚至个性制作鞋垫。

Prophylactic surgery——预防性外科矫形手术。

Preventive education——患者和医务人员的预防知识教育。

2.糖尿病足筛查

重点是糖尿病足高危人群。

(1)糖尿病足的高危人群:①有溃疡、穿透性的足底溃疡和截肢病史者。②间歇性跛行者。③足部畸形,还包括受压点角质层增厚、爪样趾、平足。④足部感觉迟钝或丧失,温度辨别、疼痛和(或)震动感消失(至少两者)。⑤有周围血管病变的证据。

(2)筛查的方法和注意事项。

1)观察足部皮肤的颜色和营养状况,检查皮肤有无破损。

2)触诊患者足部皮肤的温湿度和足背动脉、胫后动脉搏动。

3)神经系统检查。①10g 尼龙丝检查:10g 尼龙丝一头接触于患者的大足趾、足跟和前足趾,患者此时能感到尼龙丝,则为正常,否则为不正常。不正常者往往是糖尿病足溃疡的高危人群,并有周围神经病变。准确使用 10g 尼龙丝测定的方法为:在正式测试前,在检查者手掌上试验 2～3 次,尼龙丝不可过于僵硬;测试时尼龙丝应垂直于测试的皮肤,施压力使尼龙丝弯曲约 1cm,然后去除对尼龙丝的压力;测定下一点前应停止 2～3 秒;测定时应避免胼胝,但应包括容易发生溃疡的部位;建议测试的部位是大足趾,跖骨头 1、3 和 5 处。在不同研究中测试部位包括足跟和足背。如测定 10 个点,患者仅感觉到 8 个点或不足 8 个点,则视 2 点以上异常。如测定 3 个点,患者有 1 个点无感觉就视为异常。②压力测定:国外已经研究出多种测定足部不同部位压力的方法,如 MatScan 系统、FootScan 系统等。这些系统测定足部压力的工作原理是让受试者站在有多点压力敏感器的平板上或在平板上行走,通过扫描成像,传送给计算机,计算机屏幕上显示出颜色不同的脚印,如红色部分为主要受力区域,蓝色部分为非受力区域,以此了解患者有否足部压力异常。③其他检查:音叉振动觉检查、肌电图检查、各种腱反射检查等。

4)周围血管检查。①扪足背动脉、胫后动脉、腘动脉搏动情况。②踝动脉-肱动脉血压比值(ABI):又称踝肱指数,是非常有价值的反映下肢血压与血管状态的指标,正常值为1.0~1.4。0.7~0.9为轻度缺血;0.5~0.7为中度缺血;<0.5为重度缺血,这些患者容易发生下肢(趾)坏疽。③彩色多普勒超声检查。④血管造影:磁共振血管造影、DSA血管造影。

5)其他检查:关节和骨的X线检查、皮肤温度觉检查等。

3.观察护理

(1)监测血糖、血压等。

(2)观察溃疡的大小、分泌物和肉芽生长情况并换药。

(3)患肢制动和减压,注意局部保暖。

4.心理护理

(1)尊重接纳患者,注意倾听患者的诉求。

(2)评估患者心理压力的来源和程度,给予疏导,必要时请心理治疗师会诊。

(3)向患者讲解疾病和治疗的相关知识,取得患者合作。

(4)取得家属的合作和支持。

(5)请成功病例现身说法。

九、健康教育

(1)让患者了解糖尿病足的高危因素。①糖尿病周围神经病变,感觉丧失。②糖尿病周围血管病变,足畸形,胼胝形成。③糖尿病微血管病变,合并视网膜病变,肾脏病变。④既往足部溃疡或者截肢史。⑤血糖控制不良,血脂代谢紊乱。⑥其他:吸烟、男性老年独居者、肥胖、缺乏相关教育、饮酒、精神状态差,不能进行有效足部保护者。

(2)了解糖尿病足的常见诱因:鞋创伤、切割伤、温度异常致伤、重复应激、压疮、医源性损伤、甲沟炎、鸡眼及其他皮肤病、皮肤水肿;穿鞋、袜子、剪趾甲不合适等。

(3)教会糖尿病患者足部护理和预防糖尿病足的方法。

第十节 骨质疏松症

骨质疏松症(OP)是一种以低骨量和骨组织微结构破坏为特征,导致骨质脆性增加和易于骨折的全身性骨代谢疾病。本病常见于老年人,但各年龄时期均可发病,白种人、黄种人和绝经后妇女多发。骨质疏松症是一种临床综合征,其发病率为所有代谢性骨病之最。骨折和其他骨质疏松症的并发症包括致残、致死,治疗费用耗资巨大,给患者、家庭和社会带来沉重的经济负担。

一、病因与发病机制

1.病因

原发性者主要原因是雌激素减少(绝经后女性)和年龄增长(60岁以上);继发性者常由内

分泌代谢疾病(如性腺功能减退症、甲状腺功能亢进症、甲状旁腺功能亢进症、库欣综合征、胰岛素依赖型糖尿病等)、全身性疾病(如器官移植术后、肠吸收不良综合征、神经性厌食、慢性肾功能衰竭、血液病、系统性红斑狼疮、营养不良症等)、药物及制动等引起。

2.发病机制

正常成熟骨的代谢主要以骨重建形式进行,在调节激素和局部细胞因子等的协调作用下,骨组织不断吸收旧骨,生长新骨,如此周而复始、循环进行,形成了体内骨转换的相对稳定状态。原发性骨质疏松的病因和发病机制仍未阐明,凡可使骨的净吸收(抵消骨形成后发生的骨量减少)增加,促进骨的微结构改变的因素都会促进原发性骨质疏松的发生。

(1)骨吸收及其影响因素:骨吸收主要由破骨细胞介导,产生溶骨作用。①妊娠和哺乳:妊娠期间,钙、磷和其他矿物质完全由母体供给,钙的需求量大大增加。如摄入不足或存在矿物质的吸收障碍,必须动用骨盐维持钙离子水平,易导致母体骨质疏松。②雌激素:雌激素缺乏使破骨细胞功能增强,骨丢失加速,是绝经后骨质疏松(PMOP)的主要病因。③活性维生素 D[$1,25-(OH)_2D_3$]:$1,25-(OH)_2D_3$(可伴有血清钙下降)导致骨盐动员加速,骨吸收增强。$1,25-(OH)_2D_3$对骨组织的作用具有两重性,生理量可刺激成骨细胞活性,促进骨形成,但大剂量可激活破骨细胞,增强骨吸收。④甲状旁腺素(PTH):一般认为,PTH 作用于成骨细胞,通过其分泌的骨吸收因子(如 IL-6、IL-11 等)促进破骨细胞的作用。随着年龄的增长肠钙吸收减少,$1,25-(OH)_2D_3$ 生成量下降,血 PTH 逐年增高,导致骨吸收增多和骨质疏松。部分绝经后骨质疏松患者有轻度原发性甲状旁腺功能亢进症的临床表现和实验室数据,称为绝经后原发性甲状旁腺功能亢进症(PPHPT)。⑤降钙素(CT):CT 可抑制破骨细胞分化、成熟和活性,绝经期后 CT 水平降低,可能因抑制骨吸收因素减弱而促进骨质疏松的发生。⑥细胞因子:骨质疏松症患者多有 IL-1、IL-6 和 TNF 增高。另外,随着年龄的增长,骨髓细胞的护骨素(OPG)表达能力下降,破骨细胞生成增多,骨质丢失加速。这些因子的调节机制仍未完全阐明。

(2)骨形成及其影响因素:骨形成主要由成骨细胞介导,人体出生后的骨骼逐渐发育成熟,骨量不断增加,约在 30 岁达到峰值骨量(PBM)。PBM 越高,发生骨质疏松的可能性越小或发生的时间越晚;PBM 以后,骨质疏松的发生主要取决于骨丢失的量和速度;PBM 主要由遗传因素决定,但营养、生活方式和全身性疾病等对其也有明显影响。①遗传因素:对同卵双胞胎的研究发现,遗传因素决定了 70%～80% 的 PBM。骨密度(BMD)只是影响骨生物质量的一个方面,骨基质的质和量对骨质疏松和骨折的发生也起着重要作用。②钙摄入量:钙是骨矿物质中最主要的成分。钙不足必然影响骨矿化。在骨的生长发育期和钙需要量增加时(如妊娠、哺乳等),摄入钙不足将影响骨形成和 PBM。③生活方式和生活环境:足够的体力活动有助于提高 PBM。成年后的体力活动是刺激骨形成的一种基本方式,活动过少易于发生骨质疏松。此外,吸烟,酗酒,高蛋白、高盐饮食,大量饮用咖啡,维生素 D 摄入不足和光照减少等均为骨质疏松症的易发因素。长期卧床和失重(如太空宇航员)也常导致骨质疏松。

二、临床表现

1.骨痛和肌无力

轻者无任何不适,较重患者常诉腰背疼痛或全身骨痛。常于劳累或活动后加重,负重能力下降或不能负重。

2.身高缩短

常见于锥体压缩性骨折,可单发或多发,可导致胸廓畸形,后者可出现胸闷、气促、呼吸困难,甚至发绀等表现,极易并发上呼吸道和肺部感染。胸廓严重畸形者使心排血量下降,引起心血管功能障碍。

3.骨折

常因轻微活动或创伤而诱发,弯腰、负重、挤压或摔倒后发生骨折。多发部位为脊柱、髋部和前臂,其他部位也可发生,如肋骨、骨盆、肱骨,甚至锁骨和胸骨。

三、诊断

1.以 BMD 减少为基本依据

诊断骨质疏松应以 BMD 减少为基本依据,综合详细的病史和体检。确诊有赖于 X 线检查或 BMD 测定。

2.确定诊断的标准

对可疑为骨质疏松患者应做 BMD 测量。BMD 的测量方法很多,其中以双能 X 线吸收测定(DXA)为最常用。

四、鉴别诊断

通常采用排他法进行鉴别。原发性骨质疏松症的诊断必须排除各种继发性可能后方可成立,可参考年龄、病史、骨折和实验室检查等进行综合考虑。在临床上有时原发性骨质疏松症与继发性骨质疏松症也可同时或先后存在,如多数老年人可能两者并存。

五、治疗

1.一般治疗

(1)运动:运动可增加和保持骨量,并可使老年人的应变能力增强,减少骨折意外的发生。

(2)补充钙剂:不论何种骨质疏松症均应补充适量钙剂,对老年性和绝经后骨质疏松者尤为重要,元素钙的总摄入量应达 $800\sim1200mg/d$,除有目的地增加饮食钙含量外,尚可补充碳酸钙、葡萄糖酸钙、枸橼酸钙等制剂。

(3)补充维生素 D:成年人如缺乏阳光照射,应摄入维生素 D $5\mu g/d(200U/d)$ 即可满足基本生理需要,若预防骨质疏松和继发性甲状旁腺功能亢进症用量宜增加。如骨化三醇(钙三醇)、阿法骨化醇(α-骨化醇)等,可达 $400U/d$。

(4)其他辅助性治疗:主要包括多从事户外活动、戒烟酒、少饮咖啡、停用致骨质疏松的药物及进食富含钙镁与异黄酮类(如豆制品)的食物等。

2.对症治疗

(1)有疼痛者可给予适量非甾体抗炎药。

(2)如发生骨折或遇顽固性骨质疏松性疼痛时,首先应除外可能存在的继发性甲状旁腺功能亢进症、$1,25\text{-}(OH)_2D_3$ 缺乏和（或）肾小管病变，随后考虑短期应用降钙素制剂。

（3）有骨畸形者应局部固定或采用其他矫形措施防止畸形加剧。

（4）有骨折者应给予牵引、固定、复位或手术治疗，同时应尽早辅以物理疗法和康复治疗，努力恢复运动功能，尽量避免少卧床、多活动，以减少制动或失用所致的骨质疏松症。

3.特殊治疗

（1）雌激素和选择性雌激素受体调节药（SERM）：雌激素补充治疗主要适应于绝经后骨质疏松症的预防、围绝经期伴有或不伴有骨量减少者、卵巢早衰或因各种原因切除卵巢者，如替勃龙，$1.25\sim2.5\text{mg/d}$；SERM 在骨组织和脂肪细胞表达雌激素的活性，而对子宫内膜和乳腺无作用，如雷洛昔芬，主要适应于治疗无更年期症状、无血栓栓塞疾病的 PMOP。

（2）雄激素：可增加骨量，减少骨折发病率，用于男性骨质疏松症的治疗。

（3）降钙素：为骨吸收抑制药，主要适应于高转换型骨质疏松症患者和缓解骨质疏松引起的疼痛，有过敏史或过敏反应者或孕妇应慎用或禁用；应用前需补充数日钙剂和维生素 D，如降钙素，每日 $1\sim2$ 次，皮下或肌内注射 $50\sim100\text{U}$，有效后减量；长期使用者，可每周注射 2 次，每次 $50\sim100\text{U}$。

（4）二磷酸盐：二磷酸盐是一类与钙有高度亲和力的人工合成化合物，主要适应于高转换型骨质疏松，对类固醇性骨质疏松也有良效，而骨转换率正常或降低者不宜单独使用，用法如依替磷酸二钠 400mg/d，清晨空腹口服，1 小时后进餐或饮用含钙饮料，一般连服 $2\sim3$ 周，通常需隔月 1 个疗程。

（5）氟化物：能促进新骨形成增加 BMD，主要用于老年性和绝经后骨质疏松。消化性溃疡、胃炎、妊娠期、骨折未愈、肾功能不全和骨软化症者禁用。药物有氟化钠、特乐定。

（6）依普拉芬：为人工合成异黄酮类衍生物，可增加雌激素的作用，刺激骨形成；可调节骨吸收过程，抑制破骨细胞活性。

（7）其他：如维生素 K、维生素 C、锶盐、甲状旁腺素、拟钙化合物、生长激素、甲状腺激素等，用量和疗效都有待于进一步确定。

（8）ADFR 治疗方案：A-activation 活化，激活骨重建过程；D-depress 抑制，抑制骨吸收过程；F-free 解除，在无干扰下进行骨的形成过程；R-repeat 重复。

六、护理措施

1.安全护理

保证住院环境安全；加强日常生活护理；指导患者维持良好姿势，且在改变体位时动作应缓慢，必要时建议患者使用手杖或助行器，以增加其活动时的稳定性；衣服穿着要合适，鞋大小应适中，且有利于活动；加强巡视，以防意外发生；对于使用利尿剂或镇静剂的患者，要密切注意因药物作用而导致的意外跌倒。

2.饮食护理

增加富含钙质和维生素 D 的食物，补充足够维生素 A、维生素 C 及含铁的食物，以利于钙的吸收。减少长期高蛋白饮食，避免吸烟、酗酒、饮用过多的咖啡及进食太咸的食物。注意从饮食中补充钙,食品里含钙最多的是牛奶、小鱼和海带,牛奶不仅含有丰富的钙,也含有相应比例的磷,对骨骼生长十分有益。

3.用药护理

(1)服用钙剂时要增加饮水量,以增加尿量,减少发生泌尿系统结石的机会,最好在用餐时间外服用,空腹时服用效果最好。服用维生素 D 时,不可同时食用绿叶蔬菜,以免形成钙螯合物而减少钙的吸收。

(2)向患者说明性激素必须在医师的指导下使用,剂量要准确,与钙剂、维生素 D 同时服用效果更好。服用雌激素应定期进行妇科和乳腺检查,如出现反复阴道出血或乳腺包块应减少用量或停药,服用雄激素应定期检测肝功能。

(3)服用二膦酸盐时,应指导患者空腹服用,服药期间不加钙剂,停药期间可给钙剂或维生素 D 制剂。阿仑膦酸盐应晨起空腹服用,同时饮清水 200～300mL,至少在半小时内不能进食或喝饮料,也不能平卧,应采取立位或坐位,以减轻对食管的刺激,如果出现咽下困难、吞咽痛或胸骨后疼痛,警惕可能发生食管炎、食管溃疡和食管糜烂,应立即停止用药。同时,应嘱患者不要咀嚼或吮吸药片,以防发生口咽部溃疡。

(4)使用降钙素应观察不良反应,如食欲减退、恶心、颜面潮红等。

4.疼痛护理

(1)休息:针对有疼痛的患者,为减轻疼痛,可睡硬床板,取仰卧位或侧卧位,卧床休息数天到 1 周。

(2)对症护理。①使用骨科辅助物:必要时使用背架、紧身衣等,以限制脊柱的活动度和给予脊柱支持,从而减轻疼痛。②物理疗法:对疼痛部位给予湿热敷,可促进血液循环,减轻肌肉痉挛,缓解疼痛。对局部肌肉进行按摩,以减少因肌肉僵直所引起的疼痛。也可使用各种物理治疗仪达到消炎和止痛效果。

(3)用药护理:正确评估疼痛的程度,按医嘱用药,药物的使用包括镇痛剂、肌肉松弛剂或抗炎药物等,观察药物的作用和不良反应。

5.心理护理

骨质疏松症患者由于疼痛及害怕骨折,常不敢运动而影响日常生活,当发生骨折时,需限制活动,患者及其家属容易出现角色适应不良。因此,要帮助患者及其家属改善不良情绪,尽快适应其角色与责任,尽量减少对患者康复治疗的不利因素。

七、健康教育

1.疾病预防指导

加强卫生宣传,普及骨质疏松症的防治知识,提高个人的防病意识。对于骨质疏松症的预防,在达到峰值骨量前就应开始,以争取获得较理想的峰值骨量。合理的生活方式和饮食习惯可以在一定程度上降低骨量丢失的速率和程度,延缓和减轻骨质疏松症的发生及病情。其中运动、保证充足的钙剂摄入较为可行。成年后的预防主要是尽量延缓骨量丢失的速度和程度,对妇女绝经后骨质疏松早期补充雌激素或雌、孕激素合剂替代治疗,同时坚持长期预防性补钙,以安全、有效地预防骨质疏松症。

2.摄入合理膳食

应有充足的富含钙食物摄入,如乳制品、海产品等。蛋白质、维生素的摄入也应保证。调整饮食结构,避免酸性物质摄入过量。大多数的蔬菜水果都属于碱性食物,而大多数的肉类、谷物、糖、酒、鱼虾等食物都属于酸性食物,健康人每日的酸性食物和碱性食物的摄入比例应遵守 1:4 的比例。避免酗酒、长期高蛋白、高盐饮食。

3.养成良好的生活习惯

吸烟会影响骨峰的形成,过量饮酒不利于骨骼的新陈代谢,喝浓咖啡能增加尿钙排泄,影响身体对钙的吸收,摄取过多的盐以及蛋白质过量也会增加钙流失。防止缺钙还应避免酸性物质摄入过量。应当养成良好的生活习惯,预防骨质疏松症的发生。

4.适当运动

适当运动可预防骨质疏松症。运动可促进人体的新陈代谢。进行户外运动以及接受适量的日光照射,都有利于钙的吸收。运动中肌肉收缩,直接作用于骨骼的牵拉,会有助于增加骨密度。运动要循序渐进,持之以恒。指导患者进行步行、游泳、慢跑、骑自行车等运动,但应避免进行剧烈的、有危险的运动。老年人规律的户外活动有助于锻炼全身肌肉和关节运动的协调性和平衡性,可预防跌倒,减少骨折的发生。

5.保持良好稳定的情绪

压力过重会导致酸性物质的沉积,影响代谢的正常进行。适当调节心情和自身压力可以预防骨质疏松症的发生。

6.用药指导

嘱患者按时服用各种药物,学会自我监测药物不良反应。应用激素治疗的患者应定期检查,以早期发现可能出现的不良反应。

7.预防跌倒

加强预防跌倒的宣传教育和保护措施,如家庭、公共场所防滑、防绊、防碰撞措施。

（李　虹）

参考文献

[1]傅一明.急救护理技术[M].北京:科学出版社,2021.

[2]贾丽萍,王海平.急救护理技术[M].北京:科学出版社,2021.

[3]王慧,梁亚琴.现代临床疾病护理学[M].青岛:中国海洋大学出版社,2019.

[4]赵伟波,苏勇.实用急诊科护理手册[M].北京:化学工业出版社,2019.

[5]杨蓉,冯灵.神经内科护理手册[M].2版.北京:科学出版社,2019.

[6]李伟,穆贤.护理管理学[M].北京:科学出版社,2019.

[7]胡艺.内科护理学[M].北京:科学出版社,2019.

[8]葛艳红,张玥.实用内分泌科护理手册[M].北京:化学工业出版社,2019.

[9]金静芬,刘颖青.急诊专科护理[M].北京:人民卫生出版社,2018.

[10]刁永书,文艳秋,陈林.肾脏内科护理手册[M].2版.北京:科学出版社,2018.

[11]金静芬,刘颖青.急诊专科护理[M].北京:人民卫生出版社,2018.

[12]冯丽华,史铁英.内科护理学[M].4版.北京:人民卫生出版社,2018.

[13]黄人健,李秀华.内科护理学高级教程[M].北京:科学出版社,2018.

[14]张萍,黄俊蕾,陈云荣,等.现代医学临床与护理[M].青岛:中国海洋大学出版社,2018.

[15]高鸿翼.临床实用护理常规[M].上海:上海交通大学出版社,2018.

[16]石翠玲.实用临床常见多发疾病护理常规[M].上海:上海交通大学出版社,2018.

[17]施雁,朱晓萍.现代医院护理管理制度与执行流程[M].上海:同济大学出版社,2016.

[18]吕静.急救护理学[M].北京:中国中医药出版社,2016.

[19]魏秀红,张彩虹.内科护理学[M].北京:中国医药科技出版社,2016.

[20]李玉翠,任辉.护理管理学[M].北京:中国医药科技出版社,2016.

[21]丁淑贞,李平.肾内科临床护理[M].北京:中国协和医科大学出版社,2016.

[22]皮红英,王建荣,郭俊艳.临床护理管理手册[M].北京:科学出版社,2015.

[23]袁丽,武仁华.内分泌科护理手册[M].2版.北京:科学出版社,2015.

[24]王兰,曹立云.肾脏病内科护理工作指南[M].北京:人民卫生出版社,2015.